北京大学预防医学核心教材
普通高等教育本科规划教材

供公共卫生与预防医学类及相关专业用

# 毒理学教程

主　　编　郝卫东

副主编　曹　佳　魏雪涛

编　　委　（按姓名汉语拼音排序）

曹　佳（陆军军医大学）
郝卫东（北京大学）
蒋建军（北京大学）
孟庆贺（北京大学）
王　旗（北京大学）
魏雪涛（北京大学）
吴　双（北京大学）
肖倩倩（北京大学）
杨晓华（北京大学）
姚碧云（北京大学）
张宝旭（北京大学）
赵　鹏（北京大学）
周志俊（复旦大学）

秘　　书　肖倩倩（兼）



北京大学医学出版社

DULIXUE JIAOCHENG

**图书在版编目（CIP）数据**

毒理学教程 / 郝卫东主编．—北京：
北京大学医学出版社，2020. 8
ISBN 978-7-5659-2232-9

Ⅰ．①毒…　Ⅱ．①郝…　Ⅲ．①毒理学－高等学校－教材　Ⅳ．① R99

中国版本图书馆 CIP 数据核字（2020）第 126531 号

**毒理学教程**

---

**主　　编：** 郝卫东
**出版发行：** 北京大学医学出版社
**地　　址：**（100083）北京市海淀区学院路 38 号　北京大学医学部院内
**电　　话：** 发行部 010-82802230；图书邮购 010-82802495
**网　　址：** http: //www.pumpress.com.cn
**E-mail：** booksale@bjmu.edu.cn
**印　　刷：** 北京溢漾印刷有限公司
**经　　销：** 新华书店
**责任编辑：** 法振鹏　　**责任校对：** 靳新强　　**责任印制：** 李　啸
**开　　本：** 850 mm × 1168 mm　1/16　　**印张：** 17　　**字数：** 487 千字
**版　　次：** 2020 年 8 月第 1 版　2020 年 8 月第 1 次印刷
**书　　号：** ISBN 978-7-5659-2232-9
**定　　价：** 42.00 元

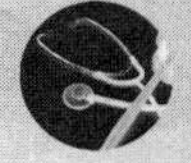

# 教材编审委员会

# 前言

本教材是北京大学本科预防医学教材之一，供预防医学专业本科毒理学基础课程教学使用。本教材的内容尽可能适应本科生毒理学教学的需求，不求大而全，主要介绍毒理学的基本概念、基本原理和基本研究方法。同时也力求反映毒理学科的最新进展。没有更多涉及具体化学物质的毒性及靶器官毒理学内容。

本教材的编写人员以北京大学毒理学科的教师为主，并邀请了陆军军医大学、复旦大学的著名毒理学专家参与编写。编写中总结了北京大学多年毒理学教学的经验，参考了近年来国内外毒理学的教科书和专著。第一章至第十四章是毒理学的基本理论，第十五章是实验内容，选取了几个目前我国毒理学安全性评价中的常用实验，供实验课参考。其他毒性学评价实验在相关章节有简要的介绍。

限于我们的业务水平和编写经验，教材中可能存在疏漏之处，希望得到使用本教材的老师、学生及其他各方面人员的批评和指正，以便再版时修改和完善。

郝卫东

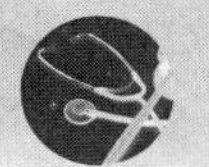

# 目录

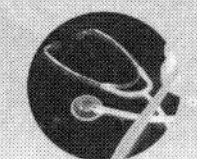
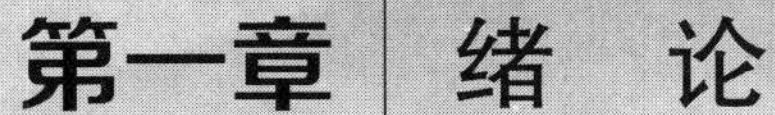

# 第一章 绪 论

## 第一节 毒理学及其发展史

毒理学（toxicology）是从生物医学角度研究化学物质和其他环境因素对生物体的损害作用及其机制的科学。大的毒理学范畴还包括对生态系统影响的研究（生态毒理学）。医学院校的毒理学课程主要关注对人体健康的影响。环境毒理学、工业（职业）毒理学、食品毒理学、农药毒理学、放射毒理学等与人群健康有直接联系的各个毒理学分支总称为卫生毒理学（health toxicology）。另一和人体健康密切相关的毒理学分支是药物毒理学（pharmaceutical toxicology），但通常不把它纳入卫生毒理学范畴。毒理学是预防医学、药学及环境科学等的基础学科，涉及食品安全、药品安全、环境安全、生态安全及职业安全等，对于保障人群健康，改善环境质量，促进社会经济可持续发展具有重要的意义。

毒理学是一门古老的科学，从公元前3000年至15世纪，人们就对毒物及中毒现象有观察记录。人们在识别食物的同时鉴别出药物和有毒的动植物。在中国古代医药文献和古埃及、古希腊及古罗马等有关文献中都有关于有毒植物和矿物的描述，积累了关于有毒物质及中毒的知识。但直至16世纪瑞士医生Paracelsus（1493—1541）注意到物质毒作用的剂量依赖性，才奠定了毒理学的基础。Paracelsus指出，所有的物质都具有毒性，剂量决定了其是否为毒物。此后，随着欧洲工业化的进展，作业环境的恶化使许多职业性疾病发生增加，对于职业中毒的研究促进了毒理学的发展。至1880年，已合成了上万种有机化合物，包括氯仿、四氯化碳、乙醚和碳酸，石油和煤炭气化的副产品也已开始商业交易。很多研究者进行实验，研究毒物的作用，确定这些新合成的化合物的潜在毒性，构成毒理学的科学基础。20世纪以来，大量化学物质进入人类环境，这些外源化学物质对人类的严重危害备受关注，如发生了震惊世界的沙利度胺（反应停）事件、水俣病事件等，人们认识到研究了解化学物质对人体健康和环境的危害的重要性；工业生产中合成有机化合物的大量涌现，中毒事故不断发生，促使了工业毒理学的形成和发展；随着食品安全开始立法，推动了对食品色素和防腐剂的毒理学评价方法的建立和规范。此后，化学物质中毒机制的研究也伴随着生物学、化学与物理学的发展而广泛展开。近年来，毒理学发展非常快，取得了令人瞩目的进展。很多生命科学如生物化学、生物物理学、遗传学、分子生物学和生物信息学的新理论、新技术推动了毒理学的发展，形成了一系列专门化的分支学科，如遗传毒理学、免疫毒理学、神经行为毒理学、生殖发育毒理学、生化毒理学、计算毒理学等。在外源化学物质风险评估、生物标志物的研究、预测毒理学、毒物组学研究等方面都有明显的进展。

在我国，神农尝百草时就已开始区分食物、药物与毒物。明代《天工开物》一书中不仅描述了有毒物质，还提出了一些预防生产过程中的中毒防护措施。明代《本草纲目》可视为世界上第一部药物学与毒理学的专著。但到20世纪50年代现代毒理学才在我国建立和发展。起初

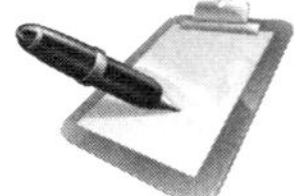

我国毒理学主要是依靠职业病防治的需要而得以发展的。20 世纪 50 年代苏联专家在北京举办毒理学讲习班，培养了一批工业毒理学的专家。20 世纪六七十年代开始了食品毒理学和环境毒理学的研究，80 年代初我国在预防医学专业开设了毒理学基础课程。从 20 世纪 90 年代始，随着创新药物研发的加强，我国药物毒理学蓬勃发展。经过几十年的发展，我国毒理学已形成了比较完备的研究体系及技术队伍，在重点污染物的毒性及其机制研究、化学物质安全性评价及风险评估等方面做出了许多成绩。

近年来，环境污染对健康影响、经济及社会发展中频现的化学物质污染、食品污染事件和不断被提及的中药毒性问题都提醒人们，有毒化学品时时在威胁着人类的生命和健康。加强毒理学基础及应用研究，探讨化学品及其他环境因素的有害作用及产生毒作用的条件，评估环境因素对健康损害的风险，管理部门加强对化学品的安全性管理，寻求污染的预防和治理措施，对于保护环境、保护人类健康、国民经济的可持续性发展具有重要的意义。这也为毒理学的发展提供了机遇，未来对毒理学专业人才需求也会越来越大。

## 第二节　毒理学的研究内容和领域

毒理学主要研究化学物质与生物机体的交互作用，其主要研究内容包括：

1．外源化学物质的化学结构、理化性质、在环境中的存在形式以及降解过程和降解产物，即研究外源化学物质的接触相。

2．外源化学物质进入机体后的吸收、分布、代谢转化和排泄过程，即研究外源化学物质的动力学相。

3．进入机体的外源化学物质及其代谢产物对机体可能造成的毒性损害及其机制，即研究外源化学物质的毒效相。

毒理学的研究工作总的来讲可分为描述毒理学研究、机制毒理学研究和管理毒理学研究三个领域，虽然每个方面都有自己的独特性，但之间是相互影响、相互联系的。

描述毒理学（descriptive toxicology）主要通过各种毒性实验研究环境因素的毒作用特征。描述毒理学的研究目的主要在于：①阐明受试物毒作用的表现和特征；②阐明剂量 - 反应（效应）关系；③确定毒作用的靶器官；④确定损害的可逆性等。描述毒理学的研究资料是进行安全性评价和风险评估的基本内容，是环境有害因素的管理法规制订的科学依据，并且可为环境因素毒作用机制研究提供重要线索。

机制毒理学（mechanistic toxicology）研究外源有害因素对生物体产生毒作用的细胞、分子以及生化等机制。近年来，随着生命科学技术的迅猛发展，环境因素毒作用机制的研究已取得了巨大的进展，许多中毒的理论和假说已在分子水平上得以深入阐明。在定性和定量描述化学物质有害效应特征的基础上，深入地研究毒作用的机制，如阐明外源化学物质如何进入机体，如何在靶部位与关键性的生物大分子作用而引起各种结构和功能异常，以及机体如何对这种侵害做出反应等，对于评价化学物质的风险均具有重要价值。在将动物实验观察到的毒性反应结果外推到人类的风险时，有关毒性机制研究资料是非常有用的。只有全面深入地了解不同物种毒性反应差异的基本机制，才能确定动物资料与人类反应关联的性质与程度。例如，人工甜味剂糖精可诱发大鼠膀胱癌，但机制研究发现，只有当糖精在尿中的浓度高至有结晶析出时，才会诱发大鼠膀胱癌。而人类在膳食中即使经常摄入大量糖精，在膀胱内也不会达到如此高的浓度。所以，在高剂量情况下观察到的糖精诱发大鼠膀胱癌的资料作为判定糖精是人类致癌物的证据不足。遗传多态性（genetic polymorphism）的研究有助于解释个体对毒性反应的差异，确定高危人群。如生物转化代谢酶方面的遗传差异可能是个体对化学物质产生敏感性差异的重要因素。毒作用机制的阐明也有助于对外源化学物质有害作用的预防、诊断和治疗。

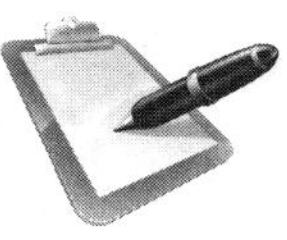

管理毒理学（regulatory toxicology）是政府及相关部门依据描述和机制毒理学对环境因素毒作用规律的研究成果，确定需要管理的环境因素，制订相应的管理法规及卫生标准，并以此为依据进行有效的管理，以保障接触人群的健康。

## 第三节 毒理学的研究方法

毒理学的研究方法主要有实验研究和人群（人体）研究两个方面。实验研究可采用整体动物，游离的动物脏器、组织、细胞进行。根据所采用的方法不同，可分为体内实验和体外实验。人群（人体）研究可进行可控的人体研究和人群调查，直接研究环境因素对人体和人群健康的影响。这些方法各有利弊，应根据不同的实验目的来选择。

### 一、体内实验

体内实验（*in vivo* test）也称为整体动物实验。由于不可能直接在人体对有害因素的毒性进行系统的研究，所以动物毒性实验是毒理研究中的基本研究方法，占有特殊重要的地位。传统的毒理学研究一般是以实验动物为模型，模拟人体暴露的条件，研究实验动物接触环境因素后所发生的毒性效应，然后将动物实验的结果外推至人进行评价。毒理学研究常用的实验动物有大鼠、小鼠、仓鼠、豚鼠、家兔、狗、猴等。在生态毒理学中，常用鱼、藻类等水生生物，还有鸟类、蚯蚓、蚊、线虫等。动物实验可严格控制接触条件，测定多种类型的毒作用，能评价宿主特征（性别、年龄、遗传特征等）对毒性作用的影响。毒性评价的动物毒性实验主要包括急性毒性实验、局部毒性实验、亚急性毒性实验、亚慢性毒性实验，以及慢性毒性实验、致畸实验、致突变实验、致癌实验、生殖发育毒性实验、代谢实验和迟发性神经毒性实验等。

一般来讲，人与其他动物在对外源化学物质的毒性反应性质方面大多数情况下是相似的。基于毒理学实验的资料进行的安全性评价对于防止和减少外源化学物质对人类的危害、保护人类的健康起到了很大的作用。但是，用实验室的毒理学实验资料外推到人群接触的安全性时，也会有很大的不确定性。

### 二、体外实验

体外实验（*in vitro* test）是利用游离器官、培养的细胞或细胞器进行毒理学研究。它的优点是影响因素少，易于控制，在外源化学物质作用机制和代谢转化过程的深入观察研究中具有优越性。随着生物医学实验中 3R（Reduction- 减少，Refinement- 优化，Replacement- 替代）原则的倡导与实施，整体动物实验面临严峻挑战，替代整体动物实验的体外模型研究已成为毒理学发展的重要方向。但目前的体外实验系统仍存在缺乏动物的整体调控、毒物在体内的动力学过程和代谢活化，不能全面反映毒作用特点，并且难以观察外源化学物质的慢性毒作用等缺点。

### 三、受控的人体研究

有时可设计一些不损害人体健康的受控的试验。如在确保无害情况下，可摄入某种外来化学物质进行代谢试验，化妆品人体试用试验，在临床监控下的药物临床试验等。人体研究暴露因素可控，可直接得到人体的安全性数据。但需要符合伦理的要求，一般仅限于低浓度、短时间的接触，预期不应有明显的毒性，并且毒作用应有可逆性，且一般不在敏感人群进行。

### 四、人群调查

对于人群已长期暴露的因素，需要对其安全性进行再评价时，可采用流行病学的研究手段

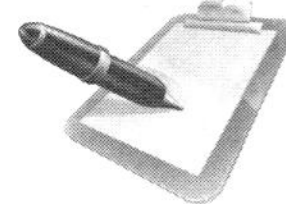

在有关人群中进行回顾性调查和前瞻性调查。人群调查包括了解一般健康状况、发病率、可能有关的特殊病症或其他异常现象、生长发育指标及其他与毒性作用有关的指标。还应根据研究对象的毒性特点选择相应的生物学标志，包括接触标志和效应标志。在偶然发生意外事故或不可避免的人群暴露和接触（如空气污染、工人职业暴露等）时，某些人群可能接触有害因素，可在这些人群进行前瞻性流行病学调查。人群调查的结果可以与动物毒性实验结果互相印证，取得动物实验所不能获得的资料。优点是接触条件真实，涵盖了全部的敏感人群，对于评价环境因素对人体的危害是最直接、可靠的。但人类生活环境异常复杂，流行病学研究存在混杂因素，测定的毒效应还不够深入，有关的生物学标志还有待于发展。

## 第四节　毒理学面临的挑战和发展趋势

### 一、应用毒理学的发展

毒理学既是基础学科又是应用学科。毒理学在化学品、食品、药品、化妆品、农药、新材料等的安全性评价及风险管理方面具有不可替代的作用。

化学品的安全性评价是关系新药创新和公众健康的重大问题，安全性评价资料的真实、可信、准确是保证做出正确安全性评价的前提，符合 GLP（good labrotory practice）规范的化学品安全性研究成为国际通用的基本要求。我国在化学品安全性评价中也已广泛采用 GLP 规范要求。近年来，我国药品、食品、农药及环境化学品等管理部门都对安全性评价的实验室资质进行了要求，相关毒理学研究机构都陆续在建立 GLP 实验室。自 2003 年开展 GLP 试点建设以来，我国目前通过认证的 GLP 实验室已逾 70 家，正在走向国际化。国内也有多家 GLP 实验室通过了美国 FDA 或经济合作与发展组织（Organization for Economic Co-operation and Development，OECD）的 GLP 检查。

随着现代科技的发展，许多新材料如纳米材料已被广泛用于工业、农业、食品、日用品、医药等领域。由于纳米材料独特的物理化学性质，其与生物体的交互作用表现出许多新的特性，纳米材料的生物安全性受到极大关注。纳米材料可能产生新的污染，已成为世界各国政府和公众关注的新焦点。各国政府纷纷出台政策，并相继投入科研经费，在国家层面上启动了系统的纳米安全性研究计划，研究纳米材料与生命过程的相互作用以及对健康的影响。我国在纳米安全领域的研究几乎与国际同步。相关科研院所成立了纳米安全性实验室，已有一批纳米毒理学的研究成果，研究工作涉及生物体系纳米材料转化过程，典型纳米材料的毒理学性质、特征及其健康效应的作用机制，表面修饰对毒性的影响等方面。

### 二、机制毒理学的发展

毒理学的机制研究随着现代生物技术的发展不断深入。在环境因素毒作用的评价和毒作用机制研究中广泛应用了基因敲除、RNA 干扰和反义核酸技术、动物活体成像技术、扫描共聚焦显微镜和流式细胞术等生物科学的新技术。特别是将“组学”技术作为研究工具，开展了以基因组学、转录组学、蛋白质组学和代谢组学为主的毒理组学研究。组学（-omics）技术具有通量化和整合优势。毒理学利用组学技术，通过高通量的基因、转录、代谢谱分析，鉴定毒性和毒作用模式，在更加全面研究化学物质的毒作用机制，发现新的生物标志物等方面展示了良好的应用前景。

### 三、替代毒理学的发展

随着生物医学实验中 3R 原则的倡导与实施，以及生物医学研究模式的转变，替代整体动

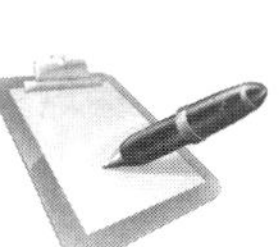

物实验的体外模型研究已成为毒理学发展的重要方向，人们逐渐认识到3R原则的应用不仅仅是适应动物保护主义的一种需要，也符合科学进步、社会经济发展的需要。

替代法（alternatives）指能够替代实验动物，减少动物使用数量或优化实验动物使用、减少动物痛苦的生物（如体外细胞、低等生物等）或非生物（如芯片、计算机模型等）技术方法。近年来，毒理学实验替代法研究发展十分迅速，体外替代实验已经涵盖一般毒性、特殊毒性、器官毒性等多种毒性终点，研究手段也从一般的细胞、组织培养延伸到基因组学、蛋白质组学与代谢组学，以及计算机模拟辅助评价系统。毒理学实验替代法研究在急性毒性、皮肤及眼刺激作用、皮肤致敏作用、遗传毒性及致突变性、毒物代谢动力学、致癌性及生殖和发育毒性等方面取得了巨大的进展，有些方法已通过有关权威机构的验证并被有关管理机构接受应用。

近年来，我国的毒理学工作者在这方面进行了有益的尝试和积极的探索，参照欧盟、美国、OECD等国家和国际组织的方法引进和建立了评价急性毒性、皮肤毒性、遗传毒性和生殖发育毒性等的替代方法。在化妆品、化学品等的安全性评价中已在逐渐推广使用毒理学替代方法。

## 四、预测毒理学的发展

计算机技术及生物信息学技术的快速发展，使毒性预测成为现实。化学物质的生物学活性与其物理、化学特性之间存在一定的关系。可以利用物质的理化性质或化学结构对其生物学活性进行定量分析。计算/预测毒理学通过采集化学物质及其生物学信息和毒理学资料，运用计算化学和计算生物学知识，建立预测模型和程序，揭示化合物结构与生物活性之间的关系，进行化学物质毒性作用的预测。定量构效关系（QSAR）用于药物设计已有多年，近年已将其应用于化学物质毒性预测中。计算/预测毒理学的部分结果已应用于化学物质安全性评价中，成为21世纪毒性测试新的方向。

毒理学家在药物开发的全部进程中均应发挥积极主动的指导和决策作用。为了降低产品创新的费用，加快研究开发的过程，有必要在产品创新的早期即发现阶段就进行毒理学筛选和评价。在合成出一系列类似化合物后，运用QSAR及快速、低消耗、高通量型体外毒性筛选系统，及早地发现和淘汰有严重毒性问题的结构，指导合成更安全的同类化学物质，也就是进行发现毒理学（discovery toxicology）研究。建立有效的构效关系预测模型，发展快速、高通量的细胞、分子毒理学评价方法是该领域的趋势。

## 五、系统毒理学的发展

当前整个生物学正在向系统生物学转变。所谓系统生物学是在细胞、组织、器官和生物体整体水平研究结构和功能各异的各种分子及其相互作用，并通过计算生物学来定量描述和预测生物功能、表型和行为的学科。系统毒理学（systems toxicology）一词借助于系统生物学的概念演变而来。通过机体接触环境因素的基因表达谱、蛋白质谱和代谢物谱的改变，结合传统毒理学的研究参数，借助生物信息学和计算毒理学技术，系统地研究外源性化学物质和环境应激等与机体的相互作用。生物体是一个复杂系统，只有将在基因、蛋白质等不同水平上观察到的各种相互作用、代谢途径、调控通路的改变综合起来，才能全面、系统地阐明复杂的毒性效应。系统毒理学通过整合研究，可促进毒理学在阐明毒物对机体损伤分子机制、发现新的生物标志物、建立新型的风险评估模型和损伤预测模型等方面的发展。传统毒理学向系统毒理学的转变已成为毒理学发展的新方向。

## 六、毒性测试策略的发展

长期以来，毒性评价都依赖于在动物身上使用相对较高剂量的测试结果来推断在低剂量

情况对人体的毒性，实验周期长、花费大，需要实验动物量大，难以评价不同的生命周期、众多的健康损害结局，也不能满足大量有待评价化学物质的需求。针对毒性测试与毒理学发展面临的挑战，2007 年美国国家研究委员会（NRC）发布了“21 世纪的毒性测试：观点和战略（TT21C）”的研究报告，提出了毒性测试和评价的新框架。提出将以整体动物实验为基础的传统毒性测试转变到主要以体外毒性实验为主，通过使用细胞、细胞株或细胞器（最好是人体来源）观察生物学过程的变化来实现。NRC 这份报告自提出以来，引起了学术界和相关管理部门的强烈反响，已启动了一系列的相关研究。但还存在一些有待深入研究和解决的问题，如不同靶器官细胞的毒性途径的特异性，毒性途径网络中各毒性途径对毒性结局的相对贡献，靶器官细胞间的交互作用，以及如何预测整体动物实验长期染毒观察到的最低作用剂量和未观察到有害作用剂量等。

（郝卫东　曹　佳）

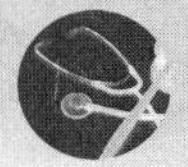

# 第二章 毒理学基本概念

## 第一节 毒物、毒性和安全性

### 一、环境有害因素及外源化学物质

环境有害因素主要包括物理因素、化学因素及生物因素三大类。物理因素有电离辐射（γ射线、X 线、宇宙射线等），非电离辐射（紫外线、红外线、可见光、激光、射频辐射、极低频电磁场等）、噪声、震动、高温、高压、低压等。化学因素是人体接触最常见、最广泛和种类最多的环境有害因素，也是毒理学研究的重点，主要包括环境污染物、工业毒物、食品污染物、食物成分及添加剂、药物和农药等。生物因素包括细菌、病毒、支原体感染，生物毒素（动物毒素、植物毒素、细菌毒素、真菌毒素、海洋生物毒素等），蜂、蛇、蚊虫叮咬中毒等。

毒理学主要是以外源化学物质为研究对象。外源化学物质（xenobiotics）是在人类生活的外界环境中存在、可能与机体接触并进入机体，在体内呈现一定的生物学作用的化学物质，又称为“外源生物活性物质”。与外源化学物质相对应的概念是内源化学物质，是指机体内源已存在的和代谢过程中所形成的产物或中间产物。

### 二、毒物

毒物（toxicant）是指以较小剂量进入机体后，能够使生物体发生有害反应、功能严重破坏甚至危及生命的任何物质。人们在生活和生产活动中接触和使用大量的化学物质。据统计，目前已有 7000 万种化学合成物质，约 10 万种商用化学品及环境物质，并且每年还有 2000 多种新化学物质问世。大量化学物质进入了人类的生活和生产环境中，使人们接触的毒物品种和数量不断增加。实际上，任何化学物质只要给予的量足够大，都能引起损伤和死亡。在 16 世纪，瑞士医生 Paracelsus 就曾指出，不存在无毒的物质，在一定的剂量条件下，任何化学物质都可能具有毒性。但通常我们不把需要极高剂量才引起有害作用的化学物质称为毒物。

人体可能接触到的毒物种类很多，如工业毒物（包括生产中的原料、中间体、辅助剂、杂质、成品、副产品、废弃物等），环境毒物（包括空气、水、土壤中的有害物质），食品中有毒有害成分（包括天然毒素或食品变质后产生的毒素，食品污染物，以及食品中的不当添加剂等），农用化学物质（包括农药、兽药、化肥、植物生长调节剂等），个人嗜好品（如卷烟、化妆品及其他日用品中的有害成分），生物毒素，医用药物，军事毒物，放射性核素等。

### 三、毒性

毒性（toxicity）指某种化学物质对机体产生有害作用的能力。高毒性的化学物质在较小剂量就可造成机体的损害，而低毒性的化学物质则需要较大的剂量才能呈现有害作用。不同

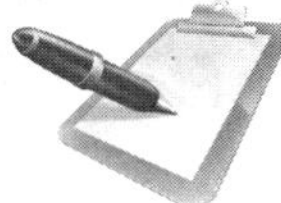

化学物质的毒性差别会很大，如乙醇经口摄入引起一组小鼠半数死亡的剂量在 10000 mg/kg 体重，而黄曲霉毒素仅需 9.0 mg/kg 体重。

有毒物质在一定条件下引起生物体发生功能性或器质性改变，出现毒性反应称为中毒（poisoning）。根据疾病发生的快慢，中毒可分为急性中毒和慢性中毒。

### 四、危害性

危害性（hazard）定性表示外源化学物质对机体产生有害作用的可能性。化学物质的毒性与其危害性并不一定一致。如对于挥发性很低的化学物质，即使其具有较高的毒性，通过呼吸道吸入引起中毒的可能性也很小。

### 五、安全性及安全限值

某种物质在正常接触方式与接触量情况下，长期接触不会引起对健康的有害作用，就可认为是具有安全性（safety）。安全性是一个相对的概念，通过安全性评价而认为安全的化学品只是确定在合理程度上的接触对机体无害。对于化学物质，没有必要要求在任何剂量或者任何使用条件下都“绝对安全”。

安全限值（safety limit value）是对各种有害因素规定的限量要求，在低于此接触量时，根据现有的知识，不会观察到任何直接和 / 或间接的有害作用。对于食品成分常用的是每日容许摄入量（acceptable daily intake，ADI），指人类每日摄入某物质直至终生，不产生可检测到的对健康产生危害的量。以每月每千克体重可摄入的量表示，即 mg/（kgBW・d）。对于食品污染物常用每日耐受摄入量（tolerable daily intake，TDI），对于环境污染物常用参考剂量 / 参考浓度（reference dose/reference concentration，RfD/RfC），对于工业污染物有职业接触限值。安全限值一般通过未观察到有害作用剂量（no observed adverse effect level，NOAEL）除以安全系数计算得出。

安全系数（safety factor）是考虑到动物实验结果外推到人群时的不确定性及人群毒性资料本身所包含的不确定因素，确定的安全性界限。安全系数的确定综合考虑受试物的性质和毒作用特点、已有的毒理学资料的数量和质量、人群接触的范围、数量等。一般采用 100，即假设人比实验动物对受试物敏感 10 倍，人群内敏感性差异为 10 倍。安全系数的确定也可根据毒代动力学的数据或用其他适宜的外推模型确定。为避免误解为绝对安全，可用不确定系数（uncertainty factor，UF）替代安全系数，此术语强调外推的不确定性，结合毒性数据的充分性和完整性确定。

### 六、风险

风险（risk）是指一定时期内从事某种活动，如接触外源化学物质引起有害作用，如造成机体损伤、产生疾病或死亡的概率。定量地对接触外源化学物质的健康风险进行评估，是对化学物质安全性管理的重要依据，正在成为毒理学的重要任务，详见第十四章。

## 第二节　毒作用及毒性参数

### 一、毒作用

毒作用（toxic effect）是化学物质对机体所致的不良或有害的生物学改变，又可称为不良效应、损伤作用或损害作用。

### （一）效应和反应

环境因素引起的生物学改变在可用计量单位来表示其变化程度时称为效应（effect）。如有机磷农药抑制血中胆碱酯酶活性，可用酶活性单位的测定值表示。生物学改变只能以“全”或“无”、“异常”或“正常”等计数资料来表示时，称为反应（response），如以接触环境因素的群体中出现某种生物学改变的个体在群体中所占比率（百分率或比值）表示，如死亡率、畸胎率、肿瘤发生率等。但通常讲到的毒性反应，实际上也包括了毒性效应（也可称为量反应）。

### （二）毒作用靶器官

化学物质进入机体后，对体内各器官的毒作用并不一样，往往表现一定的选择性。外源化学物质可直接发挥毒作用的器官就称为该物质的靶器官（target organ）。许多化学物质有一个或几个特定的靶器官。如脑是甲基汞的靶器官，肾是镉的靶器官等。毒作用的强弱主要取决于该物质在靶器官中的浓度，但靶器官不一定是该物质浓度最高的场所。例如铅浓集在骨中，但其毒性则主要表现为对造血系统、神经系统等其他器官系统的作用。

### （三）毒作用效应谱

机体接触外源化学物质后，依外源化学物质的性质和剂量，可引起从微小的生理生化指标异常改变到明显的临床中毒表现，直至死亡等多种毒作用的表现，称为毒效应谱（spectrum of toxic effects）。一般来讲，随着剂量的增加，分别可表现为：机体对外源化学物质的过量负荷，意义不明的生理和生化改变，亚临床改变，临床中毒，死亡。毒效应谱还包括致癌、致突变作用，一般认为是没有阈值的，即只要接触就可能产生有害作用。

### （四）有阈和无阈毒性作用

一般认为，外源化学物质的一般毒性（器官毒性）和致畸作用是有阈值的，即达到一定的剂量水平才对机体产生毒性作用；而遗传毒性的致癌作用和致突变作用则无阈值。

### （五）急性毒性和长期毒性

急性毒性（acute toxicity）指外源化学物质 24 小时内一次或多次暴露引起的损害作用。长期毒性（long-term toxicity）指外源化学物质反复暴露引起的损害作用。毒理学中一般将动物实验按染毒期限把长期毒性分为亚急性、亚慢性和慢性毒性实验等。亚急性毒性（subacute toxicity）是指在 1 个月或短于 1 个月的重复染毒；亚慢性毒性（subchronic toxicity）一般是连续 1 ～ 3 个月染毒；慢性毒性（chronic toxicity）一般是连续 6 个月 ～ 2 年，甚至终生染毒引起的毒性作用。

### （六）速发性毒作用和迟发性毒作用

有些外源化学物质在一次接触后，短时间内可迅速引起毒作用，称为速发性毒作用（immediate toxic effect）。大部分毒物引起的毒性作用是速发性毒作用。有些化学物质则在给药后需经过一定时间间隔才出现毒作用，如在接触某些有机磷类化合物（如磷酸三邻甲苯酯，TOCP）后 8 ～ 14 天，出现迟发性神经毒作用（delayed neurotoxicity）。主要表现为弛缓性麻痹或轻瘫，而后出现共济失调或强直等。人类接触化学致癌物，出现肿瘤一般要在初次接触后 20 ～ 30 年。

### （七）可逆毒作用和不可逆毒作用

可逆毒作用（reversible toxic effect）是指接触化学物质造成的毒性作用在停止接触后可逐

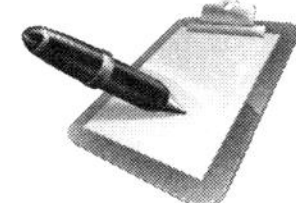

渐消失。一般常见于接触外源化学物质的剂量较低、接触的时间较短、损伤较轻时。不可逆毒作用（irreversible toxic effect）则指在停止接触外源化学物质后其毒性作用不能恢复，甚至可能进一步发展加重。例如，化学物质的致突变作用及其导致的致癌作用和致畸毒作用等往往都是不可逆的。

### （八）过敏反应和特异质反应

过敏反应（hypersensitivity）也称为变态反应（allergic reaction），是机体对外源化学物质产生的一种免疫介导的有害反应。引起过敏性反应的外源化学物质称为过敏原，过敏原可以是完全抗原，也可以是半抗原。大多数外源化合物及其代谢产物的分子都较小，进入机体后，可与内源性蛋白质结合形成抗原，进而激发抗体的产生。过敏原首次接触可使机体处于致敏状态，当再次接触极少量的该种化学物质就可能引起变态反应。变态反应可以涉及不同的器官系统，轻者可仅有轻微的皮肤症状，重者可出现休克，甚至死亡。化学物质所致的过敏反应在低剂量下即可发生，一般认为没有典型的 S 型剂量 - 反应关系曲线。但对某一个体而言，变态反应的发生是与剂量相关的。例如对花粉过敏的人，其发病及发病强度和空气中花粉的浓度有关。

特异质反应（idiosyncratic reaction）系由于遗传因素（包括基因突变、基因多态性等）所致的对某些化学物质的反应异常。特异质反应的个体在反应的性质上与其他一般个体没有明显的差别，所不同的是反应的程度。例如，在一般人体，肌肉松弛剂琥珀酰胆碱可被血浆中的拟胆碱酯酶迅速分解，故作用时间很短。但有些患者由于这种酶的缺乏，可出现较长时间的肌肉松弛甚至呼吸暂停。又如，体内缺乏 NADH 高铁血红蛋白还原酶的人，对亚硝酸盐及其他能引起高铁血红蛋白血症的外源化学物质异常敏感。

### （九）损害作用与非损害作用

环境因素作用于机体可引起一定的生物学效应，这种效应包括损害作用和非损害作用。损害作用（adverse effect）指环境因素引起机体的生化改变、功能障碍、影响整个机体性能的病理损害或机体应对外界环境应激反应的能力的减退。非损害作用（non-adverse effect）指环境因素引起机体的生物学变化在机体适应代偿能力范围之内，机体对其他环境有害因素影响的易感性也不增加。损害作用和非损害作用都是环境因素引起的生物学效应，这种效应存在量变到质变的过程，所以损害作用和非损害作用具有一定的相对性。

## 二、常用毒性参数

有一系列的毒性参数来定量描述并比较化学物质的毒性，主要有以下几种。

### （一）毒性的上限参数

毒性的上限参数指在急性毒性实验中以死亡为终点的各项毒性参数。

**1．绝对致死剂量（absolute lethal dose，$LD_{100}$）** 是指能引起一群观察机体全部死亡的最低剂量。

**2．最小致死剂量（minimum lethal dose，MLD）** 是指在一个观察群体中，仅引起个别发生死亡的最低剂量。

**3．最大耐受剂量（maximal tolerance dose，MTD、$LD_0$）** 是指在一个观察群体中，不引起机体死亡的最高剂量。

**4．半数致死剂量（median lethal dose，$LD_{50}$）** 是指在一个观察群体中能引起 50% 机体死亡的剂量（在吸入染毒时为引起 50% 机体死亡的浓度，$LC_{50}$）。它是依据实验数据，经过计

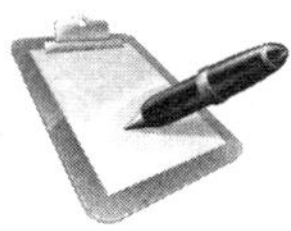

算得到的一个统计值。$LD_{50}$ 的单位一般以 mg/kg 体重表示。$LD_{50}$ 是急性毒性有关参数中最为重要的指标。在一个群体中，不同个体之间对外源化学物质的耐受性存在差异，可能有少数个体耐受性过高或过低，因此会造成 $LD_{100}$、MLD、$LD_0$ 有较大的变化。$LD_{50}$ 则较少受到个体耐受性差异的影响，相对来讲较为准确，故一般以此作为外源化学物质的毒性高低分级和不同外源化学物质的毒性大小比较的依据。$LD_{50}$ 数值越小，表示外源化学物质的毒性越强（表 2-1）不同化合物的 $LD_{50}$ 值可能会相差非常大（表 2-2），反映其急性毒性的差别很大。

**表 2-1 GHS 急性毒性分类对应的（近似）$LD_{50}/LC_{50}$ 值**

| 暴露途径 | 类别1 | 类别2 | 类别3 | 类别4 | 类别5 |
|---|---|---|---|---|---|
| 经口（mg/kg 体重） | $LD_{50} \leq 5$ | $5 < LD_{50} \leq 50$ | $50 < LD_{50} \leq 300$ | $300 < LD_{50} \leq 2000$ | $2000 < LD_{50} \leq 5000$ |
| 经皮（mg/kg 体重） | $LD_{50} \leq 50$ | $50 < LD_{50} \leq 200$ | $200 < LD_{50} \leq 1000$ | $1000 < LD_{50} \leq 2000$ | |
| 气体（ppmV） | $LC_{50} \leq 100$ | $100 < LC_{50} \leq 500$ | $500 < LC_{50} \leq 2500$ | $2500 < LC_{50} \leq 20000$ | |
| 蒸气（mg/L） | $LC_{50} \leq 0.5$ | $0.5 < LC_{50} \leq 2.0$ | $2.0 < LC_{50} \leq 10$ | $10 < LC_{50} \leq 20$ | |
| 粉尘和烟雾（mg/L） | $LC_{50} \leq 0.05$ | $0.05 < LC_{50} \leq 0.5$ | $0.5 < LC_{50} \leq 1.0$ | $1.0 < LC_{50} \leq 5$ | |

**表 2-2 不同化学品的急性毒性 $LD_{50}$ 值**

| 化学品 | 动物 | 染毒途径 | $LD_{50}$（mg/kg 体重） |
|---|---|---|---|
| 乙醇 | 小鼠 | 经口 | 10，000 |
| 氯化钠 | 小鼠 | 腹腔 | 4，000 |
| 硫酸亚铁 | 大鼠 | 经口 | 1，500 |
| 硫酸吗啡 | 大鼠 | 经口 | 900 |
| 苯巴比妥钠 | 大鼠 | 经口 | 250 |
| DDT | 大鼠 | 经口 | 100 |
| 印防己毒素 | 大鼠 | 皮下 | 5 |
| 硫酸士的宁 | 大鼠 | 腹腔 | 5 |
| 烟碱 | 大鼠 | 静脉 | 1 |
| 筒箭毒碱 | 大鼠 | 静脉 | 0.5 |
| 半胆碱 -3 | 大鼠 | 静脉 | 0.2 |
| 河豚毒素 | 大鼠 | 静脉 | 0.1 |
| 二噁英（TCDD） | 豚鼠 | 静脉 | 0.001 |
| 肉毒杆菌毒素 | 大鼠 | 静脉 | 0.00001 |

引自：Frank C.LU. Basic Toxicology．3rd edition．Taylor and Francis：1996

## （二）毒性的下限参数

**1．阈剂量（threshold dose）** 指化学物质引起受试对象中的少数个体出现某种最轻微的异常改变的最低剂量。分为急性阈剂量（acute threshold dose，$Lim_{ac}$）和慢性阈剂量（chronic

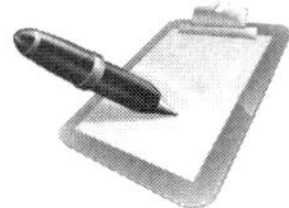

threshold dose，$Lim_{ch}$）。阈剂量的确定受实验选择的观察指标、检测技术的灵敏度、剂量组距、受试对象数等因素的影响，难以准确测定。因此，一般常以 LOAEL 作为其近似值。

**2．观察到有害作用的最低剂量（lowest observed adverse effect level，LOAEL）** 指通过实验和观察，引起机体某种有害改变的最低剂量。

**3．未观察到有害作用的剂量（no observed adverse effect level，NOAEL）** 指通过实验和观察，以现有的技术手段和检测指标未观察到与受试物有关的毒性作用的最大剂量。

NOAEL 和 LOAEL 是安全限值制定的主要依据，常作为反复接触毒性的分类依据（表 2-3）。

**表 2-3　GSH 反复接触特异性靶器官毒性分类的指导值**

| 实验类型 | 物种 | 单位 | 类别1 | | 类别2 | |
|---|---|---|---|---|---|---|
| | | | 90天毒性实验 | 28天毒性实验 | 90天毒性实验 | 28天毒性实验 |
| 经口 | 大鼠 | mg/（kg BW·d） | $C \leqslant 10$ | $C \leqslant 30$ | $10 < C \leqslant 100$ | $30 < C \leqslant 300$ |
| 经皮肤 | 大鼠 | mg/（kg BW·d） | $C \leqslant 20$ | $C \leqslant 60$ | $20 < C \leqslant 200$ | $60 < C \leqslant 600$ |
| 吸入，气体 | 大鼠 | ppmV/（6h·d） | $C \leqslant 50$ | $C \leqslant 150$ | $50 < C \leqslant 250$ | $150 < C \leqslant 750$ |
| 吸入，蒸汽 | 大鼠 | mg/（L/6h·d） | $C \leqslant 0.2$ | $C \leqslant 0.6$ | $0.2 < C \leqslant 1$ | $0.6 < C \leqslant 3$ |
| 吸入，粉尘/烟雾 | 大鼠 | mg/（L/6h·d） | $C \leqslant 0.02$ | $C \leqslant 0.06$ | $0.02 < C \leqslant 0.2$ | $0.06 < C \leqslant 0.6$ |

$C$：引起特定靶器官明显有害作用的剂量，大致相当于其 LOAEL。

对于同一个化学物质，通过采用不同物种、品系的实验动物，在不同接触时间、染毒方法和观察指标下，可得出不同的 LOAEL、NOAEL 及阈剂量。所以表示 LOAEL、NOAEL 和阈剂量时，应说明观察指标以及接触时间、条件等。

### （三）毒作用带

**1．急性毒作用带（acute toxic effect zone，$Z_{ac}$）** 是指毒性上限与毒性下限之比值，一般以 $LD_{50}$ 代表毒性上限值，急性阈值（常以 LOAEL 作为其近似值）代表毒性下限值，即 $Z_{ac}=LD_{50}/Lim_{ac}$。$Z_{ac}$ 值的大小反映急性阈剂量距离 $LD_{50}$ 的宽窄。$Z_{ac}$ 值大，表示受试化学物质引起急性毒性的阈剂量距引起死亡的剂量之间的剂量范围大，引起急性中毒死亡的危险性小；反之表明引起死亡的危险性大。

由于急性阈值不易求得，也有人建议用 $LD_{84}/LD_{16}$ 来表示，因为若化学物质引起实验动物死亡的剂量 - 反应关系呈正态分布，$LD_{84}$ 和 $LD_{16}$ 的区间正好是“S”形曲线的直线部分，比值反映了化学物质引起实验动物死亡的剂量范围，相对于运用其他急性毒性参数较为灵敏，且易于重复。

**2．慢性毒作用带（chronic toxic effect zone，$Z_{ch}$）** 为急性阈剂量与慢性阈剂量的比值。$Z_{ch}$ 值的大小反映急性阈剂量距离慢性阈剂量的宽窄。$Z_{ch}$ 值大，表示受试化学物质引起急性毒性的阈剂量距引起慢性毒性阈剂量剂量之间的剂量范围大。

## 第三节　剂量 – 效应关系和剂量 – 反应关系

剂量 - 效应关系（dose-effect relationship）表示化学物质的剂量与个体或群体中发生的量效应强度之间的关系，这里在给定的剂量范围内测定的效应为连续性的变量值。如血液中铅浓度增加引起 ALAD 的活性相应下降。剂量 - 反应关系（dose-response relationship）表示化学物

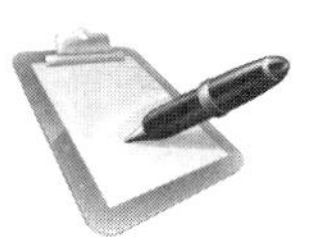

质的剂量与某一群体中某种反应发生率之间的关系，反映反应在群体中的分布特征。如在急性毒性实验中，随着染毒浓度增高，各实验组动物的死亡率也相应增高。通常在讲剂量 - 反应关系时，实际上同时包含了剂量 - 效应关系和剂量 - 反应关系的概念。

剂量 - 效应关系和剂量 - 反应关系是毒理学的一种基本和普遍的规律，外源化学物质接触量和引起毒性作用的剂量 - 效应和剂量 - 反应关系研究是毒理学研究的核心，毒理学研究的重要任务之一就是要确定化学物质剂量与其毒效应之间的关系。剂量 - 效应和剂量 - 反应关系研究对于受试物与机体损伤之间因果关系的判定，毒性参数（如 $LD_{50}$、NOAEL、LOAEL）的确定，毒作用特征分析等均具有重要的意义。

## 一、剂量

剂量（dose）是决定外源化学物质对机体损害作用的重要因素，大多数化学物质在体内的生物学效应随剂量增加而变化。剂量有多种表示方式，可指机体摄入化学物质的量（接触剂量）、化学物质被吸收入血的量（吸收剂量）或化学物质在组织、器官中的量（靶剂量）等。

接触剂量（exposure dose）又称外剂量（external dose），是指外源化学物质与机体的接触量。

吸收剂量（absorbed dose）又称内剂量（internal dose），是指外源化学物质穿过一种或多种生物屏障，吸收进入体内的剂量。

靶剂量（target dose）或生物有效剂量（biological effective dose），是指到达靶器官（如组织、细胞）的外源化学物质和 / 或其代谢产物的剂量。

靶剂量直接决定了化学物质所致机体损伤的性质与强度，但由于检测比较复杂，且一般而言，摄入的剂量越大，靶器官内的剂量也越大，故毒理学中的剂量通常是指机体接触化学物质的量或给予机体化学物质的量，一般以 mg/kg 体重或 $mg/m^3$（mg/L）表示。有观点认为，用单位体重表示剂量不如用单位体表面积合适，对于引起等效生物学效应的剂量，用单位体表面积表示的剂量在不同物种间可能更接近。通常体表面积与体重的 2/3 次方近似。

## 二、剂量 - 效应关系和剂量 - 反应关系的类型

剂量 - 效应关系和剂量 - 反应关系都可用曲线表示，即以表示效应强度的计量单位或表示反应的百分率或比值为纵坐标，以剂量为横坐标绘制散点图，得到曲线。不同外源化学物质在不同条件下，引起的效应或反应类型是不同的。常见的关系曲线有以下几种形式：

**1．直线型**　效应或反应强度与剂量呈直线关系，即剂量和由它引起的效应或反应严格按比例增减。在生物体内，效应或反应的产生受到多种因素的影响，情况十分复杂，此种直线型关系较少出现，往往仅在某些体外实验中，在一定的剂量范围内存在。

**2．抛物线型**　为先陡峭后平缓的曲线，类似于数学中的对数曲线，又称为对数曲线型。即随着剂量的增加，效应或反应的强度也增高，且最初增高急速，随后变得缓慢。如将剂量换成对数值可转变为一条直线。

**3．S 形曲线**　在外源化学物质的剂量 - 反应关系中较为常见，部分剂量与效应关系中也有出现。此种曲线的特点是呈两端平缓中间陡峭的“S”形曲线，即在低剂量范围内，随着剂量增加，反应或效应强度增高较为缓慢，然后剂量较高时，反应或效应强度也随之急速增加，但当剂量继续增加时，反应或效应强度增高又趋向缓慢。这是由于生物机体的耐受性和个体差异等原因所致。可分为对称 S 形曲线和非对称 S 形曲线两种形式。当群体中的全部个体对某一化学物质的敏感性差异呈正态分布时，剂量与反应率之间的关系表现为对称 S 形曲线（图 2-1），此种情况比较少见。由于毒理学实验使用的实验组数和动物数有限，受试群体中又存在一些高耐受性的个体，故非对称 S 形曲线最为常见。与对称 S 形曲线比较，非对称 S 形曲线

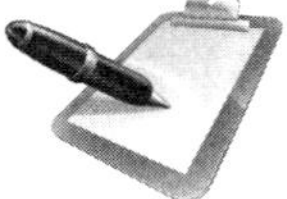

在靠近横坐标左侧的一端曲线由平缓转为陡峭的距离较短，而靠近右侧的一端曲线则伸展较长。它表示随着剂量增加，反应率的变化呈偏态分布（图 2-2）。如将非对称 S 形曲线的剂量以对数表示，则可成为一对称 S 形曲线，如再将反应率换成概率单位（probit）则成一直线。

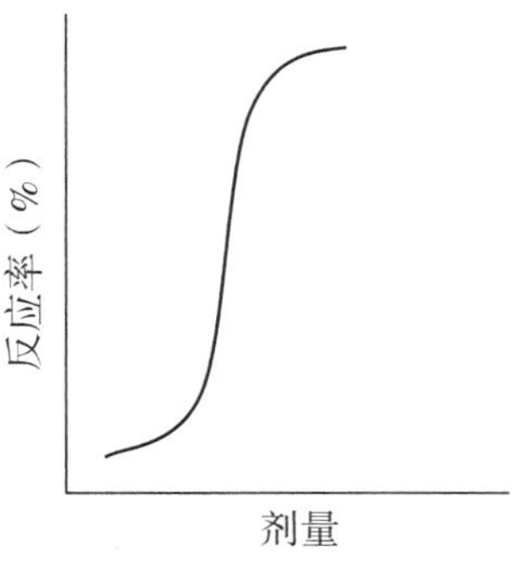


图 2-1　对称 S 形曲线

反应率（%）

剂量

图 2-2　非对称 S 形曲线

S 形曲线的中间部分，即在 50% 反应率处的斜率最大，此时剂量略有变动，反应即有较大增减。因此，常用引起 50% 反应率的剂量来表示化学物质的毒性大小。如半数致死剂量（$LD_{50}$）、半数中毒剂量（$TD_{50}$）、半数效应剂量（$ED_{50}$）等。

**4．U 形曲线**　对维持正常生理功能及存活所需要的物质，如维生素和必需微量元素等，剂量 - 效应关系曲线的形状可呈 U 形（图 2-3）。此类物质剂量极低时，表现营养缺乏的有害效应；随着剂量的增加，此种有害效应逐渐减弱，当剂量继续加大至不再缺乏时，有害效应消失，机体呈自稳状态。但是，当剂量过大时又会引起有害效应，并且随剂量增大而加剧。通常此时的效应性质和剂量缺乏时有所不同。如生命所必需的维生素 A，在缺乏时引起暗适应能力降低及夜盲症和上皮组织发育障碍；高剂量的维生素 A 则能引起肝毒性和出生缺陷。

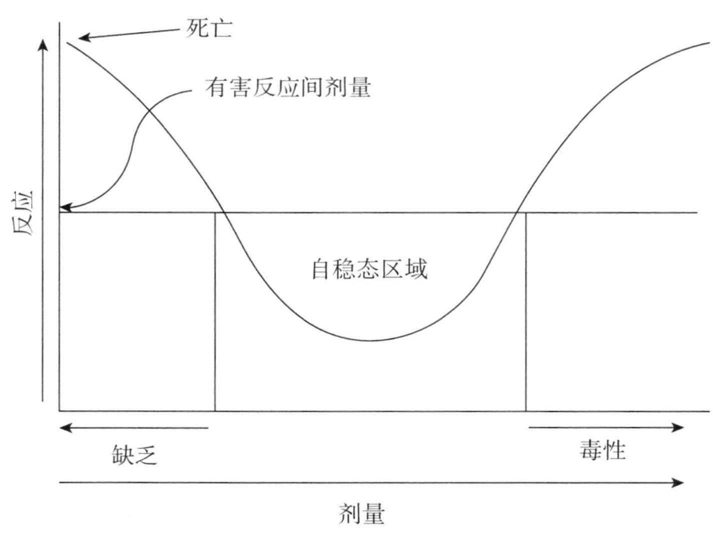


图 2-3　维生素和必需微量元素剂量 - 效应关系的 U 型曲线

**5．低剂量兴奋效应（hormesis）**　一些非营养的有毒物质，在高剂量时产生有害效应，而在低剂量时却具有某些有益效应或兴奋效应，称为低剂量兴奋效应。低剂量兴奋效应是在机体的整体水平、器官水平、细胞水平乃至分子水平上广泛存在的一种生物现象，可表现为促进生长发育、延长寿命、增强免疫功能和提高生育能力等。毒物兴奋效应会呈 J 形曲线（图 2-4）。如在氯化镉诱发大鼠睾丸细胞癌的研究中发现，氯化镉染毒和睾丸细胞癌的发生呈现明显的 J

形剂量 - 反应关系，最低剂量组的癌发生率明显低于对照组。

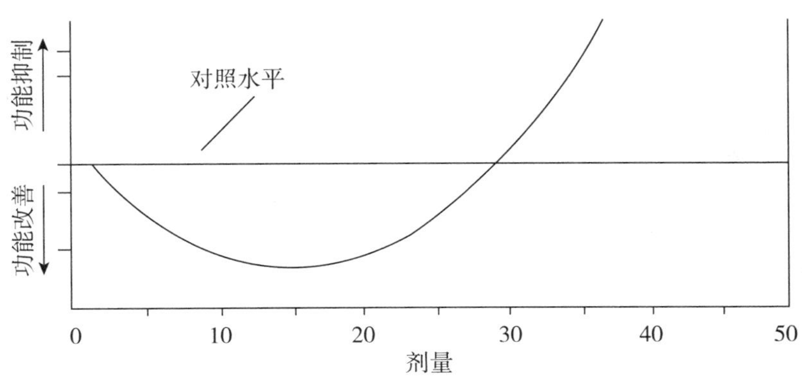


图 2-4　低剂量兴奋效应的 J 形曲线

## 第四节　生物学标志

生物学标志（biomarker）是指可反映外源化学物质通过生物学屏障进入组织或体液（其原型及其代谢产物）以及引起的生物学后果，包括可测量的细胞、生化组分、结构及功能的改变和行为改变。可分为接触生物学标志、效应生物学标志和易感性生物学标志三类。

### 一、接触生物学标志

接触生物学标志（biomarker of exposure）指在组织、体液或排泄物中测定的外源化学物质或其代谢物，以及在生物体内测定的外源化学物质或其代谢物与靶分子之间相互作用的产物。接触生物学标志可提供有关化学物质暴露的信息，可用于预测个体所接受的化学物质剂量，并能与导致的损害相关联。接触生物学标志能够通过检测呼出气、尿、粪便、血液、头发或乳汁等生物样品获得，也可通过对活组织检查或对尸体解剖获得的组织中化学物质或其代谢产物进行检测获得。测定化学物质原型及其代谢产物的含量，可作为吸收剂量或靶剂量的指标，如检测人体血液、乳汁中的环境雌激素物质及其代谢物含量，测定血液、尿液、头发中铅含量等。测定化学物质或其代谢产物与某些靶分子结合的反应产物含量，则可作为生物效应剂量的指标，如检测化学致癌物与 DNA 或蛋白质等细胞大分子形成的加合物是非常有用的肿瘤生物学标志（如血液中苯并（a）芘与 DNA 或蛋白质结合形成的加合物，黄曲霉毒素 -DNA 加合物，4- 氨基联苯 - 血红蛋白加合物）。接触生物学标志与外剂量相关，但往往比外剂量更稳定，有时可反映一段时期的接触情况，并且与毒作用的效应关系更密切，在风险评估时有重要的价值。

### 二、效应生物学标志

效应生物学标志（biomarker of effect）指在生物体内可测量的生化、生理、行为、病理组织学或其他方面的变化。理想的效应生物学标志是对于接触的化学物质高度特异，其相关关系不需化学分析或其他的生物测试来证实，如有机磷或氨基甲酸酯杀虫剂特异性抑制胆碱酯酶。许多效应生物学标志不具有针对单一化学物质的高特异性，如 DNA 损伤、免疫抑制等，这时就需要辅以其他的生物学标志研究或对化学残留物的分析，以使化学物质与有害的效应联系起来。

### 三、易感性生物学标志

易感性生物学标志（biomarker of susceptibility）指可反映机体对化学物质毒作用敏感程度的生理或生化状态改变的指标。接触同一剂量的外源化学物质，在不同个体引起的毒效应常有很大差异，这种差异的产生受多方面因素的影响，其中遗传因素起到了十分重要的作用，可能涉及外源化学物质在接触者体内代谢酶、DNA 修复酶、靶分子的多态性，机体的神经、内分泌和免疫系统的反应及适应性等。易感性生物学标志对于易感人群的鉴定、区分和保护具有重要的意义。

理想的生物学标志应该敏感、特异、与暴露和损害风险密切相关、可重复，并可在人群中检测。生物体接触外源化学物质，经历外暴露，吸收形成内剂量，再到达靶部位形成生物有效剂量，而引起靶组织、器官的可逆的或不可逆的有害改变，最后发展为可识别的疾病状态。在这一过程中对效应的测定越早，对危害性或疾病的预测就越敏感。利用生物学标志的方法可在生物体内直接测定毒物的效应，可准确判断机体接触化学物质的水平，对于深入探讨毒作用性质和毒作用机制、建立剂量 - 反应关系、进行毒理学资料的物种间外推等具有重要意义。生物学标志与流行病学结合已产生了一门新的学科——分子流行病学，在更好地说明化学物质接触与损害和疾病间的关联、更早地预测疾病的发展及确定和保护高危人群等方面发挥着重要的作用。

（郝卫东）

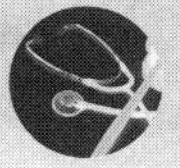

# 第三章　化学物质的生物转运与生物转化

机体对外源化学物质的处置（disposition），可分成相关联的吸收（absorption）、分布（distribution）、代谢（metabolism）及排泄（excretion）四个过程（ADME 过程）。外源化学物质在体内的吸收、分布和排泄过程，均为穿越生物膜的过程，其本身的结构和性质不发生变化，统称为生物转运（biotransportation）。外源化学物质的代谢，则是发生一系列化学结构及理化性质改变而转化为代谢产物的过程，故称为生物转化（biotransformation）。由于化学物质的代谢与其被排泄到体外的结果都是使其原型在体内的数量减少，故代谢和排泄过程又合称为消除（elimination）。

## 第一节　化学物质的生物转运

### 一、化学物质的跨膜转运

外源化学物质的吸收、分布和排泄过程，是通过生物膜构成的屏障的过程。生物膜是包围着每个细胞的细胞膜和细胞器膜的总称。

#### （一）生物膜结构

生物膜的基本结构是连续的脂质双分子层，可用流动镶嵌模型解释（图 3-1）。膜蛋白可以是结构蛋白、受体、酶、载体和离子通道。

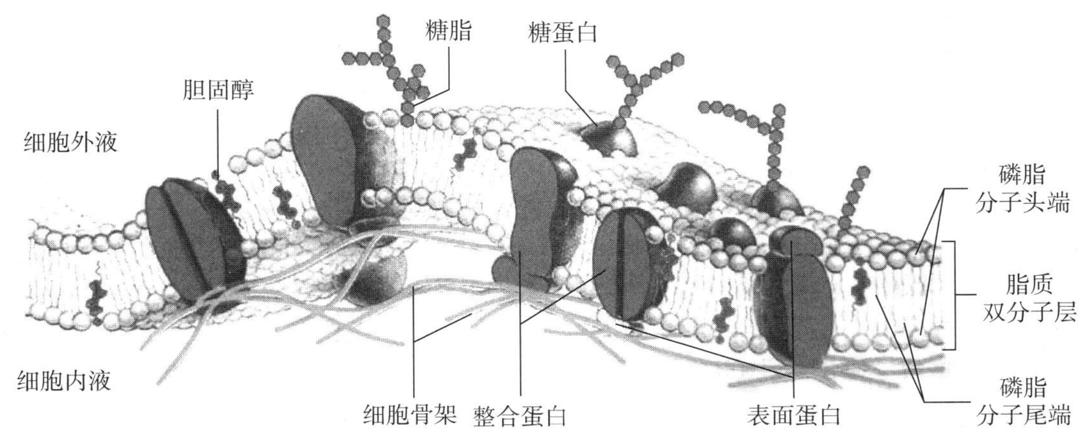


**图 3-1　生物膜的基本结构**

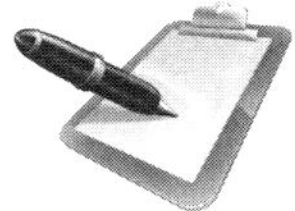

### （二）跨膜转运的方式

化学物质通过生物膜的转运方式主要有被动转运（passive transport）、载体转运（carrier transport）和膜动转运（cytosis）。

**1．被动转运** 包括简单扩散（simple diffusion）和滤过（filtration）。被动转运顺浓度梯度进行，不消耗能量，也不需要载体，不受饱和限速与竞争性抑制的影响。

大多数外源化学物质经简单扩散转运。简单扩散的条件是：①膜两侧存在浓度梯度；②外源化学物质有脂溶性；③外源化学物质是非解离状态。

一般来说，外源化学物质的脂溶性越大，经简单扩散转运的速率越快。外源化学物质的脂溶性可用脂 / 水分配系数来表示。脂 / 水分配系数是指当一种物质在脂相和水相的分配达到平衡时，其在脂相和水相中溶解度的比值。

**2．载体转运** 包括主动转运（active transport）和易化扩散（facilitated diffusion）。

主动转运有以下特点：①需有载体参加；②外源化学物质可逆浓度梯度转运；③该系统需消耗能量，能量代谢抑制剂可阻止转运；④载体对转运的外源化学物质有选择特异性；⑤转运量存在极限，当外源化学物质达一定浓度时，载体可达饱和。同一载体转运的两种外源化学物质会产生竞争性抑制现象，参与主动转运的系统主要为 ATP- 结合盒式转运蛋白［ATP-binding cassette（ABC）transporters］超家族和以溶质载体（solute carriers，SLC）为主的转运蛋白家族。

主动转运对化学物质吸收后在体内的不均匀分布以及排泄均具有重要意义。

易化扩散与主动转运一样，是载体介导的转运方式，但化学物质为顺浓度梯度转运，因此不需要消耗能量。由于有载体的参与，易化扩散也存在对底物的特异选择性、饱和性和竞争性抑制。SLC 蛋白家族的有机阳离子转运蛋白（organic-cation transporter，OCT）可以易化扩散的形式对化学毒物进行转运。

主要影响载体转运的因素有外源化学物质结构、分子量、脂 / 水分配系数等。

**3．膜动转运** 消耗能量，并可逆浓度梯度进行；分为胞吞（endocytosis）和胞吐（exocytosis）。胞吞对外源颗粒物称为吞噬（phagocytosis），对液滴称为胞饮（pinocytosis）。

## 二、吸收

外源化学物质从接触部位通过生物膜屏障进入血液循环的过程，称为吸收（absorption）。主要的吸收部位是消化道、呼吸道和皮肤。

### （一）消化道吸收

消化道是经口摄入外源化学物质的主要吸收部位，从口腔到直肠的各个部位都可吸收外源化学物质。小肠是消化道中最长的部分，小肠黏膜的皱襞很多，在皱襞处有枝状突起的绒毛结构，显微镜下观察绒毛上还有许多微绒毛。这些结构使小肠黏膜总面积比小肠作为单纯管道的内面积增加了约 600 倍，这也是经消化道吸收主要在小肠进行的原因。

简单扩散被认为是最基本、最重要的吸收方式。进入消化道的脂溶性的、非解离的有机化学物质分子，以简单扩散方式通过消化道黏膜上皮层，到达黏膜的血液中。简单扩散主要受胃肠道腔内 pH、外源化学物质的 pKa 和脂溶性等的影响。外源化学物质也可经膜孔滤过，主要是较小的水溶性分子。某些金属类可以经特异的转运载体机制吸收，例如，铬和锰可以通过铁转运机制吸收，铅可以利用钙转运机制吸收。

除了外源化学物质本身的理化性质外，外源化学物质经消化道吸收还受胃肠液的 pH、胃肠蠕动时间、胃肠道内食物的量和质及肠道菌群等的影响。

**1．首过效应（first pass effect）** 由于消化道血液循环的特点，从胃和肠吸收到局部血管

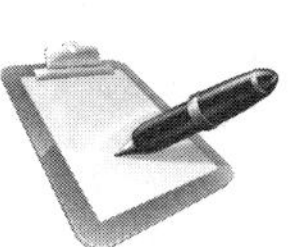

的物质，都要汇入肝门静脉，到达肝后再进入体循环。由于肝具有代谢外源化学物质的功能，未被代谢的原型和代谢产物离开肝，随体循环分布到全身。这种未到体循环就被肝代谢和排泄的现象，称为首过效应。首过效应的存在就好像第一道关卡，一般会使进入人体循环的化学物质原型的量低于入肝之前，但增加了部分代谢产物，另一部分代谢产物不进入体循环而排入胆汁。如果肝是非靶器官，并且经首过效应的化学物质活性下降，则首过效应具有积极的保护作用。肝的首过效应和肠道吸收处发生的外源化学物质代谢现象，都是进入体循环前的代谢和排泄。现在，将在吸收部位发生代谢后，再进入体循环的现象都理解为首过效应。

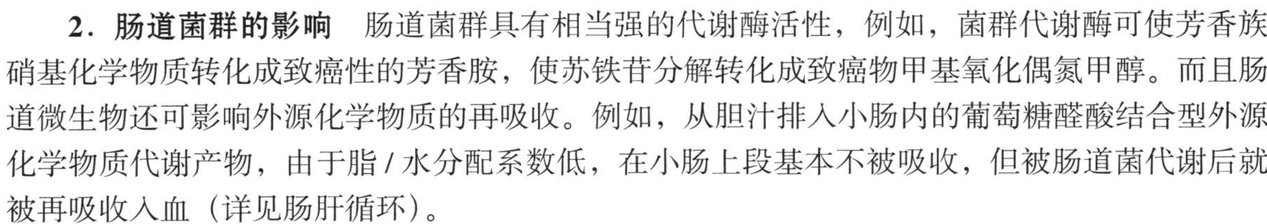

**2．肠道菌群的影响**　肠道菌群具有相当强的代谢酶活性，例如，菌群代谢酶可使芳香族硝基化学物质转化成致癌性的芳香胺，使苏铁苷分解转化成致癌物甲基氧化偶氮甲醇。而且肠道微生物还可影响外源化学物质的再吸收。例如，从胆汁排入小肠内的葡萄糖醛酸结合型外源化学物质代谢产物，由于脂 / 水分配系数低，在小肠上段基本不被吸收，但被肠道菌代谢后就被再吸收入血（详见肠肝循环）。

### （二）呼吸道吸收

存在于空气中的外源化学物质经呼吸道吸收是重要的途径。从呼吸道上端到下端的管径不断缩小，起到过滤作用，防止大颗粒气溶胶进到呼吸道最末端的肺泡。

气态物质的水溶性影响其吸收部位，易溶于水的气体如二氧化硫、氯气等在上呼吸道吸收，水溶性较差的气体，如二氧化氮、光气等则可深入肺泡，并主要通过肺泡吸收。气态物质到达肺泡后，主要经简单扩散透过呼吸膜而进入血液，其吸收速度受多种因素影响，主要是肺泡和血液中物质的浓度（分压）差和血 / 气分配系数（blood/gas partition coefficient）。血 / 气分配系数是气体在呼吸膜两侧的分压达到动态平衡时，在血液内的浓度与在肺泡空气中的浓度之比。此系数越大，气体越易被吸收入血液。例如乙醇的血 / 气分配系数为 1300，乙醚为 15，二硫化碳为 5，乙烯为 0.4，说明乙醇远比乙醚、二硫化碳和乙烯易被吸收。肺通气量和肺血流量大小，也是影响吸收的因素。

气溶胶颗粒物，如结晶二氧化硅和石棉等，由于呼吸道的纤毛、黏液的清除作用，一般只有直径 $< 1\ \mu m$ 才能到达肺泡。

### （三）经皮吸收

皮肤是对外源化学物质的天然屏障，吸收比较困难。但是，对于像四氯化碳和一些杀虫剂等高脂溶性物质可以经皮吸收，而引起全身中毒。外源化学物质要经过皮肤的多层上皮细胞和结缔组织，才能到达体液循环系统。一般来说，外源化学物质从皮肤的吸收量与其脂溶性成正比，与分子量成反比。皮肤的构造和通透性随体表部位有所不同。人体不同部位皮肤对毒物的通透性不同。

不同物种动物皮肤通透性不同，大鼠及兔的皮肤比人的皮肤更易通透，而豚鼠、猪和猴子的皮肤通透性则和人相似。在角质层受损时，通透性就会提高。影响经皮吸收的因素还有接触面积和皮肤的血流量。在高温高湿的气象条件下，皮肤的血流量增加会提高吸收速率。在酸、碱和皮肤刺激物对皮肤产生损伤后，通透性也会明显提高。

## 三、分布

外源化学物质通过吸收进入血液和体液后，化学物质或其生物转化产物在体内循环和分配的过程，称为分布（distribution）。不同的外源化学物质在体内各器官（组织）的分布会不一样，研究外源化学物质的分布规律，有利于了解外源化学物质的靶器官和储存库。

影响分布的因素有血浆蛋白的结合率、化学物质的解离度及体液 pH，器官或组织的血流

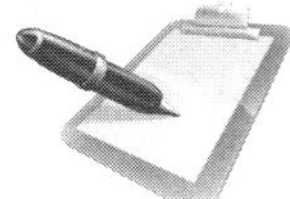

量，组织细胞结合和储存库，生物膜屏障等。

### （一）分布容积

分布容积（volume of distribution，Vd）又称表观分布容积（Apparent volume of distribution）。为体内外源化学物质总量和血浆浓度之比：

$$V_d = \frac{A\ (\text{mg})}{C\ (\text{mg/L})}$$

外源化学物质在血液中的浓度依赖于接触量、消除速度和表观分布容积。同剂量下，血浓度越低，表观分布容积越大，组织分布越广泛。

### （二）血浆蛋白结合

外源化学物质在血中存在的形式有血浆蛋白结合型和未结合的游离型，两者之间处于平衡状态。一般只有游离的外源化学物质，可以简单扩散的方式通过生物膜到达靶部位。外源化学物质和血浆蛋白之间的结合能力与化学物质的物理化学性质有关，如保泰松几乎全部和白蛋白结合，而安替比林不和白蛋白结合。蛋白结合型可以认为是暂时贮存外源化学物质的一种保护机制，使游离型外源化学物质浓度降低。但化学物质与蛋白的结合是可逆的，由于各种原因可以再次游离，就会提高其在血液中的浓度。血浆蛋白的结合率取决于化学物质的游离浓度、与结合位点的亲和力以及蛋白浓度。与血浆蛋白非共价结合具有可降低血浆中游离化学物质浓度；限制化学物质向组织分布；限制经滤过和被动扩散排泄，可延长半衰期，可发生饱和；可被其他化学物质取代等特点。

老年人的血浆白蛋白的量有所减少，也会影响游离型外源化学物质在血中的浓度。若多种化学物质与白蛋白竞争结合，会使它们游离型的浓度发生改变。例如临床上血栓患者服用抗凝血药华法林，同时又需要服用解热消炎药时，如果服用的是安替比林，安替比林不与白蛋白结合，不会影响血液中游离型华法林的浓度；但如服用与白蛋白结合力强的保泰松，就会使血液中游离型华法林浓度增加，引起出血。

### （三）在组织器官中的贮存

化学物质的吸收速度超过代谢与排泄的速度，以相对较高的浓度富集于某些组织器官的现象，称为蓄积（accumulation）。蓄积是化学物质引起慢性毒性作用的物质基础。进入机体内的外源化学物质，常出现在特定器官蓄积的现象。凡是外源化学物质蓄积的部位均可认为是贮存库（storage depot）。化学物质直接或主要损害的器官称为该物质的靶器官。

贮存库中的化学物质与其在血浆中的游离型保持动态平衡。随着血浆中游离化学物质的消除，贮存库中的化学物质会逐渐释放进入血液循环。如果蓄积部位并非靶器官，贮存库可使到达毒作用部位的化学物质数量减少，毒效应强度降低，对于急性中毒有保护作用；但由于血中游离型化学物质与贮存库中的化学物质之间存在动态平衡，当血中化学物质因代谢、排泄过程而减少时，贮存库就成为不断释放化学物质的源头，使其在机体作用的时间延长并可能引起毒性效应。在机体应激的情况下，贮存库中的化学物质可大量释放入血，引起明显的毒作用。贮存库包括血浆蛋白、肝肾、脂肪组织、骨骼等。

虽然肝和肾可消除外源化学物质，但也有一定的蓄积作用。如肝中存在与化学物质有强亲和力的配体蛋白类物质如谷胱甘肽硫转移酶，还有可与重金属结合的金属硫蛋白（metallothionein，MT）等；肾中也含有较高浓度的金属硫蛋白，镉等重金属与金属硫蛋白结合，在肝和肾中的含量较高，在体内的生物半衰期可达数年以上。在肝中，MT 与镉的结合可

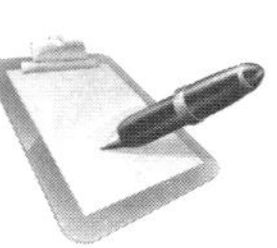

使后者富集并防止其经胆汁排泄。但在肾中，镉-MT结合物的毒性很强，可引起肾损伤。

脂溶性高的外源化学物质，如多氯联苯类、有机氯农药如滴滴涕（DDT）和林丹等，进入体内后容易储存在脂肪组织。在脂肪组织蓄集时并不呈现生物学活性，可降低其在靶器官中的浓度，对机体具有一定的保护作用。普通人的脂肪约占体重的20%，胖人可高达50%，对脂溶性外源化学物质是非常大的储存库，使其对脂溶性毒物的耐受能力较强。当机体大量接触有毒化学物质时，会引起急性的损伤效应，此时向脂肪组织的蓄积有一定的缓和作用，但再从体内消除，就需要很长时间。当发生快速的脂肪动员时，这些化学物质大量从脂肪组织向血液中释放，导致游离型的浓度骤然增加，可造成靶器官的损害。

骨骼是某些化学物质的主要储存库。如铅和锶可置换骨质羟磷灰石晶体基质中的钙，氟取代骨质中的-OH而沉积在骨骼中。氟可损害骨质，引起严重的氟骨症，放射性锶可导致骨肉瘤。

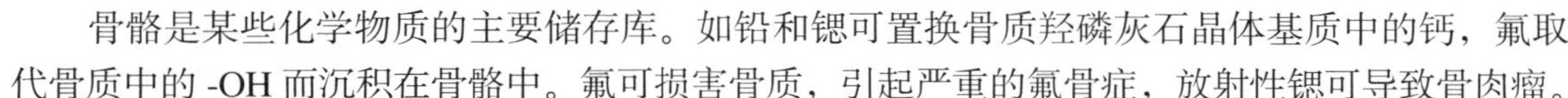

（四）特殊屏障

有些器官或组织的生物膜具有特殊的形态学结构和生理学功能，可以阻止或延缓某些化学物质进入，称为屏障。体内主要有位于脑部的血-脑屏障，在母体和胎儿血液循环之间的胎盘屏障以及男性的血-睾屏障等。

**1．血-脑屏障（blood-brain barrier，BBB）** BBB是由毛细血管内皮细胞和星状胶质细胞组成的，毛细血管内皮细胞有载体如P-糖蛋白（P-gp）可将一些外源化学物质主动转运出大脑。BBB的重要性在于可保障血液和脑之间正常的物质交换和阻挡非脑营养物质进入脑组织。外源化学物质经BBB的转运主要是以简单扩散的方式，化学物质的脂溶性和解离度以及分子量是影响转运的主要因素。通常脂溶性增加可以加快化学物质进入脑中的速度，而解离则会降低其速度。如无机汞难以进入脑组织，而甲基汞则可通过BBB造成神经损伤。出生时血-脑屏障尚未发育完全，新生儿的脑组织容易受到外源化学物质的影响。

**2．胎盘屏障（placental barrier）** 胎盘屏障由分隔母体和胎儿血液循环的一层或几层细胞构成，细胞层数的多少因动物种属以及妊娠阶段而异。胎盘屏障调控妊娠母体和胎儿之间的物质交换，是保护胎儿免受外源化学物质损害的重要关口。但胎盘屏障的阻碍作用有限，农药、重金属、有机溶剂等多种化学物质可经胎盘转运至胎儿体内。非离子型、脂溶性高和分子量小的物质容易通过胎盘屏障。化学物质通过胎盘屏障的主要方式是简单扩散，因而影响简单扩散速率的因素会影响化学物质经胎盘转运，如脂溶性高的化学物质，可迅速在母体胎盘之间达到动态平衡。

**3．其他屏障** 血-睾屏障和血-眼屏障分别在雄性生殖毒理学和眼毒理学中有重要意义。

## 四、排泄

排泄（excretion）指外源化学物质经不同途径排出体外的过程。主要的途径是经肾随尿液排泄，其次是随粪便排泄，经肺排出的主要是气态物质。此外，一些化学物质还可经乳汁、汗液、唾液等分泌物以及毛发和指甲排出体外。

（一）经肾排泄

肾是水溶性化学物质或代谢产物的主要排泄器官，肾的排泄机制主要有三种，即肾小球滤过、肾小管分泌和肾小管重吸收。外源化学物质随血液循环到达肾，在肾小球过滤，或者经近曲小管主动分泌到肾小管腔中，再运送到远曲小管，如果没有被重吸收，就可经尿排泄。影响外源化学物质肾排泄的因素，除了外源化学物质及代谢产物的脂溶性、解离常数外，还包括肾的血流量、血浆蛋白结合程度、尿量和尿液的pH等。

**1．肾小球滤过** 肾血流丰富，约占心搏出量的25%，其中约80%通过肾小球过滤。肾

小球毛细血管有较大的膜孔，分子量小于白蛋白（60 kDa）的化学物质，只要不与血浆蛋白结合，都可以在肾小球过滤。

脂 / 水分配系数高的化学物质可以简单扩散的方式，进入肾小管上皮细胞并被重新吸收入血，而水溶性高的化学物质则随尿液排泄。弱酸、弱碱性物质的排泄，取决于尿液的 pH。弱酸性物质在 pH 较高、弱碱性物质在 pH 较低的尿液中，多数处于解离态，可被大量排出体外。故可以用药物改变尿液的 pH，以促进特定毒物的排泄。如治疗苯巴比妥中毒时，给予碳酸氢钠碱化尿液，可促进其解离与排泄。

**2．肾小管分泌** 多为主动转运过程，与蛋白结合的化学物质也可经此方式转运。在肾小管有多个转运蛋白家族，可以逆浓度梯度将外源化学物质从近曲小管的毛细血管中，主动转运到肾小管腔中。如有机阴离子转运体（OAT）、有机阳离子转运体（OCT）和有机阴离子转运肽（OATP）等可把化学物质从血液转运至肾小管细胞，再由转运蛋白多药耐药蛋白（MDR）、多药耐药相关蛋白（MRP）和乳腺癌耐药蛋白（BCRP）将其排入肾小管腔。与其他主动转运系统一样，经肾小管分泌的化学物质存在竞争现象。如丙磺舒可有效地降低青霉素经有机酸转运系统排出的速度。

**3．肾小管重吸收** 经肾小球过滤后的滤液中含有一些机体必需物质，肾小管可重新吸收这些物质到血液中。例如葡萄糖几乎完全被重吸收，钠离子等也大部分被重吸收。随尿中外源化学物质的浓度增加，脂溶性的外源化学物质也会以被动扩散等方式被重吸收。化学物质与蛋白的结合可能造成近曲小管的损伤。如镉（Cd）- 金属硫蛋白（MT）结合物被肾小管重吸收，是其引起肾毒性作用的主要原因。

### （二）经粪便排泄

未吸收、经胆汁排泄到肠腔内的外源化学物质，可从粪便中排出。但在下段肠道中，在黏膜和肠道菌群的水解酶如葡萄糖苷酶的作用下，结合物会被分解，外源化学物质再次游离，被肠道吸收，经肝门静脉重新进入肝，这种现象被称为肠肝循环（enterohepatic circulation）。肠肝循环的存在，使外源化学物质在血液中持续的时间延长，同时也经历更多的代谢变化。

肠道菌群是粪便的主要成分之一，30% ~ 40% 的粪便干重源自细菌。肠道菌群可以对化学物质进行生物转化，粪便中的许多化学物质是肠道细菌的代谢产物。

化学物质可经被动扩散从血液直接转运至小肠腔内，也可在小肠黏膜经生物转化后排入肠腔，称之为肠道排泄。这一过程相对缓慢，只有那些生物转化速率低和（或）肾、胆汁清除量少的化学物质，才主要以此种方式排泄。

### （三）经肺排泄

经呼吸道吸入的、在体内不能被代谢的气态外源化学物质和经其他途径吸收的挥发性外源化学物质（如四氯化碳），都会经肺排到肺泡腔内，随呼气排泄。肺排泄的机制主要是简单扩散。肺排泄的速度取决于肺泡壁两侧的气体分压差的大小。血 / 气分配系数小的外源化学物质经肺排出速度快，如血液中溶解度低的乙醚和氯乙烯经肺排泄较快，溶解度高的氯仿排泄较慢。

黏附到气管、支气管和细支气管壁的气溶胶颗粒，可随黏膜上的纤毛运动排出，如黏液被吞咽，又会从消化道吸收。

### （四）其他途径排泄

外源化学物质主要以简单扩散的方式排泄到乳汁中。脂溶性物质及弱碱性化学物质，容易在乳汁中富集。通过哺乳可能使乳儿接触外源化学物质及其代谢产物。因此，经乳汁的排泄在

毒理学上也有重要意义。

外源化学物质从汗液和唾液的排泄量较少。非解离态、脂溶性的化学物质，可经简单扩散排入汗液和唾液。随汗液排泄的化学物质可能引起皮肤炎症，随唾液排泄时会被吞咽到消化道重吸收。

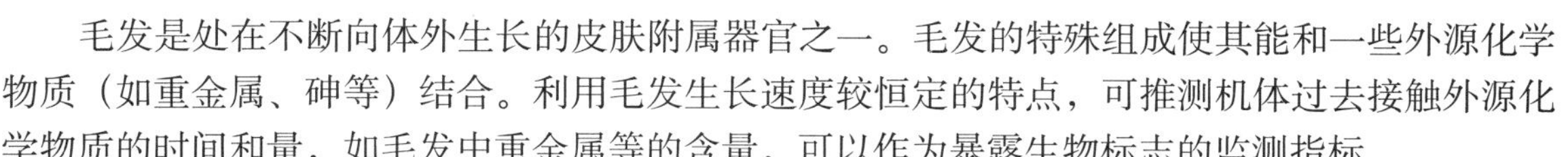

毛发是处在不断向体外生长的皮肤附属器官之一。毛发的特殊组成使其能和一些外源化学物质（如重金属、砷等）结合。利用毛发生长速度较恒定的特点，可推测机体过去接触外源化学物质的时间和量，如毛发中重金属等的含量，可以作为暴露生物标志的监测指标。

## 第二节　化学物质的生物转化

生物转化（biotransformation），又称代谢（metabolism），指化学物质在体内发生化学结构变化的过程，多数是在酶参与之下的代谢过程。生物转化过程影响外源化学物质的活性和体内动力学。生物转化通常在母体化合物加上可解离的基团，转化成极性更大的代谢物，从而促进其排泄。

生物转化是机体对外源化学物质进行处置的重要环节，也是机体维持稳态的主要机制。

### 一、生物转化和代谢酶

#### （一）生物转化的意义和终毒物

**1．生物转化的意义**　生物转化可使外源化学物质的水溶性增加，不易通过生物膜进入细胞，容易排泄到尿和胆汁中。

化学物质经过生物转化后，可成为低毒或无毒的代谢物（metabolite），这一过程称为代谢解毒（metabolic detoxication）。多数化学物质代谢后毒性降低、毒作用减弱，因而曾把生物转化看成一个对机体有利的解毒过程。随着研究的深入，发现有些化学物质生物转化后，毒性非但没有减弱，反而明显增强，甚至产生致突变、致癌和致畸作用，这种现象称为代谢活化（metabolic activation）。由于代谢活化产物多数不稳定，仅在短时间内存在，故称为活性中间产物（reactive intermediate）。

**2．终毒物（ultimate toxicant）**　指外源化学物质可直接与内源性靶分子反应并造成机体损害时的化学形态。终毒物是外源化学物质引起毒作用的关键，可以是亲电子剂、亲核剂、自由基和氧化还原反应物等。

终毒物大致有三种类型：外源化学物质本身就是终毒物，如强酸、强碱、尼古丁、氨基糖苷类、环氧乙烷、异氰酸甲酯、重金属离子、氰化氢、一氧化碳和蛇毒等；外源化学物质本身相对无毒性，经体内的代谢活化后毒性增强，转化为终毒物；外源化学物质经某种代谢过程，激发了内源性毒物的产生，如氧自由基、脂质过氧化物等。

#### （二）代谢酶的基本特性和分布

**1．代谢酶的基本特性**　代谢酶通常具有广泛的底物特异性，一类或一种酶可代谢几种化学物质；生物转化酶包括结构酶和诱导酶，前者可在体内持续表达，后者在化学物质刺激或诱导下才能合成；某些生物转化酶具有多态性，其结构（即氨基酸序列）和活性不同；不同个体的生物转化酶多态性，造成外源化学物质生物转化速率的个体差异；有些手性外源化学物质的生物转化具有立体选择性，即一种对映体（或立体异构体）的生物转化速率要快于另一对映体，如 R- 和 S- 对映体的代谢速率不同。

**2．代谢酶的分布**　代谢酶在机体各组织分布广泛。肝含有的生物转化酶种类最多、活性

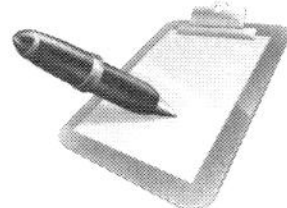

最强，小肠次之，皮肤、肺等化学物质的主要接触部位也含有生物转化酶。肾、胰等其他组织也有一定的代谢能力。肠道菌群对于某些化学物质的代谢也起着重要作用。

在肝和大多数组织的细胞中，生物转化酶主要位于内质网（微粒体）和胞液。线粒体、细胞核和溶酶体中则分布较少。生物转化酶的亚细胞分布与化学物质的溶解性相适应，高脂溶性化学物质的代谢酶多位于生物膜，而高水溶性化学物质的代谢酶多位于胞液。

### （三）外源化学物质代谢转化的特点

外源化学物质可能涉及连续的代谢步骤。在Ⅰ相反应后进行Ⅱ相反应，而且外源化学物质可能发生几种Ⅰ相反应或Ⅱ相反应，也可发生循环或可逆的代谢，在进一步的代谢中，也可能将解毒产物转化为毒性产物。

一种外源化学物质可能有多种代谢途径，产生多种代谢产物。在这些途径之间、代谢解毒和代谢活化之间的平衡和竞争，对外源化学物质的毒性有重要的意义。

外源化学物质的代谢具有两重性，即代谢解毒或活化。代谢活化可涉及几种不同的生物转化酶，可涉及Ⅰ相反应或Ⅱ相反应，并可能需要经过几个组织（包括肠道菌群）的代谢。

某些外源化学物质的代谢过程，自身并不转变成活性代谢产物，但伴有氧化应激，产生过量的活性氧，从而导致细胞毒性，是某些外源化学物质毒作用的机制之一。

机体对外源化合物的代谢能力是有限的。外源化学物质的一种代谢途径的饱和及代谢速率的改变，可影响代谢产物在组织中的浓度及化学物质原型和代谢产物的半衰期，也可引起中间代谢产物的蓄积，并影响其毒性作用。

## 二、生物转化反应

生物转化反应可分为两类：Ⅰ相反应：氧化、还原、水解作用；Ⅱ相反应：结合反应。并非所有的化学物质都按照从Ⅰ相反应到Ⅱ相反应的顺序进行，如异烟肼先经乙酰化，然后水解成异烟肼酸，称为相反应次序颠倒。

### （一）Ⅰ相反应

**1．氧化反应**

（1）细胞色素 P450（cytochrome P450）酶系：因细胞色素 P450 含有的血红素铁在还原态时与 CO 结合形成的复合物在 450nm 处有吸收峰而得名，又称为微粒体混合功能氧化酶（microsomal mixed function oxidase，MFO）系或单加氧酶（monooxygenase）系。该酶系主要由三部分组成：血红素蛋白类（细胞色素 P450 和细胞色素 b5）、黄素蛋白类（NADPH- 细胞色素 P450 还原酶和 NADH- 细胞色素 b5 还原酶）和磷脂类。P450 是一组由结构和功能相关的超家族（super family）基因编码的含铁血红素同工酶，目前其成员已发现 600 多种，分为 132 个家族。其命名以“CYP”为词首来表示所有物种的细胞色素 P450 同工酶（小鼠和果蝇用“Cyp”），*CYP*（*Cyp*）斜体表示相应的基因，CYP（Cyp）正体表示蛋白和 mRNA。酶蛋白一级结构中氨基酸序列同源性＞ 40% 的属于同一家族，并以阿拉伯数字表示，如 CYP1；氨基酸序列同源性＞ 55% 的属于同一亚家族，在家族的表达后面加一大写字母，如 CYP1A。在同一亚家族内根据酶被鉴定的先后顺序，用阿拉伯数字编序来区分不同的酶个体，如 CYP1A1。

细胞色素 P450 酶系广泛分布于肝、肾、脑、胃肠道等组织器官。肝是哺乳动物体内细胞色素 P450 酶系含量最丰富的器官，CYP1、CYP2 和 CYP3 家族约占肝细胞色素 P450 酶总含量的 70%。P450 酶系催化的反应虽可在体内许多部位发生，但仍以肝为主。人肝中 CYP1A2，CYP2A6、CYP2C9、CYP2C19、CYP2D6、CYP2E1、CYP3A4 参与了近 90% 药物的氧化代谢。

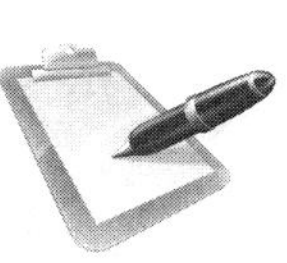

细胞色素 P450 的特点为专一性低，活性有限，个体差异大；其活性可受化学物质影响（诱导或抑制）。

催化氧化的总反应为：

$$\text{细胞色素 P450 底物（RH）} + O_2 + NADPH + H^+ \longrightarrow \text{产物（ROH）} + H_2O + NADP^+$$

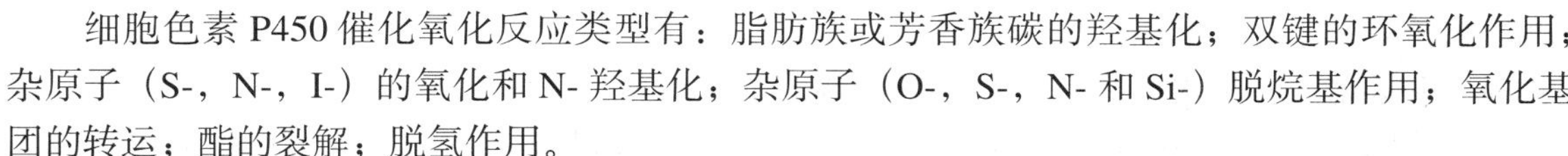

细胞色素 P450 催化氧化反应类型有：脂肪族或芳香族碳的羟基化；双键的环氧化作用；杂原子（S-，N-，I-）的氧化和 N- 羟基化；杂原子（O-，S-，N- 和 Si-）脱烷基作用；氧化基团的转运；酯的裂解；脱氢作用。

（2）黄素单加氧酶：肝、肾、肺等组织微粒体含一种或几种黄素单加氧酶（flavin-containing monooxygenase，FMO），可氧化多种化学物质的亲核性杂原子（氮、硫和磷）。此酶以黄素腺嘌呤二核苷酸（FAD）为辅酶，需要 NADPH 和氧，催化氧化的总反应为：

$$\text{底物（RH）} + O_2 + NADPH + H^+ \longrightarrow \text{产物（ROH）} + H_2O + NADP^+$$

FMO 与 P450 催化的反应都需要 NADPH 和 $O_2$。两者有部分共同的底物，即 FMO 催化的很多反应也可以被 P450 催化。但不同的是，FMO 不能催化碳（-C）位上的氧化反应，不易被诱导或被抑制。

（3）其他氧化酶：如醇脱氢酶、醛脱氢酶、单胺氧化酶和多胺氧化酶等。

**2．还原反应**　还原酶在哺乳动物组织中活性较低，但在肠道菌群内活性较高。还原反应包括：偶氮和硝基还原，羰基还原，二硫化物、亚砜和 N- 氧化物还原，醌还原，脱卤反应，脱羟基反应等。

**3．水解反应**　机体催化化学物质水解的酶包括酯酶、酰胺酶、肽酶和环氧化物水解酶等，广泛存在于血浆、肝、肾、肠和神经组织中。

## （二）Ⅱ相反应

Ⅱ相反应指具有一定极性的外源化学物质与内源性辅因子（结合基团）进行化学结合（conjugation）的反应，包括葡萄糖醛酸结合（glucuronidation）、硫酸结合（sulfation）、谷胱甘肽结合（glutathione conjugation）、甲基化（methylation）、乙酰化（acetylation）、氨基酸结合（amino acid conjugation）等。

除乙酰化和甲基化反应外，Ⅱ相反应大多使外源化学物质的水溶性增加，促进其排泄。结合反应需要酶的参与并消耗能量。结合反应的速度比Ⅰ相反应快得多，故化学物质的清除速率主要由Ⅰ相反应决定。

结合反应主要在肝进行，其次为肾，也可在肺、肠、脾和脑等组织器官中发生。

**1．葡萄糖醛酸结合**　是体内最主要的结合反应类型，反应的辅因子主要为尿苷二磷酸葡萄糖醛酸（uridine diphosphate glucuronic acid，UDPGA），催化该反应的酶是 UDP- 葡萄糖醛酸转移酶（UDP- glucuronyl transferase，UGT）。形成的结合物具有高水溶性，可经尿液和胆汁排泄。经胆汁排泄部分，可被肠道菌群的 β 葡萄糖醛酸酶水解，使化学物质被重新吸收，进行肠肝循环。

**2．硫酸结合**　反应的辅因子为 3' - 磷酸腺苷 -5' - 磷酰硫酸（PAPS），催化该反应的酶是磺基转移酶（sulfo-transferase）。反应产物为高水溶性的硫酸酯，主要经尿排泄，少部分随胆汁排出。

$$ROH + PAPS \longrightarrow ROSO_3H + PAP$$

**3．谷胱甘肽结合** 在亲电子剂的解毒和清除自由基方面起重要作用。当谷胱甘肽（GSH）耗竭时，可导致明显毒性反应。谷胱甘肽硫转移酶（glutathione S-transferase，GST）催化还原型的 GSH（亲核剂）与含有亲电原子 C、N、S、O 的底物发生结合反应。GST 的底物共同特点为：有一定的疏水性，含有亲电子原子，还可与 GSH 发生非酶催化反应。生成的 GSH 结合物有极性和水溶性，可随体循环转运至肾，经一系列酶催化反应转变为硫醚氨酸衍生物，然后由尿排泄。

**4．甲基化** 不是化学物质结合的主要方式。甲基化反应由 S- 腺嘌呤蛋氨酸（SAM）供给甲基，甲基化反应可分为 N-、O-、S- 甲基化。这种结合形成的代谢产物虽然可能比母体化学物质水溶性降低，但一般都能使化学物质解毒。

**5．乙酰化** 从乙酰辅酶 A 将乙酰基转移到含伯胺、羟基或巯基的化学物质。催化乙酰化反应的酶是 N- 乙酰转移酶（N-acetyltransferase，NAT），分布在很多器官，肝是 N- 乙酰化作用的主要器官。NAT 有多态性，NAT1 和 NAT2 是人体内的两种乙酰转移酶，乙酰化反应速率不同，但在底物特异性方面有重叠。

**6．氨基酸结合** 与氨基酸结合主要有两类化学物质，即羧酸和芳香羟胺。羧酸须先经酰基辅酶 A 合成酶催化，需要 ATP、乙酸辅酶 A 及氨基酸如甘氨酸、谷氨酸、牛磺酸的参与，为解毒过程。

## 三、生物转化的影响因素

化学物质在体内的生物转化，主要受到遗传和环境两类因素的影响。遗传因素涉及动物的物种、性别、年龄等，常表现为代谢酶的种类、分布数量和活性的差别。代谢酶的遗传多态性是不同个体对化学物质的敏感性存在差异的重要原因。各种环境因素通过干扰代谢酶和辅酶的合成和催化过程，如代谢酶的诱导和抑制，影响外源化学物质的生物转化。此外，其他影响因素还有营养状态、疾病等。

### （一）代谢酶的多态性

代谢酶基因的多态性是指一个或多个等位基因发生突变而产生的遗传变异，从而引起代谢酶活性的变化，使其活性或高或低，或引起酶蛋白的部分消失甚至全部消失。化学物质代谢酶的多态性在很大程度上可以解释个体对于化学物质所致毒作用易感性的差异，已成为毒理学研究的热点。外源化学物质代谢酶的遗传变异，产生四种不同的表型：慢代谢型（poor metabolism，PM）、中间代谢型（intermediated metalolism，IM）、快代谢型（extensive metalolism，EM）和超快代谢型（ultra metabolism，UM）。

细胞色素 P450 酶系具有多态性，已证实 *CYP1A1*、*CYP1A2*、*CYP1B1*、*CYP2A6*、*CYP2C9*、*CYP2C19*、*CYP2D6*、*CYP2E1* 和 *CYP3A4* 等存在基因多态性。人类不同个体间存在 *CYPs* 差异，预计人类 50 个 *CYPs* 中有 30 个存在多态位点，影响 CYPs 蛋白序列。除个体差异外，*CYPs* 的基因多态性还具有明显的种族和地域差异性。如 5% ～ 10% 的高加索人缺乏 *CYP2D6* 酶，而中国人与日本人的比例仅为 1%，非洲人则更低。*CYPs* 等位基因分布差异不仅影响机体对外源化学物质的代谢，还可能与癌症的发生有关。

*CYP2C19* 参与约 10% 的药物代谢，具有基因多态性，至少有 24 个等位基因突变体，*CYP2C19* 慢代谢型（PMs）主要为 *CYP2C19*2* 突变，生成了无功能酶蛋白，缺乏酶活性。PMs 型在亚洲人中的比例高达 38%。*CYP2C19* 的基因多态性影响质子泵抑制剂（包括奥美拉唑等）的代谢。研究发现，PMs 型患者口服奥美拉唑的血药浓度 - 时间曲线下面积（area under

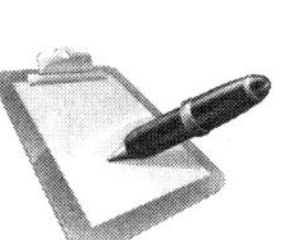

the curve，AUC）是酶活性正常者的 6 ～ 10 倍，改变了药物在体内的清除率，引起药物蓄积，导致不良反应。

乙醇脱氢酶（ADH）和乙醛脱氢酶（ALDH）多态性的种族差异，影响乙醇中毒发生率。亚洲人约 90% 为非典型 ADH *ADH1B*2*，约 50% 为无活性的 ALDH2，使得乙醇转化为乙醛后，难以转变为乙酸，因而易发生乙醇中毒（红晕综合征）。

对于芳香胺的代谢，有 NAT 慢型（NAT2）、CYP1A2 快型和 GST M1 基因完全缺失型（null）。NAT 快型（NAT1）的个体发生膀胱癌的危险最高，慢乙酰化（NAT2 并吸烟者）膀胱癌危险增高；GST M1 null 型，膀胱癌危险也增高。有证据表明，吸烟将进一步增加慢 NAT2 和快 CYP1A2 表型的膀胱癌危险。

### （二）代谢酶的诱导

某些化学物质可诱导 CYP 等代谢酶的含量及活性，导致体内其他化学物质的代谢受到影响，浓度发生改变，影响其毒性作用。

诱导剂对外源化学物质代谢和毒作用的影响，有以下几种情况：当化学物质仅经一个途径代谢时，诱导可增加其代谢速率。若该化合物经此途径代谢解毒，诱导可降低毒性。如苯巴比妥诱导肝 P450 酶，可以促进甲苯的代谢解毒。相反，若该化学物质经此途径代谢活化，酶诱导则可以增强化学物质的毒作用，如 3- 甲基胆蒽（3-MC）诱导能促进苯并芘（BaP）的致癌作用；当化学物质经多个途径代谢时，仅有一个途径被诱导，可改变这些代谢途径间的平衡，增强或降低毒性；若被诱导的同工酶不涉及某化学物质的代谢，则诱导不影响该化学物质的代谢；诱导还可能改变酶促反应的立体化学特异性。

美国食品药品监督管理局（Food and Drug Administration，FDA）推荐的体外试验 P450 酶系的诱导剂见表 3-1。

**表 3-1　体外试验细胞色素 P450 酶系同工酶的诱导剂（FDA，2011）**

| CYPs同工酶 | 阳性诱导剂 | 推荐浓度（μM） | 酶活性诱导倍数 |
|---|---|---|---|
| 1A2 | 奥美拉唑 | 25 ～ 100 | 14 ～ 24 |
| | 兰索拉唑 | 10 | 10 |
| 2B6 | 苯巴比妥 | 500 ～ 1000 | 5 ～ 10 |
| 2C8 | 利福平 | 10 | 2 ～ 4 |
| 2C9 | 利福平 | 10 | 3.7 |
| 2C19 | 利福平 | 10 | 20 |
| 3A4 | 利福平 | 10 ～ 50 | 4 ～ 31 |

### （三）代谢酶的抑制

抑制代谢酶的含量及活性，对外源化学物质代谢和毒作用的影响，与上述诱导的相反。

美国 FDA 推荐的体内试验人细胞色素 P450 同工酶的底物、抑制剂及诱导剂见表 3-2。

外源化学物质代谢酶的抑制类型包括：两种不同的化学物质在同一个酶的活性中心发生竞争性抑制、抑制物与酶的活性中心发生可逆或不可逆结合、减少酶的合成、破坏酶、缺乏酶的辅因子、变构作用等。

表 3-2 体内试验细胞色素 P450 同工酶的底物、抑制剂及诱导剂（FDA，2006）

| CYPs同工酶 | 底物 | 抑制剂 | 诱导剂 |
|---|---|---|---|
| 1A2 | 茶碱、咖啡因 | 氟伏沙明 | 吸烟 |
| 2B6 | 依法韦仑 | | 利福平 |
| 2C8 | 瑞格列奈、罗格列酮 | 吉非贝齐 | 利福平 |
| 2C9 | 华法林、甲苯磺丁脲 | 氟康唑、胺碘酮 | 利福平 |
| 2C19 | 奥美拉唑、艾索拉唑、兰索拉唑、泮托拉唑 | 奥美拉唑、氟伏沙明、吗氯贝胺 | 利福平 |
| 2D6 | 地昔帕明、右美沙芬、阿托西汀 | 帕罗西丁、奎尼丁、氟西汀 | 无 |
| 2E1 | 氯唑沙宗 | 双硫仑 | 乙醇 |
| 3A4/3A5 | 咪达唑仑、丁螺环酮、非洛地平、洛伐他丁、依来曲普坦、昔多芬、辛伐他汀、三唑仑 | 阿扎那韦、克拉霉素、茚地那韦、伊曲康唑、酮康唑、奈法唑酮、那非那韦、利托那韦、沙奎那韦、泰利霉素 | 利福平、卡马西平 |

### 四、代谢组学

代谢组学（metabonomics）是继基因组学、转录组学和蛋白质组学之后，在 20 世纪 90 年代后期发展起来的一门新兴学科。代谢组学通过考察生物体对病理生理刺激或遗传修饰引起的内源性代谢产物的变化，来研究整体的生物学状况。毒理代谢组学（toxicometabonomics）是代谢组学和毒理学交叉融合而成的新的分支，是目前毒理学研究领域中的研究热点。

代谢组学应用高通量、高灵敏、高分辨的分析技术（如 NMR、GC-MS 和 HPLC-MS）对生物体液（主要是血、尿）或组织、细胞中的内源性代谢产物进行动态检测、定量，并通过多元统计分析和模式识别方法进行分析，然后将这些代谢产物动态变化信息与病理、生理过程中的生物学事件关联起来，从而确定引起这些变化的外源化学物质作用的靶器官和作用位点，进而确定与毒性相关的生物标志物。

代谢组学分析包括生物样品的采集和前处理、代谢产物的检测与鉴定、多维数据的采集和分析，以识别显著变化的代谢标志物，并分析涉及的代谢途径和变化规律。毒理代谢组学已在药物、化学物质和食品安全性评价、毒性机制探索和生物标志物筛选等方面取得了较多进展。

## 第三节 毒物代谢动力学

毒物代谢动力学（toxicokinetics，TK）简称毒代动力学，是一门综合了药代动力学（pharmacokinetics）和毒理学研究特点的交叉学科，将药代动力学原理和方法应用于毒理学研究，分析不同毒性剂量、暴露频度与暴露途径下，毒物在人 / 动物体内的吸收、分布、代谢、排泄特点，并与毒性反应相联系，构建时 - 量关系、剂量 - 效应关系，探讨毒性反应的发生发展规律。毒代动力学数据可用于计算相应动力学参数，为完善实验设计提供依据；根据剂量 - 效应之间的关系，可了解毒性作用的靶器官、靶组织，解释毒性作用机制，评估对人体健康产生损害作用的风险。

对于一般毒物，其在血浆中的浓度与其在组织中的浓度保持动态平衡，血浆中的浓度变化过程亦可反映组织中的浓度变化过程，通过染毒后不同时间采集血样，分析测定血浆中的毒物浓度，以时间为横坐标、血浆中毒物浓度为纵坐标，得到反映血浆中毒物浓度随时间动态变化的曲线，称为时 - 量曲线。针对时 - 量曲线，可进一步构建数学模型，计算毒代动力学参数，描述毒物在机体内的变化规律。依据构建的数学模型与机体之间的联系紧密程度，可将毒代动力学模型分为经典毒代动力学房室模型和生理毒代动力学模型，本节介绍经典毒代动力学和生

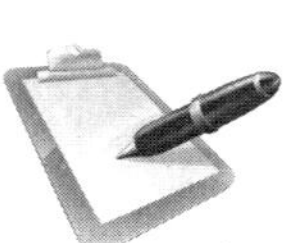

理毒代动力学模型的基本概念。

## 一、经典毒代动力学

经典毒代动力学研究包括速率过程和房室模型两个基本概念。

### （一）速率过程

根据毒物在体内转运或转化的速率不同，可分为零级、一级和非线性三种类型。

**1．零级动力学（zero order kinetics）**　当毒物浓度过高，超过机体的转运或转化能力时，机体只能以最大转运或转化能力对毒物进行处理。当以恒定速率进行转运或转化时，速率与其瞬时浓度的零次方呈正比，称为零级动力学过程。零级动力学过程中，速率与毒物浓度无关，其时 - 量曲线为一直线（图 3-2），毒物的半衰期与毒物起始浓度相关，起始浓度越大，半衰期越长。零级动力学可用下式表示：

$$dC/dt = -k_0$$

式中，$C$ 为 $t$ 时刻的毒物浓度，$k_0$ 为零级速率常数。

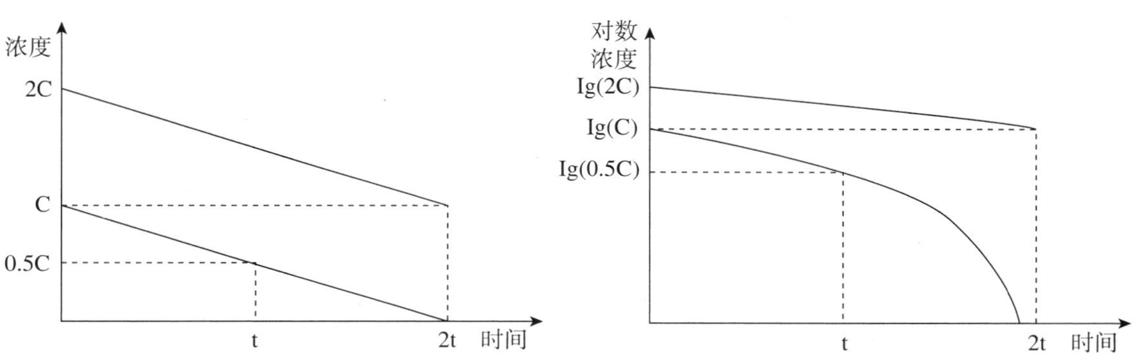


**图 3-2　零级动力学过程的时 - 量曲线**

**2．一级动力学（first order kinetics）**　当毒物浓度在机体的转运或转化能力之内时，毒物的转运或转化速率与其瞬时浓度的一次方成正比，称为一级动力学过程。一级动力学过程中，由于速率与瞬时浓度成正比，其半对数时 - 量曲线为一条直线（图 3-3），半衰期恒定，与毒物浓度无关。一级动力学可用下式表示：

$$dC / dt = - k_1 \times C$$

式中，$C$ 为 $t$ 时刻的毒物浓度，$k_1$ 为一级速率常数。

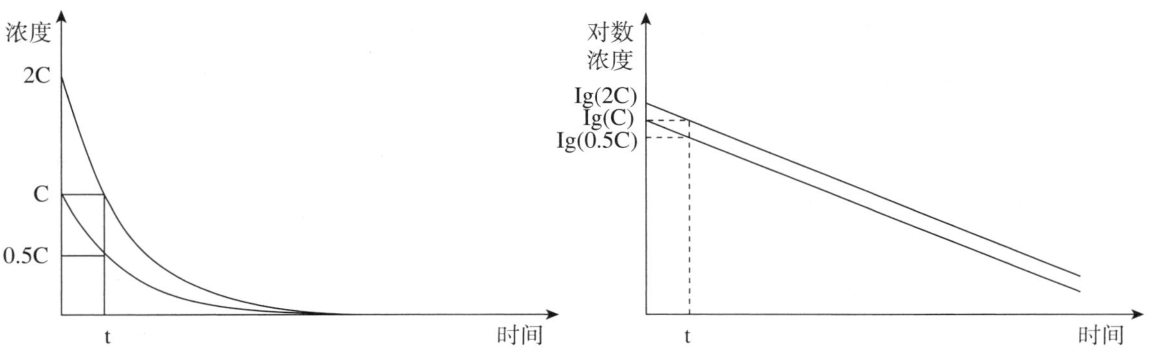


**图 3-3　一级动力学过程的时 - 量曲线**

**3．非线性动力学（nonlinear kinetics）** 当参与毒物体内转运或转化过程的载体或代谢酶存在可饱和性时，在未达到饱和之前，毒物的转运或转化速率服从零级动力学过程，饱和之后服从一级动力学过程，这种情况即为非线性动力学过程（图 3-4）。常用 Michaelis-Menten 方程表示非线性动力学过程：

$$dC/dt = -V_{max} \times C / (K_m + C)$$

式中，$C$ 为 $t$ 时刻的毒物浓度，$V_{max}$ 是理论最大速率，$K_m$ 为 Michaelis 常数，当速率为 $V_{max}/2$，该时间点毒物浓度为 $K_m$。当浓度很低，即 $C \ll K_m$ 时，该过程可近似为一级动力学过程，$k_1 = V_{max} / K_m$；当浓度很高，即 $C \gg K_m$ 时，该过程可近似为零级动力学过程，$k_0 = V_{max}$。

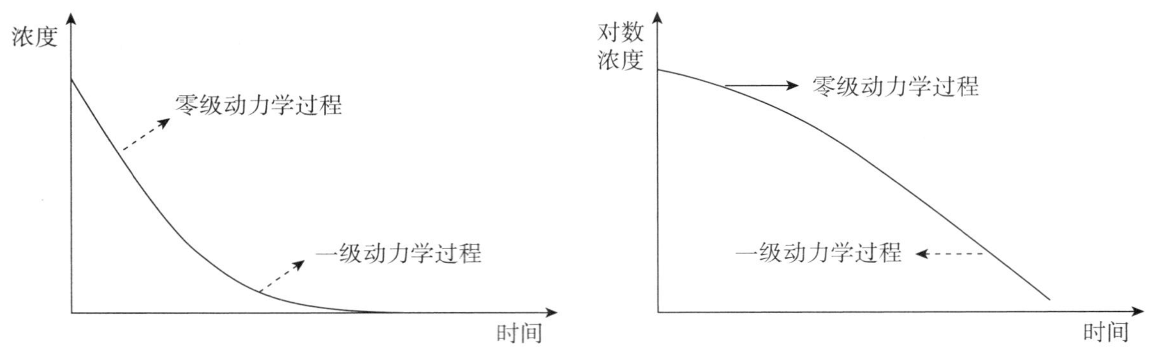


**图 3-4 Michaelis-Menten 动力学过程的时 - 量曲线**

## （二）房室模型

经典的房室模型将机体看作一个整体系统，根据毒物在体内转运过程的速率不同，将毒物转运速率相近的组织和器官划分为同一个房室，将转运速率不同的组织器官划为不同的房室，这样可将机体分为若干房室，常见的为一室模型和二室模型。在房室模型中，根据化学物质是否从机体排泄或代谢转化，可分为开放式模型和封闭式模型。如化学物质仅在各室间转运，并不从机体排泄或代谢转化，称为封闭式模型；反之为开放式模型。由于绝大多数化学物质符合开放式模型，本节在未进行特别说明的情况下，均默认为开放式模型。

**1．一室模型** 将机体假设为一个房室，毒物进入机体后，可迅速均匀分布在全身体液和各组织器官中，然后以一定速率进行消除。符合一室模型的毒物静脉注射后，以毒物的血浆浓度对数值对时间作图，拟合可得一条直线，如图 3-5 所示。

**2．二室模型** 假定机体由两个房室组成，将血流灌注丰富的组织器官，如心、肝、肾等，划分为一个房室，称之为中央室；将血流灌注不太丰富的组织，如脂肪、肌肉、骨等，划分为另一个房室，称之为周边室。药物进入机体后，可迅速分布到中央室，然后再向周边室分布。符合二室模型的毒物静注后，以毒物的血浆浓度对数值对时间作图，可得到一条二项指数衰减曲线。曲线前半段下降较快，表示毒物在体内的分布过程和消除过程，称之为分布相，曲线后半段下降较慢，表示毒物的消除过程，称之为消除相。

房室模型中房室基于实验数据所建立，无实际解剖生理学意义，故其划分也并非绝对，可以从以下两方面理解房室的相对性。一方面，对于不同的毒物，其中央室或周边室所包含的器官并不完全一样，如大脑由于血脑屏障的存在，不同理化性质的毒物进入大脑的速率也有所不同，故大脑属于中央室还是周边室取决于毒物的理化性质；另一方面，即便采用相同的实验方

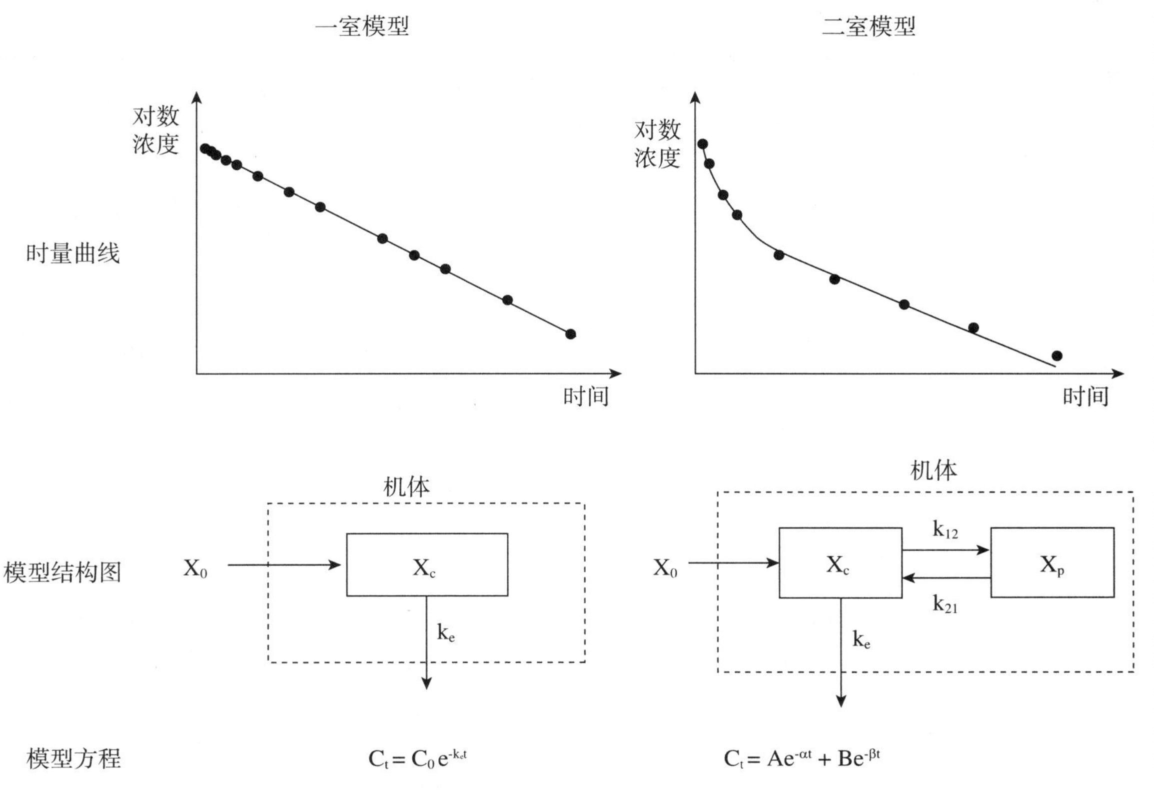


**图 3-5　一室模型和二室模型**

法研究同一种毒物，由于存在实验室误差、测定误差等因素，对得到的实验数据进行分析，有的可能报告为一室模型，有的可能报告为二室模型。

### （三）常用的毒代动力学参数

用房室模型对实测数据进行拟合，计算得到的毒物动力学参数可反映毒物在体内吸收、分布、消除（代谢和排泄）的变化规律。其中，常用的反映毒物吸收情况的参数有吸收速率常数（$K_a$）、达峰时间（$T_{max}$）、峰浓度（$C_{max}$）、曲线下面积（$AUC$）、生物利用度（$F$）等；反映毒物分布情况的参数有表观分布容积（$V_d$）；反映毒物消除情况的参数有消除速率常数（$K_e$）、半衰期（$t_{1/2}$）、清除率（$Cl$）等。各参数的含义见表 3-3。

**表 3-3　毒代动力学常用参数**

| 参数 | 含　义 |
|---|---|
| 吸收 | |
| $K_a$ | 吸收一级速率常数，反映毒物的转运速度快慢 |
| $C_{max}$ | 峰浓度，染毒后血浆中毒物浓度达到的最高值 |
| $T_{max}$ | 达峰时间，血浆中毒物浓度达到峰值所对应的时间 |
| $AUC$ | 曲线下面积（Area Under Curve），反映毒物进入体循环的相对量 |
| $F$ | 生物利用度（Bioavailability），以静脉注射作为参比，计算血管外给予毒物进入体循环的相对量，反映暴露途径对毒物吸收的影响 |

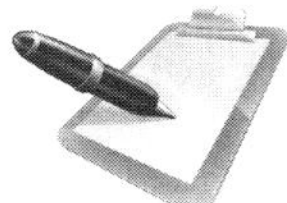

续表

| 参数 | 含　义 |
|---|---|
| 分布 | |
| $V_d$ | 表观分布容积，毒物在体内达到动态平衡后，体内含量与血浆中浓度的比值称为表观分布容积，即理论上毒物均匀分布所占有的体液容积。$V_d$ 越大，排泄越慢，在体内存留时间越长 |
| 消除 | |
| $K_e$ | 消除一级速率常数，反映毒物代谢 / 排泄的快慢 |
| $t_{1/2}$ | 半衰期（half life），指毒物的血浆浓度下降一半所需的时间，半衰期越短，代谢和排泄的速率越快 |
| $Cl$ | 清除率（clearance），指单位时间内，机体消除的毒物所占有的血浆容积值，清除率越大，毒物清除速率越快 |

### （四）毒代动力学研究指南

1994 年，人用药品注册技术要求国际协调会（ICH）出台了关于毒物动力学研究的文件，其中针对人用药物产品的毒代动力学研究中的常见问题，如剂量选择、方案设计等，做出了较为详细的解答。2010 年，经济合作与发展组织（OECD）也正式出台了毒代动力学研究指南，该指南从实验方案设计、数据处理分析到报告格式均做出了详细的说明，对于毒代动力学研究者具有重要的指导意义。在参考 ICH 和 OECD 研究指南的基础上，我国于 2014 年也颁布了《药物毒代动力学研究技术指导原则》，用于指导国内毒代动力学工作者的研究。

## 二、生理毒代动力学模型

在经典房室模型中，房室的概念缺乏实际的解剖学、生理学意义，在进行实验结果的剂量外推、种属外推时，具有很大的不确定性，而且无法模拟机体在不同生理状态下（如疾病、怀孕、儿童等非正常成年人状态）对化学物质的处置情况。随着解剖学、生理学及计算科学的发展，生理毒代动力学（Physiologically based toxicokinetics，PBTK）模型得到了很大的发展。生理毒代动力学模型是一种更为复杂的房室模型，将生理学中的组织、器官用模型中的房室进行表示，通过血液循环将各个房室连接起来，模型中参数也具有与之相对应的生理学意义，如特定组织的血流速率及组织体积等参数。因此，生理毒代动力学模型可以模拟毒物在体内各器官或组织中的吸收、分布、代谢、排泄过程，并将这一结果进行外推，从而预测化学物质在不同染毒剂量、染毒途径、不同物种中的毒代动力学过程。

### （一）PBTK 的基本结构

PBTK 模型在生理学和解剖学基础上进行搭建，模型中的每一个房室常常代表一种器官或者组织，通过血液循环将各个房室连接起来。根据毒物在器官或组织中分布特征的不同，又可以将每个房室分为灌流限速室（perfusion limited compartment）或透膜限速室（permeability limited compartment）。如图 3-6 所示，对于大多数组织，毒物在其中可迅速达到平衡，影响毒物转运分布的因素主要是血液灌注速率，这样的器官或组织可以用灌流限速室来模拟；而对于部分器官或组织，如脂肪等，毒物的转运速率受到细胞膜的渗透性和膜的总面积影响更大，毒物在该器官或组织中的分布呈现非均一性的特征，故可以将这一房室进一步划分为两个或三个小房室，毒物在每个小房室中分布均一，在不同的小房室中进行跨膜扩散，扩散速率由膜渗透性和膜面积决定，称之为透膜限速室。

根据 PBTK 模型的复杂程度，可以将 PBTK 模型分为整体 PBTK（whole body PBTK）模

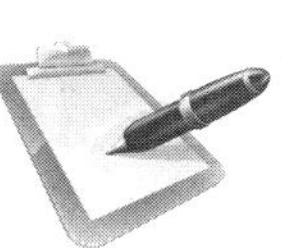

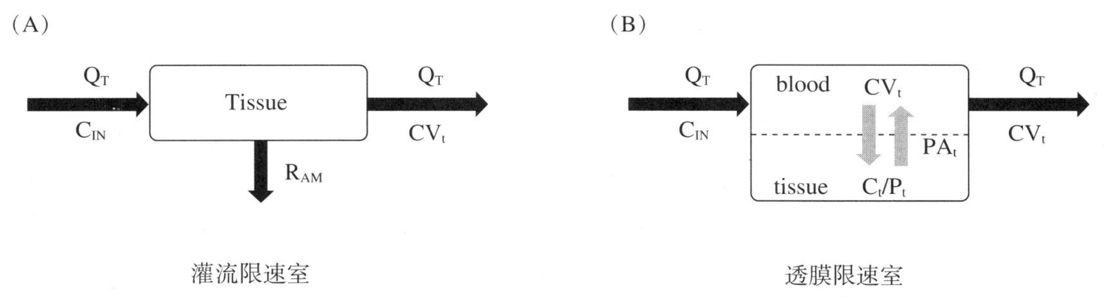


**图 3-6　灌流限速室（A）和透膜限速室（B）**

注：$Q_T$ 表示流经该组织的血流量，$C_{IN}$ 表示化学物质进入组织前在血中的浓度，$CV_t$ 表示化学物质随血流出组织后血中的浓度，$R_{AM}$ 表示代谢速率，$C_t$ 表示化学物质在组织中的浓度，$P_t$ 表示组织 - 血液分配系数，$PA_t$ 表示透膜系数。

型和部分 PBTK（semi-PBTK）模型：

**1．整体 PBTK 模型**　将各个器官或者组织作为单独的房室，通过血液循环将各个房室连接起来。人体整体 PBTK 模型结构框架如图 3-7（A）所示。

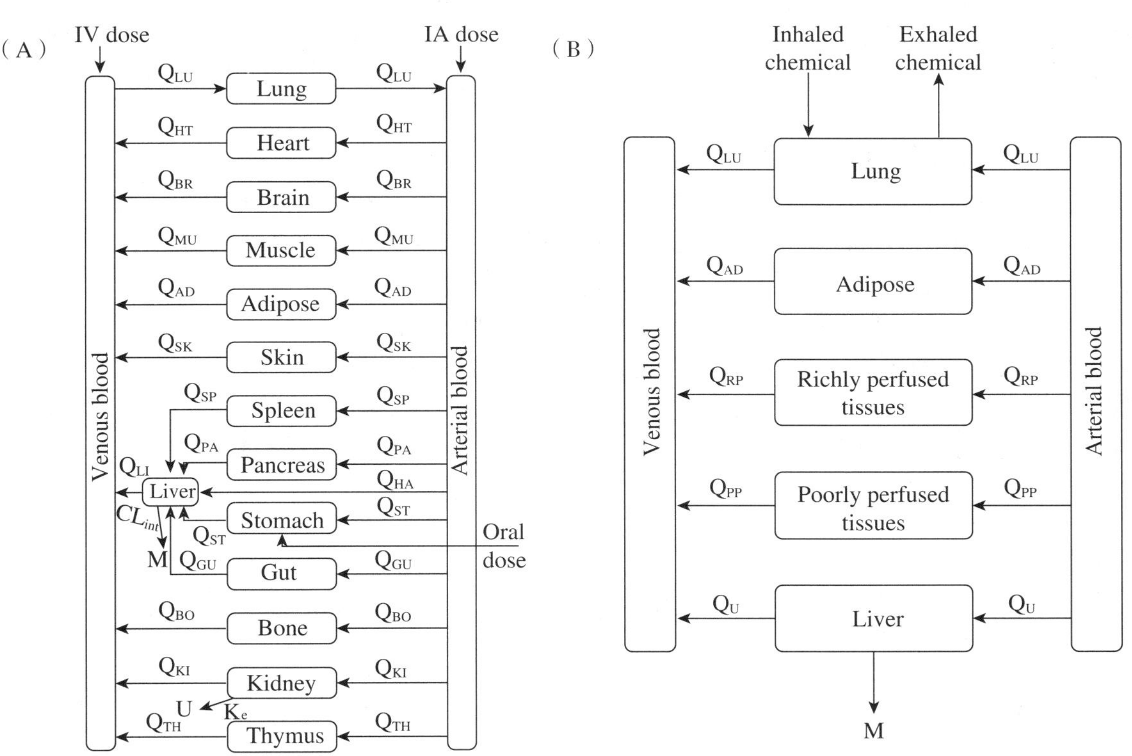


**图 3-7　人体的整体 PBTK 模型（A）和部分 PBTK 模型（B）**

注：Q 表示血流量，M 表示代谢物，U 表示尿液，$CL_{int}$ 表示内在清除率，$K_e$ 表示尿排泄速率，下标 LU、HT、BR、MU、AD、SK、SP、PA、HA、ST、GU、BO、KI、TH、RP、PP、LI 分别表示肺、心、脑、肌肉、脂肪、皮肤、脾、胰、肝动脉、胃、肠道、骨、肾、胸腺、充分灌注组织、不充分灌注组织、肝静脉。

**2．部分 PBTK 模型**　将主要研究器官或者组织，如血液、肝（主要代谢器官）、肾（主要排泄器官）等作为单独房室，将与研究内容无关的其他所有器官或者组织作为一个房室，通过简化模型结构，减少模型中的参数，提高模型参数拟合的精确度。图 3-7（B）展示了一种常见的呼吸道暴露人体部分 PBTK 模型，此模型中将与研究内容无关的其他器官或者组织，按照其血液灌注状态分为充分灌注室（richly perfused tissues）和不充分灌注室（poorly perfused tissues），其中充分灌注室包括大脑、心脏、脾、肠、肾、肾上腺、甲状腺、肺和骨髓

等，不充分灌注室包括肌肉、皮肤等。

### （二）PBTK 的常用参数

PBTK 模型的参数主要包括三部分：生理学参数、化学物质的理化性质参数和生化反应参数。生理学参数包括体重、心输出量、通过某一器官或者组织的血流量及该器官或者组织的体积等，这些参数通常可通过查阅文献获取；化学物质的理化参数包括溶解度、有效渗透率（Peff）、解离常数（pKa）、油水分配系数（LogP）、组织 - 血液分配系数等，这些参数可通过查阅文献、体内外实验、计算预测等方法来获得；生化反应参数包括吸收速率常数、最大反应速率常数、米氏常数等，这些参数可以通过体外实验、体内实验数据拟合模型获得。

### （三）生理毒代动力学模型的建立

在建模过程中，将哪些器官或者组织纳入模型结构，需要考虑以下几个部分：

1．模型一般结构，包括血液、代谢器官（如肝等）、排泄器官（如肾、肺等）等，由于这些结构在毒代动力学研究中都会涉及，所以 PBTK 模型中通常都包括这些结构。

2．与化学物质 ADME 过程相关的器官或者组织，如口服染毒时，增加胃、肠室；存在靶器官或靶组织时，增加相应的靶器官或靶组织；存在其他代谢消除途径时，增加相应的代谢消除器官或者组织；对于亲脂性（正辛醇 - 水分配系数对数值 $\log P > 3$）化学物质，增加脂肪组织作为单独房室。

3．在不影响模型模拟需要的情况下，遵循简约性原则。由于模型复杂程度增加时，对模拟数据的要求也相应提高，需要更多的数据进行拟合和验证。在毒理学研究中，通常会关注化学物质对特定器官或者组织的毒性，如肝、肾毒性等，而对其他器官或组织关注较少，数据量较少不足以支持建立整体 PBTK 模型，可以尽量简化模型，提高模型的预测可靠性。

在确定模型结构的基础上，需将模型转化为相应的数学语言，以进行计算模拟。常用常微分方程来表示毒物在某一房室中的动态变化过程，将表示不同房室的常微分方程联立起来，组成常微分方程组，在遵循质量守恒原则的基础上，与实测数据进行曲线拟合，求解方程组，得到所需要的参数值及模拟值。对于某一个房室，可用以下方程表示毒物的变化过程：

$$\frac{dA_t}{dt} = A_{t,in} - A_{t,out} - A_{t,e} - A_{t,m}$$

$dA_t/dt$：单位时间内某一房室的物质变化量；$A_{t,in}$：进入该房室的量；$A_{t,out}$：离开该房室的量；$A_{t,e}$：该房室排泄的量；$A_{t,m}$：该房室代谢的量。

### （四）生理毒代动力学模型的应用

由于生理毒物动力学模型中涉及的参数包括生理学、化学物质的理化参数、生化反应参数等，故而可通过改变相应的参数，模拟不同生理状态（疾病、孕妇、儿童）、不同种属间、不同制剂、不同暴露条件（暴露时间和暴露剂量）下的毒代动力学过程。在进行剂量外推、暴露途径外推、种属外推时，具备更好的外推效力，在提高预测准确性的同时，可以减少动物实验，节约人力、物力资源。除了对单一化学物质的风险评估外，PBTK 模型还可用于混合物的风险评估，根据不同化学物质的代谢动力学特征建立反映相互作用的模型，从而对混合物的毒性作用做出准确的评估。

随着对毒物研究的深入，可以建立更可靠的 PBTK 模型，在为风险评估提供参考依据的同时，还可以为系统毒理学的研究奠定基础，以进一步探索毒作用机制。

（王　旗）

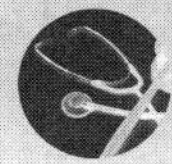

# 第四章 毒作用影响因素

毒效应是化学物质与机体交互作用产生的结果。毒性是化学物质引起生物体有害作用的固有的能力，是化学物质的生物学性质，如同化学物质的物理性质、化学性质一样，是物质一种内在的、不变的分子性质。凡是能在质或量方面影响毒动学和毒效学这两个过程的因素，都在一定程度上影响化学物质的毒效应。因此，影响化学物质毒效应的因素，主要包括化学物质因素和机体因素，同时，其他如环境因素和暴露因素等对化学物质的毒效应也有影响。

了解毒效应的各种影响因素在毒理学研究中具有重要的意义：①评价各种对毒性的影响因素是研究化学物质毒作用机制的重要部分；②在评价化学物质的毒性时，可主动加以控制，使实验结果更准确，重现性更好；③人类接触化学物质时，这些因素往往也会存在，因此在以动物实验结果外推于人时，特别在制订预防措施时，都应予以分析和考虑。

## 第一节 化学物质因素

化学物质结构与毒性的关系是毒理学研究的重要内容之一，化学结构是决定化学物质毒性的物质基础。化学物质分子结构与生物活性之间的普遍规律即为结构 - 效应关系（structure-activity relationship，SAR）。生物活性包括活性特征和活性强度两方面的内容，因此构效关系分为定性构效关系（quality structure-activity relationship）和定量构效关系（quantitative structure-activity relationship，QSAR）。前者阐述化学结构与生物活性定性变化之间的规律，而后者用数学模型来描述化学物质与生物大分子之间的相互作用的变化规律。通过 QSAR 可寻找出化学物质分子结构与其效应的定量关系，从而预测其生物学活性，且通过研究化学物质结构参数与生物活性的相关性，可从分子水平推测其毒作用机制。

### 一、化学物质的化学结构与毒性

化学物质的化学结构决定其理化性质和化学活性，进而影响化学物质在体内的毒动学和毒效学过程。化学物质的化学结构是决定其毒性的物质基础，化学结构与毒性的关系相当复杂。同一类化学物质由于其分子结构不同，其毒性也有可能差异会很大。

**1. 同系物的碳原子数** 烷、醇、酮等碳氢化合物按同系物相比，一般碳原子数越多，则毒性越大（甲醇与甲醛除外）。但当碳原子数超过一定限度时（7 ~ 9 个），毒性反而迅速下降。ω - 氟羧酸 [F（$CH_2$）nCOOH] 毒性则是分子为偶数碳原子数的毒性大于分子数为奇数碳原子数的毒性；同系物碳原子数相同时，一般情况是直链的毒性大于含支链的毒性；成环的毒性大于不成环的。

**2. 功能基团** 其数量和位置可以影响化学物质的毒性，如卤代烷烃对肝的毒性可随取代基团的增多而增强，例如氯代甲烷的肝毒性大小依次是 $CCl_4 > CHCl_3 > CH_2Cl_2 > CH_3Cl$。同

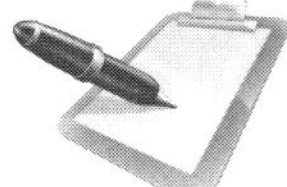

一化学物质的卤素取代基团，一般按照氟、氯、溴、碘的顺序，其毒性增强。带两个基团的苯环，一般是邻位的毒性大于对位，如 o- 氨基酚的毒性大于 p- 氨基酚；分子中不饱和键越多，其化学性质越活泼，毒性越强，如二碳烃类的麻醉作用，乙炔＞乙烯＞乙烷。

**3．构型异构** 包括顺反异构和手性异构。手性（chirality）异构对于生物转化和生物转运都有一定影响，从而对其毒性也有影响。例如，S（-）型沙利度胺（thalidomide，反应停）的致畸性要比 R（+）型强烈。

## 二、化学物质的理化性质与毒性

化学物质的物理化学特性可影响其在机体的吸收、分布、代谢、排泄的毒动学过程，影响其作用的靶器官及在靶器官中的浓度，进而会影响其毒作用的性质和大小。与化学物质毒性相关的较为重要的理化性质包括溶解度（solubility）、挥发度和分散度。

**1．溶解度**

（1）脂溶性（fat solubility）：外源化学物质的脂溶性可用脂 / 水分配系数（Ko/w，lipid/water partition coefficient）来表示，表明其在脂相和水相中的溶解性达到平衡时的分配比（化学物质水溶性和脂溶性达到平衡时，其平衡常数即为脂 / 水分配系数）。化学物质的脂 / 水分配系数大，表明脂溶性强，反之则水溶性强。脂溶性大的化学物质往往经膜扩散转运的速率较快，易于吸收、分布和蓄积，不易排泄。一般需要经生物转化后形成水溶性代谢产物才能排泄。如四乙基铅、甲基汞可在脂肪中蓄积，并易于通过血脑屏障对神经系统产生毒性。

（2）水溶性（water solubility）：外源化学物质在水中的溶解度直接影响其毒性大小，一般溶解度越大，毒性越大；外源化学物质在体内的毒动学过程需要通过一系列生物膜，生物膜是脂相，膜内、外都是水相，化学物质水溶性高在生物膜外易于达到高浓度，形成浓度梯度，有利于被动扩散。如砒霜（$As_2O_3$）的水溶性是雄黄（$As_2S_3$）的 3 万倍，所以其毒性远远大于雄黄；随着在水中的溶解度逐渐降低，铅及其化合物的毒性依次为 $PbO > Pb > PbSO_4 > PbCO_3$。气态化学物质的水溶性还影响其吸入接触时的作用部位，如水溶性气体氯化氢、氨等主要作用于上呼吸道，引起强烈的刺激性，而二氧化氮不易溶于水，可深入至肺泡，引起肺水肿。

**2．挥发度（volatility）** 液态物质的挥发度以在空气中饱和蒸汽压来表示。液态化学物质的挥发度越大，在空气中可能达到的浓度越大，经呼吸道暴露的可能性越大。气态 / 蒸汽物质到达肺泡后，主要经简单扩散透过呼吸膜而进入血液。呼吸膜两侧的分压达到动态平衡时，在血液内的浓度与在肺泡空气中的浓度之比称为该气体的血 / 气分配系数（blood/gas partition coefficient），此系数越大，气体越易经肺泡呼吸膜吸收入血液。如苯的挥发度较苯乙烯约大 11 倍，尽管苯与苯乙烯的 $LC_{50}$ 均为 0.045 $mg/m^3$ 左右，但其危险性远较苯乙烯大。乙醇的血 / 气分配系数为 1300，三氯甲烷为 20，乙醚为 15，苯为 6.85，二硫化碳为 5，乙烯为 0.4，说明乙醇更易被吸收。

**3．分散度（dispersion degree）** 气溶胶的分散度大，则气溶胶颗粒直径小，表面积大，生物活性大。气溶胶的分散度不仅和它进入呼吸道的深度和溶解度有关，还影响它的化学活性。气态颗粒物的直径以空气动力学直径表示，空气动力学直径大于 5 μm 的颗粒物，几乎全部沉积在鼻咽部；2 ～ 5 μm 的颗粒物沉积在更小的支气管、细支气管；小于 2 μm 的颗粒物则可深入肺泡，经肺泡壁吸收入血或被肺泡巨噬细胞吞噬消除。而小于 0.5 μm 的颗粒物易经呼吸道排出，不易进入肺泡。例如一些金属烟（铜烟、锌烟），因其表面活性大，可与呼吸道上皮细胞或细菌等蛋白作用，产生异型蛋白，引起发热；而直径较大的铜尘和锌尘则无此种作用。

**4．纯度和杂质** 化学物质纯度常常改变化学物质的毒性，有时甚至化合物杂质的毒性远

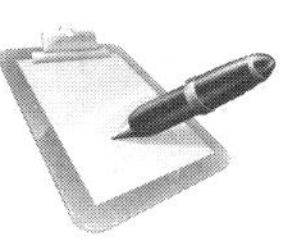

大于化学物质自身。如越战中美军使用的落叶剂 2，4，5-T（橙剂）其毒性较小，但 2，4，5-T 生产过程中的副产品 TCDD 的毒性则较大。

## 第二节　机体因素

机体与化学物质的交互作用产生相应的毒性效应，因此机体的许多因素（种属、品系、个体、生理状态等）可能影响化学物质的毒性效应。

### 一、种属、品系

由于不同的物种之间，在解剖结构、生理和生物化学特性之间存在差异，化学物质能够对特定种属的机体产生选择性毒性效应。如植物缺乏神经系统、循环系统和肌肉，而有光合作用和坚硬的细胞壁。许多杀虫剂对动物的神经系统可产生毒作用，而对植物则没有毒性效应。哺乳动物的细胞没有细胞壁，因此青霉素和头孢菌素可通过破坏细胞壁而杀灭细菌，但是对哺乳动物细胞相对无毒性。此外，特定种属的选择毒性效应也可能是在两种属机体中存在不同的生物化学途径所导致的。如细菌不能直接利用叶酸，但是可通过一碳单位合成叶酸，而哺乳动物体内的叶酸直接来源于食物。所以磺胺类药物可以阻断细菌合成叶酸，因此对细菌有毒性，而对人体则相对无毒性。

不同物种动物对化学物质的反应差异也可能是由于该化合物的 ADME 过程或靶器官敏感性不同造成的。动物种属之间在毒效应性质上和数量上的不同最可能的原因是代谢的不同。如苯胺在猫、犬体内代谢产物为毒性较强的 o- 氨基酚，而在大鼠、地鼠体内则代谢为毒性较弱的 p- 氨基酚。解毒机制不同也可造成不同物种毒性反应的差别。例如，环己巴比妥引起各种实验动物的睡眠时间明显不同，主要是由于代谢酶的活性不同导致的，见表 4-1。不同动物种属对化学物质毒性的差异，也可能与靶器官敏感性不同有关，如四氯化碳可诱导多种动物的肝毒性，但是却观察不到对鸡的肝毒性。

**表 4-1　环己巴比妥作用持续期和代谢酶的物种差别**

| 物种 | 睡眠时间（min） | 血浆半减期（min） | 酶活性（μg/g肝/h） | 清醒时血浆浓度（μg/ml） |
|---|---|---|---|---|
| 小鼠 | 12 | 19 | 598 | 89 |
| 兔 | 49 | 60 | 196 | 57 |
| 大鼠 | 90 | 140 | 135 | 64 |
| 犬 | 315 | 260 | 36 | 19 |

基于实验动物和人在生理学和解剖上有许多的相似性，所以动物实验的结果可以为毒理学评价提供依据。但是由于动物物种之间毒效应在性质和数量上的不同，毒理学实验结果的物种间外推有一定的不确定性。

### 二、个体差异

化学物质对同一品系的不同个体的毒性效应也可能有差异，造成个体这种差异的主要原因是个体间遗传学的差异。除此之外，个体的性别、年龄、生理状态、健康和营养状态等因素也会引起对化学物质的毒性效应的差异。

**1．遗传学差异**　与外源化合物的活化和 / 或解毒作用有关的酶活性表达程度的变异显著地影响个体对于这些物质的毒性反应。这些变异可能是由于个体的遗传学差异造成的。在人群

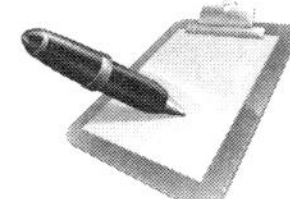

中发生的可遗传的基因差异水平＞1%时，即认为存在基因的遗传多态性。例如，N-乙酰化酶类可生物转化含有芳香胺或肼基的多种化学物质，对于一些已知致癌物（特别是引起膀胱肿瘤）导致肿瘤患者的N-乙酰化转移酶类的多态性研究表明，在膀胱癌患者之中慢乙酰化者为多。相反，在有结肠癌和结肠息肉患者中则快乙酰化者较多。

此外，表观遗传变异也已经成为生命科学中普遍关注的热点，表观遗传在基因的转录和表达调节中起到关键作用。有研究表明，在化学物质的毒性效应过程中，可通过对DNA甲基化、组蛋白甲基化、乙酰化以及泛素化等共价修饰来干扰表观遗传调控从而发挥重要的作用。

**2．性别** 同品系的雌雄动物常常对化学物质的毒性反应性质相似，但在敏感性方面有时会具有较明显的差别。化学物质的毒性反应往往存在性别差异，但去势和给予激素可消除或者减弱毒性反应的性别差异，可见性激素的性质和水平起了关键性作用。研究表明，雄激素能促进细胞色素P450的活力。因此，经该酶系代谢解毒的化学物质对雄性动物表现的毒性小，而经该酶系代谢活化的化学物质对雄性动物的毒性大。如很多巴比妥类药对雌性大鼠诱导的睡眠时间较雄性大鼠的长。对雄性大鼠的作用时间较短是由于雄鼠对环己巴比妥代谢速度快。对一些有机磷杀虫剂的毒性，雌性大鼠较雄性大鼠敏感，如对硫磷在雌性大鼠体内的代谢较雄鼠快，其代谢产物对氧磷的毒性远比其原形化合物对硫磷的毒性大。此外，在其他种属的动物中也观察到毒性反应的性别差异。如氯仿对雄性小鼠具有急性肾毒害作用，苯对雌性兔的毒性较大，地高辛对雄性犬的毒性较大。

**3．年龄** 由于新生儿和老年人的外源化学物质代谢酶活性、排泄清除能力较低，所以对化学物质的毒性效应一般较成人敏感。对于婴儿来说，在出生的最初几天，肠道和血-脑屏障尚未发育完全，因此许多化学物质在胃肠道中易于吸收并到达中枢神经系统；由于肝的解毒反应（例如胆红素的葡糖醛酸结合）和肾排泄功能较弱，这使得幼年个体对于大多数化学物质的毒性效应较成年个体敏感1.5～10倍。如儿童对铅的吸收较成年人多4～5倍，对镉则多20倍。一次给予10 mg/kg的环己巴比妥后，1日龄小鼠的睡眠时间为27分钟，而21日龄小鼠则延长12倍多。给予1～2日龄新生儿和1～11岁儿童相同剂量的氯霉素，新生儿一定量血药浓度的维持时间是儿童的4倍。

年老的动物和人通常对许多药物比较敏感，可能与其生物转化作用和肾排泄功能降低有关。此外，化学物质在体内的分布也可能由于体脂的增加和体液的减少而改变。很多药物在老年人可能引起更严重的毒作用，如CNS抑制剂、某些抗生素、强心苷、降压药等。

**4．生理状态** 妊娠和哺乳时的雌性动物处于特殊的生理时期，此时体内激素水平变化较大，各器官系统均发生相应的生理学改变，虽然妊娠时肝仍然是外源化合物代谢的主要器官，但发育中的胚胎和胎盘也可以代谢外源化学物质。已经证实胎盘中具有化学物质代谢的氧化和结合反应，但胎儿的代谢能力通常非常低。而激素水平的改变，还可导致代谢酶活性的改变。这些变化可能显著影响对化学物质的处置。此外，妊娠动物的胃肠运动受抑制，可能使亲水化合物吸收增强；体脂量增加可使亲脂化合物在体内的蓄积增加；由于各种组织和液体体积明显增加，同样接触量时妊娠后期亲水化合物的浓度将低于妊娠早期；由于血浆体积的增加，在妊娠期第7～9个月（人），血浆蛋白质（主要是白蛋白）的浓度降低，造成较多的游离化合物可经胎盘转移；在妊娠期间，肾的血流和肾小球滤过率增加，可提高肾清除率，使得血浆中大多数化合物的浓度随妊娠的进展降低更快。

分娩后，乳房的血流和乳汁生成的增加会明显影响化合物转移至乳汁的数量。化合物转移进入乳汁内的数量和速率依赖其pKa、脂溶性、分子量，并依赖蛋白结合和在血浆和乳汁之间的pH梯度。在分娩后体内脂肪逐渐减少到非妊娠水平，体内其余部位的亲脂毒物浓度会增加，使化合物经哺乳转移进入婴儿体内的可能性增加。

**5．健康状态** 处于健康状态的机体对于各种刺激均能做出适当的反应，如果机体生理功

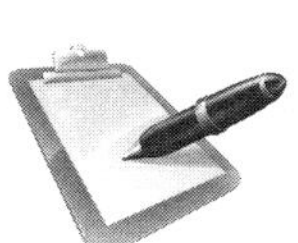

能处于异常状态，将导致对化合物的吸收、分布、代谢和排泄产生不同程度的改变，最终影响化合物的毒性效应。

肝是化学物质进行生物转化的主要器官。肝病会显著影响外源化学物质的代谢，其涉及的主要因素有：肝血流的改变（影响运送外源化学物质至代谢部位）；功能正常的肝细胞数量减少（降低代谢的能力）；白蛋白生成减少（可能造成游离化学物质的浓度较高，导致组织的化学物质浓度升高，毒性增强）。

有肾功能损害时，肾小球对外源化学物质的滤过作用和肾小管分泌功能通常都降低，导致许多化学物质的清除率减少。

呼吸道疾病如哮喘等可使患者对空气污染物如粉尘、$SO_2$更敏感。内分泌失调也能改变机体对毒物的敏感性，如甲状腺功能亢进、高胰岛素血症、肾上腺切除以及刺激垂体肾上腺轴都已证明能改变某些毒物的作用。其他的疾病状态，如糖尿病和高血压也能导致外源化学物质的代谢改变，应激也显示可引起外源化学物质代谢和免疫毒性的改变。

**6．营养状况**　营养水平对于机体维持正常的生长和和生理功能非常重要。因此，机体营养状态的改变将影响化学物质的毒性效应。

一些营养成分显著影响细胞色素P450活性，如蛋白质和必需脂肪酸的缺乏往往可降低P450系统的活性。P450系统活性的降低对不同化学物质造成的影响不同。对许多有活性的母体化合物，低蛋白质饮食显著地增加其毒性，但是对于需要生物转化显示其毒性的外源化合物，低蛋白质饮食可减少毒性。如在这些营养素缺乏时，环己巴比妥和氨基比林对雄性大鼠和小鼠的毒性增强；而黄曲霉毒素和四氯化碳的毒性反而降低。矿物质（钙、铜、铁、镁和锌）和维生素（C，E和B复合物）直接或者间接地参与细胞色素P450活性的调节，因此当这些营养素缺乏时，也可降低细胞色素P450的活性，影响其正常功能。维生素缺乏可减少外源化学物质生物转化的速率，还能改变能量和细胞的氧化还原状态，减少对Ⅱ相生物转化所必需的高能因子的生成。

机体的营养状态对许多化合物的吸收有很大的影响。例如，饮食缺铁可增强镉经胃肠吸收；血清铁蛋白水平低的女性对镉的吸收为正常时的两倍。大多数种子和谷物类植酸具有螯合多价金属离子的能力，形成不溶性的盐，尤其是与锌、钙和铁，机体对其难以吸收，显著减少其生物利用度。

食物中的一些成分可通过多种方式影响化学物质对机体的毒性效应。食物中的有些物质可能干扰某些维生素类的内源活性，如喂抗氧化剂丁羟基甲苯（BHT）的大鼠可降低维生素K依赖的凝血活性，导致出血性死亡。蔬菜和果实中的天然成分可诱导多种Ⅱ相药物代谢酶类，可使化合物的毒性降低。如十字花科植物（如卷心菜和芽甘蓝）天然的成分1，2-二巯基-3-硫醇是谷胱甘肽（GST）的强力诱导物，与致癌物黄曲霉素$B_1$同时处理可降低大鼠肿瘤发生率。食物中的一些成分可以改变肠道微环境，如胰和肠的水解酶不能消化分解植物中的果聚糖（菊糖）。在结肠，果聚糖被发酵，可使双歧杆菌和乳酸杆菌优先生长，从而增加丁酸盐生成，丁酸盐可引起结肠肿瘤细胞系的细胞凋亡。双歧杆菌和乳酸杆菌的优势生长可减少患结肠癌的风险。

## 第三节　其他因素

### 一、暴露因素

**1．暴露途径**　化学物质必须通过机体的各种屏障系统才能对机体产生毒性效应，生活环境和职业环境中最常见的暴露途径是经口、经皮肤和吸入暴露。此外，在临床用药过程中，还

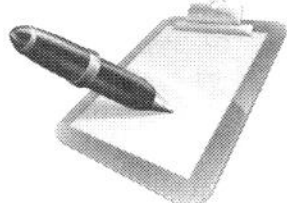

常常通过肌肉、静脉、皮下和腹腔注射等途径暴露。化学物质的毒性效应除与化学物质、机体有关以外，暴露途径同样可以影响其毒性效应，并受到暴露剂量、时间以及暴露频率的影响。

化学物质暴露途径可影响化学物质到达靶器官以及吸收、分布、代谢和排泄的程度，导致其毒效应不同。经口暴露，化学物质首先经胃肠道吸收，经门静脉达到肝，在肝代谢酶作用后再进入全身各脏器、组织。经呼吸道、经皮暴露以及经注射暴露，化学物质先进入全身各脏器，然后再经肝代谢。如果化学物质经肝代谢活化或灭活，相较于其他暴露途径，则其毒性增强或者毒性降低。化学物质的暴露途径不同，其毒性效应的部位和表现也不尽相同，如经口给予硫酸镁可引起腹泻，而经肌肉和静脉给予则引起血压降低和肌肉松弛。此外，某种暴露途径可以导致某些化学物质不能吸收或者吸收较少，因此不直接产生毒性效应或者毒性效应非常低，如经口给予庆大霉素，可治疗细菌性胃肠炎而较少出现神经毒性。如果肌内注射可导致儿童的听神经损伤，导致药源性耳聋。

通常情况下，环境化合物经呼吸道暴露进入机体的速度最快，经皮肤暴露进入机体的速度最慢。在毒理学研究中，化学物质不同的暴露途径，其吸收进入机体快慢程度一般依次为：静脉注射＞吸入＞腹腔注射＞皮下注射＞肌内注射＞经口＞经皮。

**2．暴露持续时间和暴露频率** 化学物质经不同暴露途径引起的毒性效应与暴露的剂量和暴露持续时间有关。依据暴露持续时间，毒理学实验分为急性、短期重复剂量、亚慢性和慢性毒性实验。急性毒性实验暴露时间不超过 24 小时；短期重复剂量实验不超过 30 天；亚慢性毒性实验时间为 1 ～ 3 个月；慢性毒性实验时间一般为 6 个月以上。化学物质急性大剂量暴露与长期低剂量暴露的毒性表现和程度会有所不同。如苯的急性暴露主要表现为中枢神经系统的精神神经方面的障碍，而长期低剂量重复暴露，则主要表现为造血系统的毒性效应（再生障碍性贫血和白血病）。砷急性暴露的毒性表现主要是胃肠道和神经系统毒性，而慢性长期暴露则主要是周围神经系统、皮肤和肝毒性。

若多次少量给予动物一定剂量的外源化学物质，可能只引起轻微的毒性效应或者不产生毒性效应，而一次全部给予时，则可能导致严重的毒性效应。毒性效应的产生取决于染毒的剂量、时间间隔，体内的 ADME 过程以及对毒性效应的修复能力。化学物质在体内蓄积和毒性损伤的修复时间不够，则可能发生慢性毒性效应。

在暴露的影响因素中，暴露途径、暴露持续时间和频率是影响化学物质毒性效应的主要因素，但是在对化学物质进行毒性评价的过程中，溶剂和助溶剂、稀释度以及交叉暴露也应予以考虑。如脂溶性化学物质常用的溶剂为植物油，植物油的中一些成分可能对化学物质的毒性有影响。如在相同剂量条件下，高浓度较低浓度化学物质更易于吸收，毒效应更强，但也有化学物质相反，如 1，1- 二氯乙烯。此外，给予动物吸入、经皮染毒时也应考虑交叉暴露的因素，应防止由于实验设计或者操作过程的其他途径的暴露，从而影响化学物质的毒性效应。

## 二、环境因素

机体在接触化学物质的同时还不可避免地受到生活或劳动环境中气象条件、噪声、振动和辐射等物理因素的影响，这些环境因素可通过化学物质和机体两方面影响化学物质毒性效应。

**1．气温** 气温变化可以引起机体生理和生化功能的稳态改变。环境温度还可影响外源化学物质在体内的 ADME 过程。在高温环境下，机体皮肤毛细血管扩张，血液循环和呼吸加快，可加速化学物质经皮吸收和经呼吸道吸收，增高一些化学物质的毒性。但温度对毒性的影响比较复杂，有些化合物则在低温下毒性增高，如沙林。

有人研究了 58 种化学物质在不同温度下（36℃、26℃和 8℃）对大鼠 $LD_{50}$ 的影响。结果表明，55 种化学物质在 36℃时毒性最大，26℃时毒性最小。引起代谢增高的化学物质如五氯酚、2，4- 二硝基酚及 4，6- 二硝基邻甲酚等在 8℃时毒性最低，而引起体温下降的化学物质如氯

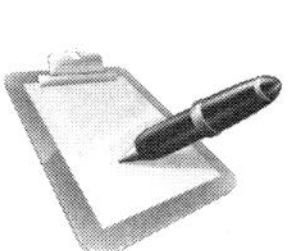

丙嗪在 8℃时毒性最高。

**2．气压**　一般情况下，气压变化不大，对毒性无明显影响。但在特殊情况时，气压增高往往会导致大气中污染物的浓度升高。气压改变对化学物质毒性的影响主要是由于氧张力的改变，而不是压力的直接作用。如气压降低，可致 CO 的毒性增大；在高原上，洋地黄和士的宁的毒性降低，而安非他命的毒性则增加。

**3．气湿**　在高湿环境下，某些化学物质如 HCl、HF、NO 和 $H_2S$ 的刺激作用增大。而某些化学物质则在高湿条件下发生化学反应，如环境中的 $SO_2$ 一部分可变成 $SO_3$ 和 $H_2SO_4$，从而使毒性增加。此外，在高湿情况下，冬季易散热，夏季则反而不易散热，所以会增加机体体温调节负荷，从而影响其对化学物质毒性的敏感性。

**4．光照和节律**　机体的生理功能随昼夜节律、月节律、季节节律发生周期性变化，这主要与日光周期有关。机体的生物节律可以使个体很好地适应环境周期的变化。但是生物节律可影响机体对化合物毒性的敏感性。例如大鼠和小鼠的细胞色素 P450 活性是黑夜刚开始时最高，苯巴比妥对小鼠的睡眠作用在下午 2 时最长。机体的白细胞和免疫功能等随昼夜节律都有一定规律的变化。大鼠在苯巴比妥钠作用下的睡眠时间，春季最长，秋季最短（仅为春季的 40% 左右）。季节节律与气候及动物的冬眠因素等有关。

**5．其他因素**　噪声、振动与辐射等物理因素与化学物质共同作用于机体时，可影响该化学物质对机体的毒性。如全身性照射可增加中枢神经兴奋剂的毒性，而降低中枢神经抑制剂的毒性，但对镇痛剂（如吗啡）则无作用。此外，动物饲养和处理也可能会影响化学物质的毒效应。

## 三、化学物质的联合作用

同时或先后接触外源化学物质可使其所表现的毒性比接触任一单一的外源化合物的毒性增强或减弱，毒理学将两种或两种以上的外源化学物质对机体的交互作用称为联合作用（joint action）。在实际生产和生活环境中人体往往是同时或者先后接触多种外源化学物质，如环境中的各种污染物、各种药物、食品添加剂、日化用品以及烟、酒等。因此，研究和评估化合物的联合作用具有重要的意义。

**1．联合作用的分类**

（1）相加作用（additional joint action）：当两种或两种以上外源化学物质各自对机体毒性作用的靶相同时，则它们联合对机体所产生的毒效应等于各个外源化学物质单独对机体所产生效应的总和，此作用就是相加作用，为剂量相加。例如，大部分刺激性气体引起的呼吸道刺激作用多呈相加作用。不少有机磷农药也呈相加作用，如甲拌磷大鼠经口的毒性比乙酰甲胺磷的毒性大 1200 倍以上，但混合给大鼠染毒仍表现为相加作用。

（2）协同作用（synergistic joint action）：两种或两种以上外源化学物质联合对机体所产生的毒性效应大于各个外源化学物质单独对机体的毒性效应总和，即毒性增强，为协同作用。协同作用的机制很复杂，随接触的化学物质不同而不同。如马拉硫磷与苯硫磷联合染毒，毒性明显增加，研究显示可能是苯硫磷可以抑制肝分解马拉硫磷的酯酶，使马拉硫磷分解减慢之故。三氯乙烯和异丙基肾上腺素对肝并无明显毒性作用，却都能明显地增加四氯化碳对肝的毒性。已知有些化学物质本身不致癌，但是它们与致癌物同时或先后进入机体却会成为助癌物或促癌物。

（3）拮抗作用（antagonistic joint action）：两种或两种以上外源化学物质联合对机体所产生的毒性效应低于各个外源化学物质单独的毒性效应总和，即为拮抗作用。化学物质拮抗作用的机制很复杂，包括化学性拮抗作用和功能性拮抗作用。化学性拮抗作用是指发生化学反应形成了一种毒性较低的产物，如二巯基丙醇对重金属的络合作用。功能性拮抗作用发生于两种化

学物质对同一生理指标有相反的作用，如中枢神经兴奋剂和抑制剂的对抗作用。化学物质和拮抗剂作用于同一受体可产生竞争性拮抗，如神经节抑制剂可阻断尼古丁对神经节的作用。化学物质和拮抗剂作用于不同受体则产生非竞争性拮抗，如阿托品阻断胆碱能神经所支配的效应细胞的M样胆碱受体，从而拮抗胆碱酯酶（AchE）抑制剂的M样毒作用。

（4）独立作用（independent joint action）：两种或两种以上外源化学物质作用于机体，其作用的部位 - 靶器官不同，且各靶器官或靶部位之间生理关系较为不密切，此时各外源化学物质的毒性效应表现为各自的毒性效应，称为独立作用，此为反应 / 效应相加。

除了外源化学物质之间的联合作用外，环境中的一些物理因素以及社会精神因素等对外源化学物质的毒性效应也有影响，值得关注。

**2．联合作用的评价** 目前对于化学物质联合作用还无统一的评价体系。评价外源化学物质的联合作用类型，常用联合作用系数法及等效应线图法两种方法。

（1）联合作用系数（K）法：是利用Finney毒性相加公式，先求出各化学物质各自的$LD_{50}$，在此基础之上，从各化学物质的联合作用是相加作用的假设出发，计算出混合化学物质的预期$LD_{50}$值。其公式如下：

$$\frac{1}{\text{混合物预期 } LD_{50}} = \frac{a}{A\text{ 的 } LD_{50}} + \frac{b}{B\text{ 的 } LD_{50}} + \cdots + \frac{n}{N\text{ 的 } LD_{50}}$$

式中A、B…N代表参加联合作用的各化学物质；a，b，…n分别为化学物质A、B、…N各组分在混合物中所占的重量比例，所以a+b ＋…＋ n=l。

然后依据实测混合物的$LD_{50}$和混合物的预期$LD_{50}$计算K值（预期$LD_{50}$/ 实测$LD_{50}$）。如果各化学物质呈相加作用，则预期$LD_{50}$/ 实测$LD_{50}$的理论K值应等于1。但是由于测定$LD_{50}$会有一定波动，所以K值也应是在一定范围内波动。

评价联合作用的K值标准有Smyth法和Keplinger法。这两种方法都是利用Finney的毒性相加公式得到评价联合作用的K值，标准见表4-2。

**表4-2 评价联合作用的K值标准**

| 评价方法 | 灌胃条件 | 拮抗 | 相加 | 协同 |
|---|---|---|---|---|
| Smyth 法 | 非空腹 | ＜ 0.4 | 0.4 ～ 2.7 | ＞ 2.7 |
| Keplinger 法 | 空腹 | ＜ 0.57 | 0.57 ～ 1.75 | ＞ 1.75 |

举例：假设经实验测得化学物质A和B的小鼠经口$LD_{50}$分别为50 mg/kg和150 mg/kg；按等毒性比例（即50：150），以A：B=l：3混合，得混合物AB。

$$\frac{1}{AB\text{ 预期 } LD_{50}} = \frac{0.25}{50} + \frac{0.75}{150}$$

因此AB预期$LD_{50}$=100 mg/kg。

对化学物质A和B混合物AB进行经口急性毒性实验，结果实测$LD_{50}$为400 mg/kg。

联合作用系数K=AB预期$LD_{50}$/ 实测$LD_{50}$=100/400=0.25，联合作用判定为拮抗作用。

（2）等效应线图法（isobologram）：原理是分别求出两个化学物质（A和B）的$LD_{50}$及其95%可信限（同种实验动物、相同接触途径），然后以纵坐标表示一个化学物质（如A化学物质）的剂量范围，以横坐标表示另一个化学物质（如B化学物质）的剂量范围，分别将两个化学物质在纵坐标与横坐标上的$LD_{50}$值及95%可信限的限值连成三条直线。此后再以等毒性

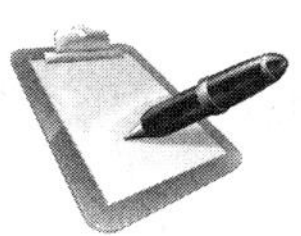

比例，求出混合物 AB 的 $LD_{50}$ 值，以混合 $LD_{50}$ 剂量中两个化学物质所含的实际剂量分别在相应的坐标线上找到各自的剂量位置。并由相应剂量点作垂直线，视其交点（ab）位置进行联合作用的评价。如交点正好落在两个化学物质 95% 可信限的上下两条连线之间，判定为相加作用；如交点落到 95% 可信限下限连线之下，则判为协同作用；如若交点落到 95% 可信限上限连线之外，则判为拮抗作用（图 4-1）。该方法简单，结果直观，适用于初步判断，但只能评价两个化学物质的联合作用。

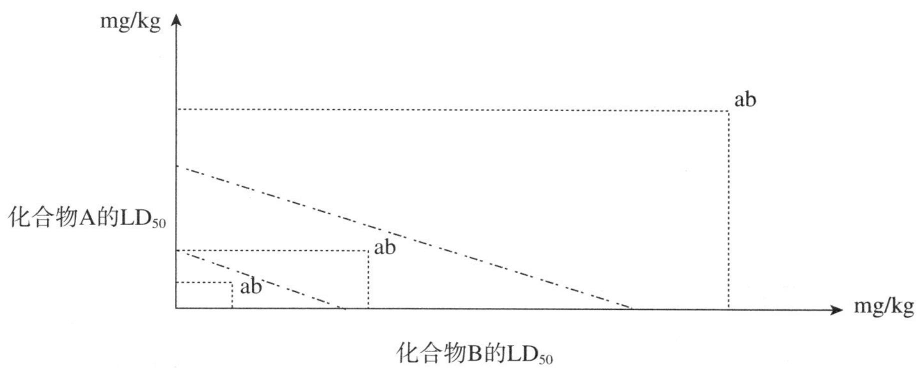


**图 4-1　等效应线图法**

上述常用的两种评价方法都以急性毒性实验为基础。除此之外，还有其他多种联合作用的分析评价方法。如 Bliss 法考虑了混合物毒作用机制的差别，提出根据剂量对数与死亡概率直线回归方程，以及化学物质之间联合作用效应特征来判断其联合作用模式，能较好地对外来化合物的联合作用进行定量评价，然而计算太复杂，不便推广。Logistic 模型评价法则采用 Logistic 模型评价和确定毒物联合作用的剂量 - 反应关系，$ED_{50}$ 集合及其置信区间等，具有客观和适用范围广的特点，为深入研究毒物联合作用提供了一种新的方法。还有 Bürgi 法（临床联合用药效应的常用评价方法）、等概率和曲线法、方差分析法、多药物联合作用计算机分析法、参数法分析多药物联合作用、合并用药的定量分析法等。

以上各种联合作用的评价方法，均有各自的使用范围和优缺点。联合作用特征又可随观察指标（如 $ED_{50}$ 、死亡率、麻醉以及生理、生化等指标）不同而有差别，实验结果不宜任意外延。具体应用时须严格根据条件选择合适方法。在基础理论研究中，更多的是从细胞分子水平或在药代动力学模型上进行评价。尤其是人类接触化学毒物是以小剂量、长时间为特点，故现有的研究方法远不能满足实际需要，需进一步深入开展进行这方面的研究。

（蒋建军）

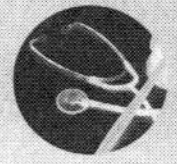

# 第五章　毒作用机制

## 第一节　概　述

机制毒理学（mechanistic toxicology）是毒理学的重要研究领域，研究外源化学物质对机体产生损害作用的细胞、生化和分子机制，即外源化学物质引起机体毒效应的过程，包括毒物如何跨越生理屏障进入机体、如何与靶分子交互作用产生损害以及机体如何应对这些损害等。研究外源化学物质引起机体有害作用的机制具有重要的意义。这种信息可为解释描述性毒性资料、探寻预防和拮抗毒性效应的方法、设计危害程度较小的药物和工业化学物质，以及开发具有良好选择毒性的杀虫剂等提供重要的理论基础，也可应用于化学物质的健康风险评估中。

在 TT21 及化学物质健康风险评估策略的发展过程中，提出和发展了一些与机制毒理学相关的新概念，现列举如下 4 个重要的概念：

**1．毒作用模式（Mode of Action，MOA）**　以化学物质与生物分子交互作用开始，证据权重支持的可能导致毒性有关终点的一组事件或过程。

**2．分子起始事件（Molecular Initiating Event，MIE）**　在体内化学物质－生物分子相互作用启动通路扰动的初始点，沿被扰动的通路引起进一步的关键事件，并与有害结局相关联。

**3．有害结局通路（Adverse Outcome Pathway，AOP）**　在个体或群体水平，关于分子起始事件和有害结局之间的联系的已有知识汇总。

**4．毒性通路（Toxicity Pathway）**　在受到一定程度的干扰时会导致的有害效应的细胞应答通路。

常规毒理学的机制研究往往是一对一的研究，研究一种毒物引起的一种毒效应或一种靶分子的改变。在机体毒作用机制非常复杂，对于毒作用机制的阐明，我们需要了解毒作用的靶分子，也需要了解其上下游关系即毒作用的途径，以及不同途径的联系和交互作用即毒作用的网络。这种网络可以是在分子水平，可以在细胞水平，也可以在整体的各器官系统水平。高通量的“组学”技术使这样的靶分子→途径→网络研究成为可能。

外源化学物质的种类和数量繁多，不同种类毒物产生毒作用的机制不完全相同。多数毒物对机体产生毒作用至少涉及四个阶段：①吸收进入机体的毒物转运至一个靶部位或多个靶部位；②毒物与内源靶分子交互作用；③引起细胞功能和 / 或结构的紊乱；④机体启动分子、细胞和 / 或组织水平的修复机制。当毒物引起的紊乱超过修复能力或修复功能低下时，就会出现毒性。

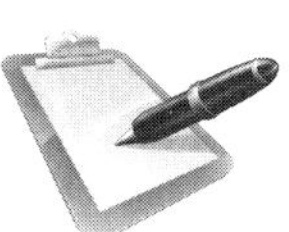

## 第二节　终毒物与靶分子的反应

毒性是由毒性物质（终毒物）与靶分子的反应所介导的一系列继发生化事件，导致在不同生物学组织结构水平上发生功能失常与损伤。机体内的靶分子必须具有合适的反应性和 / 或空间构型，接近终毒物形成部位的内源性分子常是靶分子。实际上，机体所有的内源化合物都是毒性物质潜在的靶分子，毒理学重要的靶分子包括核酸（特别是 DNA）、蛋白质及膜脂质，此外，也包括辅因子如辅酶 A 和吡哆醛等。

### 一、终毒物的形成、解毒和靶器官

外源化学物质在机体内的转归包括吸收、分布、代谢和排泄四个过程。毒效应的强度主要取决于终毒物在其作用位点的浓度及持续时间。终毒物（ultimate toxicant）是指能与内源靶分子（如受体和酶等蛋白质、DNA、脂质）反应或严重地改变生物学（微）环境、启动结构或功能紊乱，表现其毒性的物质。终毒物可以是具有直接毒性作用的外源化学物质原型，如强酸与强碱、烟碱、氨基糖苷、环氧乙烷、甲基异氰酸盐、重金属离子、HCN、CO 等，有些外源化学物质（母体化合物）则需经过机体代谢活化后转变为终毒物并引起毒性。终毒物主要可分为 4 类：①亲电子剂（electrophiles）；②自由基（free radicals）；③亲核剂（nucleophiles）；④氧化还原性反应物（redox-active reductants）。在这 4 类终毒物中最常见的是亲电子剂。终毒物的生成和解毒在本书第三章“生物转化”中已有介绍，此不赘述。但需要提出的是，解毒过程可因下述几种原因而不够充分从而引起毒效应。

1．毒物可能使解毒过程失效。如引起解毒酶耗竭，共底物（cosubstractes）的消耗或细胞抗氧化剂如谷胱甘肽的耗竭，导致终毒物生成增加，并引起毒作用。

2．具有反应活性的毒物使解毒酶失活。例如，$ONOO^{\cdot-}$ 使 Mn-SOD 失效，此酶在正常情况下可对抗 $ONOO^{-}$ 的形成。

3．某些结合反应可被逆转。例如，α- 萘胺（一种膀胱致癌物）在肝被 N- 羟化并进行葡萄糖醛酸结合，以葡萄糖苷酸形式排泄到尿中。在膀胱中葡萄糖苷酸被水解，释放的芳基羟胺经质子化过程和脱水过程转变为具有活性的亲电子芳基硝鎓离子。

4．解毒过程可产生潜在的有害副产物。例如，在自由基解毒过程中产生谷胱甘肽自由基和谷胱甘肽二硫化物。谷胱甘肽二硫化物能与蛋白巯基形成混合二硫化物，而谷胱甘肽硫基自由基（$GS^{\cdot}$）在与硫醇盐（$GS^{-}$）反应后形成一种谷胱甘肽二硫化物自由基阴离子（$GSSG^{-}$），能使 $O_2$ 还原为 $O_2^{\cdot-}$。

化学物质进入机体后，对体内各器官的毒作用往往有选择性，外源化学物质直接发挥毒作用的器官即称为该物质的靶器官。

某个特定的器官成为毒物的靶器官可能与毒动学 / 生物转化和毒效学等多种因素有关，如器官在体内的解剖位置和功能，如毒物吸收和排泄器官；该器官的血液供应；具有特殊的摄入系统；代谢毒物的能力和活化 / 解毒系统平衡；存在特殊的酶或生化途径；毒物与特殊的生物大分子结合；对损伤的修复能力；对特异性损伤的易感性等。

化学物质对特定靶器官的毒性，直接取决于外源化学物质与生物大分子如受体、酶、蛋白质、核酸、膜脂质的作用。化学物质可激活并启动生物放大系统，靶器官和 / 或效应器官在生物放大系统的支配下，发生功能或形态变化，产生具体的局部毒性效应；也可受到机体整合、适应和代偿等因素的影响而产生整体毒效应。

从个体来说，选择性毒性可以分解为器官 - 组织 - 细胞 - 分子多个层次。因此，“靶”的概

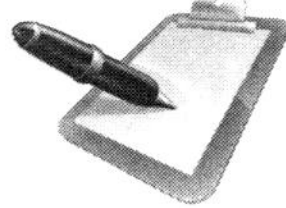

念也可扩展到各个层次。阐明选择性毒性的机制，也就是要说明特定的器官 - 组织 - 细胞 - 分子之所以成为该毒物靶器官的原因（包括毒动学 / 生物转化和毒效学），实际上也就阐明了毒作用的机制。

## 二、终毒物与靶分子反应的类型

终毒物可能以非共价或共价的形式与靶分子结合，也可能通过脱氢反应、电子转移或酶促反应而改变靶分子结构。

### （一）非共价结合

非共价结合（non-convalent binding）可能是通过非极性交互作用或形成氢键与离子键，常见的有毒物与膜受体、细胞内受体、离子通道以及某些酶等靶分子的交互作用。例如，番木鳖碱与脊髓运动神经元上甘氨酸受体结合，TCDD 与芳烃受体结合，哈蚌毒素与钠通道结合，吖啶黄和阿霉素插入双螺旋 DNA 等。由于这些化学物质原子的空间排列使它们与内源性分子的互补部位结合，使这些化学物质表现出毒性效应。非共价结合通常是可逆的，因为这种结合的键能相对较低。

### （二）共价结合

共价结合（convalent binding）能不可逆并持久地改变内源分子，因此具有重要的毒理学意义。共价加合物的形成常见于亲电子毒物，如非离子和阳离子亲电子毒物以及自由基阳离子等。这些毒物与生物大分子如蛋白质和核酸中的亲核原子反应，亲电原子对亲核原子表现出某些选择性，取决于它们的电荷 / 半径比。一般而言，软亲电子剂较易与软亲核物（两者均具有较低的电荷 / 半径比）反应，而硬亲电子剂较易与硬亲核物（两者均具有较高的电荷 / 半径比）反应（表 5-1）。亲电物的反应性决定了哪种内源性亲核物能与之反应并成为其靶分子。如银和汞这样的金属离子被归类为软亲电子剂，它们优先与软亲核物反应；而诸如锂、钙和钡这样的硬亲电物优先与硬亲核物反应；在这两个极端之间的金属如铬、锌和铅显示出与亲核物的普遍反应性。

中性自由基如 HO·、·$NO_2$ 和 $Cl_3C$· 也能共价结合于生物分子。$Cl_3C$· 能加入脂质的双键碳上或与脂质自由基产生含有氯甲基脂肪酸的脂质。羟基自由基可加入 DNA 碱基形成多种产物，包括 8- 羟嘌呤、5- 羟甲基嘧啶以及胸腺嘧啶和胞嘧啶乙二醇等。

原则上亲核毒物倾向于与亲电子内源化合物反应，但这样的反应不常发生，因为在生物分子中亲电物十分罕见。其实例包括胺类和肼类与一种脱羧酶的共底物吡哆醛（pyridoxal）的共价反应；一氧化碳、氰化物、硫化氢和叠氮化物与各种血红蛋白中的铁形成配位共价键等。其他亲核物多以电子转移反应的方式与血红蛋白反应。

**表 5-1　软、硬亲电子剂和亲核物实例**

| 亲电子剂 | | 亲核物 |
|---|---|---|
| 极化双键中的碳（如醌，α，β- 不饱和酮） | 软 | 巯基中的硫（如蛋白质和 GSH 中半胱氨酸残基） |
| 环氧化物、应变环内酯、芳基卤化物 | ↑ | 甲硫氨酸中的硫 |
| 芳基碳鎓离子 | | 蛋白质的一级和二级氨基基团中的氮 |
| 苄碳鎓离子，氮鎓离子 | | 核酸中嘌呤碱氨基中的氮 |
| | ↓ | 核酸中嘌呤和嘧啶中的氧 |
| 烷基碳鎓离子 | 硬 | 核酸中磷酸酯的氧 |

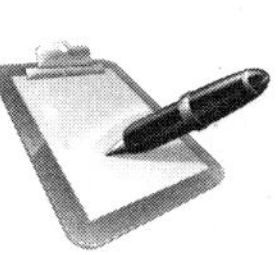

### （三）脱氢反应

脱氢反应（hydrogen abstraction）指自由基可迅速去除内源化合物的氢原子，将这些化合物转变为自由基。去除巯基化合物（R-SH）的氢形成硫基自由基（R-S·），可再生成氧化产物如次磺酸（R-SOH）和二硫化物（R-S-S-R）。自由基能除去游离氨基酸或蛋白质氨基酸残基的 $CH_2$ 基的氢，转变为羰基化合物，这些羰基化合物与胺类反应，与 DNA 或其他蛋白质发生交联。从 DNA 分子中的脱氧核糖去除氢可产生 C-4' - 自由基，这是 DNA 断裂的最初步骤。从脂肪酸去除氢可产生脂质自由基并启动脂质过氧化。

### （四）电子转移

电子转移（electron transfer）指化学物质能将血红蛋白中的 Fe（Ⅱ）氧化为 Fe（Ⅲ），形成高铁血红蛋白血症，如亚硝酸盐、N- 羟基芳胺（如氨苯砜羟胺）、酚类化合物（如 5- 羟伯氨喹）和肼类（如苯肼）等。

### （五）酶促反应

少数一些毒素可通过酶促反应（enzymatic reaction）作用于特定靶蛋白上。例如，蓖麻蛋白（ricin）诱发核糖体的水解断裂，阻断蛋白质的合成。蛇毒含有破坏生物分子的水解酶。

总之，大多数终毒物依据其化学反应性作用在内源分子上，具有一种类型以上反应性的毒物可以通过不同机制与不同的靶分子反应。例如，醌类可以作为电子受体启动巯基氧化或导致脂质过氧化的自由基反应，但它们也可以作为软亲电子剂共价结合于蛋白巯基。

## 三、毒物对靶分子的影响

终毒物与内源性分子反应可引起功能与结构失常，对蛋白质而言，这种反应还可使其变成免疫系统识别的外源蛋白。

### （一）靶分子功能失调

化学物质通常可抑制靶分子的功能。如阿托品、箭毒和番木鳖碱通过附着于配体结合部位或通过干扰离子通道的功能而阻断神经递质受体，河豚毒素和哈蚌毒素抑制神经元膜电压激活的钠通道开放，而 DDT 和除虫菊酯可抑制钠通道的关闭。某些毒物可阻断离子转运蛋白，另外一些毒物可抑制线粒体电子转移复合物等。许多毒物可抑制酶活性，结合于微管蛋白（如长春花碱、秋水仙碱、紫杉醇、三价砷）或肌动蛋白（如细胞松弛素 B）的化学物质可损害细胞骨架蛋白的组装（聚合）或拆装（解聚）过程。

有些毒物可模拟内源性配体活化靶蛋白分子。如吗啡激活阿片受体，氯苯丁酯是过氧化物酶体增殖物激活性受体的激动剂；佛波酯和铅离子可激活蛋白激酶 C。

毒物改变蛋白质构型结构时，蛋白质的功能即可受损害。酪氨酸磷酸酶、甘油醛 3- 磷酸脱氢酶和丙酮酸脱氢酶，$Ca^{2+}$ 泵和转录因子 AP-1 等蛋白质的必需基团巯基对共价和 / 或氧化修饰比较敏感。

毒物可干扰 DNA 的模板功能。化学物质与 DNA 共价结合可引起复制期间核苷酸错配。例如，黄曲霉毒素 8，9- 氧化物共价结合于鸟嘌呤的 N-7 位使得带有加合物的鸟嘌呤与腺嘌呤配对而不是与胞嘧啶配对，可引起 ras 和 p53 基因突变。阿霉素插入在双螺旋 DNA 中的碱基间，通过移动读码框架可引起 DNA 的模板功能的错误。

### （二）靶分子的破坏

除了加合物形成以外，毒物还可通过引起交联和断裂等而使内源分子的一级结构发生改

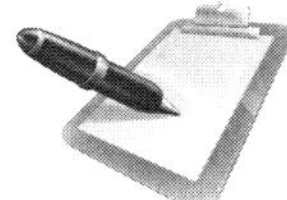

变。双功能的亲电子剂如 2，5- 己二酮、二硫化碳、丙烯醛和氮芥烷化剂能交联细胞骨架蛋白、DNA，或使 DNA 与蛋白质交联。羟自由基通过使上述大分子转变为活性亲电子剂（如蛋白羰基）或自由基而引起交联。发生交联后，分子的结构与功能会受到损害。

某些靶分子受化学物质攻击后可自发性降解。自由基如 $Cl_3COO^{\cdot}$ 和 $HO^{\cdot}$ 可通过从脂肪酸去除氢而启动脂质的过氧化降解，所形成的脂质自由基（$L^{\cdot}$）经氧固化作用转变为脂质过氧自由基（$LOO^{\cdot}$）；并通过去氢反应形成脂质氢过氧化物（LOOH），通过 Fe（Ⅱ）- 催化的 Fenton 反应形成脂质烷氧自由基（$LO^{\cdot}$），随后的断裂引起烃（如乙烷）以及活性醛（如 4- 羟壬醛和丙二醛）的形成（图 5-1）。因此，脂质过氧化不仅破坏细胞膜脂质，还容易与邻近的分子如膜蛋白质反应，或扩散到更远的分子如 DNA。

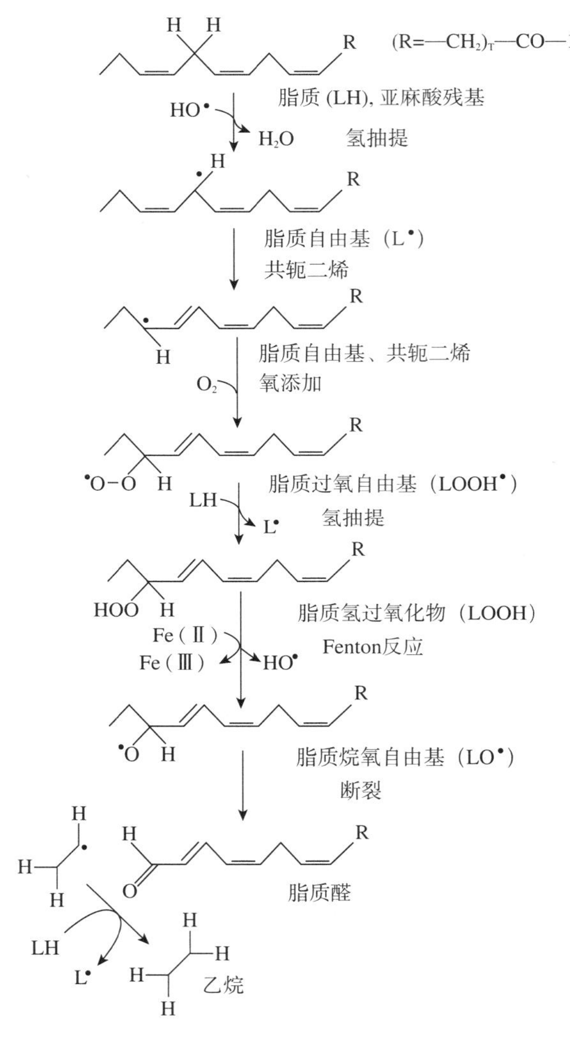


**图 5-1　由羟自由基（HO·）启动的脂质过氧化反应**

许多产物，如自由基和 α，β- 不饱和醛，都具有反应活性，而其他产物如乙烷，不具有反应活性却是脂质过氧化的指示剂。

毒物可引起多种形式的 DNA 损伤。例如，DNA 碱基受 $HO^{\cdot}$ 攻击可形成咪唑环开放的嘌呤或环收缩的嘧啶，这将阻断 DNA 复制。羟基自由基通过从 DNA 的核糖提取 H、产生 C-4’自由基、随后发生 $O_2^{-}$ 加成、Griegee 重排和磷酸二酯链的断裂而引起单链断裂。受电离辐射后，多种羟自由基可引起 DNA 双链断裂，导致细胞致死效应。

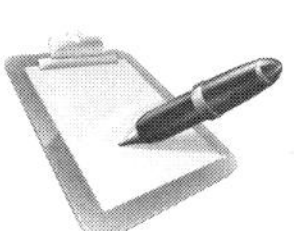

### （三）新抗原形成

虽然外源化学物质或其代谢物的共价结合对于免疫系统的功能通常是不重要的，但在某些个体，变化了的蛋白质可成为新抗原，激发免疫应答。某些化学物质（如硝基氯苯、青霉素、镍）可能具有足够高的反应性而自发地结合于蛋白质。另外一些化学物质可通过自氧化为醌类或通过酶促生物转化而获得反应性。例如，细胞色素 P450 将氟烷生物转化为三氟乙酰氯，作为半抗原而结合于肝各种微粒体和细胞表面蛋白质，诱导抗体产生，免疫应答可引起肝炎样综合征。药物引起的狼疮、可能还有许多药物引起的粒性白细胞缺乏症就是由药物 - 蛋白质加合物触发的免疫应答所介导的。某些带有加合物的蛋白质与正常蛋白质相似，可诱导抗体攻击正常蛋白质。

## 第三节　细胞应激、细胞功能障碍与毒性

毒物与靶分子的反应可导致细胞功能损害（图 5-2）。多细胞机体的每个细胞都执行着特定的程序，某些程序决定细胞的命运，如增殖、分化、自噬或凋亡。其他的程序控制已分化的细胞瞬息活动，决定其分泌多少物质、是否收缩或舒张、转运和代谢营养物质的速率等。为了调节这些细胞程序，细胞具有能被外部信号分子激活或失活的信号网络。为了执行这些程序，细胞装备有合成的、代谢的、动力的、转运的和产生能量的体系以及结构元件。它们组装为大分子复合物、细胞膜和细胞器，借此以维持其自身的完整性（内部功能）和支持其他细胞的维护（外部功能）。毒物所引起的最初细胞功能障碍取决于受影响靶分子在细胞中的作用。

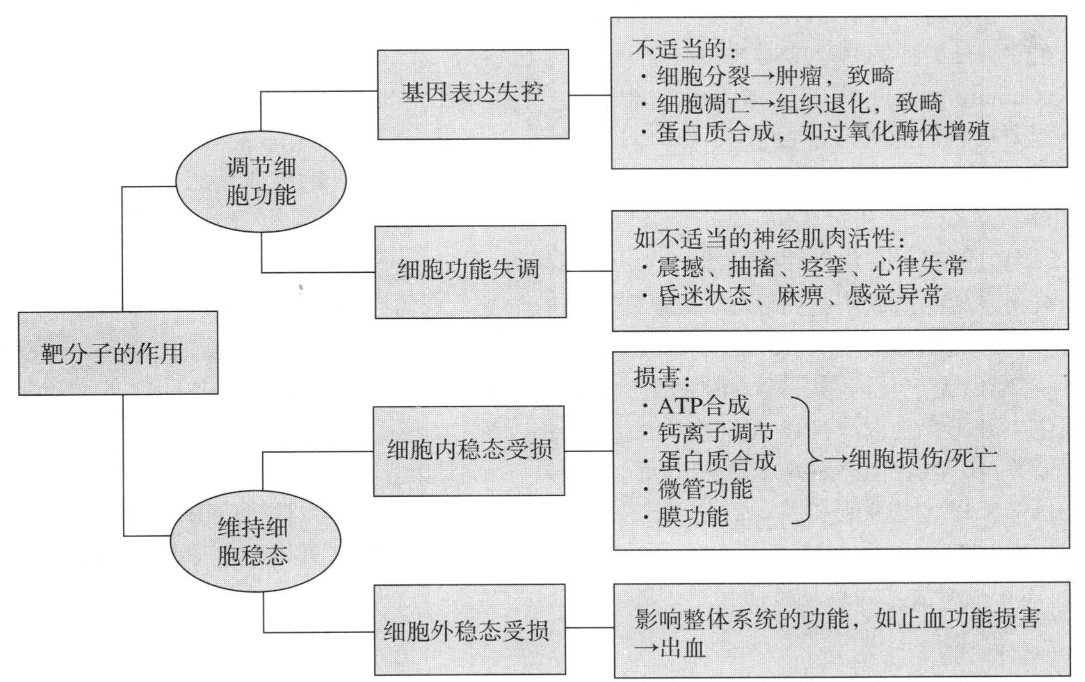


**图 5-2　毒物引起的细胞调节或维持功能的损害**

细胞的信号转导通路包括 4 个环节：①信号分子；②感知信号的感受体或受体；③携带、放大和整合信号的转导体；④调节细胞的功能对信号做出反应的效应体。内源性信号分子可来自内分泌、旁分泌和自分泌，其可与细胞直接接触。

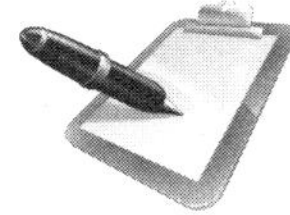

## 一、细胞应激

细胞应激（cellular stress）指细胞处于不利环境和遇到有害刺激时所产生的防御和适应性反应。外源化学物质作用于细胞后，细胞具有一定的抗损害能力，即首先发生细胞应激反应，如氧化应激、热应激、遗传损伤应激、内质网应激及细胞自噬等。细胞应激包括一系列高度有序的事件，应激源诱导细胞内信号转导激活相关的转录因子和促进应激基因的快速表达，合成多种特异性和非特异性的、对细胞具有保护作用的应激蛋白，从而对细胞产生特异性和非特异性的保护作用，同时细胞内的一些正常基因表达受到抑制。当这些外源化因素的作用强度超过细胞的抗损害能力时，就会引起细胞功能障碍（细胞损伤），最后还可能导致死亡。机体接触外源性物理、化学及生物因素均能诱导机体发生细胞应激，机体某些必需物质缺乏（缺氧或营养素缺乏）或机体内环境紊乱（过量活性氧产生、细胞 $Ca^{2+}$ 稳态失衡或细胞渗透压改变）也可引起机体产生细胞应激。能引起细胞应激的物理、化学及生物因素称为应激源（包括 DNA 损伤应激源和非 DNA 损伤应激源）。DNA 损伤应激源主要有紫外线、离子射线、化学致突变剂、化学致癌剂及化学致畸剂，DNA 损伤应激源引起的细胞应激称为遗传毒性应激；非 DNA 损伤应激源主要有创伤、感染、营养剥夺、渗透压改变、缺氧和热应激，非 DNA 损伤应激源引起的细胞应激称为非基因毒性应激（如热应激、氧化应激、缺氧应激、内质网应激等）。本章重点介绍氧化应激、内质网应激和细胞自噬。

### （一）氧化应激

氧化应激（oxidative stress）指氧化 / 抗氧化平衡的紊乱，有利于氧化过程，导致氧化还原信号和控制的中断和 / 或分子损伤。细胞内主要的氧化还原对为 GSSG /2GSH，Trx-S2 /Trx-（SH）2，$NADP^+$ /NADPH。$NADP^+$ /NADPH 系统提供 GSH 系统和 Trx 系统所需的还原当量。在细胞外 / 血浆由 CySS /2Cys（胱氨酸 / 半胱氨酸）和 GSSG /2GSH 为主。氧化还原环境（redox environment）指在生物体液、细胞器、细胞或组织中一系列氧化还原对的还原电位和还原能力乘积的总和。活性氧类（ROS）是引起机体发生氧化应激的主要分子基础。ROS 实际上是一个集合名词，不仅包括氧中心自由基如 $O_2^{\cdot -}$ 和 ·OH，也包括氧的非自由基衍生物，如 $H_2O_2$、单线态氧和次氯酸，甚至还包括过氧化物、氢过氧化物及外源化学物质的过氧代谢物，因为他们都含有化学性质活泼的含氧功能基团。

氧化应激能造成细胞内氧化 / 抗氧化平衡的紊乱，从而激活或抑制许多信号转导分子和一些信号转导通路，如 Nrf2/Keap1 是细胞内抗氧化应激和保持氧化还原平衡的重要信号转导通路之一，Nrf2 是氧化应激关键的转录因子，Keap1 富含半胱氨酸，是细胞质中 Nrf2 的结合蛋白。在氧化应激不存在时，Nrf2 在细胞质中与 Keap1 结合，其活性被抑制，并由 Keap1 介导泛素化而降解，而当氧化应激或过量的 ROS 刺激时，Keap1 作为 E3 泛素连接酶的活性减弱，并且 Keap1 与 Nrf2 的连接被打乱，致使 Nrf2 的泛素化作用减弱或消除，并使 Nrf2 与 Keapl 解离并转入核内，胞核中的 Nrf2 与小 Maf 蛋白形成异二聚体，并与抗氧化反应原件（ARE）结合，随后 ARE 被激活，并启动抗氧化基因的转录。

### （二）内质网应激

内质网应激（Endoplasmic Reticulum Stress，ERS）是指由于内质网稳态受到破坏后的一系列分子、生化改变。内质网是细胞内蛋白质合成的主要场所，同时也是 $Ca^{2+}$ 的主要储存库。多种物理、化学因素包括紫外线、营养物质缺乏（如氨基酸、葡萄糖或胆固醇缺乏）、氧化应激、高浓度同型半胱氨酸、毒性物质（如 Pb、Mn、Cd 等）、内质网 $Ca^{2+}$ 强烈释放剂、内质网 $Ca^{2+}$-ATP 酶抑制剂、钙离子载体、蛋白质糖基化与折叠抑制剂等都可以诱发内质网应激。

ERS 反应中，未折叠蛋白反应（Unfolded Protein Response，UPR）最早发生，也最为常见，常以此表明 ERS 的发生。UPR 经内质网膜上的 3 个跨膜蛋白 IRE-1（inositol-requiring kinase 1）、PERK（PKR-like ER kinase）、ATF-6（activating transcription factor 6）转导应激信号而发生反应。3 种信号转导蛋白的活化均依赖于与调控蛋白 Grp78/BiP（immu- noglobulin binding protein）的解离。生理条件下，Grp78/BiP 与 PERK、IRE-1、ATF-6 结合停留在内质网腔内。当未折叠蛋白质积累时，它们与 Grp78/BiP 解离，互相间结合；Grp78/BiP 也可能优先与未折叠蛋白结合，这样未折叠蛋白的堆积促使结合型的 Grp78/BiP 与转导蛋白分离，转导蛋白活化的共同结果是相关基因表达上调。

PERK 的活化导致真核翻译起始因子 eIF-2（eukaryotic initiation factor 2）的 α 亚基磷酸化，从而阻断蛋白合成，降低进入内质网（ER）的蛋白量，减轻 ER 进行蛋白加工的负担；IRE1 通过活化的 Irelp 的核酸内切酶切割 X- 盒结合蛋白 1（X-box binding protein1，XBP1）mRNA 前体，形成有活性的 XBP-1 mRNA 调节蛋白转录，这一通路不仅编码 ER 蛋白折叠和修饰相关的酶，促进磷脂的合成，还编码与膜泡运输有关的蛋白，从而有利于非折叠蛋白的正确折叠；ATF6 包被在膜泡中从 ER 转移到高尔基体中，并在高尔基体内先后被 S1P 和 S2P 蛋白酶水解，释放胞质脱氧核糖核酸结合区即 ATF6f，然后 ATF6f 转位入核，激活基因表达。ATF6 引起 ERS 元件基因启动子区域激活，促进相关蛋白转录，包括伴侣蛋白 GRP78 和 GRP94、蛋白二硫异构酶（protein disulphide isomerase，PDI）、转录因子 CHOP 和 XBP-1 等，从而有利于内质网内非折叠蛋白恢复正确构象。UPR 通过上述一系列适应性反应提高内质网处理未折叠或错折叠蛋白的能力（图 5-3）。

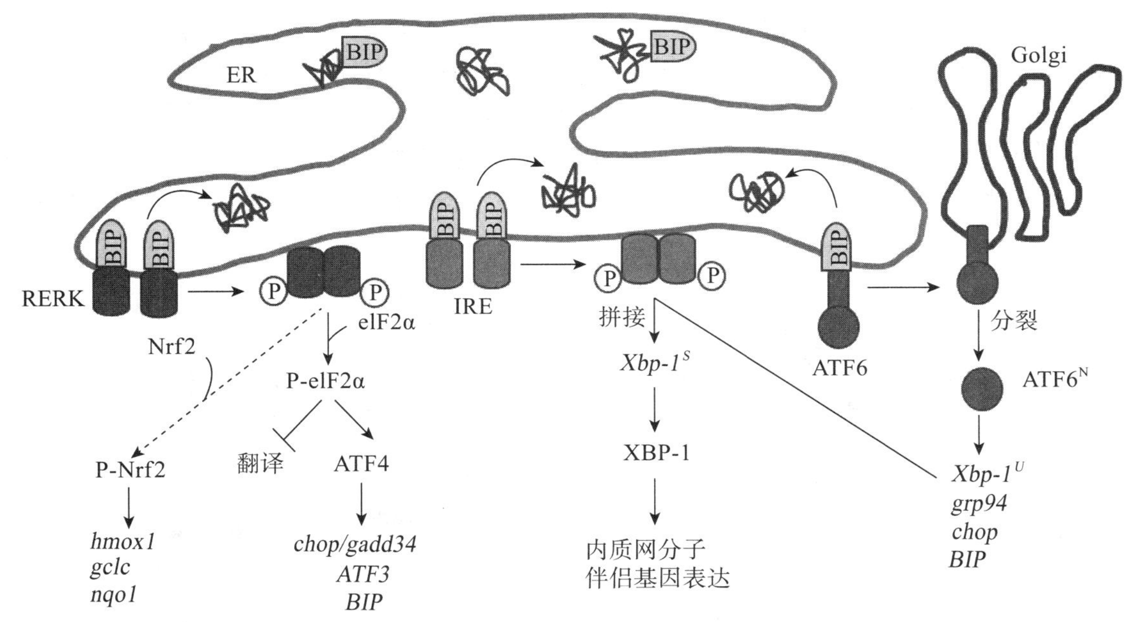


**图 5-3 内质网膜三种信号转导蛋白介导的 UPR**

近年来许多研究表明，当细胞的损伤超过修复能力时，内质网应激亦可引起细胞凋亡。内质网应激引发细胞凋亡可通过几种机制：①特异性地激活 Caspase-12，这是内质网特异的凋亡机制。在鼠类的研究结果显示，与其他凋亡机制不同，内质网发出的凋亡信号在进入凋亡的共同通路激活 Caspase-3 之前，可特异性地激活 Caspase-12。Caspase-12 位于内质网胞质面，以前体形式存在，仅特异性地被内质网信号通路水解活化，内质网的 $Ca^{2+}$ 异常可直接激活 Caspase-12。激活的 Caspase-12 进一步激活 Caspase-9，进而进入细胞凋亡的最终通路。②转

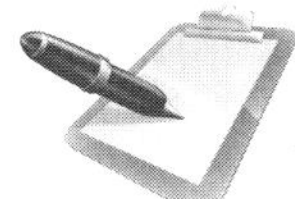

录因子 GADD153/CHOP 的激活转录，引起下游凋亡相关基因的表达。随着 ERS 时间的延长，PERK 通过诱导 CHOP 的表达而促进细胞的凋亡。③活化的 IRE-1 可活化 JNK 和 Caspase12，JNK 能对底物 c-JUN 等转录因子氨基末端进行磷酸化修饰，激活这些转录因子以调节下游基因的表达。实验表明同型半胱氨酸（HCY）、毒胡萝卜类脂（TG）、重金属毒物等可剂量依赖性地引起内皮细胞的 ERS 与细胞凋亡，其中 IRE1-JNK-ATF3 途径参与了细胞凋亡的激活过程。

### （三）细胞自噬

自噬（autophagy）指真核细胞将胞质中的大分子物质（包括蛋白质、RNA 和糖原等）及一些生理或病理条件下衰老、受损的细胞器等，在包被、吞噬后在溶酶体中进行降解，实现循环再利用，以维持细胞结构、代谢和功能的平衡。

1962 年由 Ashford 和 Porten 通过电子显微镜在人肝细胞中观察到自噬现象，但直到 1993 年 Tsukada 等在酵母菌中发现自噬相关基因（autophagy related gene，*atg*）对自噬的研究才有新的进展。近年来自噬研究领域迅速拓展，其相关的分子机制及生理、病理功能等方面获得许多重要发现。目前认为在高等生物中，自噬在能量的维持、细胞的生长发育、细胞器及蛋白的质量控制及细胞死亡中发挥着多种功能。

依据底物进入溶酶体的途径，自噬主要分为 3 类：大自噬（macroautophagy）、微自噬（microautophagy）和分子伴侣介导的自噬（chaperone-mediated autophagy）。大自噬是最主要的自噬形式，本章以后提到的自噬均指大自噬。自噬过程分为 3 个阶段（图 5-4）：①启动阶段：自噬小泡膜开始形成，此阶段的关键分子是 TOR/mTOR 激酶，它可以感应细胞内氨基酸和 ATP 的数量从而控制细胞的自噬活性，被称为自噬作用的门控分子。自噬被诱导后，一些在自噬过程中起重要作用的分子会定位在一起形成点状的结构，称为吞噬泡组装位点或自噬前体，由此自噬体囊泡膜开始形成。参与其中的主要信号转导分子包括Ⅲ型 PI3 激酶（PI3K-Ⅲ）及其产物 3- 磷酸磷脂酰肌醇（PI3P）、Beclin/Atg6。PI3P 在募集自噬相关蛋白中发挥重要作用，可募集 Atg16 复合物等自噬相关蛋白到分离膜，参与自噬体的形成；Beclin 是酵母 Atg 6 在哺乳动物中的同系物，Beclin/Atg6 通过与 Vps34 结合参与调控自噬体膜的运输。

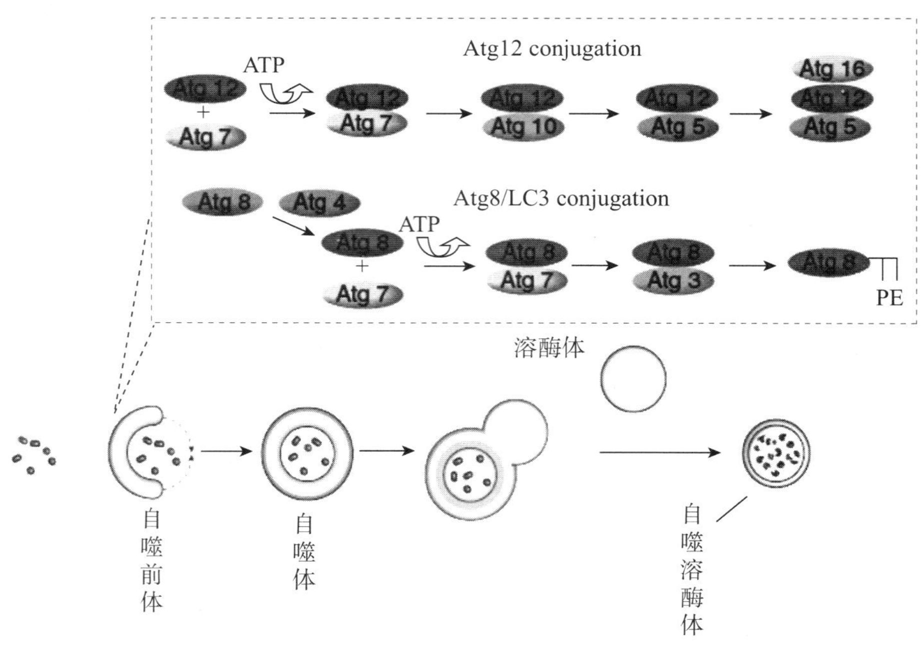


图 5-4　细胞自噬过程

②延长阶段：自噬小泡膜弯曲、延伸，形成吞噬体膜以包裹吞噬的成分。目前发现有两个泛素样结合系统参与这一过程，在此过程中有众多 Atg 分子参与。一个是 Atg12/Atg5 系统，另一个包含 Atg8 及其靶分子磷脂酰乙醇胺（PE）和 Atg4。ULK1 被证明参与了体内唯一自噬相关膜蛋白 ATG9a 的运输以及自噬体的组装。③成熟阶段：涉及晚期内涵体与溶酶体的融合及自噬体的降解。目前研究发现自噬受多种信号通路和因子相互协调、共同调控，主要包括 mTOR 通路、PI3K-I/Akt 通路、AMPK 通路、p53 通路、Bcl-2 蛋白家族和氨基酸等。mTORC1 可以感受细胞内氨基酸和 ATP 的状况及生长因子、胰岛素及缺氧、ROS 等情况，从而控制细胞的自噬活性。组织蛋白酶抑制剂或趋溶酶体药物（如氯喹）可抑制溶酶体活性而阻断晚期自噬，靶定微管的药物（如紫杉醇、长春新碱）可干扰自噬泡的形成及功能行使。研究认为自噬体形成后将其包裹的待降解物运送至溶酶体降解，这一过程需通过细胞骨架微管网络的传送实现，微管解聚和抑制剂可阻止自噬泡与溶酶体的融合。

依据对底物的选择性，自噬可分为非选择性自噬（如营养因子等相关的 mTOR 信号依赖通路）和选择性自噬（受体或者 p62 介导）两类。选择性自噬是通过靶向去除受损或过剩的蛋白质、蛋白质聚合物或受损的细胞器等，以维持细胞质和细胞器的质量。如线粒体自噬，自噬体可以特异地包裹受损的线粒体，并且通过自噬机制将其降解。

细胞自噬在适度的水平时，其具有维持细胞自我稳态、促进细胞生存的作用，而过度的自噬会引起细胞死亡，称为自噬性死亡（autophagic cell death），也称为Ⅱ型程序化细胞死亡。从形态学上将自噬性死亡定义为：在细胞死亡过程中不发生染色质的凝聚，细胞内出现大量的自噬空泡。然而，自噬作用是通过何种机制在“促进生存”和“诱导死亡”间切换的，目前尚不完全明了，且自噬是否是引起细胞死亡的直接原因仍存在争议。

## 二、毒物引起的细胞功能障碍

细胞受信号分子调节，信号分子激活与信号转导网络所联系的细胞受体，进而信号转导网络将信号传递给基因的调节区域和 / 或功能蛋白。受体激活最终可导致：①改变基因的表达，增加或减少特定蛋白的功能；②通过磷酸化使特定蛋白发生化学修饰，从而激活或抑制蛋白质。控制细胞命运的程序主要是影响基因表达，而调节瞬息活动的那些程序主要是影响功能蛋白的活性；然而，由于信号网络的分支和交互联系，一个信号常常可触发两类应答。

### （一）基因表达调节障碍

基因表达调节障碍可发生于直接负责转录的元件上、细胞内信号转导途径的成员以及细胞外信号分子的合成、贮存或释放过程中。

**1. 转录调节障碍** 遗传信息从 DNA 转录给 mRNA 主要受转录因子（TFs）与基因的调节或启动区域间的相互作用所控制。通过与这一区域的核苷酸序列相结合，激活的转录因子促进前起始复合物（preinitiation complex）的形成，促使所调控的基因转录。外源化学物质可与基因的启动子区域、转录因子或前起始复合物的其他元件交互作用，然而，转录因子激活作用的改变似乎是最常见的方式。从功能角度看，已知有两种类型的 TF：配体激活的 TF 和信号激活的 TF。

许多天然化合物，如激素（如类固醇、甲状腺激素）和维生素（视黄醇和维生素 D）是某些受体的天然配体，通过激活转录因子而影响下游基因的表达。外源化学物质可模拟天然配体，如祛脂酸类（fibric acid）降血脂药和邻苯二甲酸酯可替代多不饱和脂肪酸作为过氧化物酶体增殖物激活性受体（PPAR）的配体。而 $Cd^{2+}$ 可替代 $Zn^{2+}$ 作为金属应答元件结合的转录因子（MTF-1）的内源性配体。天然或外源化学物质配体接触达到一定剂量或在个体发生的关键期接触，可通过配体激活的 TFs 而引起毒性。如 TCDD 活化 Ah 受体（AHR）可引起胸腺萎缩、

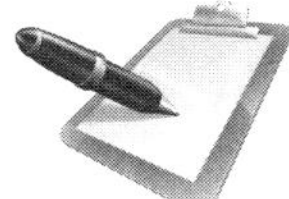

消耗性综合征、致畸作用（腭裂）、诱导细胞色素 P450 和多种外源化学物质代谢酶的基因表达等。雌激素在表达雌激素受体的细胞（如雌性生殖器官、乳腺和肝中的细胞）可引起有丝分裂的作用。在雌激素长期暴露时，由雌激素诱导的增殖可能是这些器官肿瘤形成的原因。

**2．信号转导调节障碍** 细胞外信号分子，如生长因子、细胞因子、激素和神经递质最终能利用细胞表面受体和细胞内信号转导网络激活 TFs。这些 TFs 控制着影响细胞周期进展、决定细胞结局的基因的转录活性。在这些 TFs 中，有 c-Fos 和 c-Jun 蛋白，它们以二聚体的形式（称之为 AP-1）结合到十四烷酰佛波醇乙酸酯（TPA）应答元件（TRE），如细胞周期蛋白 D 基因启动子中的 TRE。另一个是 c-Myc 蛋白，当它与 Max 蛋白二聚化并结合于其同源的核苷酸序列时，能激活细胞周期蛋白 D 和 E 基因，接着细胞周期蛋白通过活化细胞周期蛋白依赖的蛋白激酶而加速细胞分裂周期。促有丝分裂的信号分子可诱导细胞增生；而 TGF-β 可诱导细胞周期蛋白依赖的蛋白激酶抑制蛋白（如 P27）的表达，发挥抗有丝分裂作用。

从细胞表面受体到 TFs 的信号通过连续的蛋白质 - 蛋白质交互作用和蛋白质磷酸化而分段传递。受体经激酶再到转录因子的许多信号元件的活性受特定丝氨酸、苏氨酸和酪氨酸羟基磷酸化的影响。这些信号转导蛋白一般通过蛋白激酶催化的磷酸化来激活，同时通常是通过由蛋白磷酸酶执行的脱磷酸化反应来使之失活。

化学物质可通过多种途径引起信号转导的异常，最常见的是通过改变蛋白磷酸化，有时也可通过干扰 G 蛋白（如 Ras）的 GTPase 活性、破坏正常的蛋白质 - 蛋白质交互作用，通过建立异常的交互作用、改变信号蛋白的合成与降解等。这些作用最终可影响细胞周期的进展。

除了磷酸酶外，细胞内亦存在一些抑制性结合蛋白。如胞质中的 IκB 与 NF-κB 结合，可防止 NF-κB 转移到核内并发挥 TF 功能。在磷酸化时，I κB 被降解，使得 NF-κB 变为游离的状态。

**3．表观遗传改变产生的调节障碍**

（1）DNA 甲基化（DNA methylation）：DNA 甲基化是 DNA 的一种天然修饰方式，即 DNA 链上胞嘧啶第 5 位碳原子结合的 H 在 DNA 甲基转移酶（DNA methyltransferase，DNMT）作用下被甲基所取代，胞嘧啶被修饰为 5 甲基胞嘧啶（5mC）。哺乳动物基因组 DNA 中 5mC 占胞嘧啶总量的 2% ~ 7%，且其中大约 70% 的 5mC 存在于富含 CpG 二联核苷的区域，即 CpG 岛。哺乳动物基因组 DNA 甲基化过程还涉及 DNA 去甲基化酶介导的去甲基化作用。DNA 甲基化一般与基因沉默相关联，非甲基化多与基因活化相关联，而去甲基化往往与一个沉默基因的重新激活相关联。外源化学物质主要通过影响 DNA 甲基化供体、DNA 甲基化与去甲基化酶的活性等过程，进一步导致基因异常甲基化和表达失衡，最终产生毒性作用。一些常见环境有害因素如多环芳烃、重金属、电离辐射等，除了具有遗传毒性外，还可以通过影响 DNA 甲基化的调控发挥其毒性效应。一些遗传毒性小或暂未检测出遗传毒性的有害因素如部分环境内分泌干扰物、极低频电磁辐射等，也可通过影响 DNA 甲基化等表观遗传过程，产生有害生物学效应。

（2）组蛋白乙酰化（histone acetylation）：组蛋白是真核生物细胞染色体中与 DNA 结合的一类小分子碱性蛋白质，是核小体的重要组成部分。组蛋白的 N- 端尾部暴露在核小体表面，可发生共价修饰作用，调控基因表达。组蛋白在相关酶作用下发生的甲基化、乙酰化、磷酸化和泛素化等反应，称为组蛋白修饰（histone modification）。组蛋白修饰对基因表达的调控主要包括两种途径，一是通过影响核小体中组蛋白与 DNA 双链的亲和性，使核小体变成开放式的疏松结构，促进基因转录过程；二是通过影响其他转录因子与结构基因启动子的亲和性而发挥基因调控作用。组蛋白中被修饰氨基酸的种类、位置和修饰方式称为组蛋白密码，其决定基因表达调控状态。组蛋白密码的改变与细胞基因表达的调控过程密切相关。外源化学物质能够通过影响组蛋白修饰参与基因的表达调控以及毒物的毒性效应和疾病的发生。环境重

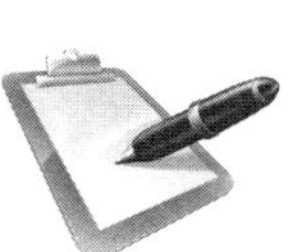

金属、有机污染物、电离辐射等理化因素均可以影响组蛋白的修饰。镍暴露能使组蛋白 H2A、H2B、H3 和 H4 发生去乙酰化，以及 H2A 和 H2B 泛素化和 H3s10 磷酸化，还可引起部分组蛋白高甲基化，镍类化合物的致癌作用可能与组蛋白修饰有关。铬暴露能引起包括 H3、H4 乙酰化及 H3s10 磷酸化、H3L4 三甲基化在内的各种组蛋白修饰，并能与组蛋白精氨酸和赖氨酸残基相互作用。铬暴露与癌症的表观遗传学机制研究显示，铬暴露可增加 H3K9 特异的甲基化酶 G9a 的表达。砷可以通过组蛋白乙酰化发挥表观遗传效应，另外，砷暴露极易引起组蛋白 H3S10 发生磷酸化修饰，且这种修饰易引起 c-fos、c-jun 等癌基因表达上调，最终有可能引起肿瘤发生。其他重金属同样可以显著影响组蛋白修饰，如镉暴露可导致组蛋白 H3K4、H3K27 和 H3 K9 甲基化水平增加，铅、汞等重金属能引起组蛋白甲基化和乙酰化水平发生改变。

（3）非编码 RNA（non-coding RNA，ncRNA）：是指不编码蛋白质的 RNA。成熟的非编码 RNA 与信使 RNA 一样，都是单链 RNA。近年研究发现许多内源性非编码 RNA 对基因表达具有重要的调控作用。非编码 RNA 广泛参与生长、分化、发育、免疫等生命现象的各个环节，与许多疾病的发生发展有密切关系，并参与环境化学物质对机体的有害作用过程。非编码 RNA 种类繁多，根据它们在细胞中的作用，可分为看家非编码 RNA 和调控非编码 RNA。调控非编码 RNA 又包含微小非编码 RNA（microRNA，miRNA）、长链非编码 RNA（long non-coding RNA，lncRNA）和环状 RNA（circular RNA，circRNA）等，与疾病的关系密切，是目前非编码 RNA 研究的关注点。

miRNA 是一类 17 ～ 25nt 的内源性单链 RNA。miRNA 在细胞核中转录形成 miRNA 前体，加工后进入细胞质，再在胞质广泛加工，形成成熟的 miRNA，仅成熟的 miRNA 具有生物活性。成熟的 miRNA 形成沉默复合体，后者特异结合靶 mRNA，引导其降解或阻止翻译，对基因表达起负调控作用。lncRNA 是一类转录本长度超过 200nt 的 RNA 分子，位于细胞核或胞质内。非编码 RNA 中 lncRNA 占有较大比例，lncRNA 数量是 miRNA 的 10 倍以上。lncRNA 在细胞分化、增殖和凋亡等一系列生命过程中发挥着重要作用，并可在多个层面以多种不同方式来调控基因表达和蛋白合成。

外源化学物质可引起非编码 RNA 表达异常，也可引起 miRNA 的表达改变。外源化学物质不仅引起机体组织或细胞单个 miRNA 的表达改变，还可引起数个 miRNA 的改变，乃至 miRNA 表达谱的变化。如研究显示，苯并（a）芘代谢终致癌物诱导转化的人支气管上皮细胞中，54 个 miRNA 显著异常表达。大鼠暴露于香烟烟气 28 天后，在分析的 484 个 miRNA 中，发现 127 个 miRNA 表达显著异常改变。外源化学物质对细胞或靶组织器官损伤的早期即有 miRNA 的改变，这可能是细胞损伤及恶变有关的早期分子事件。miRNA 通过对其靶基因的调控而发挥作用，而 miRNA 靶基因的鉴定是理解 miRNA 调控功能的必要环节。最具代表性的研究是 miRNA 对外源化学物质代谢酶和核受体的调节。研究证明 miRNA 在细胞色素 P450 和核受体的调节中具有中心角色。CYP1A1/1A2 受 miR-142-3p 和 miR-200a 调控，CYP2C19 受 miR-34a 调控，CYP2D6 受 let-7b 调控。核受体是配体激活转录因子，通过与靶基因的启动子结合，调节靶基因的表达。孕烷 X 受体、芳基烃受体、雄烷受体等调节细胞色素 P450 的表达，而这些受体又被一系列 miRNA 所调控，miRNA 是细胞色素 P450 一个重要的调控方式。

外源化学物质也可引起机体组织或细胞 lncRNA 表达水平的改变。小鼠暴露于致癌剂量的呋喃 3 周，其肝的 83 个 lncRNA 发生表达异常改变。苯并（a）芘诱导人支气管上皮细胞的恶性转化与 lncRNA-DQ786227 高表达有关，苯并（a）芘暴露的小鼠肝中 lncRNA-p21 水平升高。以苯并（a）芘处理人肝癌 HepG2 细胞株，发现 circRNA 表达谱随暴露剂量和时间而改变。circRNA 呈独特的闭合环状结构，不受核酸外切酶降解，表达稳定，且能在体液中检测到，有很大潜力成为一种良好的生物标志，可用于疾病诊断及发病易感性分析。研究发现 circRNA 与 lncRNA 共同调控 miR ～ 671，促进铅暴露诱导的神经细胞凋亡。目前还缺乏具有毒理学意

义的 lncRNA 和 circRNA 对靶基因调控方面的研究，仅有个别报道。

**4．细胞外信号产生的调节障碍** 腺垂体激素通过作用于细胞表面受体而对外周内分泌腺起促有丝分裂作用。脑垂体激素的产生处于外周腺体激素的负反馈控制下，如发生障碍就会对垂体激素的分泌产生不利的影响，随后对外周腺体产生不良的影响。

### （二）细胞瞬息活动的调节障碍

对于某些特定细胞，其正常运行的控制是通过作用于膜受体的信号分子来实施的，这些受体通过调节 $Ca^{2+}$ 进入胞质或刺激细胞内第二信息的酶促反应而传递信号。$Ca^{2+}$ 或其他第二信息最终可改变功能蛋白质的磷酸化，改变其活性，随后几乎可立即引起细胞功能的变化。毒物可通过中断信号连接过程中的任何一个步骤而影响细胞的瞬息活动。

**1．可兴奋细胞的调节障碍** 许多外源化学物质能影响可兴奋细胞（如神经元、骨骼肌、心肌和平滑肌细胞）的正常活动。这些细胞的活动如神经递质的释放、肌肉的收缩受邻近神经元合成和释放的递质或介质的控制。神经和肌肉活动调节的变化是许多药物作用的基本机制，也是与药物过量使用、杀虫剂以及微生物、植物和动物毒素相关的毒效应的原因。神经元是信号转换细胞，化学物质对神经元的影响不仅可表现在受毒物影响的神经元，还可表现在受原发靶细胞影响的下游细胞。如阻断运动神经元电压门控的 $Na^{+}$ 通道的河豚毒素可引起骨骼肌麻痹。而阻断中枢神经系统 GABA 受体的环二烯杀虫剂可诱发神经兴奋和惊厥。化学物质引起的瞬息细胞活动的障碍可能与这几方面的改变有关：①神经递质浓度；②受体功能；③细胞内信号转导；④信号终止过程。

**2．其他细胞活动的调节障碍** 虽然很多信号转导机制也在非可兴奋细胞中运作，但这些过程的失调通常没有明显的后果。例如，大鼠肝细胞具有 $\alpha_1$- 肾上腺素能受体，这些受体的激活引起代谢改变，如葡萄糖水解和谷胱甘肽输出的增加。细胞内钙的升高可能对细胞有毒理学意义。

许多外分泌细胞受毒蕈碱样乙酰胆碱受体调控，有机磷杀虫剂中毒后唾液分泌、流泪和支气管过度分泌就是由于这些受体的刺激；相反，这些受体的阻断导致如阿托品中毒时的高热。肝枯否细胞可分泌可损伤邻近细胞的炎症介质，且枯否细胞具有甘氨酸受体，即甘氨酸门控的 $Cl^{-}$ 通道，这些细胞的分泌功能（如炎症介质的分泌）可因摄入甘氨酸（通过 $Cl^{-}$ 内流诱导超极化）而阻断，这种干预作用可缓解乙醇引起的肝损害。

某些磺胺药可引起实验动物低血糖，这导致了糖尿病患者口服血糖药的开发。这些药物可抑制胰岛 B 细胞的 $K^{+}$ 通道，随后诱导去极化，引起 $Ca^{2+}$ 通过电压门控的 $Ca^{2+}$ 通道内流以及胰岛素从细胞外排。抗高血压药二氮嗪以相反的方式作用于 $K^{+}$ 通道，损害胰岛素的分泌。

## 三、毒物引起细胞维持的改变

在多细胞机体，细胞必须维持其本身的结构与功能完整性，并对其他细胞提供支持功能。许多毒物可干扰细胞维持功能，导致毒性反应。

### （一）细胞内部维持的损害：中毒性细胞死亡的机制

细胞损伤指化学物质或其他刺激干扰正常细胞自稳机制，由此发生的病理性过程。细胞损伤常经过几个不同的时相后才产生细胞死亡，取决于温度、刺激强度、细胞类型和内环境稳态紊乱的程度等。在致死性损伤的情况下，在细胞死亡前的时相，被称为“致死前时相”（“pre-lethal phause”）。如果损伤性刺激（如缺氧）在这时能被消除的话，那么细胞便能恢复，然而过了这个特殊的时点（“不可复的点”或“细胞死亡点”）后，即使除去了损伤，细胞也不会恢复，即进入坏死时相。在致死前时相，可发生细胞凋亡（apoptosis）或细胞胀亡（oncosis）

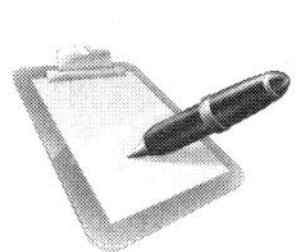

改变。坏死指细胞死亡时所发生的一系列变化，需区别凋亡和胀亡。

细胞必须合成内源性分子，组装大分子复合物、膜及细胞器，维持细胞内环境，并产生细胞活动所需的能量，以维持细胞生存。破坏这些功能的毒物，特别是损害线粒体能量产生功能和控制基因组功能的蛋白质合成的毒物均可危及生存并可引起中毒性细胞死亡。

**1. 危害细胞存活的原发性代谢紊乱：ATP 耗竭、$Ca^{2+}$ 蓄积、ROS/RNS 生成**

使细胞遭受致死性打击的化学物质可启动三种关键性的生化紊乱：ATP 耗竭、持续性的细胞内 $Ca^{2+}$ 升高以及 ROS 和 RNS 过量产生。

（1）ATP 耗竭：ATP 作为生物合成的物质和能量的主要来源在细胞维持中起核心作用。它参与许多生物合成反应，通过磷酸化和腺苷化作用活化内源化合物，掺入辅因子及核酸中去。它为肌肉收缩和细胞骨架的聚合作用及细胞运动、细胞分裂、囊泡转运提供能量，并且对于细胞形态的维持也是必不可少的。ATP 驱动的离子转运蛋白，如质膜的 $Na/K^+$-ATPase、质膜和内质网膜的 $Ca^{2+}$-ATPase、溶酶体膜以及含神经递质的囊泡的 $H^+$-ATPase 等，作为泵维持了各种细胞功能所必需的条件。如由 $Na^+$，$K^+$ 泵形成的穿质膜 $Na^+$ 浓度梯度可驱动 $Na^+$- 葡萄糖和 $Na^+$- 氨基酸协同转运蛋白，以及 $Na^+$/ $Ca^{2+}$ 反向转运蛋白，促使这些营养素的进入和 $Ca^{2+}$ 的流动。

通过 ATP 水解为 ADP 或 AMP 的形式释放化学能。ADP 在线粒体中由 ATP 合酶重新磷酸化，与氢氧化为水相偶联，这一过程称为氧化磷酸化。除 ATP 合酶外，氧化磷酸化还需要如下过程：①氢以 NADH 的形式传递给初始电子转运复合物；②氧传递给终末电子转运复合物；③ ADP 和无机磷转运给 ATP 合酶；④电子沿电子传递链流向 $O_2$，伴有质子从基质腔穿内膜逐出；⑤质子沿电化学递度下穿越内膜返回到基质腔从而驱动 ATP 合酶。

有几类化学物质可阻碍这些过程，干扰线粒体 ATP 合成。这些化学物质分为五组：A 类化学物质干扰氢向电子传递链传递，如氟乙酸抑制柠檬酸循环和还原性辅因子的产生。B 类化学物质抑制电子沿电子传递链转移到分子氧，如鱼藤酮和氰化物。C 类毒物干扰氧传递到终末电子转运蛋白—细胞色素氧化酶。D 类化学物质抑制 ATP 合酶（氧化磷酸化的关键酶）的活性。抑制 ATP 合成可能通过以下四种方式：①直接抑制 ATP 合酶；②干扰 ADP 的传递；③干扰无机磷的传递；④剥夺 ATP 合酶的驱动力—受控的质子向基质间腔内流的力量。疏质子化学物质（解偶联剂）如 2, 4- 二硝基酚和五氯酚可将质子输入线粒体基质，导致驱动质子受控流入基质（随后驱动 ATP 合酶）的质子梯度消散；E 类化学物质引起线粒体 DNA 损害，因而损害由线粒体基因组编码的特定蛋白质（如复合物 Ⅰ 亚单位和 ATP 合酶）合成，包括用于抗 AIDS 的双脱氧核苷类药物如叠氮胸苷。

（2）细胞内 $Ca^{2+}$ 的持续升高：细胞内 $Ca^{2+}$ 水平是受到严格调控的。通过质膜对 $Ca^{2+}$ 的不渗透和 $Ca^{2+}$ 从胞质清除的转运机制维持细胞外和胞质 $Ca^{2+}$ 浓度之间存在 10,000 倍差异。$Ca^{2+}$ 从胞质穿过质膜被主动泵出，并隔离在内质网和线粒体里（图 5-5）。由于线粒体配备的转运蛋白为低亲和力的，故仅当胞质 $Ca^{2+}$ 水平升高到微克分子浓度范围时，线粒体才在 $Ca^{2+}$ 隔离中起有意义的作用。在这种情况下，大量 $Ca^{2+}$ 蓄积于线粒体中，以磷酸钙形式贮存。

毒物可通过促进 $Ca^{2+}$ 向细胞质内流或抑制 $Ca^{2+}$ 从细胞质外流而诱导胞质 $Ca^{2+}$ 水平的升高。配体或电压门控的 $Ca^{2+}$ 通道开放或质膜损伤都可引起细胞外液与细胞质间 $Ca^{2+}$ 浓度梯度的下移。毒物也可诱导 $Ca^{2+}$ 从线粒体或内质网漏出而增加胞质 $Ca^{2+}$，也可通过抑制 $Ca^{2+}$ 转运蛋白或耗竭其驱动力而减少 $Ca^{2+}$ 的外流。细胞内 $Ca^{2+}$ 的持续升高是有害的，因为有可能导致能量储备的耗竭，微丝功能障碍，水解酶的活化以及 ROS 和 RNS 的生成。

（3）ROS 与 RNS 的过度产生：有许多外源化学物质可直接生成 ROS 与 RNS，如氧化还原循环物质和过渡金属。此外，ROS 和 RNS 的过度产生可继发于细胞内高钙症，因为 $Ca^{2+}$ 可通过下述方式激活生成 ROS 和 RNS 的酶：① $Ca^{2+}$ 活化柠檬酸循环中的脱氢酶加速氢从柠檬酸

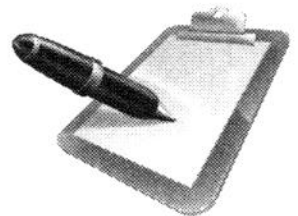

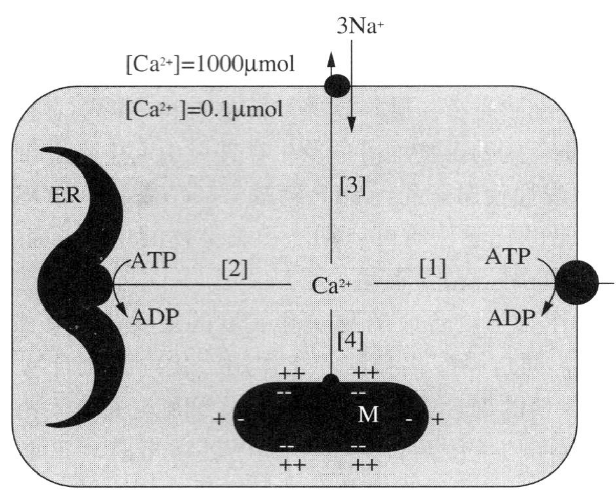


图 5-5 细胞内 $Ca^{2+}$ 的调控

循环中产出，然后，电子沿电子传递链流动，这一过程与 ATP 合酶活性的抑制可共同增加由线粒体电子传递链形成的 $O_2\cdot^-$。② $Ca^{2+}$ 激活的蛋白酶通过蛋白质水解过程使黄嘌呤脱氢酶转变为黄嘌呤氧化酶，其副产品是 $O_2\cdot^-$ 和 HOOH。③神经元和内皮细胞表达 $Ca^{2+}$ 激活的 NOS。由于 $NO^+$ 与 $O_2\cdot^-$ 具有极高的反应性，这些自由基的共同产物必将不可避免地导致 $ONOO^-$ 的形成，这是一种高反应性的氧化剂。而且，$ONOO^-$ 还可通过使高敏感性的 Mn-SOD（可清除 $ONOO^-$ 的前身 $O_2\cdot^-$）失效而增加其自身的形成。

**2．原发性代谢紊乱之间的相互影响** 上面讨论的细胞生化过程的原发性紊乱不是孤立的，而是可以多种方式相互作用、彼此影响的（图 5-6），如：

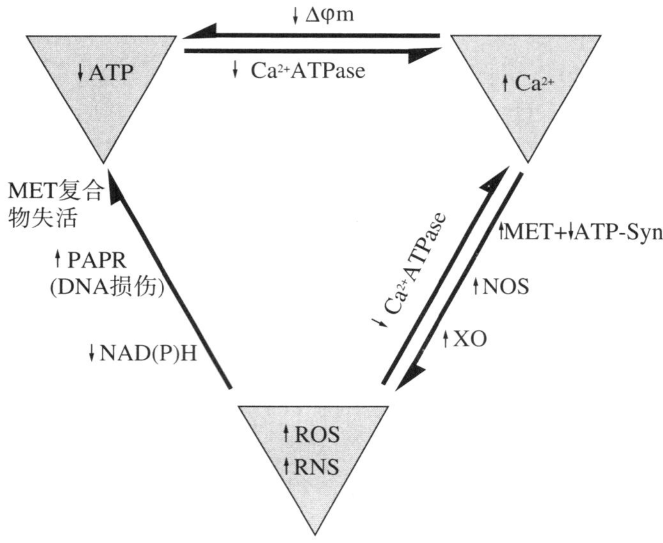


图 5-6 原发性代谢紊乱之间的相互影响

（1）细胞 ATP 的耗竭可剥夺内质网质膜 $Ca^{2+}$ 泵的燃料，引起胞质 $Ca^{2+}$ 的升高。随着 $Ca^{2+}$ 内流进线粒体，Δψm 下降，ATP 合酶发生障碍。

（2）如前所述，细胞内高钙促进 ROS 和 RNS 的形成，而 ROS 与 RNS 使巯基依赖的 $Ca^{2+}$ 泵发生氧化性失活，这反过来又加剧了高钙。

（3）ROS 与 RNS 也能消耗 ATP 储备。NO 和 $ONOO^-$ 可抑制细胞 ATP 合成。NO 是一种

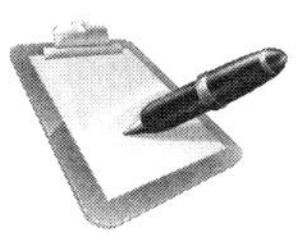

可逆的细胞色素氧化酶的抑制剂。$NO^+$（亚硝基鎓阳离子，一种 NO 的产物）使甘油醛 -3- 磷酸脱氢酶发生 S- 亚硝酰化，因而使之失活，损害糖酵解作用，而 $ONOO^-$ 使呼吸链复合物Ⅰ、Ⅱ、Ⅲ和顺乌头酸酶发生不可逆的失活（与这些酶的 Fe-S 中心反应）。

（4）$ONOO^-$ 能诱发 DNA 单链断裂，导致聚（ADP- 核糖）聚合酶（PARP）激活。作为修复策略的一部分，激活的 PARP 将来自 $NAD^+$ 的多个 ADP- 核糖部分转移到核蛋白和 PARP 本身，$NAD^+$ 的消耗严重地危及 ATP 合成，而 $NAD^+$ 的再合成又消耗 ATP，因此由 $ONOO^-$ 引起的 DNA 损害的主要后果是细胞能量耗竭。

**3．细胞死亡**

（1）细胞凋亡（apoptosis）：1972 年 Kerr 首次用“凋亡”一词描述细胞死亡的形态，细胞发生凋亡时会出现一定的形态学特征，如细胞固缩，染色质凝聚，胞膜有小泡生成，核破碎成凋亡小体，DNA 降解，胞膜最终形成许多凋亡小体，然后被邻近的巨噬细胞所吞噬。线粒体在调控细胞凋亡中发挥着重要的作用。线粒体 $Ca^{2+}$ 摄取、$\Delta\psi m$ 下降、ROS 和 RNS 生成、ATP 耗竭和原发性代谢紊乱（如无机磷、游离脂肪酸和溶血磷脂的蓄积）均被认为是引起线粒体通透性突然升高的因素。线粒体通透性转换（mitochondrial permeability transition，MPT）是由一种跨越线粒体内、外膜间的线粒体通透性转换孔（mitochondrial permeability transition pore，MPTP）开放而引起的。线粒体内、外膜间隙包含许多与细胞凋亡密切相关的分子，多种因素如铅、汞、射线、热环境、肿瘤坏死因子等可作用于线粒体，使其微环境发生变化，造成线粒体的膜电位丢失，ATP 合成受阻，线粒体通透性发生变化，多种凋亡蛋白从线粒体释放到细胞质中，进而诱导细胞凋亡。由线粒体途径引起细胞凋亡过程中，线粒体膜间隙可释放几种主要的促凋亡蛋白，包括细胞色素 C（Cytochrome C，Cyt C）、Smac/ Diablo、Omi/ HtrA2、凋亡诱导因子（AIF）和核酸内切酶 G（Endonuclease G，Endo G）等。

Caspases 是一类能在特定的天门冬氨酸残基劈裂蛋白质的半胱氨酸蛋白酶。它们以无活性的形式——天冬氨酸特异性半胱氨酸蛋白酶原存在于胞质中，该酶原经蛋白水解转变为活性蛋白酶。某些信号型 caspases（如 caspases 2、8 和 9）可裂解并激活，从而将信号传递到效应 caspases（如 Caspase-3），它们修剪特定的细胞蛋白，使细胞蛋白活化或失活，引起细胞凋亡。

综上所述，线粒体在细胞凋亡中扮演着重要角色，线粒体能够感受到细胞凋亡的信号，进而诱发线粒体释放多种促凋亡蛋白。许多研究表明线粒体促凋亡蛋白的释放由上游 Bcl-2 家族蛋白调控，根据其结构和功能的不同，Bcl-2 家族分为抗凋亡蛋白（如 Bcl-2、Bcl-XL）和促凋亡蛋白（如 Bax、Bad、Bid）两大类，通过这些成员之间的相互作用调节线粒体结构与功能的稳定性，在凋亡的线粒体途径中发挥了重要的作用。

另外，除线粒体途径引起细胞凋亡外，细胞凋亡还可经死亡受体及内质网途径进行，这些途径均涉及 Caspase 活化。值得指出的是，这三条凋亡途径并不是孤立的，而是存在着的密切联系和相互作用。如 TNFR1 或 Fas 的刺激能直接活化 Caspases，但 Fas 的活化也能通过 Caspase 介导的 Bid 活化而进入线粒体途径的凋亡程序。另外，通过 $Ca^{2+}$ 信号，线粒体和内质网途径的细胞凋亡信号转导也存在着交互作用（图 5-7）。

（2）细胞坏死（necrosis）：MPTP 开放使质子自由地内流进基质间隙，引起的 $\Delta\psi m$ 迅速和完全消散、ATP 合成的中断以及水的渗透内流，导致线粒体膨胀，已蓄积于基质间隙的 $Ca^{2+}$ 通过孔流出，进入胞质。这样的线粒体不仅不能合成 ATP，而且由于内膜的去极化迫使 ATP 合酶以相反的模式（即作为一种 ATPase 水解 ATP）运作，从而浪费余留的资源。甚至由于 ATP 供应不足，糖酵解过程亦被危及（因为参与糖酵解过程的酶如己糖激酶，磷酸果糖激酶等需要 ATP）。假如毒物引起的代谢紊乱引起细胞 ATP 耗竭时，细胞降解过程（如大分子和膜的氧化性和水解性降解以及细胞内溶质和容积稳态的崩解）将得以完成，引起细胞结构和功能的维持的完全丧失，导致细胞坏死（图 5-8）。

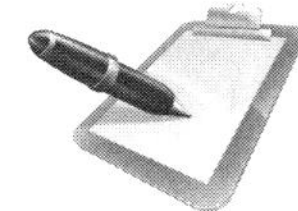

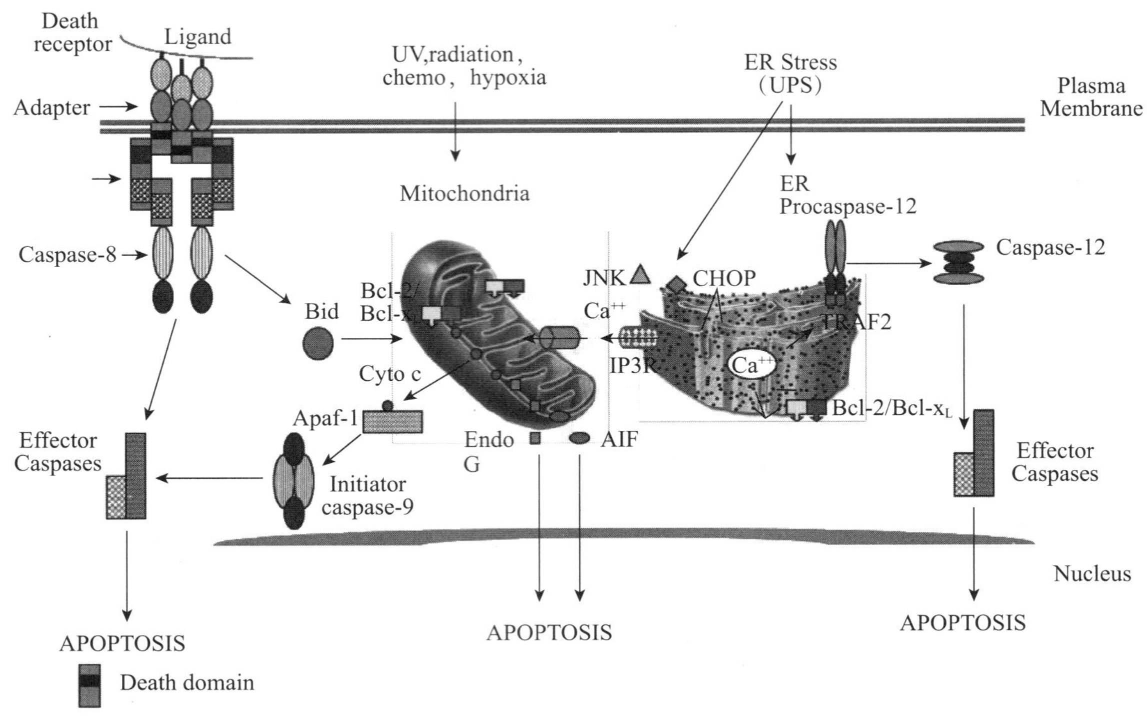


图 5-7　线粒体损害、内质网应激、Fas 或 TNF 受体途径启动的凋亡途径

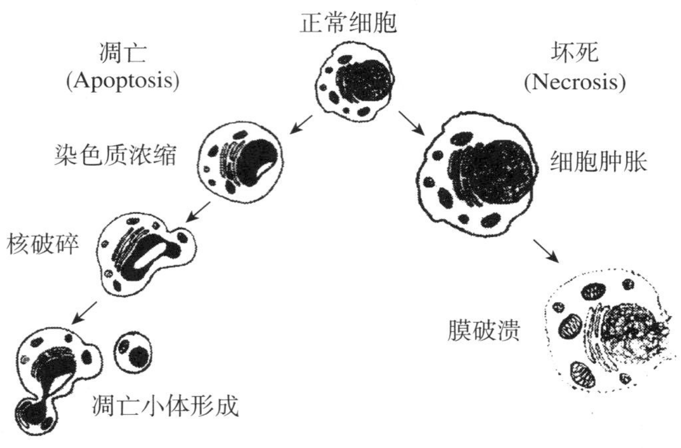


图 5-8　细胞死亡：凋亡及坏死

大多数化学物质诱发的细胞死亡涉及线粒体，可导致线粒体的功能失调（如 $Ca^{2+}$ 的蓄积，$\Delta\psi m$ 的消散、ROS/RNS 的过量产生），最终触发坏死或凋亡。同时，MPT 是这两个过程的关键事件。

（3）细胞死亡的形式取决于 ATP 的利用度：ATP 的利用度是决定细胞死亡形式的关键。Lemasters 等（1998）利用共聚焦显微镜观察暴露于凋亡刺激物的细胞中的线粒体，发现 MPT 在所有线粒体中并不是均匀一致地发生。他们提出了发生 MPT 的线粒体的数量（与化学物质暴露水平有关）决定了细胞 ATP 耗竭的严重性以及随后的细胞结局的模型。按照这种模型，当仅有极少数线粒体发生 MPT 时，这些线粒体以及伴随它们的促凋亡信号（如 Cyt c）通过溶酶体自吞噬而清除。当 MPT 涉及更多时，自吞噬机制被压制，释放的 Cyt c 启动 caspase 活化

与凋亡（图 5-9）。当 MPT 几乎涉及所有线粒时，ATP 被严重耗竭。ATP 的缺失阻止了需 ATP 参与的凋亡程序的执行，如 Apaf-1、Cyt c 和 procaspase-9 之间复合物的形成，然后在 caspase 生效之前发生细胞溶解。

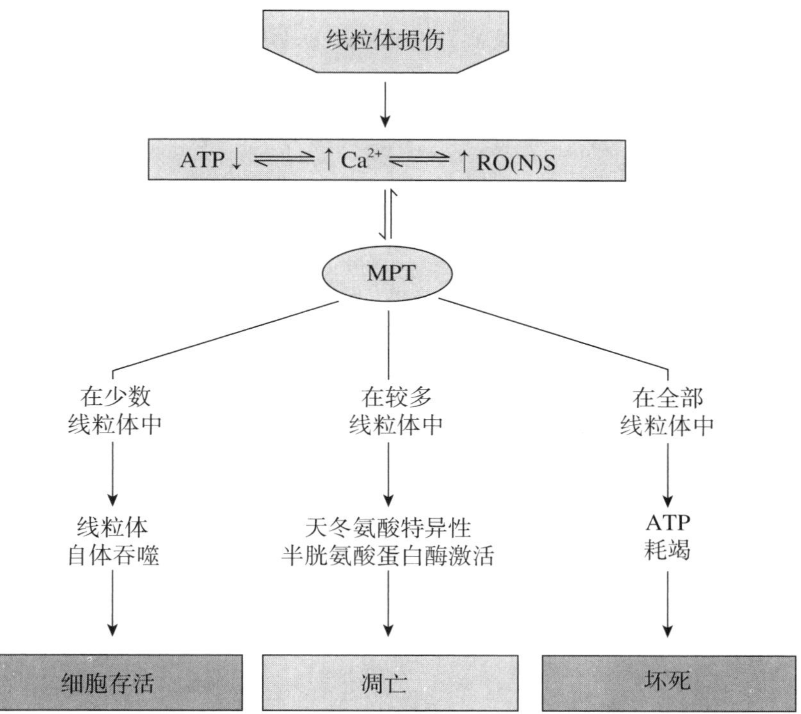


**图 5-9　线粒体损伤引起细胞命运的“决定方案”**

许多外源化学物质如肝毒物乙酰氨基酚、1.1- 二氯乙烯、硫代乙酰胺和镉以及肾毒物赭曲霉毒素既可引起凋亡，也可引起坏死。毒物在低暴露水平或高水平暴露后的早期阶段倾向于诱发凋亡，而在高水平暴露后则可引起坏死。此外，由细胞毒物引起的两种形式的细胞死亡都可能涉及类似的代谢紊乱，其中最重要的是 MPT。而 MPT 的阻断剂（如环孢霉素 A、Bcl-2 过度表达）既可阻止凋亡，也可阻止坏死的发生。

**4．由其他机制诱发的细胞死亡**　有些毒物可通过主要影响其他细胞功能和结构而引起细胞死亡。包括：①直接损害质膜，如脂质溶剂、去污剂和来自蛇毒的水解酶；②损害溶酶体膜，如氨基糖苷抗生素和结合于 $\alpha_{2\mu}$- 球蛋白的烃类；③破坏细胞骨架，如微丝毒素鬼笔环肽和细胞松弛素以及微管毒素秋水仙碱和 2, 5- 己二酮；④蛋白磷酸酶抑制剂，如肝毒素、微囊藻素，它们引起微丝和其他细胞蛋白超磷酸化；⑤破坏细胞蛋白质合成，如 α- 鹅膏蕈碱和蓖麻蛋白等。暴露于这些化学物质后导致细胞死亡的途径通常是未知的，可能最终是由氧化磷酸化的损害，细胞内 $Ca^{2+}$ 的持续升高和 / 或 ROS/RNS 过度产生所介导的。

### （二）细胞外部维持的损害

毒物也可能干扰那些给其他细胞组织或整个机体专门提供支持的细胞。作用于肝的毒物就是这类毒物的一个实例。肝细胞产生并释放许多蛋白质和营养素进入循环中，并从循环中清除胆固醇和胆红素，将它们分别转化为胆汁酸和胆红素葡萄糖醛酸酯，这些过程的中断可能对肝或机体，或对两者均产生有害作用。例如，由香豆素引起的肝凝血因子合成抑制并不损害肝但可因出血而引起死亡，这是杀鼠灵灭鼠作用的机制。在禁食状态，肝葡糖异生作用抑制剂如降糖氨因其限制脑的葡萄糖供应可能具有致死作用。同样地，Reye’s 综合征被认为是因病毒性

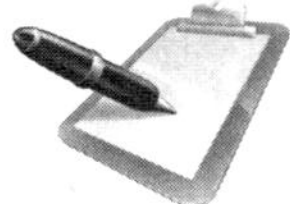

疾病（可诱导肝 NOS）和水杨酸（可激发 MPT）摄入联合作用引起的肝线粒体损伤。这种综合征不仅可引起肝细胞损害，也可引起影响其他器官的严重代谢紊乱（低血糖和高血氨）。化学物质对脂肪酸 β- 氧化或合成、组装和脂蛋白分泌的干扰可使肝脂质过度负荷，引起肝功能紊乱。α- 萘异硫氰酸酯引起的细胞间紧密连接（封闭胆小管作用）的分离，损害胆汁分泌并导致胆汁酸和胆红素潴留，可对肝和整个机体造成不良影响。

## 第四节　修复和修复失控

### 一、损伤的修复

体内损伤的修复可发生在分子、细胞及组织等不同水平（图 5-10）。

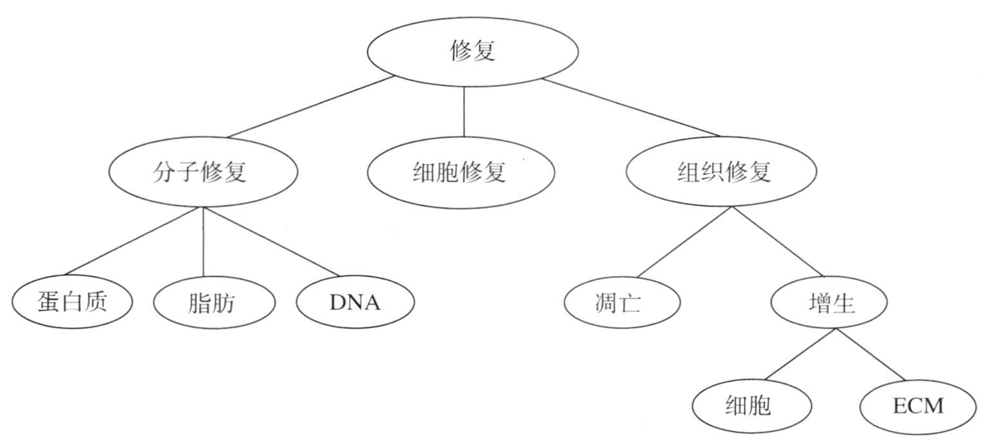


图 5-10　机体不同水平的修复

#### （一）分子修复

受损分子的修复有不同的途径。蛋白质巯基的氧化和 DNA 的甲基化比较容易被修复。DNA 分子的脱氢、脂类的过氧化等致使 DNA 脱碱基和脂类断裂等的修复过程要复杂一些，有时受损的分子会完全降解，需要重新合成。

**1．蛋白质修复**　巯基被氧化可使许多蛋白质（如受体、酶、结构蛋白和 TFs 等）的功能受损。蛋白质的巯基被氧化后，可通过依赖 NADPH 还原酶的作用将其还原，其中氢来源于磷酸戊糖旁路中 6- 磷酸葡萄糖脱氢酶和 6- 磷酸葡萄糖醛酸脱氢酶催化脱氢所产生的。高铁血红蛋白的还原是从细胞色素 b5 获得电子。细胞色素 b5 由依赖 NADH 的细胞色素 b5 还原酶还原而再生。细胞间的可溶性蛋白质对各种物理或化学的刺激都很敏感，易于变性，蛋白变性后可促使细胞大量合成热休克蛋白，这对变性蛋白质的再折叠修复非常重要。依赖泛素 - 蛋白酶体的修复途径对清除变性蛋白质非常重要，这些蛋白质首先结合于萘醌而被识别，然后被水解。这种清除受损蛋白质的机制对于维持眼球晶状体的透明尤其重要。

**2．脂质修复**　过氧化脂质的修复涉及一系列的还原剂和谷胱甘肽过氧化物酶和过氧化物还原酶。磷脂含有脂肪酸过氧化物，易于被磷脂酶 A2 水解，最终由正常脂肪酸代替过氧化脂肪酸。还原酶的恢复需要 NADPH 的参与。

**3．DNA 修复**　尽管 DNA 极易与亲电子物和自由基反应，但其仍是比较稳定的。原因是它一方面被包裹于染色体中，另一方面其本身存在 DNA 损伤修复机制，如直接修复、切除修复和重组修复等（详见遗传毒性一章）。

### （二）细胞修复

机体大多数组织（神经组织例外）可通过存活细胞的分裂增殖替代受损死亡的细胞。成熟的神经细胞无分裂能力，当外周神经轴索损伤时，可在巨噬细胞和施万细胞的参与下修复。巨噬细胞先清除受损片段，然后产生细胞激活素，激活施万细胞增生并产生神经增殖因子（NGF），NGF 通过一系列过程使神经细胞修复。在哺乳动物中糖蛋白（NI35，NI250）可抑制中枢神经系统轴索再生，因此中枢神经细胞的损伤是不可逆的。

### （三）组织修复

具有细胞增殖能力的组织，通过凋亡和坏死清除受损的细胞，并通过增殖和再生修复受损的组织。组织由细胞和细胞间质组成，细胞间各种成分复杂而有序地组合在一起。组织成分通过跨膜蛋白精确定位，细胞间互相粘连，并通过蛋白质构成的管道连接。因此，损伤组织的修复不仅是死亡细胞和间质的再生过程，还涉及新合成成分的重新整合过程。

**1．细胞分裂**　细胞受损后，损伤区域邻近的细胞很快进入分裂周期。如用低剂量的四氯化碳处理大鼠肝细胞，2 ~ 4 小时即可观察到有丝分裂，说明肝细胞已很快从 G2 期进入了 M 期。细胞损伤后几分钟内，即有多个基因表达的增加，这些基因被称为“早期立即生长反应基因”，它们编码 TFs（如 C-fos，C-iun，C-myc）和细胞活动分泌蛋白，这些早期的基因产物直接刺激或间接地通过细胞表面受体及信号传递网络的刺激，使早期基因活动过程被放大。这样，基因的表达被再次“编程”，使细胞的 DNA 合成和有丝分裂优先于被分化形成的细胞功能，例如再生的肝细胞合成细胞色素 P450 能力降低，肝窦周细胞停止积累脂肪和维生素 A。研究可观察到受损细胞会通过释放化学性介质启动再生过程，如肝细胞生长因子（HGF），它并非仅限于肝，而由常驻于各种器官（包括肝、肺、肾等）的巨噬细胞和内皮细胞产生。

**2．细胞间质**　由蛋白质、糖胺聚糖、糖蛋白等组成。在肝内这些成分由 Disse 隙的肝窦周细胞所合成，这些细胞在肝再生过程中，可被邻近的肝窦巨噬细胞产生的 β- 转移生长因子（TGF-β）激活。在四氯化碳诱发肝坏死后，用原位杂交方法可发现 Kupffer 细胞中 TGF-β 的 mRNA 大量增加。TGF-β 作用于肝窦周细胞，刺激细胞间质成分的合成和重新整合过程。TGF-β 在肾和肺的细胞间质合成中也起关键作用，只是作用的靶细胞不同。

## 二、修复失控

### （一）炎症

炎症（Inflammation）形成的标志为微环境的改变和炎症细胞的聚集。该过程的启动常因组织损伤应答时滞留的巨噬细胞分泌各种细胞因子（cytokine），如肿瘤坏死因子（TNF）、白细胞介素（IL-1）等，这些细胞因子刺激邻近基质细胞（如内皮细胞等）释放介质，诱发局部微血管扩张，致使毛细血管渗漏。活化的内皮细胞也能通过释放趋化细胞因子（chemotactic cytokine）及细胞黏附分子等，使白细胞易于到达损伤组织，进入损伤部位的白细胞也可合成介质加重炎症反应。巨噬细胞和白细胞也可产生自由基和水解酶。

### （二）坏死

细胞损伤向组织坏死进展可被两种协同的修复机制所中止：凋亡与细胞增生。正如上面所讨论的一样，损伤的细胞可启动对抗中毒性损伤进展的凋亡过程。凋亡通过阻止损伤细胞的坏死和随后的炎症反应（可通过释放细胞毒性介质引起损伤）而对抗中毒性损伤进展。邻近受损细胞的正常细胞，在损伤发生后很快被启动增生过程，也阻碍了毒作用的进一步发展。给予大鼠低剂量的四氯化碳，在几个小时内即可在肝细胞内发现一个有丝分裂的高峰，早

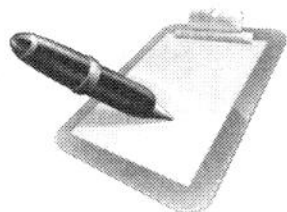

期的细胞分裂被认为是迅速恢复组织损伤、防止坏死的表现。先给予大鼠一定剂量的十氯酮（chlordecone），以阻断早期细胞分裂，再给予非坏死剂量的四氯化碳将会引起肝坏死。

修复效率可能是决定引起组织坏死毒物的剂量 - 反应关系的一个重要因素。随着化学物质剂量增加至某一阈剂量前，组织修复逐渐加强，可遏制损伤，超过该阈剂量则修复被抑制，组织损伤将无法遏制并发展。如低剂量的四氯化碳在肝引起凋亡，而在高剂量下则引起肝细胞坏死。

### （三）纤维化

纤维化（fibrosis）是受损组织修复不良的一种特殊表现，异常修复是纤维化的主要因素之一。细胞损伤启动急速增加的细胞增生和细胞外间质形成。正常情况下，损伤修复后细胞间质的合成即停止，假如这时细胞外间质产生的增加没有被终止，纤维化就会发生。如长期饮酒或慢性接触四氯化碳等，可致肝纤维化或肝硬化；长期吸入某些矿物质或使用某些药物如博莱霉素和胺碘酮素等，可致肺纤维化；阿霉素可致心脏纤维化。多数可致纤维化的化合物可产生自由基和引起细胞慢性损伤。细胞间质的过度合成，受非实质性细胞所产生的细胞因子的控制。虽然有多种纤维化介导因子，但 TGF-β 可能是起主要作用的因子。

纤维化对机体有许多不利的影响，如瘢痕发生收缩，最终可能挤压实质细胞和血管；毛细血管内皮细胞和实质细胞之间基底膜成分的沉积可形成一层扩散屏障，致使组织细胞营养不良；由于细胞外基质数量和刚性的增加，使组织的柔软性减弱，弹性降低，影响其机械功能，如在心、肺等；细胞外环境改变，通过跨膜蛋白和偶联的细胞内信号转导网络，纤维化可影响多种细胞行为，如极性、机动性和基因表达等。

### （四）致癌作用

致癌作用（carcinogenesis）涉及各种修复机制的功能不足，包括 DNA 损伤修复失效、凋亡失效及终止增生过程失效等。

（姚碧云）

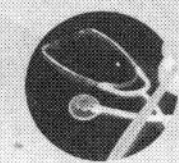

# 第六章　毒理学实验基础

毒理学是一门以实验为基础的科学，实验研究为有关化学物质毒性数据的获得及毒性机制的研究提供物质保障。实验研究和人群研究是支撑毒理学工作的两大基石。实验研究虽然仅仅涉及细胞、组织、器官或者整体动物，但是所有的实验研究都需要有良好的实验设计、基本的实验规范要求来保证实验数据的真实性、合理性及可靠性。尤其是针对出具具有公信力和法规准则相关的毒理学评价的数据时，都需要在遵循良好实验室规范（GLP）或者通过不同的实验室认证、认可的基础上，开展相关的实验工作。

## 第一节　毒理学实验研究

毒理学实验研究主要包括整体动物实验和体外毒理学实验，通过这些研究完成描述毒理学、机制毒理学和管理毒理学工作中需要的技术资料及数据。这些资料及数据有效地协助化学物质的管理，尽最大可能保证人群的安全，降低人群暴露的风险，为化学物质的分级管理提供了技术支撑。在促进三级预防工作方面也发挥着不可替代的作用，从一级预防角度讲，能有效识别危险因素，通过化学物质的毒性分级、毒作用特点及靶器官，尽可能减少人群对人体健康危害较大的因素的暴露，阻断损伤出现；从二级预防角度讲，通过对损伤早期生物标志物的研究，能够早期发现、早期阻断暴露、早期治疗来阻止损害效应进一步发展，促进早期损伤个体的尽快恢复，防止有害效应导致更为严重的健康结局；从三级预防角度讲，毒作用机制的研究为损伤发生后的疾病治疗提供依据，能够更有针对性地进行有的放矢的治疗，从引起损伤效应的分子水平进行干预，一方面阻止损伤导致更为严重的健康不良结局，另一方面通过细胞自身的调节机制去除损伤细胞，促进组织恢复。

### 一、毒理学实验研究的应用

毒理学研究是预防医学与公共卫生众多学科的基础学科之一，预防医学与公共卫生学科主要关注的是自然因素和社会因素对人群健康的影响，而在自然因素中又包括生物学因素和非生物学因素（物理因素、化学因素等）。毒理学实验研究可以为职业、环境、食品、脆弱人群等各种研究中所关注的物理及化学因素引起健康损伤的效应确认、机制研究及健康标准制定提供相应的数据，在各种有害物理因素及化学因素与疾病关系的因果关系确认中，毒理学实验研究也发挥着不可或缺的作用。因此，毒理学实验研究与人群流行病学研究及统计数据分析方法成为支撑人群健康问题研究的三大支撑。

### 二、毒理学实验研究的目的

毒理学实验研究能够提供各种不同的信息，保证对化学物质的管理有效并且合理，以达到

保障人群健康的最终目标。

### （一）发现化学物质引起的毒效应及毒作用的特征

通过毒理学的整体动物研究，包括急性毒性实验、重复暴露毒性实验、遗传毒性整体动物实验、致癌实验、致畸实验、发育毒性实验、特定的靶器官和靶系统毒性实验，人们可以了解受试外源物质的毒作用表现，了解不同途径暴露后引起的不同器官和系统的损伤，并且通过寻找敏感的损伤效应，为后续的研究和工作提供基础。

### （二）剂量 - 反应关系研究

外源物的毒性效应是与剂量紧密联系的，不同的健康损伤效应所具有的剂量 - 反应关系也不相同。如经典急性致死性毒性研究，通过剂量 - 反应关系可以计算出重要的毒性参数 $LD_{50}$；重复暴露的毒性研究可以得到未观察到有害作用水平（NOAEL）、基准剂量（BMD）等重要的参数，这些参数为化学物质的安全性管理提供参照标准；致畸毒性研究可以通过剂量 - 反应关系计算致畸指数，评价化学物质的致畸安全性。

### （三）确定毒作用的靶器官

毒作用的靶器官往往是外源物进入机体后引起损伤效应最为明显的器官，往往也是与特定物质的人体健康风险关系最为密切的器官，靶器官的确定是进一步开展相应物质毒性损伤机制研究和损伤防护研究的基石，靶器官的确定也为实际工作中化学物质暴露后的健康风险监测提供重要的依据。

### （四）确定损伤可逆性

毒性损伤的可逆与否对于制定化学物质的暴露限量非常重要。化学物质暴露限量的制定是一个综合因素考虑的结果，需要考虑降低化学物质的暴露水平所需要的投入（人力、物力和财力），现实的经济发展状况等。尤其是对于药物，一方面要考虑药物本身带来的疾病治疗收益，另一方面也要考虑药物本身可能带来的副作用的风险。如果是可逆性损伤，即停止暴露后一段时间，机体可以自身修复化学物质引起的损伤而不需要外来的干预，那么这种剂量下引起的健康风险可能就可以接受，如化学物质引起的肝轻微的损伤；但是对于不可逆性的损伤，如神经系统或者致畸效应，在制定相应的可以接受水平时需要严格把关，避免相应的健康风险的出现。

### （五）阐明有害作用机制

科学研究的本质就是要清晰阐明各种变化的规律，对于外源物质的毒性而言，可以通过毒理学实验（包括整体动物实验和体外研究）来剥茧抽丝，从整体动物水平、系统水平、器官水平、组织水平、细胞水平、细胞器水平、细胞内的蛋白质和核酸等不同的层次构建相应的逻辑关系网络，最终阐明外源物质的毒作用机制。毒作用机制的明晰一方面进一步丰富外源物对健康的影响谱，另一方面为损伤后的治疗提供理论支撑，从损伤靶点出发开发救治药物。

## 第二节　受试物的处理及准备

开展外源物质的毒性研究首先要考虑如何让这些物质进入生物体，包括有机的完整生命体和代表局部特征的细胞。采取合理的方式让受试物进入或者接触机体是需要考虑的重要环节，因此对于不同实验条件下针对受试物需要采取各自相应的处理方式，保证受试物在合理并且模拟自然界真实暴露条件下的状况进入，有助于后续的毒性效应及毒性机制的研究。

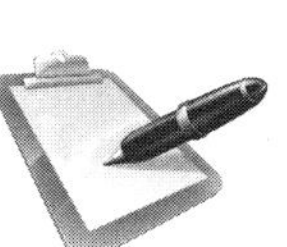

## 一、体内实验

对于整体动物实验，受试物在给予动物前需要考虑诸多因素，首先考虑该物质在环境中可能是通过哪种途径或者哪几种途径进入体内，设计相应的毒性观察主要是关注哪种途径进入引起的。一般来说，首先模拟人类的接触途径，其次还要考虑化学物质本身的理化特征，选择合适的途径将受试物给予实验动物。常见的暴露途径有经消化道暴露、经呼吸道暴露、经皮肤暴露和注射方式暴露。

### （一）经消化道暴露

这是人类暴露于外源化学物质种类最多的一种暴露方式，绝大多数可以进入土壤、水和食物中的外源性物质，都会经口、经消化道暴露于人体。在实验动物中模拟这种方式给予受试物时，最常用的是灌胃、饲料掺入、饮水掺入和胶囊吞咽的方式。经消化道暴露时，要考虑将受试物溶解在适当的溶剂中，对于溶剂的选择基本要求如下：

1．溶剂本身对于实验动物不存在毒性效应。

2．溶剂本身与受试物之间不会发生化学反应，影响受试物的特征。

3．受试物在溶剂中分散均匀、稳定性较好。

4．溶剂本身稳定性好。

一般水溶性物质的溶剂选用蒸馏水，脂溶性物质的溶剂选用植物油或者吐温助溶，不溶性物质采用 0.5% 羧甲基纤维素钠或者 10% 阿拉伯胶。

### （二）经呼吸道暴露

日常在空气中存在的物质，或者可能通过雾化方式暴露于人体的外源物质，往往可以采取经呼吸道暴露的模式给予受试动物。常用的暴露方式有静式染毒、动式染毒和气管滴注。

静式染毒需要考虑受试物的挥发性，根据动态变化过程调整给予的受试物的量，染毒柜中要考虑如何保证受试物在空气中的均匀分布。动式染毒需要预先将受试物与空气按照固定比例混合。气管滴注一般采用生理盐水或者 PBS 将受试物悬浮，注意保证尽可能减少细菌的污染。

### （三）经皮肤暴露

对于脂溶性较高、容易吸附在皮肤表面的物质，可能会通过皮肤吸收进入机体。对于这类物质在实验动物暴露时，首先要对动物进行处理，除去皮肤表面的被毛，一般可以机械脱毛或者化学脱毛，脱毛后不宜直接将受试物涂抹于皮肤表面，应该让处理局部皮肤空气暴露 24 小时，使备皮过程可能导致的细微创口愈合，避免直接涂抹通过损伤皮肤的毛细血管直接入血。

### （四）注射染毒

对于临床使用的药物，注射是一种常见的给药方式，因此在开展临床前安全性评价时，必须要模拟临床的用药方式。可能采用的方式包括皮下注射、肌内注射和静脉注射。在开展毒性机制研究时，可能也会采用腹腔注射的方式将受试物给予实验动物。所有经注射给予的受试物溶剂都应该采用等渗液体。

## 二、体外实验

体外实验是将受试物直接给予培养中的细胞、组织或者器官，需要考虑受试物是否能够接触或者进入培养物。

对于水溶性的物质，一般选择先将受试物溶解于等渗的液体（生理盐水、磷酸盐缓冲液或

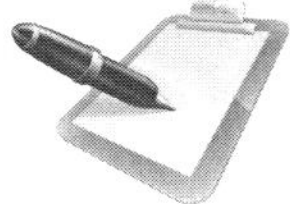

培养液），配成应用液，再将应用液加入培养体系，确保在培养体系中达到需要的终浓度。如果应用液的溶剂为生理盐水或者磷酸盐缓冲液，需要考虑是否加入量过多对培养液的稀释导致的营养物质水平下降。

对于脂溶性的物质，常规采用二甲基亚砜（DMSO）作为溶剂先将受试物溶解，再将DMSO溶液加入培养液中。DMSO在培养液中的终浓度过高也会产生细胞毒性，因此要注意其终浓度一般不超过1%。有些情况下也会用乙醇作为溶剂，辅助受试物在培养液中均匀分散。

将不溶性物质加入培养体系时，一般采用等渗的液体，但是在加入前要注意振荡均匀，尽可能保证受试物在液体中的均匀分布。

## 第三节　体内毒理学实验

### 一、体内毒理学实验设计

对于整体动物实验而言，毒理学实验一般至少要有几个不同的剂量组，希望通过研究能够发现所研究化学物质的毒性效应的剂量-反应关系，剂量-反应关系也是在确定暴露因素与毒性效应因果关系中作为重要的参考依据。除此以外，在实验设计中还需要考虑对照组，不同的对照组在解释实验结果方面具有不同的作用。

#### （一）剂量分组

一般整体动物实验最少有三个剂量组，无论最终观察到的终点或者毒效应如何，设计中的最高剂量希望能够出现明显的毒性效应，但是不出现动物死亡或者个别动物死亡，一般要求死亡率要小于10%，除了急性致死毒性之外，其他毒性效应研究的高剂量设计都可以参考 $LD_{50}$ 来进行；低剂量要求观察不到毒性效应，但是必须高于人体在环境中的实际暴露量；中剂量则在高剂量和低剂量中间等比或等差级数设置。

#### （二）对照组

一般实验中的对照分为四种，分别为未处理对照、阴性（溶剂）对照、阳性对照和历史性对照。

**1. 未处理对照**　对照组不给予任何处理措施，关注两种问题的时候会采用这种对照，一种是给药处理措施本身是否有可能带来某些观察效应指标的变化；另一种是了解指示生物的生物学特征本底值，用来进行质量控制。

**2. 阴性（溶剂）对照**　给予除研究因素外所有其他的各种处理，主要目的是判断受试物处理组引起的各种指标和参数改变是否是由于处理因素导致的。这是生物学实验中最为重要的一种对照，是判断有害因素与不良效应结局因果关系的重要依据。

**3. 阳性对照**　采用阳性物（明确可以引起拟观察效应发生相应变化的物质）处理动物，目的是观察实验系统是否正常，包括研究中所采用的各种试剂、各种技术和操作。只有当阳性物获得阳性结果时，才表明实验体系正常，所得的结果才具有真实性。这种对照在毒理学研究中应用较多，尤其是在遗传毒性和致畸性研究中采用。

**4. 历史性对照**　就是本实验室正常动物的观察指标在一段时间内的汇总，历史性对照的设置可以为实验室长期相关动物实验的质量控制提供保证，同时对于所开展的实验中出现的数值进行生物学意义分析时提供判断的依据。本实验室的历史性对照资料应该由至少10次独立实验的阴性对照组构成，以其均值 ±1.96 倍的标准误作为参考值范围。

### （三）动物数量

毒理学安全性评价实验各组动物数取决于很多因素，如实验目的和设计，要求的动物敏感性、实验动物的寿命、生殖能力、经济的考虑及动物的可利用性。各组动物数的设计应考虑统计学的要求。对各种常规毒性实验的动物要求，详见相关章节。

### （四）实验期限

某些实验（如致畸实验和多代生殖实验）的实验期限是由受试实验动物物种或品系决定的，而其他一些毒性实验的期限在某种程度上是由定义所决定的。如急性毒性是一次或一天内的多次染毒，亚慢性毒性实验规定为染毒持续至实验动物寿命的 1/10，对大鼠为 90 天，对狗应为 1 年。慢性毒性实验 / 致癌实验一般规定持续至实验动物全生命周期，或者最敏感组死亡率达到某一水平，通常为 80%。

## 二、实验动物的选择

整体动物实验是以实验动物为研究对象，为了获得具有可重复性、灵敏性和可靠的实验结果，实验动物选择是非常重要的环节。

### （一）物种选择

外源化学物质引起的生物体毒性效应往往在人和动物之间、不同物种之间会有一定的差异，物种之间的差异可能表现在不同的方面。从量的角度考虑，会出现引起相同效应的剂量在不同物种间的不同。有报道称，138 种化学物质对人的敏感性为大鼠的 1.8 ～ 10.5 倍。即便是最常见的急性毒性参数，同一化学物质的急性经口 $LD_{50}$ 的数值在不同物种之间会有不同，有些差别可以在 10 倍以上。而从质的角度去考虑，则有可能发现在不同物种之间的毒效应不同，如除草剂百草枯，对人可以引起肺损伤，而对狗则未发现这种效应；棉酚是一种典型的引起精子发育障碍的化学物质，会影响人的生殖功能，在大鼠也可以观察到类似的效应，但是在小鼠则表现不明显。同样，反应停在人体会表现出明显的致畸效应，在啮齿类动物则效应很弱。这些差异可能与化学物质在不同物种体内的代谢过程、遗传背景差异和解剖及生理上的差异有关。

总的来说，在实验动物物种选择方面有一些基本原则：①选择对受试物在代谢、生物化学和病理学特征等方面与人最接近的物种；②选择易于饲养和实验操作的物种；③选择自然寿命不太长并且易于繁殖的物种；④选择比较经济并且易于获得的物种。

但是在实际工作中，很难根据上述的原则进行实验动物物种选择，如果要寻找受试物在代谢、生化和毒理学特征方面与人接近，那就首先需要知道该化学物质在人体相应的特征，而这些信息基本上是没有的，对化学物质进行动物实验研究正是想通过动物的各种数据和参数来推测化学物质可能在人体出现的毒动学和毒效学方面的特征，这就导致在实际工作中动物物种的选择往往是有局限性的。

毒理学研究中常用到的动物物种有大鼠、小鼠、豚鼠、家兔、狗、猴，其他可能用到的动物有地鼠、小型猪、鸡等。在生态毒理学研究中也会用到一些水生生物，如鱼、水蚤等。此外随着替代毒理学研究的发展，一些模式动物也在毒理学研究中应用越来越多，如斑马鱼、果蝇等。常用的实验动物生物学和生理学参数见表 6-1。

### （二）品系选择

品系（strain）是实验动物学的专用名词，指用计划交配的方法获得起源于共同祖先的一

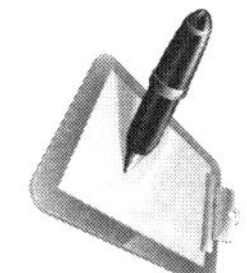

表 6-1　常用实验动物生物学和生理学参数

| 参数 | 猴 | 狗 | 猫 | 兔 | 大鼠 | 小鼠 | 豚鼠 | 地鼠 |
|---|---|---|---|---|---|---|---|---|
| 成体体重（kg） | 3.5 | 14.0 | 3.3 | 3.7 | 0.45 | 0.035 | 0.43 | 0.12 |
| 寿命（y） | 16 | 15 | 14 | 6 | 3 | 1.5 | 8 | 4 |
| 水消耗（ml/d） | 450 | 350 | 320 | 300 | 35 | 6 | 145 | 30 |
| 饲料消耗（g/d，成体） | 150 | 400 | 100 | 180 | 10 | 5 | 12 | 10 |
| 成体代谢（cal/（kg· d） | 158 | 80 | 80 | 110 | 130 | 600 | 100 | 250 |
| 体温（℃） | 38.8 | 38.9 | 38.6 | 39.4 | 38.2 | 37.4 | 38.6 | 38.0 |
| 呼吸频率（次 / 分） | 50（40 ~ 60） | 20（10 ~ 30） | 25（20 ~ 30） | 53（40 ~ 65） | 85（65 ~ 110） | 160（80 ~ 240） | 90（70 ~ 100） | 83（35 ~ 130） |
| 心率（次 / 分） | 200 | 100 | 120 | 200 | 328 | 600 | 300 | 450 |
| 血压（收缩 / 舒张，mmHg） | 159/127 | 148/100 | 155/100 | 110/80 | 130/90 | 120/75 | 77/50 | 108/77 |
| 出生体重（g） | 500 ~ 700 | 1100 ~ 2200 | 125 | 100 | 5 ~ 6 | 1.5 | 75 ~ 100 | 2.0 |
| 断乳时体重（g） | 4400 | 5800 | 3000 | 100 ~ 1500 | 40 ~ 50 | 10 ~ 12 | 250 | 35 |
| 开眼（d） | 出生当天 | 8 ~ 12 | 8 ~ 12 | 10 | 10 ~ 12 | 11 | 出生当天 | 15 |
| 妊娠（d） | 168 | 63 | 63 | 31 | 21 | 20 | 67 | 16 |
| 性周期（d） | 28 | 22 | 15 ~ 28 | 15 ~ 16 | 4 ~ 5 | 4 ~ 5 | 16 ~ 19 | 4 |
| 动情期（d） | 1 ~ 2 | 7 ~ 13 | 9 ~ 19 | 30 | 1 | 1 | 1 | 1 |
| 窝数量（只） | 1 | 3 ~ 6 | 1 ~ 6 | 1 ~ 13 | 6 ~ 9 | 1 ~ 12 | 1 ~ 5 | 1 ~ 12 |
| 断乳年龄（周） | 16 ~ 24 | 6 | 6 ~ 9 | 8 | 3 ~ 4 | 3 | 2 | 3 ~ 4 |
| 生殖年龄（月） | 54 | 9 | 10 | 6 ~ 7 | 2 ~ 3 | 2 | 3 | 2 |
| 生殖期（年） | 10 ~ 15 | 5 ~ 10 | 4 | 1 ~ 3 | 1 | 1 | 3 | 1 |
| 生殖季节 | 任何时间 | 春，秋 | 2 ~ 3 个月，冬季 | 任何时间 | 任何时间 | 任何时间 | 任何时间 | 任何时间 |
| 所需面积（$ft^2$） | 6 | 8 | 3 | 3 | 0.4 | 0.4 | 0.7 | 0.34 |
| 环境温度（℃） | 18 ~ 28 | 18 ~ 28 | 18 ~ 28 | 18 ~ 28 | 19 ~ 25 | 19 ~ 25 | 19 ~ 25 | 19 ~ 25 |

续表

| 参数 | 猴 | 狗 | 猫 | 兔 | 大鼠 | 小鼠 | 豚鼠 | 地鼠 |
|---|---|---|---|---|---|---|---|---|
| 血容量（ml/kg） | 75 | 79 | 60 | 53 | 65 | 80 | 75 | 85 |
| 凝血时间（s） | 90 | 180 | 120 | 300 | 60 | 14 | 60 | 143 |
| HCT（% 红细胞） | 42 | 45 | 40 | 42 | 46 | 41 | 42 | 50 |
| Hb（g/dl） | 12.5 | 16.0 | 11.8 | 13.6 | 14.8 | 16.0 | 12.4 | 12.0 |

引自 Ecobichon DJ. The basis of toxicity testing. 2nd ed. CRC Press，New York. 1997

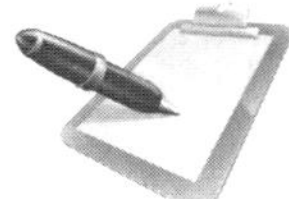

群动物。

实验动物按照遗传学分类可分为近交系、封闭群、杂交群和突变系。

**1．近交系** 是指全同胞兄妹及亲子间连续交配20代以上而培育出的纯品系动物。其主要特点为动物个体之间遗传背景差异小，方便某些易感基因的纯合子形成，有利于某些模型动物的制备，对于外界环境的抵抗力较弱，动物生长速度相对较慢。常见的近交系动物有DBA、BALB/C、C3H、C57B/6等小鼠品系。

**2．封闭群** 一个种群在五年以上不从外部引入新基因，仅由同一品系的动物随机交配繁殖所形成的稳定的种群。其主要特点是繁殖方式与人类真实情况接近，动物遗传背景的个体差异稍大，对外界环境的抵抗力较强，动物生长速度快于近交系。常见的封闭群动物有昆明、NIH、LACA、ICR小鼠和F344、Wistar、SD大鼠等。

**3．杂交群** 杂交1代（F1）指两个不同的近交系之间有目的地进行交配所产生的第一代动物。其特点为具有两种不同亲本的遗传特征。一般在研究的过程中，根据特殊的需要选择具有不同遗传特征的亲本，有计划地制备目标动物。

**4．突变系** 指保持有特殊突变基因的品系。突变系动物有与人相似的疾病表现，各种突变系动物是研究遗传病、免疫性疾病和肿瘤的主要实验对象。突变系动物所携带的突变基因通常导致动物在某些方面的异常，从而可成为生理学、胚胎学和临床医学研究的模型。

不同品系的实验动物对于外源化学物质的毒性反应有一定差别，因此毒理学研究中要选择适宜的品系，对特定化学物质的毒理学系列研究应固定使用同一品系的动物，以求可比性及实验结果的稳定性。

遗传毒理学一般利用啮齿类动物，主要是小鼠和大鼠。遗传损伤的发生存在自发的现象，即各种损伤都存在一定的背景值。因此，在选择动物品系时需要考虑选择自发损伤背景值较低的品系。也有研究发现不同品系的动物对不同损伤研究的敏感性不同，如有文献报道小鼠骨髓微核实验MS/Ae品系比ICR或BDF品系更为敏感。目前没有证据表明某一品系的动物对所有的遗传毒性物质较其他品系都敏感。在致癌实验中对实验动物品系有一定的要求，特别关注病理损伤的自发发生率，如B6C3F1雄性小鼠肝肿瘤发生率较高，这会有碍于致肝癌效应的检测。

### （三）微生物控制的选择

根据实验动物体内的微生物状态和性质，将其分为四个级别，分别是普通动物、清洁动物、无特定病原体动物和无菌动物。对于毒理学安全性评价要求使用二级及以上的动物开展实验。

**1．普通动物（Ⅰ级，Conventional animals，CV）** 体内可以有致病微生物，但是不能有可传染给人的致病微生物，不能有动物传染性疾病致病微生物。

**2．清洁动物（Ⅱ级，Clean animals，CL）** 动物种系清楚，没有对动物健康危害或者对科学研究干扰较大的致病微生物。

**3．无特定病原体动物（Ⅲ级，Specefic pathogen free animals，SPF）** 动物为剖宫产或者子宫切除产，按照纯系要求繁殖，可以有不致病菌丛，没有致病病原体。

**4．无菌动物（Ⅳ级，Germ free animals，GF）** 不能检出任何活的微生物和寄生虫的动物。

Ⅱ级及以上动物必须在屏障系统中饲养，保证饲料及饮水的特殊处理，避免与外界微生物接触。无菌动物需要在无菌环境中饲养。

### （四）个体选择

实验动物对外源化学物质的毒性反应存在个体差异，应该注意实验动物个体选择。

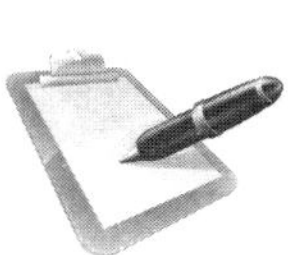

**1．性别**　同一物种、同一品系的实验动物，雌雄两性通常对同一外源化学物质的毒性反应类似，但是两种性别的动物在毒性敏感性上存在差异。有文献报道 149 种外源化学物质中雌雄敏感性比值小鼠平均为 0.92，大鼠为 0.88，这种差别表现从实验动物性发育成熟开始，直至老年。两性动物的性激素种类和水平是关键因素，一般来说，雄性动物体内微粒体细胞色素 P-450 酶系活性大于雌性动物，若该酶系降低化学物质的毒性，则雌性动物毒性表现更强；若化学物质经该酶系作用增强毒性，则雄性动物毒性表现更强。

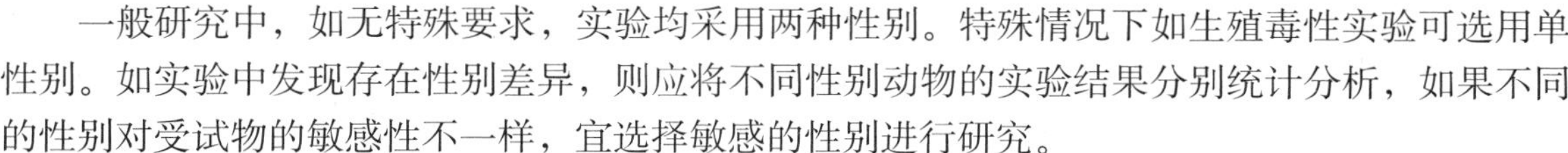

一般研究中，如无特殊要求，实验均采用两种性别。特殊情况下如生殖毒性实验可选用单性别。如实验中发现存在性别差异，则应将不同性别动物的实验结果分别统计分析，如果不同的性别对受试物的敏感性不一样，宜选择敏感的性别进行研究。

**2．年龄和体重**　哺乳动物生命全程基本上分为三个阶段：幼年期、成年期和老年期。成年期动物的各种激素和代谢酶都处于高峰稳定期，对外源化学物质的毒性反应差异较小，因此一般的研究会首选成年期动物。如果考虑长期暴露及终身暴露，则会选择幼年期或者初离乳动物。由于幼年期动物的一些系统依然处于发育过程中，会表现出对外源性物质的敏感性更强，因此有些与靶器官或者系统发育相关的研究也会选择幼年动物进行。衰老与很多慢性疾病有密切联系，在探讨一些外源性因素与慢性疾病发生的因果研究中，也会选择老年动物模型开展工作。

啮齿类动物是毒理学研究中常用的实验动物，其年龄与体重一般呈正相关，因此实际工作中常以动物的体重粗略地判断动物的年龄。研究中同性别的动物的起始体重应尽可能一致，组内个体间体重差异最好控制在 10% 内，各剂量组间动物平均体重不应超过 5%。

**3．生理状态**　妊娠、哺乳等生理状态会改变实验动物与外源化学物质的交互作用，会影响体重及其他指标的检测结果，激素水平的变化也会影响化学物质在体内的代谢转化，因此在毒理学实验中如无特殊目的，一般选用未孕未产的雌性动物，雌雄动物应分笼饲养。一些生殖和发育毒性中的特殊实验则根据需要有计划地合笼交配。

**4．健康状况**　实验动物的健康状况对毒理学实验结果有很大的影响，因此应选用健康动物。对微生物级别的要求是选择健康动物的第一原则，毒理学研究应使用Ⅱ级及以上的实验动物。此外，健康动物应发育正常，体形健壮，无外观畸形。被毛浓密、有光泽、顺贴而不蓬乱；行动灵活、反应敏捷、眼睛明亮有神，表皮无溃疡和结痂、天然孔道干净无分泌物。

## 三、常用实验动物染毒方式

### （一）经消化道染毒

灌胃是采用人工的辅助方式将受试物直接给到实验动物胃内，其主要的优点是给药的剂量精确，但是操作本身也可能造成一定的损伤，如果误插入气管，可能会导致动物死亡。灌胃操作工作量大，一般长期经消化道半年以上的暴露，很少采用灌胃的方式。

经消化道暴露还可以采用将受试物掺入饲料或者掺入饮水的方式给予。这种暴露方式的优点在于模拟人类最真实的暴露场景，从口腔开始，就可能有化学物质的吸收；其缺点为由于啮齿类动物具有利用饲料硬块磨牙的习性，因此会造成一部分饲料浪费，这就不容易精确计算实际接触量。另外，如果化学物质有异味，则不宜于采用掺入饲料或者饮水的方式，而且具有挥发性的物质，也不适于掺入方式给予。一般采取掺入方式给予时动物应该单笼饲养，以便于计算接触量。将受试物掺入饲料时需要考虑最大掺入量，保证不影响饲料的营养成分构成。

对于大型动物，如犬，还可以采用胶囊给予的方式，此法给药剂量准确，且不会造成灌胃可能出现的损伤和误操作。

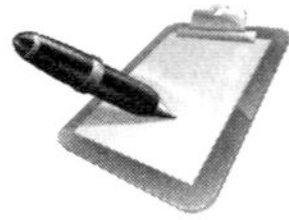

### （二）经呼吸道染毒

静式染毒是将动物放置于一个密封的容器中，通过加入一定量的易挥发物质，使容器中的受试物达到一定浓度，受试动物在其中暴露一定的时间，达到能够从呼吸道吸收进入机体的结果。这种方式的优点是实验所需设备简单。其缺点在于由于容器是密封的，受试物在空气中的浓度不是十分稳定，会随暴露时间的延长，浓度有所降低；而且空气中二氧化碳的浓度会越来越高，影响受试动物的生理状态；动物暴露于受试物时，全身暴露，可能毛发有吸附而出现经过皮肤交叉吸收的可能。

动式染毒是比较符合环境大气中真实的暴露状态，其中受试物的浓度是固定的，通过管道运送到动物进行呼吸的场所。其优点在于模拟了环境中人类暴露的真实情况，而且避免浓度出现的变化和二氧化碳浓度升高可能对受试物的毒性效应带来的影响。缺点为设备需要空间较大，费用相对昂贵，要考虑排出气的处理，减少对环境的污染。

气管滴注较多地适用于针对空气中的固态物质引起损伤的相关机制研究。该方法的优点是给药量准确，缺点是给予前需要麻醉动物，滴入的受试物可能在肺中分布不均匀等。

### （三）经皮肤染毒

经皮肤染毒前对实验动物的备皮处理需要考虑两个因素，一个是尽可能不损伤完整皮肤，另一个是脱毛区面积不大于动物体表面积的 10% ～ 15%。脱毛区染毒后，需要注意对受试物涂抹区的覆盖，一方面防止动物舔食引起交叉暴露和降低经皮吸收的量，另一方面防止可能出现的物质挥发，导致接触量降低。

### （四）注射染毒

静脉注射可采用大小鼠的尾静脉注射和犬的后肢隐静脉注射，腹腔注射一般在啮齿类动物展开。注射染毒时，应调整受试物的 pH 和渗透压，pH 应在 5 ～ 8 之间，最好是等渗的液体，实验动物对高渗的耐受力强于低渗液体。静脉注射时要控制注射的速度。对于致畸实验、肝程序外 DNA 合成（UDS）研究避免采用腹腔注射，防止可能的损伤和局部高浓度对靶器官的影响。

## 四、实验动物处置及生物样本采集

实验动物在购进之后，应雌雄分开饲养。一般需要进行 5 ～ 7 天的检疫，在此期间应多次观察动物，及时剔除不健康的动物。观察期结束后，开始进入正式实验的相关操作。

### （一）实验动物标记及分组

实验动物的标记方法有多种，比较简单的方法有啮齿类动物的染色法，利用有颜色的无毒物质，在动物体表的不同部分进行标记分别代表不同数字，以此对动物编号，进行区分；打号法是将一个有数字编码的金属条固定在大、小鼠的耳部，通过金属条上的数字辨识不同动物；挂牌法是将打印编号的金属牌挂在大动物颈项处，帮助识别不同的动物；芯片植入法是近年来逐步扩展使用的一种方法，将芯片植入动物皮下，利用特定的仪器可以识别不同的动物。

标记完成的动物在开展实验前，还需要进行随机分组。主要是保证所有动物分配到各个剂量组和对照组的机会均等，避免主观选择倾向，减少偏性，保证结果的准确可靠。目前较常用的是随机区组法，将实验动物体重按照从大到小，或者从小到大排列后，根据每组动物的数量将所有排序动物分成若干个区组，根据动物组数在随机排列表中选择小于等于组数的数字，按照其排列顺序，分别填写在每个区组动物之下，根据随机排列表中的数字将动物分到不同的组中。这种分组方式保证每个区组中特征相近的几只动物分别随机分配到不同组中，保证各组之

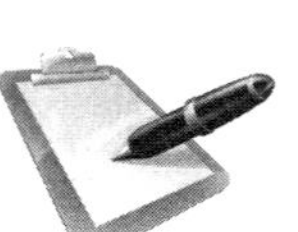

间的可比性。

### （二）生物样本采集

在实验过程中及实验结束后，需要对生物样品进行采集，进行后续检测，一般常见的生物样本包括：血液、尿液、唾液、粪便、毛发等，采集的生物样本需要根据不同的检测目的进行保存，保障实验结果的真实性和可靠性。

**1．血液采集**　常用的取血方法有尾部采血、眼部球后静脉丛采血、下腔静脉采血、心脏采血、股动脉取血和眼球摘除采血。大小鼠如需血量小可采用鼠尾采血，如果需血量较多可用球后静脉丛取血或股动脉放血采血。犬可采用后肢隐静脉抽血。不影响动物生理功能的最大取血量为总血量的 10%。

**2．尿液采集**　常用的尿液收集方法有代谢笼法、导尿管法等。代谢笼法适用于大鼠和小鼠，将动物放在特制的代谢笼内，动物排出的大便和尿液可通过笼子底部的粪尿分离器将尿液与粪便分开，达到收集尿液的目的。使用代谢笼时应注意动物饮水对尿液的影响。导尿管法常用于大动物，如兔和犬。

**3．粪便采集**　大鼠和小鼠可用代谢笼，下部有粪尿分离器，分析前剔除表层，取内层粪分析。要注意饲料粉剂对粪便的影响。对大动物可直接取新鲜粪便。若有特殊研究目的，如开展肠道菌群检测，则可以在解剖时直接从肠道中拾取粪便颗粒。

**4．病理解剖和标本留取**　病理学检查是毒性研究中重要的组成部分，有助于判断有害作用和毒作用靶器官。病理学检查包括大体解剖和组织病理学检查。急性毒性实验中，在实验中死亡或结束时处死的动物都要进行尸体解剖，在亚慢性、慢性毒性或致癌实验，病理学改变是一个重要的观察终点。

（1）大体剖检：在处死后半小时内进行。观察脏器外表面情况、颜色、大小、边界、质地、切面，并对重要脏器称重，计算脏器系数。

（2）组织病理学检查：对于指定的脏器或组织用锋利的刀剪取材，应统一取材部位。组织总体积一般在 10 倍体积的 10% 甲醛液中固定，随后常规包埋、切片及染色。显微镜下观察形态学的改变。

（3）组织标本留取：除了进行组织病理学检查外，针对毒性作用的靶器官或者组织还需要留取标本进行相应的机制研究，如组织中特定酶活性的检测、细胞中亚细胞结构的分离和测定，RNA 提取和测定、蛋白质提取和测定等。根据具体的检测指标，需要采取不同的溶液保存相应的组织，以便开展后续工作。

### （三）动物处死

动物处死应该遵循安术死的原则和要求进行。对于小鼠可以采取颈椎脱臼处死的方式；大鼠需要首先经过麻醉，麻醉后放血处死。动物麻醉使用的麻醉剂要考虑不会影响实验所观察的指标，常用的麻醉剂有乙醚、巴比妥钠、水合氯醛等。

## 第四节　体外毒理学实验

体外毒理学实验与体内毒理学实验不同，主要是研究外源物质直接暴露于组织、器官或者细胞后产生的损害效应，与整体动物不同的是在体外毒理学实验中，由于受试物直接接触特定的组织、器官或者细胞，则没有在整体动物体内会出现的吸收、分布、代谢和排泄过程，直接考虑的是到达剂量所产生的毒性效应，另外在实验设计中要考虑化学物质代谢转化后的产物所引起的有害效应。

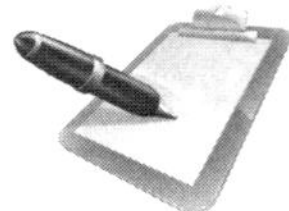

## 一、体外毒理学实验设计

### （一）考虑受试物在培养体系中的可扩散性

化学物质本身的理化特性，决定了其在不同介质中的溶解度会有所不同。如果受试物不能在培养体系中完全溶解，则无法达到均匀扩散，就不能保证培养物与受试物的均匀接触，导致受试物毒性效应的不均一性。如果受试物为水溶性物质，则一般采用生理盐水、PBS 或者培养液直接作为溶剂进行溶解，其中要考虑培养体系中加入的液体总量，如果加入量较多时，最好直接采用培养液作为溶剂；如果受试物为脂溶性物质，一般采用 DMSO 作为溶剂，有些情况下也会选择乙醇作为溶剂，但是这两种溶剂本身在一定浓度下也会产生毒性效应，因此需要考虑可使用溶剂的最大浓度限量，同时在实验中需要增设空白对照组，考虑溶剂可能带来的损伤效应。可溶性物质的体外实验暴露需要考虑溶解性限度的问题。在实际工作中也可能会遇到完全不溶物质的体外效应研究，需要在暴露时尽可能分散受试物，达到重复样本中受试物的给予量是一致的。另外，不溶性物质的暴露还需要考虑物理因素本身，即受试物与培养的组织、器官和细胞直接接触后，因为物理性的压力等因素引起的效应。

### （二）实验中需要考虑的最高浓度

对于可溶性受试物浓度高于 10 mmol/L 时，可能会引起渗透压增高，导致培养的哺乳动物细胞出现损伤的人工假象，而对于细菌则不会出现类似的效应。受试物的分子量大小也可能会影响渗透压，很多情况下在进行毒性检测时不知道受试物的分子量（聚合物或者混合物），因此在体外毒理学研究中，可溶性受试物的实验上限浓度：①哺乳动物细胞应为 10 mmol/L 或者 5 mg/L；②细菌实验为每平板 5 mg。

对于不溶性受试物最高浓度的推荐还存在一些争论。日本的研究资料表明，有些受试物仅在沉淀的剂量于细菌实验或者染色体畸变实验中出现遗传毒性，因此一般认为毒性很小或者不出现毒性的物质最高浓度应该是溶解性限制（即产生沉淀的最低浓度），但是不应该干扰终点效应的观察。

对于可观察到毒性效应的受试物，最高浓度应该是在细菌实验中明显显示毒性的浓度，对于哺乳动物细胞，基因突变实验最高浓度应保证 10% ～ 20% 的细胞存活，而染色体畸变实验和 UDS 实验应该达到 50% 的存活率。在一般的绝大多数机制研究中，应该保证细胞不会出现大量死亡的浓度，一般要求细胞存活达 80% 以上时才具有意义。

对于没有适合的溶剂，完全不溶的受试物，则可以按照每平板 5 mg 或 10 mmol/L（5 mg/L）进行实验以检测受试物的致突变性，对于有些完全不溶性的材料（医用或者其他可能人体暴露），也可以采用浸提液的方式进行检测。

### （三）代谢转化

体外实验缺少受试物在体内肝中的代谢转化，就需要增加体外代谢活化系统模拟体内的过程，目前常用的是使用诱导物激活雄性大鼠体内的肝 P450 酶系后，取出肝制备匀浆，在 9000 g 条件下离心后，取上清液，再加入辅助因子（NADPH 再生系统），制备成的 S9 复合物。目前常用的激活剂为苯巴比妥和 b- 萘黄酮联合诱导。在体外培养体系中也可以采用 transwell 培养体系，将肝细胞与目标细胞在不同培养皿中进行培养，但是受试物可以在两个皿中进行移动，模拟体内的代谢转化过程。

### （四）阳性对照

体外实验中，尤其是遗传毒性研究需要特别关注阳性对照的设计，阳性对照主要是为了表明实验体系能够正常运作，可以有效地根据结果区分阳性物质和阴性物质。阳性物的剂量应该选择在剂量 - 反应关系的直线部分。阳性对照结果也可以形成历史性对照资料，成为质量控制的重要依据。

### （五）可重复性

尽管体外实验中可以良好地控制实验条件，但是依然会存在抽样误差的问题，因此也需要有重复样本来确认结果的真实性和可靠性。

## 二、培养对象的选择

体外培养观察外源化学物质可能对生物体造成的有害效应或者研究其机制，可采用的培养物有多种类型，包括细胞、组织、器官及胚胎等。不同培养物所需要的培养环境和培养条件不同，需要分别加以考虑。在动物实验 3R 原则的倡导下及新世纪的 TT21 规划指引下，体外替代毒性评价实验发展得如火如荼。

### （一）细胞

体外细胞培养是毒理学研究常用的研究方法，一方面有利于在毒性机制研究中发挥其干扰因素少、变异小、许多条件可控等优势，另一方面细胞培养已经成为许多毒理学替代实验的研究模型。

培养的细胞可以有不同的来源途径，一般从实验动物组织或者器官以及人的组织分离的细胞称为原代细胞；动物或者人体内细胞在体外经过一定的改造，变成永生化的细胞，又称为传代细胞；此外，还有一种就是从动物或者人体分离到的干细胞。

**1．原代细胞**　其主要优点是与整体动物组织中的细胞无论是遗传学特征，还是生化特征完全一样，因此能够更好地预测化学物质直接暴露后，可能产生的毒性效应，但是由于缺乏体内的微环境及其他各种细胞间的信号传递，会忽略体内的各种交互作用，使结果外推存在一定的不确定性。

**2．传代细胞**　此细胞的优点是永生化，因此可以在不同的地区、国家展开相同的研究，研究结果具有可比性，而且来源细胞没有限制，可以随时随地开展工作。但是相比于原代细胞，传代细胞的遗传学特征发生了一些变化，可能会影响某些特殊的毒性效应。

**3．干细胞**　这种细胞主要从活体中分离而来，因为其具有无限的分化潜能，有利于开展多方面的毒性研究，如器官组织的分化、器官的功能等。

### （二）组织

毒理学研究中常用的组织多为生物工程组织，利用现代生物学技术将来源于动物或者人体的不同类型细胞构架成类似于体内结构的组织，开展相应的安全性评价和毒性机制研究。常用的有人工皮肤组织、肢芽培养、微团培养等。

### （三）器官

将完整的器官暴露于外源化学物质，便于观察外源物质对不同类型细胞、对整个器官功能以及发育的影响。

全胚胎培养是一种常见的用于筛选发育毒物的体外替代实验，通过将大鼠或者小鼠的胚芽从体内取出，在体外暴露环境中加入受试物，观察受试物是否对培养物的发育有不良效应。

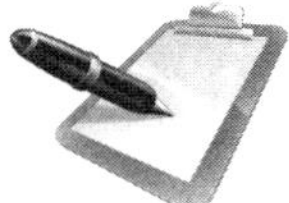

目前利用生物学技术和工程技术已经开发了多种器官芯片，其主要特征是能够模拟器官中不同细胞所在的位置，保证细胞直接的交互作用得以在体外保留，有助于全面观察外源化学物质对器官造成的损伤。

## 第五节　实验结果处理和分析

在毒理学实验的设计和实施中贯彻实验设计的对照、随机和重复原则，实验所得到的各剂量组的结果应该与阴性对照组进行比较，比较时所采用的方法需要根据数据本身的特征来进行选择。一种毒理学实验资料可以由若干正确的统计学方法进行分析。

### 一、毒理学实验结果的资料特征

对毒理学实验的研究数据进行分析时，首先需要考虑数据资料本身的特征，常见的数据资料分为计量资料、计数资料和等级资料。计量资料是指在检测仪器灵敏度不受限制的情况下，该指标是连续的数据，如脏器重量。计量资料的集中趋势有均数、几何均数、中位数，离散程度有极差、百分位数和四分位数间距、方差、标准差、变异系数，分布形状有正态分布和偏态分布。计数资料是指先将观察单位按其性质或类别分组，然后清点各组观察单位个数所得的资料，如微核细胞率，此类数据为离散型数据。等级资料常在病理组织学检查结果中出现。

### 二、统计学分析

#### （一）显著性检验

分析比较处理组与阴性对照组之间是否存在差异，差异是否具有统计学意义时，所选择的假设检验和参数估计的方法要根据数据的特征和数据分布来进行选择。当数据为计量资料，数据分布为正态分布时，单一处理组与阴性对照组的比较采用 t 或者 t’ 检验，多个处理组和对照组比较采用方差分析；计数资料根据资料的分布类型可采取二项分布的卡方检验、Fisher 确切概率法等方法进行检验，泊松分布可以采用不同样本率的检验或者卡方检验；对于分布未知的数据则采用非参数检验，如秩和检验或者多重秩和检验。

#### （二）趋势检验和相关回归

对于经典的剂量 - 反应关系的研究需要进行趋势检验和相关回归分析。如经典致死毒性研究中 $LD_{50}$ 的计算，需要首先将剂量转换成对数值，将死亡率转换成概率单位，利用同点的数据进行直线回归，求出回归方程后，再将概率单位设置成 0.5，通过回归方程计算出剂量的对数值，进一步折算出 $LD_{50}$ 的数值。对于其他毒性研究中不同剂量组的观察效应值是否与剂量存在一定的关系，可以采用趋势检验判定剂量 - 反应关系存在与否。另外，超离差计数资料的统计学方法和广义线性模型也可用于分析剂量 - 反应关系。

### 三、统计学意义和生物学意义

在评价毒理学实验的结果时，应该综合考虑生物学意义和统计学意义。统计学检验的假设是关于总体特征的假设，检验方法是以统计量的抽样分布为根据的，得到的结论是概率性的，而不是绝对的肯定或者否定，差异具有统计学意义不等同于有生物学意义。因此，对于实验结果的判断和解释，应该根据统计学分析的结果、生物学知识和经验来进行。

一般来说，具有统计学意义是具有生物学意义的必要条件之一，正确利用统计学假设检验的结果有助于确定实验结果的生物学关联。判断生物学意义时，可以参考以下步骤：

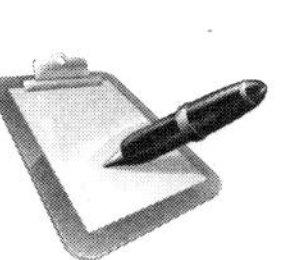

**1．纵向比较**　此参数的改变有无剂量 - 反应关系，当该参数的改变存在剂量 - 反应关系时，可认为此参数的改变与受试物染毒有关，具有生物学意义。

**2．横向比较**　此参数的改变是否伴有其他相关参数的变化。如血液生化的参数很少是彼此独立的，单个剂量组的一个参数有统计学显著性的改变一般不认为有生物学意义，除非此改变有其他参数改变的支持。如果没有骨髓或脾的组织学改变或者没有高铁血红蛋白生成，单纯的红细胞计数改变没有生物学意义。

**3．与历史性对照比较**　如果差异具有统计学意义，并且符合以下情况之一者，可认为该效应具有生物学意义。

（1）其数值不在正常值范围之内。

（2）数值在正常参考值范围之内，但是停止接触后，此差异依然存在一段时间。

（3）数值在正常参考值范围之内，但是如果机体处于功能或者生化应激状态下，这种差异更为明显。

针对后两种情况，需要附加实验来进一步验证。

综合分析统计学意义和生物学意义时，可能会碰到四种情况，第一种是同时具有统计学意义和生物学意义，第四种是既没有统计学意义也没有生物学意义，这样两种情况是很常见的，也是大多数研究指标的结果。但是特殊情况下会碰到第二种的不具有统计学意义，但是具有生物学意义和第三种的具有统计学意义但不具有生物学意义。

第二种的具有生物学意义但不具有统计学意义主要是针对该事件的发生是极端罕见的情况，如在哺乳动物致癌实验中，如果在染毒组出现了对照组没有的肿瘤类型，尽管从统计学上来看此肿瘤的发生率很低，与对照组相比差异不具有统计学意义，但还是认为其具有生物学意义，会作为判定阳性结果的标准。

第三种具有统计学意义但不具有生物学意义的情况多见于血液学检查和血液生化检查。如在某个亚慢性毒性实验中，中剂量组动物血液白细胞计数低于阴性对照组，差异具有统计学意义，而高剂量和低剂量与对照组差异不具有统计学意义。由于不存在剂量 - 反应关系，这种变化可能是偶然因素造成的，没有生物学意义。或者处理组与对照组的指标差异具有统计学意义，但是两者都处在正常值范围之内，也认为这样的变化不具有生物学意义。

## 第六节　毒理学实验的基本原则和局限性

### 一、毒理学实验的基本原则

毒理学实验研究利用实验动物作为研究对象，观察化学物质是否会对受试动物机体健康产生影响，在此基础之上推断其可能对人体健康造成的影响，在这个推断过程中，需要建立一些基本的原则，只有这些基本原则成立，这种推断过程才具有合理性和逻辑性。这种基本原则有以下几条：

#### （一）经过良好设计和质量控制的动物实验，其研究结果可以外推到人体

在这个原则中有个基本假设，同一化学物质在人类与实验动物中的毒物动力学过程、生物化学、病理生理学等过程是一致的，单位体重接受化学物质的量所产生的毒性效应是有逻辑可以推算的。但是在生物学研究实践中发现，如果以单位表面积所折算的化学物质的暴露量去比较不同物种的动物所出现的毒性效应时，则更为接近；而以单位体重折算化学物质暴露量在不同物种间的引起的毒性效应时，会出现较大的差异。在基于上述假设所开展的各种有关化学物质毒性评价的动物实验，就可以筛选可能对人体有害的化学物质，同时通过合理的评价程序和

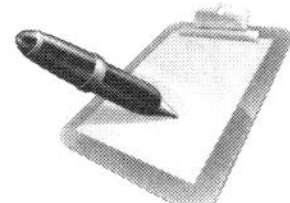

管理措施，控制人群暴露于有害化学物质的风险，尽可能保证人体的健康。

### （二）实验动物必须暴露于高剂量，这是发现对人体健康危害的有效方法

这个原则是基于毒性效应存在剂量 - 反应关系的基础之上，高剂量存在的毒性效应可以通过剂量 - 反应关系外推低剂量下的风险，同时可以推算观察到有害作用的最低水平（LOAEL）或者未观察到有害作用水平（NOAEL）。高暴露剂量的研究有利于两个方面：一是毒性效应的确定，人群可能接触某一特定化学物质时，人群的数量是很大的，同时化学物质的暴露量相对较小，但是动物实验的动物使用数量是有限的，为了能够有效预测出较低剂量下所引起的发生率较低的损伤效应，就需要将数量有限的实验动物暴露于较高剂量的化学物质，以期出现较强的损伤效应，这样就能保证在样本量较小的情况下依然可以观察到化学物质出现特征性的损伤效应；二是有助于剂量 - 反应关系研究，通过实验中设置不同的剂量组，观察不同剂量下的毒性效应差异后，通过数学模型建立剂量 - 反应关系曲线，为化学物质的安全性管理提供参考数据。

### （三）实验的阳性结果所反映出的毒性能够证明对人体的健康危害

目前已知的所有人类致癌物（人类流行病学证据充分），在动物实验中，都可以引起肿瘤发生的种类或者数量增加，因此致癌实验表现为阳性。而实验动物致癌并不一定引起人类癌症。即便如此，人类不可能仅利用流行病学的证据去判断每个化学物质是否是人类致癌物，只能在观察到特定化学物质引起人群肿瘤发生率升高后才能判断，因此必然增加人类的疾病负担和健康风险。虽然动物实验致癌性明确并不能代表一定引起人类肿瘤发生，但是通过对明确导致实验动物肿瘤增加的化学物质进行严格管理和控制，必然可以降低人类肿瘤发生增高的风险，保证人群的健康。尤其是在动物致癌实验中，如果化学物质引起对照组未见的肿瘤类型出现，不考虑统计学分析的结果，依然会判定致癌实验结果阳性。这也是由于肿瘤本身在人群的发生率相对较低，而受试动物数量有限，因此会出现没有统计学差异，却具有生物学意义的现象。

### （四）在毒作用机制相同的情况下人类是最敏感的受损对象

毒理学研究通过在实验动物观察到化学物质能够引起特定毒效应后，描述该化学物质的毒作用特征，研究化学物质的毒作用机制，但是最终还是要通过这些研究来对化学物质进行管理，保证人类的健康。在实验动物出现的毒性效应外推到人体的时候，就会出现不确定性，如在引起相同毒效应的情况下，化学物质以单位体重折算的剂量，在实验动物和人体之间存在较大的差异，通过一些比对发现，引起人类毒性效应的剂量会比啮齿类动物引起的效应剂量小 10 倍。因此，推测人类可能更为敏感，同时也为了提高产生毒性效应剂量外推的把握度，更大程度地保证人体的健康，毒理学研究在关注所有的毒性效应时，都会认为人类是该毒性的最敏感对象，因此会设置一定的安全系数，将实验动物获得的 NOAEL 或者 LOAEL 外推人类接触的安全限值，能够最大限度保证安全。

### （五）健康成年实验动物的结果可以外推到整个群体

动物实验中一般选用健康成年（雄性和雌性未孕）的实验动物进行研究。第一是为了尽可能减少动物个体间的变异，减少实验中的干扰因素；第二是为了保证实验结果的可重复性；第三是提高实验效能，便于检测较弱的损害效应。这种情况下，老年、幼年、妊娠期及疾病状态下的动物没有考虑在内。目前大多数生物学研究的证据表明，老年、幼年、妊娠期及疾病状态均归为弱势状态，其对疾病和损伤的敏感性均高于健康成年个体，这也是在安全限制制订过程中设置安全系数时需要考虑物种内个体差异的现象的原因，保证设置的安全限值是针对保护全人群，而非仅仅保护成年健康人群。

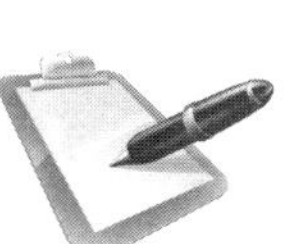

## 二、毒理学实验的局限性

化学物质对人类造成的大规模危害事件在历史上屡有发生，尤其是20世纪之前，如工业发展引起的环境污染所带来的公害事件，在日本发生的水俣病、痛痛病；越南战争落叶剂（橙剂）的使用所引起的战后当地出生缺陷率高发的情况；反应停上市之前的安全性评价不完善导致的全球大量“海豹”畸形儿的出生等。这些都是当时的年代人们对化学物质认识的不足而出现的历史惨痛教训。正因为如此，各国政府才开始针对化学物质的健康有害效应进行研究，也大大促进了毒理学科的发展。通过制定安全性评价的规范和准则，人们对药品、化妆品、食品中的化学物质、农药等可能通过各种途径进入人体的化学物质（现在也包括一些生物产物）进行筛选，以期为人类安全或者基于收益 / 风险比值的基础上合理使用各种物质提供安全性证据。

尽管动物实验可以在人类接触使用这些化学物质之前发现一些可能对人体造成的有害作用，但是并不代表动物实验阴性的结果就表明这些化学物质没有对人体的健康风险。目前的一些研究已经发现，用动物实验的资料预测人体毒性效应的价值，还需要更多的研究。Lumley（1990）和Igarashi（1994）根据有限的临床资料报告发现，药物所引起的人类毒副作用只有大约一半是能够通过临床前（动物）安全性评价来预测的。Heywood（1983）报告了27个化学物质的靶器官毒性在大鼠和狗（或猴）之间的相符率仅为20%左右，Olson等（1998）观察发现，131种化学物质在动物的毒性效应与人体的毒性效应一致率并不高，人类与啮齿类相符为6%，人类与非啮齿类（狗或者猴）为28%。这些数据高低可能会与观察的受试化学物质有关系，但是提示毒理学工作者即便按照目前的规范进行毒理学安全性评价，仍然不能排除对人体健康危害的风险，这也提示对于药物进行临床不同阶段试验中，有关副作用的观察及发现非常重要，药物上市后的药物警戒研究为该药物的安全合理使用提供保证。目前临床使用药物的撤市中安全性问题是最为主要的原因。如罗非昔布（心血管毒性）、曲格列酮（肝毒性）、加替沙星（代谢紊乱）、舒洛芬（肾毒性）、贝拉地尔（药物相互作用）、西立伐他汀（横纹肌溶解）等。

毒理学动物实验的局限性表现在以下几个方面：

第一，实验动物和人对外源化学物质的反应敏感性不同，有可能还存在质的区别，尽管我们在重复暴露毒性研究中要求使用两种不同的哺乳动物进行研究以减少结果外推的不确定性，但是依然无法避免化学物质在实验动物与人体内的毒动学及毒效学的差异。同时，临床不良反应中有很大一部分是症状表现，依靠患者的主诉来发现问题，而在实验动物研究中，我们无法获得症状（symptom）表现的相关信息，如头晕、头痛、恶心、乏力、腹胀、耳鸣等，可获得的信息都表现在体征（sign）方面。这就使得相关的临床副作用无法在临床前安全性评价中得以发现。

第二，动物实验研究为了在较少的动物数量下能够发现明显的毒性效应，都采用较大剂量（常比人体的实际接触量大很多）进行研究，有些化学物质在高剂量和低剂量下的毒性作用模式不同，如大剂量下可能引起组织内细胞的非特异性坏死引起炎症反应，而低剂量下化学物质可以与细胞表面受体结合，通过细胞内的信号分子通路引起靶基因表达改变，或者影响细胞电生理活动，最终影响细胞的功能，出现特异性的器官或者组织功能异常。

第三，毒理学动物实验使用的动物数量有限，那些发生率较低的毒性反应在少量动物中难以发现，而化学物质进入人类生活圈中可能接触的人群数量庞大，这就存在小数量实验动物的结果外推到大量人群中的不确定性。

第四，动物实验都采用健康成年动物作为研究对象，脆弱个体（幼年、老年及患病个体）的反应性可能与健康成年动物不同，如能够在体内代谢解毒的化学物质，在幼年或者老年个体

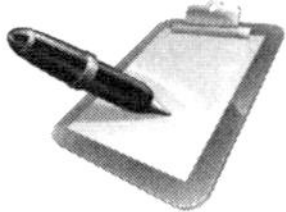

体内代谢过程相对减慢，化学物质原形持续存在时间较长，会增强毒性效应；疾病状态与化学物质的交互作用也是健康成年个体所无法关注的，这也就造成了健康成年个体实验结果外推到整个群体的不确定性。

第五，动物实验模型的有效性不足，有些毒性效应目前在动物实验中还不能有效地评价和观察，如消化道和呼吸道过敏、自身免疫反应、一些神经和精神损伤等，这就需要进一步开发和建立新的有效评估外源化学物质毒效应终点的评估模型，提高动物实验用于化学物质毒效应评估的效率；另外，目前越来越多的人造生物源性物质进入人类生活环境，如生物药物（蛋白类制剂、细胞药物、疫苗等）和转基因食品，针对这些新出现物质的安全性评价就需要根据这类物质可能引起的健康危害开发新的评价技术和模型，而现有的模型不能完全有效去评估某些危害损伤，因此会带来评估结果的不确定性。

（魏雪涛）

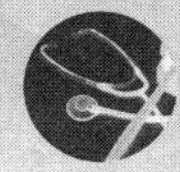

# 第七章　急性毒性和局部毒性作用

急性毒性作用通常是化学品毒性评价的起始环节，包括经口、吸入、经皮和其他途径的急性毒性，急性毒性研究包括研究急性毒效应的表现、剂量 - 反应关系、靶器官和可逆性等。局部毒性为外源化学物质对机体接触部位的毒效应，不包括经接触部位的吸收而引起的系统毒性。在本章中局部毒性主要介绍眼刺激、皮肤刺激和皮肤致敏作用。

## 第一节　急性毒性作用

### 一、急性毒性的概念

急性毒性（acute toxicity）是指实验动物一次或 24 小时内多次接触某一化学物质所引起的毒效应，甚至死亡。对于上述定义中的“一次”接触在经呼吸道与皮肤染毒时，指在一个规定的期间内使实验动物持续接触化学物质的过程。而“多次”的概念是指当外源化学物质毒性很低时，即使一次给予实验动物最大染毒容量还观察不到毒性作用，便需要在 24 小时内多次染毒，从而达到规定的暴露剂量上限。

### 二、研究化学物质急性毒性的目的

1．评价化学物质对机体的急性毒性的大小、毒效应的特征和剂量 - 反应关系，并根据 $LD_{50}$ 值进行急性毒性分级。

2．为亚慢性、慢性毒性研究及其他毒理试验接触剂量的设计和观察指标选择提供依据。

3．为毒作用机制研究提供线索。

通过外源化学物质的急性毒性实验，可以得到一系列的毒性参数，包括：①绝对致死剂量或浓度（$LD_{100}$ 或 $LC_{100}$）；②半数致死剂量或浓度（$LD_{50}$ 或 $LC_{50}$）；③最小致死剂量或浓度（MLD，$LD_{01}$ 或 MLC，$LC_{01}$）；④最大非致死剂量或浓度（MNLD 或 $LD_0$，$LC_0$），以上 4 种参数是外源化学物质急性毒性上限参数，以死亡为终点，此外，还可以得到急性毒性下限参数，即：⑤急性毒性观察到有害作用的最低剂量（LOAEL）；⑥急性毒性未观察到有害作用的剂量（NOAEL），这 2 个参数是以非致死性急性毒作用为终点。因此，急性毒性试验可以分为两类，一类是以死亡为终点，以检测受试物急性毒性的上限参数，这类实验主要是求得 $LD_{50}$。1927 年 Trevan 引入了 $LD_{50}$ 的概念来评价急性毒性，此后，该指标得到广泛应用，并成为评价急性毒性的主要指标。另一类急性毒性实验主要观察非致死性毒性效应，以确定毒性下限参数。

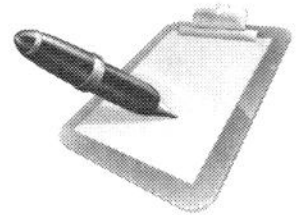

## 第二节　经典急性毒性实验

在进行实验设计之前，首先要了解受试物的理化性质等信息，包括其结构式、分子量、常温常压下的状态（液态、固态或气态）、生产批号、纯度、杂质成分与含量、溶解度、挥发度、pH（可测时）等。对于一个新的受试化学物质，可以先查阅文献找到与受试化学物质的化学结构与理化性质相近似的化学物质毒性资料，其与本实验动物相同物种或品系的，相同染毒途径的 $LD_{50}$ 值可作为本实验剂量选择的参考。然后，要了解该受试物以后可能的用途，根据其相关的测试规范要求，决定实验设计。同时，还应该收集人群可能暴露受试物的途径，为染毒方式的选择提供依据。

### 一、实验设计要点

根据该受试物相关的测试规范要求，确定急性毒性的实验设计，其要点如下。

#### （一）实验动物选择

急性毒性实验一般需要使用两个种属以上的实验动物，一种啮齿类，另一种是非啮齿类。通常是在小鼠、大鼠等动物进行急性致死性毒性实验，确定受试物的 $LD_{50}$，在狗中观察毒性反应。急性毒性实验选用健康成年实验动物，一般情况下要求雌雄各半。一般实验动物的体重和年龄相关，所以用体重来表示年龄，通常情况大鼠 180 ～ 240 g，小鼠 18 ～ 25 g，家兔 2 ～ 2.5 kg，豚鼠 200 ～ 250 g，狗 10 ～ 15 kg。所用实验动物体重变异范围不应超过平均体重的 20%。雌性实验动物要求是未经交配和受孕的，如果实验是为致畸试验作剂量准备，也可仅做雌性动物的急性毒性实验。实验动物应有 5 ～ 7 天适应期，剔除异常的动物。在适应期与实验期间，雌、雄动物必须分笼饲养。

#### （二）实验动物数量及分组

在经典的急性毒性实验中要求每个性别至少 5 只动物，在应用不同的急性毒性实验方法时，对实验动物数的要求不同，如应用寇氏法进行 $LD_{50}$ 计算时，要求每个剂量组小鼠 10 只，大鼠 8 只，狗等大动物至少要 6 只。实验动物确定后，应按照随机化的原则将每只动物随机分配到不同的剂量组。

#### （三）染毒途径

根据试验目的选择染毒途径，一般应模拟人可能的接触途径。经口灌胃染毒，要求实验前要对动物禁食。大鼠应过夜禁食，小鼠应禁食 4 小时。大动物则在每日上午喂食前给予受试化学物质。染毒后继续禁食 3 ～ 4 小时，但在禁食时要保障饮水的供应。

#### （四）剂量选择

剂量选择是否恰当是急性毒性实验能否成功的关键。原则上，高剂量组引起全部或大部分动物死亡，低剂量不引起或仅引起部分动物死亡，中间剂量引起约一半动物死亡。如前所述，对于一个新的受试化学物质，可以先查阅文献找到与受试化学物质的化学结构与理化性质相近似的化学物质毒性资料，以使用相同物种或品系的，相同染毒途径的相似化学物质的 $LD_{50}$ 值作为参考，选择剂量系列。

若选用啮齿类动物进行实验，总的原则是先用少量动物，以较大的剂量间隔（一般是按几何级数）给药，找出 10% ～ 90%（或 0% ～ 100%）的致死剂量范围，然后在这个剂量范围内

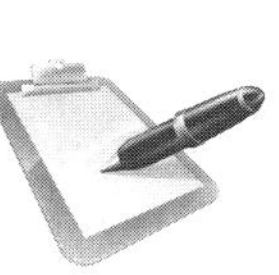

以合适的间距，至少设 3 个剂量组，产生一系列毒效应和死亡率，以得到剂量 - 反应关系并求得 $LD_{50}$。急性致死性毒性实验可以不设阴性对照组。

### （五）毒作用观察

应该根据受试物相关的测试指南的要求确定观察期的长短。当然，对于特殊的化学物质不能完全固定观察期限。染毒后一般观察 14 天。观察实验动物的中毒体征对于获得受试化学物质的急性毒性特征十分重要，有助于了解该化学物质毒作用的靶器官。化学物质给实验动物染毒后，动物往往出现兴奋、抑制、死亡，或者抑制、死亡的现象。有些化学物质中毒体征发展迅速且很快死亡，而有些化学物质的中毒体征发展缓慢，甚至出现中毒体征缓解，此后再发生明显中毒体征而死亡。对于速杀性化学物质也可仅根据 24 小时的死亡数计算 $LD_{50}$。有些速杀性化学物质（如久效磷），其 24 小时的 $LD_{50}$ 与 14 天的 $LD_{50}$ 没有差别。若是报告 24 小时的 $LD_{50}$，则应在实验结果中加以说明。

**1．中毒体征观察**　每天至少一次，观察皮肤、被毛、眼睛和黏膜改变，呼吸、循环、自主和中枢神经系统、四肢活动和行为方式的变化。特别要注意有无震颤、惊厥、腹泻、嗜睡、昏迷等现象。还应注意观察记录出现每种体征的时间、体征表现程度、各体征发展的过程及死亡前特征和死亡时间。中毒反应和死亡时间可提供中毒机制的线索。

**2．体重**　于染毒前、染毒后每周和死亡时测定体重。体重改变可以反映动物染毒后的整体变化。

急性毒性研究中，应注意观察非致死指标及其可逆性，以全面了解化学物质的急性毒性。可逆性毒效应是指随着化学物质从体内消失而逐渐减小以至消失的毒效应。毒作用的可逆性与作用的器官和系统、化学物质本身的毒作用特点、化学物质接触时间、特定时间内机体接触化学物质的总量、动物的年龄及一般状况有关。在动物研究中观察到的不可逆性的毒效应，在外推到人时比可逆性毒效应更为重要。

表 7-1 列出了急性毒性实验的一般观察和体征指标，可作为急性毒性实验中观察急性毒效应和结果分析评价的参考。

**3．大体解剖和病理学检查**　所有的动物均应进行大体尸体解剖，并记录观察到的全部病变，包括各器官有无充血、出血、水肿或其他改变，必要时对肉眼观察有变化的脏器进行组织病理学检查。存活 24 小时以上的动物必要时也要进行组织病理学检查。对死亡动物的大体尸检或组织病理学检查有时可得到有价值的资料。

**表 7-1　急性毒性实验中常见的体征和观察指标**

| 临床观察 | 体征 | 可能涉及的器官、组织、系统 |
|---|---|---|
| Ⅰ．鼻孔呼吸阻塞，呼吸频率和深度改变，体表颜色改变 | A．呼吸困难：呼吸困难或费力，喘息，通常呼吸频率较低： | |
| | ①腹式呼吸：隔膜呼吸，吸气时腹部明显偏斜 | CNS 呼吸中枢，肋肌麻痹，胆碱能神经麻痹 |
| | ②喘息：用力深吸气，有明显的吸气声 | CNS 呼吸中枢，肺水肿，呼吸道分泌物蓄积，胆碱能神经增强 |
| | B．呼吸暂停：用力呼吸后出现短暂的呼吸停止 | CNS 呼吸中枢，肺心功能不全 |
| | C．发绀：尾部、口和足垫呈现蓝色 | 肺心功能不全，肺水肿 |
| | D．呼吸急促：呼吸快而浅 | 呼吸中枢刺激，肺心功能不全 |
| | E．鼻分泌物：红色或无色 | 肺水肿，出血 |

续表

| 临床观察 | 体征 | 可能涉及的器官、组织、系统 |
|---|---|---|
| Ⅱ．运动功能：运动频率和性质 | A．自发活动、探究、梳理毛发、运动增加或减少 | 躯体运动，CNS |
| | B．困倦：动物出现昏睡，但易被警醒而恢复正常活动 | CNS 睡眠中枢 |
| | C．正常反射消失，翻正反射消失 | CNS，感官，神经肌肉 |
| | D．麻痹：正常反射和疼痛反射消失 | CNS，感官 |
| | E．强直性昏厥：无论如何放置，姿势不变 | CNS，感官，神经肌肉，自主神经 |
| | F．运动失调：动物走动时不能控制和协调运动，但无痉挛、局部麻痹或僵硬 | CNS，感官，自主神经 |
| | G．异常运动：痉挛，足尖步态，踏脚、忙碌、低伏 | CNS，感官，神经肌肉 |
| | H．俯卧：不移动，腹部贴地 | CNS，感官，神经肌肉 |
| | I．震颤：包括肢体和全身的颤抖 | 神经肌肉，CNS |
| | J．肌束震颤：背部、肩部、后肢和足部肌肉的运动 | 神经肌肉，CNS，自主神经 |
| Ⅲ．抽搐（惊厥）：随意肌明显的无意识收缩或惊厥性收缩 | A．阵挛性抽搐：肌肉收缩和放松交替性痉挛 | CNS，呼吸衰竭，神经肌肉，自主神经 |
| | B．强直性抽搐：肌肉持续性收缩，后肢僵硬性扩张 | CNS，呼吸衰竭，神经肌肉，自主神经 |
| | C．强直性—阵挛性抽搐：两种类型抽搐交替出现 | CNS，呼吸衰竭，神经肌肉，自主神经 |
| | D．昏厥性抽搐：通常是阵挛性抽搐并伴有喘息和发绀 | CNS，呼吸衰竭，神经肌肉，自主神经 |
| | E．角弓反张：僵直性发作，背部弓起，抬起向后 | CNS，呼吸衰竭，神经肌肉，自主神经 |
| Ⅳ．反射 | A．角膜眼睑闭合：接触角膜导致眼睑闭合 | 感官，神经肌肉 |
| | B．基本反射：轻轻敲打耳内侧，导致外耳扭动 | 感官，神经肌肉 |
| | C．正位反射：翻正反射 | CNS，感官，神经肌肉 |
| | D．牵张反射：后肢被拉到某一表面的边缘掉下时收回肢体的能力 | 感官，神经肌肉 |
| | E．光反射（瞳孔反射）；见光瞳孔收缩 | 感官，神经肌肉，自主神经 |
| | F．惊跳反射：对外部刺激（如触摸、噪声）的反应 | 感官，神经肌肉 |
| Ⅴ．眼检查指征 | A．流泪：眼泪过多，澄清或有色 | 自主神经 |
| | B．缩瞳：无论有无光线，瞳孔缩小 | 自主神经 |
| | C．散瞳：无论有无光线，瞳孔扩大 | 自主神经 |
| | D．眼球突出 | 自主神经 |
| | E．上睑下垂：上睑下垂，刺激动物不能恢复 | 自主神经 |
| | F．血泪：眼泪呈红色 | 自主神经，出血，感染 |
| | G．瞬膜松弛 | 自主神经 |
| | H．结膜浑浊，虹膜炎，结膜炎 | 眼刺激性 |

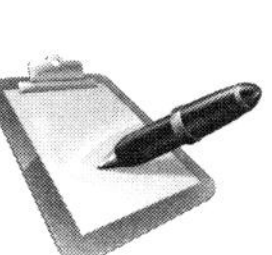

续表

| 临床观察 | 体征 | 可能涉及的器官、组织、系统 |
|---|---|---|
| Ⅵ．心血管指征 | A．心动过缓 | 自主神经，肺心功能低下 |
| | B．心动过速 | 自主神经，肺心功能低下 |
| | C．血管扩张：皮肤、尾巴、舌、耳、足垫、结膜、阴囊发红，体温高 | 自主神经、CNS、心输出量增加，环境温度高 |
| | D．血管收缩：皮肤苍白，体温低 | 自主神经、CNS、心输出量降低，环境温度低 |
| | E．心律不齐：心律异常 | CNS、自主神经、肺心功能低下，心肌缺血 |
| Ⅶ．唾液分泌 | A．唾液分泌过多：口周围毛发潮湿 | 自主神经 |
| Ⅷ．竖毛 | A．毛囊立毛肌收缩 | 自主神经 |
| Ⅸ．痛觉丧失 | A．对痛觉刺激反应性降低（如热板） | 感官，CNS |
| Ⅹ．肌张力 | A．张力降低：肌张力普遍降低 | 自主神经 |
| | B．张力增加：肌张力普遍增加 | 自主神经 |
| Ⅺ．胃肠指征<br>排便（粪便）<br>呕吐 | A．固体，干燥，量少 | 自主神经，便秘，胃肠动力 |
| | B．稀便，水样便 | 自主神经，腹泻，胃肠动力 |
| | A．呕吐或恶心 | 感官，CNS，自主神经（大鼠无呕吐） |
| Ⅻ．多尿 | A．红色尿 | 肾损伤 |
| | B．尿失禁 | 自主感官 |
| ⅩⅢ．皮肤 | A．水肿：液体充盈致组织肿胀 | 刺激性，肾衰竭，组织损伤，长期不动 |
| | B．红斑：皮肤发红 | 刺激性，炎症，致敏 |

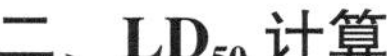

## 二、$LD_{50}$ 计算

$LD_{50}$ 是根据实验数值经统计学计算得到的毒性参数，并可计算其 95% 可信限。$LD_{50}$($LC_{50}$)值是一个统计量，受实验动物个体易感性差异的影响较小，因此是最重要的急性毒性参数，也用来进行急性毒性分级。对于非致死性指标的量化问题，可以利用 $ED_{50}$（median effective dose）和相应的剂量 - 反应关系曲线来描述。$ED_{50}$ 是指给予实验动物某种化学物质引起动物群体中 50% 的个体出现某种特殊效应的剂量，该指标也是通过统计学计算得到的。

急性毒性剂量反应关系见图 7-1。由图 7-1 可以看到在以对数剂量为横轴，死亡率为纵轴的图中，随剂量增加，累积死亡率也增加，呈“S”形曲线；如果以死亡频率为纵轴时，则不同剂量下死亡频率的分布呈正态分布，为典型的“钟罩”型；而将累积死亡率转换为概率单位后作为纵轴时，则对数剂量与死亡率（概率单位）的图形则表现为直线。因此，我们可以将剂量对数值与死亡率（概率单位）的关系，进行直线回归，用最小二乘法求出 a、b 值。代入直线方程：$Y = a + bX$。式中，X 为剂量对数值，Y 为死亡率的概率单位。利用此式即可求得受试化学物质的 $LD_{50}$ 及其 95% 可信区间。

也可用任何一种公认的统计学方法计算 $LD_{50}$ 的值及 95% 的可信限范围，如 Bliss 法、Litchfield 和 Wilcoxon 法、Finney 法、Weil 法、Thompson 法、Miller 和 Tainter 法等。

对数剂量 - 反应曲线的斜率在进行危险性评价时比 $LD_{50}$ 的数值更重要。Finney（1978）指出斜率是 $LD_{50}$ 标准差的倒数，反映了群体对此受试物反应的差异性。平行的剂量 - 反应关系曲线可能提示这两种化学物质的毒作用机制、动力学特征类似。

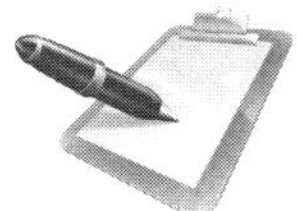

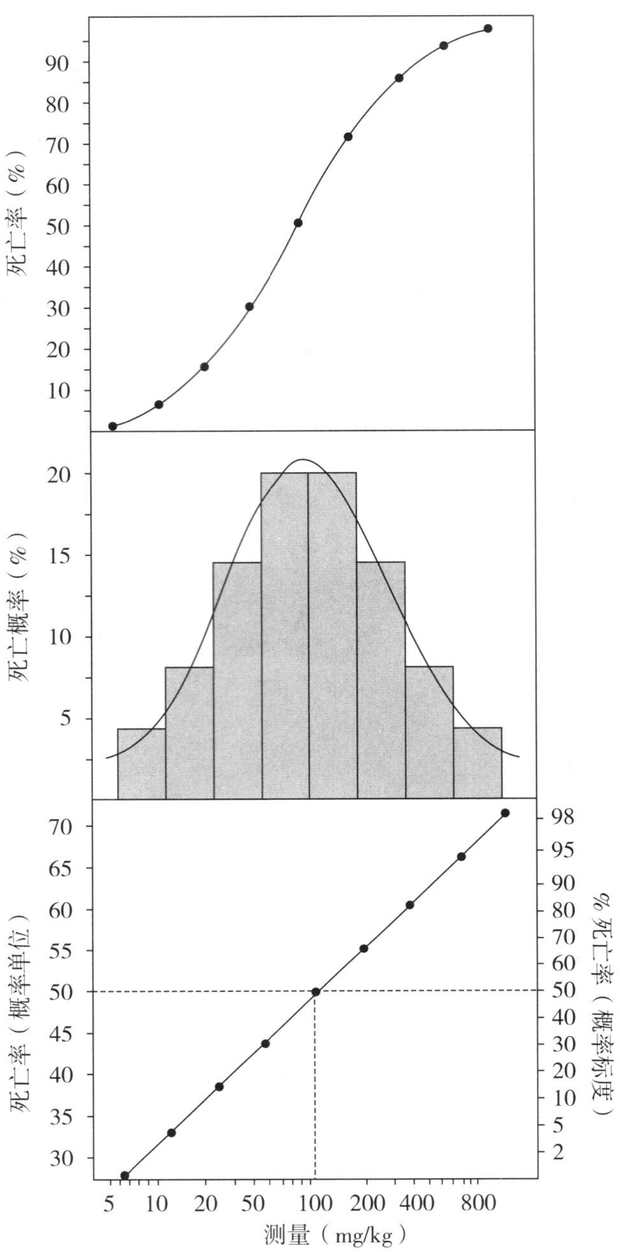


**图 7-1　急性毒性的剂量 - 反应关系曲线模式图**

可利用 $LD_{50}$ 来比较不同外源化学物质急性毒性大小（图 7-2）。用剂量对数和死亡率（概率单位）转换成直线后化学物质 A、B、C 的剂量反应关系曲线的斜率相同，而 $LD_{50}$ A > B > C，因此，急性毒性大小的次序为 C > B > A。化学物质 D 的 $LD_{50}$ 与 C 相同。但斜率比 C 大，可见在低于 $LD_{50}$ 的剂量时，急性毒性 C > D，即在低于 $LD_{50}$ 的剂量时化学物质 C 引起实验动物的死亡率高于化学物质 D。

如果急性毒性试验得到较好的剂量 - 反应关系，则可直接计算 $LD_{01}$（使一组实验动物 1% 死亡的剂量），并以 $LD_{01}$ 作为最小致死剂量（MLD）的估计值。实际上，即使得到很好的剂量 - 反应关系曲线，$LD_{01}$ 的可信限将是相当宽的，并包含了 MNLD（最大非致死剂量）。

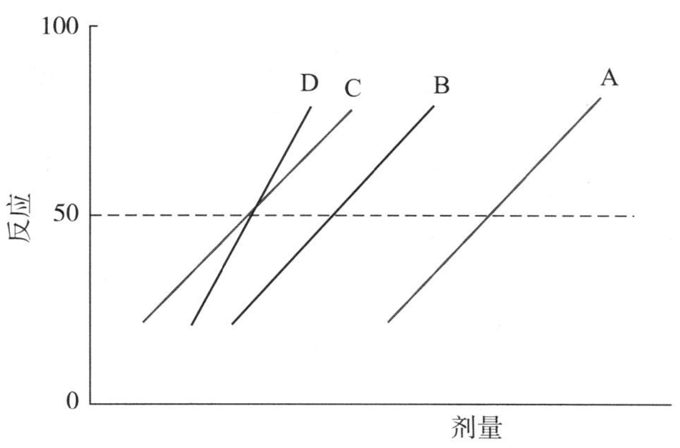


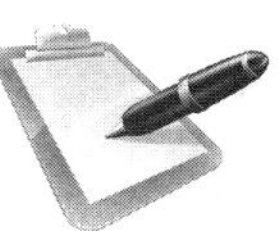

**图 7-2　4 种不同外源化学物质的 LD50 及剂量 / 反应（死亡）关系曲线**

## 三、$LD_{50}$ 的意义和局限性

### （一）$LD_{50}$ 意义

1．标准化化学物质毒作用强度，评价化学物质对机体毒性的大小，比较不同化学物质毒性的大小。

2．计算药物的治疗指数，药效学剂量和毒性剂量的距离。

3．为后续的重复染毒毒性试验等剂量选择提供参考。

4．通过比较不同途径的 $LD_{50}$ 值，可获得生物利用度的信息。

5．实验结果可用来推测人的致死剂量以及中毒后的体征，为临床毒副反应监测提供参考。

### （二）$LD_{50}$ 的局限性

经典的急性毒性实验及其 $LD_{50}$ 值的精确评定曾经是各国化学品安全管理法规的重要组成部分，在化学品安全管理中发挥了重要作用，但随着科学的进步，越来越多的毒理学家和化学品安全管理当局意识到了经典的急性毒性实验存在的局限性。

1．对于上述急性毒性研究的绝大多数目的，$LD_{50}$ 值均不能给予有效的信息，其可用性十分有限。$LD_{50}$ 值不能等同于急性毒性，死亡仅仅是评价急性毒性的许多观察终点之一。化学物质单次大剂量急性中毒，动物多死于中枢神经系统及心血管功能障碍，并不能很好地显示出其毒作用特征。另外，由于死亡迅速，各种器质性变化尚未发展，不能显示出靶器官的病变。对于亚慢性毒性实验中的剂量选择，通过使用很少动物的重复给药预实验将会提供更有用的信息。

2．从生物学的角度看，$LD_{50}$ 没有稳定的数值。$LD_{50}$ 数值的变异依赖于多种影响因素。不同的实验条件、实验机构对于同一受试品所得出的结果差别较大。1977 年欧洲共同体组织了 13 个国家的 100 个实验室，统一主要的实验条件对 5 种化学物质的 $LD_{50}$ 进行测定。根据收集到的 80 个实验室的结果分析，结果仍然存在相当大的差别，可达 2.44 ～ 8.38 倍（表 7-2）。

3．通常急性毒性实验所用的剂量与临床人用剂量差别很大，所以不能期望使用急性毒性实验的结果来拟定人的临床剂量。

4．人和动物对药物的敏感性差别很大。根据误服或过量服药致人死亡的事件，推算 16 种化学药品的人致死剂量小于小鼠 $LD_{50}$ 值的 1/10。例如，东莨菪碱、阿托品，小鼠的 $LD_{50}$ 分别为人的致死剂量 1253 倍和 250 倍。对于急救医生和中毒控制中心，$LD_{50}$ 实验的结果对于医学诊断和治疗意义较小。

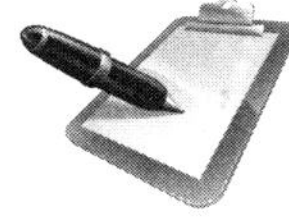

表 7-2　五种化合物的 $LD_{50}$ 值的实验室间变异

| 化合物 | 范围（mg/kg） | 比值（最大值/最小值） |
|---|---|---|
| 五氯酚 | 74 ～ 620* | 8.38 |
| 水杨酸钠 | 930 ～ 2328 | 2.50 |
| 苯胺 | 479 ～ 1169 | 2.44 |
| 乙酰苯胺 | 723 ～ 3060 | 4.23 |
| 氯化镉 | 105 ～ 482 | 4.59 |

* 原文该数字为 2328，可能有误，按最小值和比值计算应为 620。

5．经典急性毒性实验消耗的动物量大，按经典法的要求测 $LD_{50}$，一次实验至少需要 30 ～ 50 只动物。由于确定 $LD_{50}$ 的方法造成了不必要的动物和资源的浪费，因此受到了广泛的伦理学的质疑。

6．对于开发新药来说，通常没有必要求出精确的 $LD_{50}$ 值，所要关注的是动物出现的毒性和剂量间的量效关系。对于化学品的毒性分级也没有必要求得精确的 $LD_{50}$ 值。

### 四、急性毒性分级

目前国际上对外源化学物质急性毒性分级的标准已经统一，WHO GHS 的化学品急性毒性分类标准基于经口、皮肤途径的 $LD_{50}$ 或吸入途径的 $LC_{50}$ 值，将化学品或混合物的急性毒性划为第一类～第五类 5 类（见第二章表 2-1GHS 急性毒性分类对应的（近似）$LD_{50}/LC_{50}$ 值）。中国食品急性毒性的分级则见表 7-3。

表 7-3　急性毒性（$LD_{50}$）剂量分级表

| 级别 | 大鼠经口$LD_{50}$（mg/kg） | 相当于人的致死量（mg/kg） | 相当于人的致死量（克/人） |
|---|---|---|---|
| 极毒 | ＜ 1 | 稍尝 | 0.05 |
| 剧毒 | 1 ～ 50 | 500 ～ 4000 | 0.5 |
| 中等毒 | 51 ～ 500 | 4000 ～ 30000 | 5 |
| 低毒 | 501 ～ 5000 | 30000 ～ 250000 | 50 |
| 实际无毒 | ＞ 5000 | 250000 ～ 500000 | 500 |

## 第三节　急性毒性替代实验

由于经典急性毒性实验及 $LD_{50}$ 值的局限性，并基于 3R 原则及全球对动物福利的进一步关注，近年来建立和发展了多种经典急性毒性实验的替代方法。目前 OECD 推荐的经典急性毒性实验的替代方法有固定剂量法（fixed dose procedure）、急性毒性分级法（acute toxic class method）和上 - 下法（up/down method）。

### 一、固定剂量法

1984 年英国毒理学会（BTS）提出一种以一系列固定剂量染毒为基础的新的急性毒性测试方法。该方法不以动物死亡作为毒性终点，而是基于观察一系列固定剂量的每一剂量下的毒性症状。经过充分的评价研究，说明该方法重复性好，比传统的方法可以节省动物，使动物少受痛苦，分预试验和正式试验。

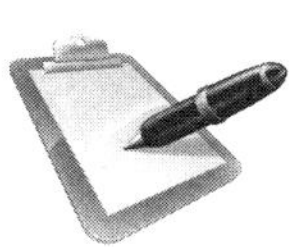

预试验的目的是为正式试验选择合适的起始剂量。每次取 1 只动物，按一定顺序进行不同剂量的毒性效应测试。预试验的起始剂量在 5、50、300 和 2000 mg/kg 固定剂量中选择，可能时应参考同一化学物质或结构相似化学物质的体内外毒性资料选择，预期该剂量能产生明显毒性反应。没有相关资料时，一般以 300 mg/kg 作为起始剂量。仅在有特别的管理需求时，才考虑更高的剂量水平（5000 mg/kg）。正式试验起始剂量确定后（或最低剂量组出现死亡）即结束预试验。预试验中，若在最低剂量（5 mg/kg）出现动物死亡，则终止试验，化学物质分类为 GHS 1 类。

正式试验以预试验确定的起始剂量给动物染毒，该剂量可引起一些毒性症状但不引起严重的毒性反应或死亡。根据有无毒性表现和死亡，再以更高或更低的剂量进行进一步的剂量组试验。通过观察化学物质的毒性反应来对化学物质的毒性进行分级。在某一剂量引起明显的毒性或多于 1 只动物死亡，或在最高剂量未任何毒性反应或在最低剂量出现死亡时即结束试验，并进行危害性分类。

一般每个剂量组用单一性别的 5 只动物，其中包括在预试验中给予该剂量的 1 只动物，其余 4 只是新的（特殊例外情况下，也可能正式试验的剂量未含在预试验中，这时需要 5 只动物）。

## 二、急性毒性分级法

该方法 OECD 于 1996 年采用，2001 年进行了更新。急性经口毒性分级法是以死亡为终点的分阶段试验法，每阶段 3 只动物，根据死亡动物数，平均经 2 ～ 4 阶段即可判定急性毒性。该方法所用动物少，仍可得到可接受的结论。

从 5、50、300 和 2000 mg/kg 体重 4 个固定剂量中选择 1 个作为起始剂量。该起始剂量，应最可能使染毒动物出现部分死亡。在无任何资料可供参考时，一般可以 300 mg/kg 体重作为起始剂量。根据动物是否发生与受试物相关的死亡决定下一步是结束试验、以同样剂量染毒另 3 只动物，还是以更高或更低剂量染毒另 3 只动物。不同剂量染毒的时间间隔取决于毒性症状的开始时间、持续时间和严重程度。下一个剂量动物的染毒应在确定前一个动物存活后再进行。仅在有特别的管理需求时，才考虑用更高的剂量水平（5000 mg/kg）进行试验。

## 三、上 - 下法

OECD 于 1998 年采用，2001 年进行更新。2008 年我国食品药品监督管理局颁布的《化学药品急性毒性试验技术指导原则》也推荐使用该方法（GB/T 21826—2008）。该方法以死亡为终点但也同时观察其他的终点，适合于能引起实验动物快速死亡的受试物。上 - 下法一般需一个性别 6 ～ 10 只动物，少于以上两种方法。

根据与受试物化学结构和理化性质相似的化学的毒性资料确定第 1 只动物的染毒剂量，第 1 只动物的染毒剂量应低于 $LD_{50}$ 的最佳初步估计值。剂量梯度系数根据估计的剂量 - 反应关系曲线斜率的倒数的反对数来确定，试验中剂量梯度系数应保持恒定（斜率为 2 时的梯度系数是 3.2）。如果没有有关受试物的剂量 - 反应曲线斜率的资料，默认采用 3.2 为剂量梯度系数。应用默认的剂量梯度系数时，所设定的染毒剂量系列为 1.75、5.5、17.5、55、175、550、2000 mg/kg。如果没有受试物致死剂量的估计值资料，起始剂量可用 175 mg/kg。以 48 小时的间隔期，逐一对动物染毒，每次染毒 1 只动物。动物染毒的间隔期取决于毒性症状发生和持续的时间以及严重程度，直到确定前一剂量染毒的动物存活后，才用下一剂量对动物染毒。染毒间隔期可根据实际情况作必要的调整。第 1 只动物染毒后，根据其反应决定第 2 个动物接受化学物质的剂量，如果动物死亡，则下一个剂量降低；如果动物存活，则下一个剂量增高。以下任何一种情况出现时，即可终止试验：①在上限剂量水平染毒，连续有 3 只动物存活；②连

续6只动物染毒后出现5个相反结果；③在第一次出现相反结果后，至少继续染毒4只动物。当终止试验的条件达到时，根据试验终止时动物的结果，用最大似然法（maximum likelihood）计算$LD_{50}$及其可信限。

### 四、限量试验

如受试物的毒性很低，可用限量试验（Limit test）。一般啮齿类（大鼠或小鼠）20只，雌雄各半。染毒剂量2 g/kg体重（必要时5 g/kg体重），对于食品毒理学，试验限量可为10 g/kg体重。如果实验动物无死亡，可得出最小致死剂量（MLD）及$LD_{50}$大于该限量的结论。根据二项分布，20只动物死亡5只，死亡率的95%可信区间为9% ~ 49%，如果死亡动物数为5只或5只以下，可得出$LD_{50}$大于该限量的结论；如死亡为6只或6只以上，即应重新设计试验进行评价。用10只大鼠或小鼠进行试验时，如无死亡或死亡动物数仅为1只，才可认为$LD_{50}$大于该限量。

## 第四节　局部毒性作用

局部毒性作用（local toxicity）是指外源化学物质对机体直接接触部位造成的局部损害作用，如眼刺激/腐蚀，皮肤刺激/腐蚀，皮肤致敏及光致敏，肌肉、血管刺激等。化学物质局部毒性资料是其安全性评价及安全管理的重要内容。

### 一、眼原发性刺激试验

眼原发性刺激试验（eye primary irritation test）包括单次和多次眼刺激试验等。观察终点为眼刺激和眼腐蚀。眼刺激性（eye irritation）指眼睛前表面接触受试物后产生的眼睛可逆性炎性变化。眼腐蚀性（eye corrosion）指眼睛前表面接触受试物后产生的眼睛不可逆性组织损伤。

一般对皮肤产生刺激的强酸及强碱性物质可免除眼刺激试验，而对于pH接近中性的大部分化学物质，其对皮肤和眼的刺激反应结果可能没有关系，即产生皮肤刺激的物质不一定有眼刺激体征，反之亦是如此，故应单独进行眼刺激试验。

#### （一）传统的眼原发性刺激试验（Draize试验）

Draize试验使用家兔3 ~ 4只，每只兔的一只眼睛滴入0.1 ml受试物，另一只眼做为对照，滴入后可不冲洗，也可在滴入后不同时间（如4秒及30秒）冲洗，观察眼睛的变化。于染毒后24、48、72小时，4天和7天时以肉眼或手提式裂隙灯检查眼的反应。结膜（发红、球结膜水肿和分泌物）、角膜（浑浊程度和范围）和虹膜（充血、肿胀和角膜周围充血）的反应，按规定分级标准进行评分。

该试验系统的评分结果在实验室内及实验室间有一定的差异，故采取了一些措施来减少不同的实验者在判别上的偏差，如将角膜、结膜、虹膜的不同反应程度拍成彩色照片，以统一不同实验室的判别标准。此外，对Draize试验所作的各种改良亦有助于减小结果的变异。

尽管结果有变异，家兔试验在预测人的眼睛刺激性方面依然是有效的。值得注意的是，某些情况下在家兔所表现的刺激反应比人的反应更敏感。

#### （二）眼原发性刺激试验的替代试验

近年来，随着科学技术的进步，动物福利的提高，欧盟、美国、日本及我国等许多国家和地区开展了有关眼刺激性试验替代方法的研究与评价工作，2003年欧盟在化妆品规程（76/768/EEC）第7次修正案（2003/15/EC）中明确规定：从2009年起在欧盟范围内禁止使用动物进

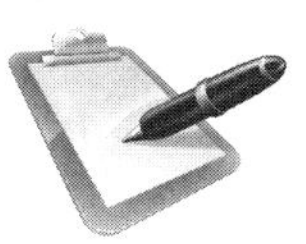

行化妆品毒性和过敏性检测，2013年禁止使用动物进行化妆品及原料的毒理学安全性评价，逐步不允许成员国从外国进口和销售进行过动物试验的化妆品。因此，国内外学者探索用离体试验方法替代整体动物来评价眼刺激性/腐蚀性。

目前被OECD接受的眼刺激性/腐蚀性替代方法有牛角膜浑浊和通透性试验（BCOP）、离体兔眼试验（IRE）、离体鸡眼试验（ICE）、荧光素漏出试验（fluorescein leakage test method）、重组人角膜样上皮（RhCE）方法、玻璃体-眼刺激试验（vitrigel-eye irritancy test method）、短期接触体外检测方法（short time exposure in vitro test method）等。这些方法可做出眼刺激性/腐蚀性类别1（腐蚀性）和非此类的分类判别，对于其他类别尚无法判断。

## 二、皮肤原发性刺激试验

皮肤原发性刺激试验（skin primary irritation test）包括单次和多次皮肤刺激试验，完整皮肤和破损皮肤刺激试验等。观察终点为皮肤刺激和皮肤腐蚀。皮肤刺激（dermal irritation）是指其皮肤接触化学物质后产生的局部可逆性的炎症变化。皮肤腐蚀（dermal corrosion）是指其皮肤接触化学物质后产生的局部不可逆性组织损伤。

### （一）传统的皮肤原发性刺激试验（Draize试验）

该方法由Draize等人首次于1944年描述，故又称Draize试验。

皮肤刺激试验常用的动物是家兔及豚鼠，因这两种动物的皮肤相对较敏感。应选用成年、健康、皮肤无损伤的动物，一般3～4只，试验前24小时将动物背部脊柱两侧毛剪掉，不可损伤表皮，去毛范围各约3 cm×3 cm。24小时后取受试物0.5 ml（或0.5 g）直接涂在皮肤上，然后用纱布及玻璃纸覆盖，再用无刺激性胶布和绷带加以固定，敷用时间为4小时，根据人的实际使用的染毒类型，可延长至24小时，其间应注意防止动物舔食及经呼吸道吸收。试验结束后，用温水或无刺激性溶剂除去残留受试物，尤其是带色素的受试物更应清洗干净。在一只家兔背部脊柱两侧可各准备3个去毛区，可进行剂量-反应研究或测试多种受试物。

去除受试物后1、24、48小时观察涂抹部位皮肤反应，皮肤反应的表现从无红斑形成至有紫红色斑并有焦痂形成，从无水肿到水肿隆起超过1 mm，按其严重程度评分，并进行皮肤刺激强度分级。观察时间的确定应以足可观察到可逆或不可逆刺激作用为准，一般不超过14天。

在许多研究中，人为地将动物皮肤某部位擦伤（不能伤及真皮产生出血），比较受试物对完整皮肤及受损皮肤造成的刺激反应的情况，分析两者是否存在一定的关联。

该试验系统可能比人皮肤刺激反应更敏感，除非受试物有大范围或长时间的使用，轻度刺激反应的外推意义不大。

用该试验程序有其本身的局限性，如动物物种不同造成皮肤反应的差异，有学者用此程序试验了40种化妆品成分，结果发现皮肤反应的敏感顺序为兔＞豚鼠＞大鼠＞人＞猪，所以有时兔皮肤毒性的敏感性高于人，可产生假阳性；用该试验系统检测皮肤刺激性较强的化学物质的敏感性高于刺激性较弱的物质。擦伤皮肤的刺激试验是否有必要也有争议，有研究发现原发性刺激与擦伤皮肤试验的结果没有关系。

### （二）皮肤原发性刺激试验的替代试验

**1．皮肤组织培养** 皮肤组织培养模型包括人皮肤组织块体外培养模型（PrediskinTM模型）、非灌注猪耳朵实验和体外小鼠皮肤完整功能实验（SIFT）。离体组织块具有正常的结构和所有的细胞成分，因而能很好地模拟真实的体内情况。将皮肤样本置于网格或特制的培养板上以防止细胞生长超出离体的组织，同时培养于空气-培养液界面，既可以模拟现实皮肤解剖结构，又可以直接局部应用受试物，且不受受试物性状的限制，与真实暴露情况一致，可广泛

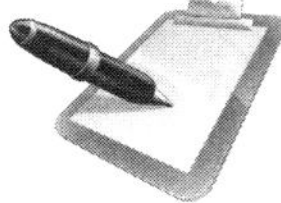

应用于检测各种不同的化学物质。但是皮肤组织培养仅适用于短期染毒，因为组织体外存活的时间很短。

**2．体外细胞培养** 可用于体外培养的细胞常包括皮肤角质形成细胞如人角朊细胞、皮肤成纤维细胞培养及人黑色素细胞作为模型细胞进行体外培养的细胞模型。其优点是模型制作以及实验操作相对简单，方法重现性好，冷冻保存相对容易；其缺点是缺乏完整皮肤的一些重要的特征，如表皮细胞排列紧密、表皮选择性渗透屏障以及皮肤不同细胞类型之间的相互作用，不能模拟正常人的皮肤，缺乏角质层的屏障作用，化学物质对细胞产生直接的细胞毒性，使细胞模型呈现高敏感性。所以，单层细胞实验所获得的结果一般难以用来解释体内情况或与体内情况相联系。

**3．重组人表皮模型** 是目前最具有发展前景的动物实验替代方法，能最大程度地模拟现实人体暴露情况，减少甚至避免使用人体组织或动物实验，目前几种重组人皮肤替代模型有EpiskinTM、EpiDerTM和SkinEthicTM，因其具有很好的实验重复性，已通过ECVAM验证，作为皮肤刺激试验的替代试验方法。

目前被OECD接受的皮肤刺激性/腐蚀性替代方法有体外皮肤腐蚀试验——透皮电阻试验（TER）、重组人表皮（RHE）试验及体外膜屏障试验方法等。

## 三、皮肤致敏试验

皮肤致敏（过敏性接触性皮炎）（skin sensitisation，allergic contact dermatitis）是一种免疫介导的化学物质的皮肤毒性反应，在人体的反应特点为瘙痒、红斑、水肿、丘疹、小水疱、大疱或兼而有之，其他物种动物的反应可有所不同，可能仅见红斑和水肿。

皮肤接触外源性化学物质后可产生较轻的反应或无明显反应，经过一段时间（几周甚至几年）再次接触，可引起迟发性超敏反应（接触性皮炎），且在最初接触部位以外的皮肤均可发生。皮肤超敏反应属于Ⅳ型细胞介导的超敏反应，由迟发性超敏反应T淋巴细胞（TD）参与，反应高峰在二次抗原接触后24～48 h。在穿透皮肤的过程中，化学物质作为半抗原与体内某些特定的载体蛋白共价结合，形成完全抗原，结合于表皮朗格汉斯细胞的细胞膜上或与巨噬细胞相结合，激发抗体形成及免疫记忆过程。

皮肤致敏性试验（skin sensitization test）的目的是通过动物实验预测化学品经皮肤接触对人类引起皮肤致敏反应的危害。

### （一）传统的皮肤致敏试验

在评价化学物质的皮肤致敏性时，建立了两种类型的试验，一种是使用弗氏完全佐剂（Freund complete adjuvant，FCA）的方法，另一种是不加佐剂的方法。使用佐剂的方法可提高动物对致敏性物质的敏感性。弱致敏性物质可用本法检出，有利于预测对人类的致敏性。传统的皮肤致敏试验最常选用的动物是豚鼠，包括使用佐剂的豚鼠最大反应试验（guinea pig maximization test，GPMT）和不用佐剂的局部封闭敷贴试验（Buehler Test，BT）。在评价某一受试物的致敏性时，应先进行合并使用佐剂的试验，如呈阳性反应，再追加进行不使用佐剂的试验，从而对受试物的致敏风险进行综合性评价。

首先，以较低或中等浓度的受试物每天或每周4～5天涂皮或皮下注射，一般需14天，此阶段称诱导阶段。间隔10～14天后，用激发剂量（通常低于诱导时的剂量）受试物处理未接触过受试物的皮肤部位（此阶段为激发阶段），然后观察24、48和72小时后有无皮肤反应及反应的严重程度，通过评分比较诱导及激发后的水肿、红斑出现的情况，判断受试物是否能产生皮肤超敏反应。通常需用阳性对照阻，如已知的抗原性物质2，4-二硝基氯代苯（DNCB）或对苯二胺等。豚鼠最大反应试验需在受试物中加入弗氏完全佐剂以刺激抗体形成。

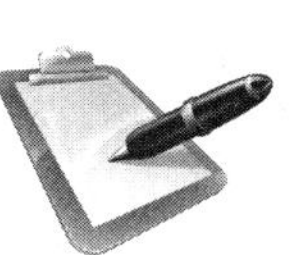

### （二）皮肤致敏替代试验

**1．体内替代试验** 传统的皮肤致敏试验，如上述的GPMT及BT均需要大量的动物。小鼠局部淋巴结试验（local lymph node assay，LLNA）是用小鼠代替豚鼠对化学物质致敏性进行检测，它是最早通过认证的皮肤致敏替代方法。相比传统的豚鼠法，LLNA试验周期短，减少了动物的使用量，优化了受试物给药方法，减少了动物的痛苦，只需要建立诱导阶段，灵敏度高，能辨别低分子量的致敏化学物质。2012年LLNA的两种不需要同位素的改良试验方法LLNA-DA和LLNA：BrdU-ELISA也通过欧洲替代方法验证中心（ECVAM）的验证。

**2．皮肤致敏体外替代试验** 主要有直接肽反应试验（DPRA）、人角质细胞keratinoSens试验、人组织淋巴瘤细胞U 937细胞活性试验（MUSST）、人类细胞系激活试验（h-CLAT）、角质细胞系NCTC2544IL-18试验、基因组致敏原快速检测试验等。目前已有两种体外方法通过ECVAM验证，包括DPRA和ARE-Nrf2荧光素试验。但是还没有一种体外测试方法的结果能单独用于化学物质皮肤致敏性评估，目前体外方法只反映皮肤致敏不良反应结局路径（AOP）中的一部分关键事件，不能完整提供皮肤致敏反应机制中连贯发生的一系列生物化学变化信息。

目前被OECD接受的皮肤刺激性/腐蚀性替代方法有局部淋巴结试验、局部淋巴结试验-DA法、局部淋巴结试验-BrdU-ELISA法、蛋白质共价结合试验、ARE-Nrf2荧光素酶检测方法、树突状细胞活化试验等。

## 四、其他局部刺激试验

根据实际人可能的接触途径，如眼、耳、鼻、口腔、呼吸道、关节腔、皮肤、直肠、阴道、静脉、动脉、肌肉、皮下、静脉旁和鞘内等途经给药，有时需评价在这些局部产生的毒性（如刺激性和过敏性）。

鼻黏膜、上呼吸道黏膜、直肠及阴道黏膜等试验，一般每组选用家兔3～4只或豚鼠、大鼠5～6只，设染毒组、阴性（溶剂或赋形剂）对照组及未处理对照组，通过上述途径染毒至少4小时，24小时后处死动物，取出欲检测的黏膜组织，观察有无充血、红肿等现象，还可观察分泌物。若有异常变化，需进行组织病理学检查，然后比较试验组与对照组结果，进行判断。

（姚碧云）

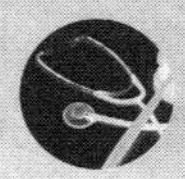

# 第八章　重复剂量、亚慢性和慢性毒性作用

在人类实际生活及生产活动中，机体接触外源化学物质往往是较低剂量的、长期反复的接触。而且，外源化学物质慢性中毒与急性中毒的中毒机制及毒性的表现存在一定的差异，甚至完全不同，如苯急性中毒引起中枢神经系统抑制，而长期反复接触可引起粒细胞缺乏白血病。此外，随着动物的衰老，有些因素如组织易感性改变、代谢和生理功能的改变，以及自发性疾病等均可影响毒作用的性质和程度。因此，利用急性毒性研究的资料难以预测长期毒性，进一步研究外源化学物质的低剂量、重复接触的长期毒性是很有必要的。

外源化学物质进入机体后，经过代谢转化排出体外，或直接排出体外。但是当其连续地、反复地进入机体，而且吸收速度超过代谢转化与排泄的速度时，化学物质在体内的量逐渐增加，称为化学物质的蓄积作用（accumulation）。外源化学物质的蓄积作用是发生慢性毒性的基础。慢性毒性可以是外源化学物质或其代谢产物的物质蓄积（material accumulation），但有的化学物质，经长期接触后在机体内测不出该化学物质的原形或其代谢产物，可却出现了慢性毒性作用，此时称为损伤蓄积或效应蓄积（damage accumulation or effect accumulation）。一种外源性化学物质有无蓄积作用是评定该外源性化学物质是否可能引起潜在慢性中毒的论据之一，也是制定卫生限量标准时确定安全系数的重要依据。根据实验动物重复接触外源化学物质的期限，可分为重复剂量毒性作用、亚慢性毒性作用和慢性毒性作用。其相应的评价试验分别为重复剂量毒性实验、亚慢性毒性实验和慢性毒性实验。

## 第一节　重复剂量、亚慢性和慢性毒性研究的概念和目的

### 一、概念

重复剂量毒性（Repeated-Dose toxicity）：亦称短期毒性，是指实验动物或人连续接触外源化学物质 14 ～ 28 天所产生的中毒效应。

亚慢性毒性（subchronic toxicity）：是指实验动物或人连续较长期（相当于生命周期的 1/10）接触外源化学物质所产生的中毒效应。

慢性毒性（chronic toxicity）：是指实验动物或人长期接触外源化学物质所引起的毒性效应。

慢性毒性实验耗费大量的人力、物力和时间，重复剂量毒性实验、亚慢性毒性实验就具有预备或筛选试验的性质。当外源化学物质在短期重复剂量毒性实验、亚慢性毒性实验中有严重的毒作用时，此受试物就应考虑放弃，只有在必要时才进行慢性毒性实验。Parkinson 等（1995）比较了 117 种药品犬亚慢性（90 天）和慢性（24 个月）毒性实验结果及大鼠短期和长期毒性实验的结果，几乎没有发现新的毒性资料，因此认为除非是研究致癌作用，否则动物毒性实验长于 6 个月是没有必要的。这与 Lumley 等（1985）的报告及日本 Igarashi（1993）对

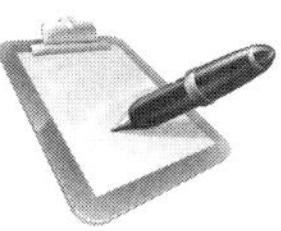

90 个药品的比较研究结果相似。Weil 等（1969）报告，112 种受试物中，大鼠染毒 90 天后才出现毒性效应的只有 3 种（占 2.5%），其他受试物在 90 天内已出现毒性效应，故认为大鼠 90 天毒性实验即可确定受试物的未观察到有害作用水平（NOAEL）。尽管还有争论，亚慢性毒性实验（特别是 90 天亚慢性实验）已成为比较常用的重复染毒毒性实验；而从科学上和经济上考虑，慢性毒性实验倾向于和致癌实验合并进行。

### 二、目的

1．确定受试物毒性的效应谱。

2．研究受试物毒作用的靶器官。

3．研究受试物毒性损害的可逆性。

4．研究受试物毒性的剂量 - 反应（效应）关系，确定其观察到有害作用的最低剂量（LOAEL）和未观察到有害作用的剂量（NOAEL），提出此受试物的安全限量参考值。

5．确定不同动物物种对受试物毒效应的差异，为将毒性研究结果外推到人提供依据。

## 第二节　重复剂量毒性、亚慢性和慢性毒性实验方法

由于重复剂量毒性、亚慢性毒性实验和慢性毒性实验在实验设计和方法上较相似，故一并介绍。

### 一、实验动物选择和染毒期限

#### （一）实验动物的选择

**1．物种和品系**　亚慢性毒性实验和慢性毒性实验一般要求选择两种实验动物，一种是啮齿类，另一种是非啮齿类。选择两种实验动物是为了降低外源化学物质对不同物种动物的毒作用特点不同所造成的将实验结果外推到人的偏差。重复染毒实验如果是为亚慢性和长期毒性实验做准备，则应该与长期毒性的实验动物一致。目前常用的实验动物是大鼠和犬，有条件和必要时可以用猴。亚慢性经皮毒性实验也可考虑用兔或豚鼠。

**2．性别、年龄及动物数**　一般情况下要求选用两种性别的动物，雌雄各半。特殊情况下如研究的某种受试物只用于一种性别，可选用单性别动物。所选用的动物一般是 6 ～ 8 周龄的大鼠。慢性毒性实验的动物年龄低于亚慢性毒性实验，可用刚断乳大鼠，FDA 要求啮齿类动物在研究开始应该小于 6 周龄。一般情况下，大鼠、小鼠每组不少于 20 只，犬、猴每组不少于 6 只，雌雄各半。

在 1 ～ 2 年的长期实验中，必须考虑某些意外事故，需增添额外的动物。如对照组大鼠在 2 年期间自然死亡可使动物数减少 20%。Homburger（1983）主张对照组的动物数等于每个染毒组的动物数乘以染毒组组数的平方根，如每组 40 只大鼠，共 4 个染毒组，则对照组应有 80 只大鼠，即 $40\times\sqrt{4}$ 只。

如果设计要求在染毒受试物期间处死一部分动物，进行某些指标动态观察（如病理组织学检查或某些脏器的生化检查），则在实验开始时应相应增加实验动物数。

#### （二）染毒期限

短期毒性实验的染毒期限为 14 或 28 天，亚慢性毒性实验一般为 1 ～ 3 个月，而慢性毒性实验中，工业毒物至少是 6 个月，环境毒性与食品则要求 1 年或 2 年。OECD 要求慢性毒性实验大鼠至少染毒 1 年。也有主张对动物终生染毒，这样获得的 LOAEL 和 NOAEL 更能准确反

映化学物质的实际慢性毒作用。

同样的染毒期限对不同的实验动物，其意义不同。一般来讲，慢性毒性试验对哺乳类应为两年的染毒时间，对啮齿类就相当于终生染毒，但对兔只相当于生命期的 36%，犬为 20%（表 8-1）。如慢性毒性实验与致癌实验结合进行，则染毒期限最好接近或等于动物的预期寿命。

值得注意的是，新药临床毒性评价中的长期毒性评价与亚慢性和慢性实验概念不同。实验期限主要取决于临床拟用药的期限，一般为临床用药的 2 ~ 3 倍。如临床用药为 3 天，长期毒性实验时间定为 14 天；临床用药为 10 天，长期实验期限为一个月；无限制的临床用药，才进行 6 个月的慢性毒性实验（表 8-2）。

**表 8-1　动物研究期限相当于寿命期（%）和人染毒的时间**

| 物种 | 研究期限（月）相当于寿命期（%） | | | | | 物种 | 研究期限（月）相当于人（月） | | | | |
|---|---|---|---|---|---|---|---|---|---|---|---|
| | 1 | 3 | 6 | 12 | 24 | | 1 | 3 | 6 | 12 | 24 |
| 大鼠 | 4.1 | 12.0 | 25.0 | 49.0 | 99.0 | 大鼠 | 34 | 101 | 202 | 404 | 808 |
| 兔 | 1.4 | 4.5 | 9.0 | 18.0 | 36.0 | 兔 | 12 | 36 | 72 | 145 | 289 |
| 犬 | 0.82 | 2.5 | 4.9 | 9.8 | 20.0 | 犬 | 6.5 | 20 | 40 | 81 | 162 |
| 猪 | 0.82 | 2.5 | 4.9 | 9.8 | 20.0 | 猪 | 6.5 | 20 | 40 | 81 | 162 |
| 猴 | 0.55 | 1.6 | 3.3 | 6.6 | 13.0 | 猴 | 4.5 | 13 | 27 | 61 | 107 |

**表 8-2　临床前研究动物长期毒性实验的期限**

| 临床用药时间 | 动物染毒期限 |
|---|---|
| 最多 3 次 | 2 周 |
| 10 天 | 1 个月 |
| 1 个月 | 3 个月 |
| 未限制 | 6 个月（啮齿类），9 个月（非啮齿类） |

注：表中给药期限不包括恢复期，应设计适当的恢复期

## 二、染毒途径

外源化学物质的染毒途径，应当尽量模拟人类接触受试化学物质的方式（途径）；并且亚慢性与慢性毒作用研究的染毒途径应当一致。常用经胃肠道、经呼吸道、经皮肤染毒三种途径，药物临床前毒性研究中，动物染毒途径应尽可能与人的用药途径一致。为保证受试物在动物体内浓度的稳定，每天应在相同的时间及实验室条件下染毒。每周至少染毒 6 ~ 7 天，有研究表明，同一毒物在相同剂量的情况下，每周 5 天染毒与 7 天染毒的毒性反应是不一致的。

### （一）经胃肠道染毒

毒物最好采用喂饲法，即将受试物与食物或饮水混匀，使实验动物自然摄入。如果受试化学物质有异味或易水解时，也可以用灌胃方式染毒。当用犬或猴进行长期毒性实验时，不常采用喂饲染毒，因受试物损耗量太大，通常采用胶囊或插胃管染毒。

### （二）经呼吸道吸入染毒

OECD 要求，亚慢性毒性研究时，在染毒柜中受试物浓度达到平衡后，动物接触时间依实验目的而定，一般每天接触时间应为 6 小时；在慢性毒性研究中，常常模拟所研究的工业现场和环境场所，分间歇性吸入和连续性吸入。间歇性吸入适用于工业接触，每天吸入 6 ~ 8 小

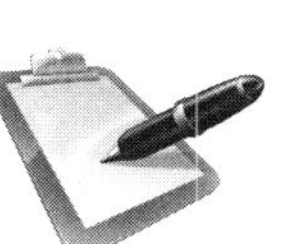

时。连续性吸入适用于环境接触，一般要求每天吸入 22 ～ 24 小时。

（三）经皮肤染毒

经皮肤染毒时需对实验动物进行去毛，去毛部位面积一般不大于动物体表总面积的 10% ～ 15%，每次染毒 4 ～ 6 小时，应防止动物舔食。

（四）注射染毒

一般是模拟人的使用途径。有静脉注射、肌内注射、皮下注射等。腹腔注射在临床上不用，在啮齿类亚慢性和慢性毒性实验常用，以作为静脉注射的替代途径。

## 三、实验分组和剂量设计

为了要得出明确的剂量 - 反应关系和确定未观察到有害作用剂量（NOAEL），至少应设 3 个剂量组，以及 1 个阴性（溶剂）对照组。高剂量组应能引起较为明显的毒性，中剂量组应该为观察到有害作用的最低剂量（LOAEL），低剂量组应相当于未观察到有害作用剂量。亚慢性和慢性毒性实验剂量设计是实验成败的关键，一般有以下几种设计考虑：

（一）以相同物种的毒性资料作基础

剂量选择的一般步骤是从急性（单剂量）毒性实验→剂量范围发现研究→ 90 天毒性实验的顺序，或从急性（单剂量）毒性实验→ 14/28 天毒性实验→ 90 天毒性实验的顺序。

可以急性毒性的阈剂量为该受试物的亚慢性毒作用的最高剂量，也可取受试物 $LD_{50}$ 的 1/20 ～ 1/5 为最高剂量。高、中、低 3 个剂量间组距以 3 ～ 10 倍为宜，最低不小于 2 倍。慢性毒性实验的高剂量可以选择亚慢性毒效应的最大耐受剂量（maximum tolerated dose，MTD），MTD 主要由体重和组织病理学来确定；各剂量组间距以差 2 ～ 5 倍为宜，最低不得小于 2 倍。慢性毒性实验剂量间距应小于亚慢性毒性实验。

如对剂量选择没有把握，则可在该次实验中多设几个剂量组，这要比重复整个实验所用费用低得多。此外，如有性别差异时，不同性别可选择不同的剂量设计。

（二）以动物实验药效学或功能学资料作基础

对于药物或保健食品，可以动物实验药效学或功能学资料为基础设计剂量，此时应从确定低剂量组水平开始，如药效学或功能学资料来自相同物种，低剂量原则上应高于同种动物药效学实验或功能学实验的有效剂量，并不使动物出现毒性反应。在低剂量组水平之上，再设计中、高剂量组的剂量。如药效学或功能学资料来自另一物种，则应根据体表面积换算受试物种的药效学或功能学等效剂量，并据此设计低剂量组的剂量水平。

（三）以预期临床治疗或人拟用最大剂量的等效剂量作基础

对于药物或保健食品，也可以预期临床治疗或人拟用最大剂量的等效剂量作为基础设计剂量，亚慢性或慢性试验的低剂量应高于此剂量。

对于药物，可用人拟用剂量的倍数来设计实验剂量，亚慢性毒性实验大鼠可用人拟用剂量的 10、30 和 100 倍，非啮齿类可用 5、15、50 倍；慢性毒性实验大鼠可用人拟用剂量的 5、15 和 50 倍，非啮齿类可用 3、9、30 倍。对于食品，实验剂量尽可能涵盖人体预期摄入量的 100 倍，在不影响动物摄食及营养均衡的前提下，尽可能提高高剂量组的剂量，高剂量组亦可按最大可能给予剂量设计。

用以上三种方法进行亚慢性和长期毒性实验的剂量设计，结果也许会不一致，甚至会相差

一个数量级，这时就需要根据以往试验的经验判断，或增加剂量组以保证得到良好的剂量 - 反应关系。

## 四、观察指标

在实验过程及染毒结束时，应对实验动物进行全面、系统、深入的观察检测。

### （一）一般性指标

在实验过程中，应仔细观察动物的外观（体表通道和毛色等），社会行为（躁动、冷漠、探究活动），刺激性（好斗等）及对周围环境、食物、水的兴趣，这些信息如单独一项无太多的意义，但结合起来就有可能揭示出潜在的毒性效应。

在亚慢性及慢性毒性研究中，动物体重是一个比较重要和敏感的指标，反映了受试物对实验动物的生长发育及一般状态的影响。与对照组处于相同的喂饲条件下，如果受试组动物体重增长比对照组低 10%，就可以认为是由受试化学物质所引起的毒效应。如果各剂量组体重增长改变有剂量 - 反应关系，就可以肯定这是一种综合毒性效应。一般在亚慢性毒性实验应每周测体重 1 次，对于慢性毒性实验，最初 13 周应每周测体重 1 次，以后如动物健康状况无明显改变，可每 2 周或每月测量 1 次。

除体重外，还应记录动物的饲料消耗，计算受试物经饲料的实际摄入量；并计算食物利用率（实验动物每食入 100 克饲料所增长的体重克数）。比较各染毒组与对照组实验动物的食物利用率，有助于分析受试物对实验动物的生物学效应。食物利用率可用于鉴别啮齿类动物体重降低或增长减缓是由于受试物适口性差，还是真正的毒作用。

### （二）实验室检查

需评价受试物对各器官系统功能的影响。外源化学物质对解毒（肝）和排毒（肾）的器官的评价非常重要，另一个重要的靶器官是血液。血、尿等体液的实验室检查可以发现受试物所致的器官功能紊乱。

大鼠亚慢性毒性实验一般在实验结束时进行检查，必要时在染毒期间测定一次。慢性毒性实验则在开始后每隔 6 个月对不同剂量组的部分动物进行检查。应用非啮齿类动物实验时，应该在染毒前、染毒期间和染毒结束时进行实验室检查。如果在实验过程中进行血液样本的收集，对存活动物采血量应该不影响实验动物生理功能，最大取血量为动物总血量的 10%。大鼠一次取血量不应超过 1.5 ～ 2 ml。

**1．血液学指标**　包括红细胞或网织红细胞计数、红细胞比容、红细胞平均体积、血红蛋白、总白细胞计数、白细胞分类、血小板计数、凝血酶原时间、活化部分凝血酶时间等。

**2．血液生化学指标**　包括天门冬氨酸氨基转换酶（AST）、丙氨酸氨基转换酶（ALT）、碱性磷酸酶（ALP）、尿素氨（BUN）、总蛋白（TP）、白蛋白（ALB）、血糖（GLU）、总胆红素（T-BIL）、肌酐（Crea）、总胆固醇（T-CHO），血清钙、钾、钠等。

**3．尿液检测指标**　在实验期间至少进行一次尿分析，应用代谢笼进行实验动物的尿液收集。测试项目包括尿的颜色与浊度、比重、pH、总蛋白质、尿糖等。

### （三）眼科学检查

至少在染毒前和研究终止前进行检查。也可考虑中期进行检查，尤其是化合物能在网膜蓄积或影响血压时。检查可通过肉眼和裂隙灯进行观察，对眼睛的所有区域（角膜、晶状体、视网膜、结膜、巩膜、虹膜和眼底）均进行仔细的检查，必要时检查前可以使用散瞳剂，以观察眼深部的结构。

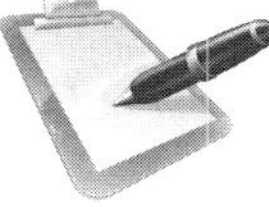

### （四）心脏、血管的检查

血压和心电图的测量通常限于非啮齿类。必需时，在啮齿类研究也需测定。应在染毒开始之前进行检查，建立个体的基线，在研究终止之前再进行检查，必要时在研究中期进行检查。

### （五）系统解剖和组织病理学检查

**1．系统解剖**　濒死的动物应及时解剖。实验结束应处死实验动物，采血进行上述实验室检查，并进行系统解剖，测定脏器重量。需称重并计算脏器系数的器官包括脑、心脏、肝、肾、肾上腺、胸腺、脾、雄性动物睾丸、雄性动物附睾、雌性动物卵巢、雌性动物子宫、肺等。脏器相对重量（relative organ weight，或称脏器系数）包括脏体比和脏 / 脑比，脏体比指某个脏器湿重与体重的比值（单位通常以 100 克体重或克体重计），如肝 / 体比，就是（全肝湿重 / 体重）×100%。脏 / 脑比指某个脏器湿重与脑湿重的比值。实验动物随着年龄（体重）的增长，在不同年龄期各脏器与体重之间重量比值均有一定的规律，如果和对照组比较出现显著性差异，则有可能是受试物毒作用的结果。脏器相对重量增加可能是由于充血、水肿、增生或肿瘤等；器官相对重量降低可能是由于坏死、萎缩等。如果受试物能明显阻碍实验动物体重增长，而对脏器无明显毒性效应时，也会出现脏器系数增加。故当实验动物体重明显受到影响时，应同时比较各剂量组与对照组动物各脏器的绝对湿重，以排除可能出现的假象。

**2．组织病理学检查**　需要进行组织病理学检查的脏器有脑（大脑、小脑、脑干）、脊髓（颈、胸、腰段）、垂体、胸腺、甲状腺、甲状旁腺、食管、唾液腺、胃、小肠和大肠、肝、胰、肾、肾上腺、脾、心脏、气管、肺、主动脉、雄性动物睾丸、雄性动物附睾、雌性动物子宫、雌性动物卵巢、雌性动物乳腺、雄性动物前列腺、膀胱、坐骨神经、骨髓、淋巴结（包括给药局部淋巴结、肠系膜淋巴结）等。一般可先做对照组和高剂量组的病理组织学检查，其他剂量组应取材保存，在高剂量组有异常时再进行检查。

### （六）特异性指标及其他指标

特异性指标是指能反映毒物对机体毒作用本质的特征性指标，常与其毒作用机制有关，有时可作为效应生物学标志。可以根据受试物毒性资料、实验中的观察等线索增加一些检查项目。如推测受试物可能对心血管系统有毒性，可进行心电图、血压、眼底检测；对神经系统有影响，可进行神经行为、神经反射等检查；对电解质、微量元素代谢有影响，则检测血钙、血磷等含量；还可增加眼科、骨髓等检查。

上述几类指标中，临床观察可寻找早期临床体征，对血液和尿标本的分析可评价器官系统的功能，尸解和组织病理学检查是为了得到毒理学损害的形态学证据，应综合这些指标来评价受试物的毒性效应。

## 五、指标观察时间

一般状况和症状的观察，每天进行一次，每周记录饲料消耗和体重一次。实验周期在 3 个月以内的，一般在最后一次给药后 24 小时和恢复期结束时各进行一次各项指标的全面检查，必要时在实验中间检测指标一次。实验周期在 3 个月以上的，可在实验中期处死少量动物（高剂量组和对照组）全面检测各组指标，对濒死或死亡动物应及时检查。

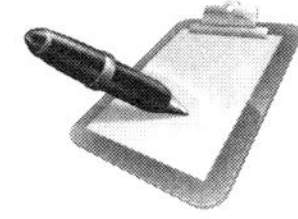

## 第三节　结果分析及评价

对短期毒性、亚慢性和慢性毒性实验的结果评价，需要全面分析所采集的数据和资料，借助统计学方法，结合毒理学知识综合分析，得出客观的结论。

### 一、明确观察指标在有统计学意义的基础上是否有生物学意义

首先明确观察指标是否有差异，与对照组比较是寻找差异的基本方法。可根据数据类型选用合适的统计学方法进行分析。但必须明确的是统计学分析可以确定在对照组与处理组之间是否具有统计学上显著性差异，而不能作为受试物毒效应的主要判断标准。在实际工作中常遇到指标在统计学上具有显著性的差异，而无生物学意义和毒理学意义。当剂量组与对照组之间差别有显著性时，需要确定这种差异是否与受试物有关，或者仅仅是一个偶然结果。可以从剂量依赖性趋势、结果的重现性、相关指标变化和两种性别的一致性等几方面帮助判别处理与对照组间差别有无生物学意义。

#### （一）剂量相关趋势

剂量 - 反应关系是反应或效应与处理因素相关的最重要的指标之一。如果剂量组与对照组结果之间存在差异，并且随着受试物剂量水平的增加而差异增加，那么这个效应很可能是与受试物有关。如果只有高剂量组产生的效应与对照组有差异，在确定这种差异是否与处理因素相关时，还应同时考虑其他因素。如果没有出现剂量 - 反应关系，初步可以判断与受试物无关或者是剂量范围选择不合适。最好的实验结果是最高剂量组中毒效应明显，中剂量组有轻度损伤，而低剂量组无任何异常毒效应。如果观察指标中，差异有显著性但无生物学意义的参数过多（如 90 天大鼠亚慢性毒性实验总参数数目的 15% 以上），实验可能存在质量控制问题，应认真总结。

#### （二）毒性反应重现性

如果实验结果能够重复，基本可以确定这种毒效应与受试物有关。在研究的不同时间点、同一物种实验动物在其他的独立研究中，或在另一个物种中发生相同的差异，那么更能证明差异与受试物处理有关。如果研究结果不可重现，尤其是在同一物种和相同实验条件下，那么此差异就很可能是偶然产生的。

#### （三）相关指标的变化

如果与对照组相比，处理组某项指标变化，伴随着相应的指标改变，这种效应可能与处理有关。尤其是血液生化学指标变化的分析更需要将相关指标横向进行比较，还需要结合组织病理学观察，才能正确判断。例如，血清中谷氨酸氨基转移酶活性升高，并伴有血清天门冬氨酸氨基转移酶及肝坏死，那么这种效应可能与受试物有关。如果没有相关指标的改变，那么这种酶活性升高可能没有意义，或至少其意义必须综合考虑其他影响因素来进行评价。

#### （四）组间差异大小

处理组与对照组之间检测指标差异的大小也提示此差异与受试物处理可能的关联程度。例如，虽然与对照组比较都具有统计学显著性差异，但处理组动物器官重量是对照组的 2 倍时，要比增加 10% 更应考虑是与受试物相关。以差异的大小估计一种改变的意义时，需要知道数据的正常范围与趋势。

（五）性别差异

一般认为，不同性别动物对外源化学物质的反应类型基本是一致的，但由于雌雄体内代谢酶活性高低不一，可能造成对受试物的敏感性不同。如果处理组与对照组的差异仅在一种性别的动物中发生，那么这种受试物可能与效应没有关联。但值得注意的是，有时一种性别的动物对化学物质的敏感性比另一种性别的高，在一个给定的剂量下，可能只有敏感性较高的性别会发生效应。因此，在分析结果时应该认真考虑，综合评价。

## 二、判断差别是否为有害效应即是否具有毒理学意义

如果在对照组与处理组之间的差别是真实的，那么需要回答的下一个问题就是这种差别是否为有害效应。有时，对此问题的判断不十分明确，并存在一定的主观性。先前所讨论的很多因素都很重要，而且差别的大小是一个核心的问题。

尽管对某个参数较大的差别比一个较小的差别更有可能是有害效应，但对于某个实验即使是同样的变化范围，也可能给出不同的解释，这取决于多种因素，如变化机制、相关的发现、实验物种、实验设计及方法、受试物本身（一个临床病理学参数可能是药物的药理学活性的靶）等。例如尿素氮可能会由于缺水而显著增加（如小鼠在采血前禁食太久或者是拒绝饮用有受试物的水），但在肾毒性的早期仅有轻度增加。增高的丙氨酸氨基转移酶伴有肝细胞变形退化和坏死的组织病理学证据，要比虽有相同水平的增加但缺乏相关发现具有更重要的毒理学意义。由于物种差别，犬的丙氨酸氨基转移酶活性 3 倍增高（处理组与对照组比值）要比猴同样程度的增高更可能反映有害作用。如果血红蛋白浓度降低 10%，在研究中重复取血或者是受试物持续静脉输注的动物与没有重复取血或仅是经口灌胃的动物相比，前者有可能不代表有害效应。非常高的中性粒细胞计数一般认为是有害效应，但如果受试物是粒细胞集落刺激因子，那么高的计数值应该正是预期的效应。

## 三、参考历史对照资料

正如统计学的比较一样，本实验室的历史对照值范围可作为评价对照组与处理组之间表观差别的依据。虽然来自文献及其他实验室的的资料可能有帮助，但不能代替本实验室的历史对照资料。从事安全性评价毒理学研究的实验室应建立本实验室的历史对照值范围。

历史的对照资料反映了正常的生物学变异。同时，进行的阴性对照组是为了提供整个对照群体的正常值。由于多种因素，包括在毒理学研究中各组一定的动物数和将动物分至各组及实验的整个实施过程，都可导致对照组也只能是整个对照群体的近似。应用本实验室的历史对照资料，可以用来区分处理组与阴性对照组的差别是由于偶然性或是处理因素的相关效应，如果处理组与阴性对照组都在历史对照值的范围内，此差别是处理效应的可能性很小。

（姚碧云）

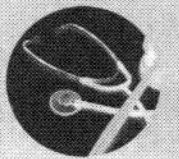

# 第九章 遗传毒性

## 第一节 遗传毒性与致突变性

遗传是所有生物生命活动的基本特征之一。作为遗传信息载体的DNA，靠其正常的代谢和稳定的复制，而保持其种族特性及生命的正常活动。生物体遗传机构发生改变，就可能导致生物体遗传性状改变或影响机体的正常生命活动。环境因素对生物体遗传机构的损伤作用称为遗传毒性（genetic toxicity）。

遗传物质发生的可改变生殖细胞或体细胞中的遗传信息，并产生新的表型效应的改变称为突变（mutation），突变可以在细胞与细胞间或代与代之间传递，在群体中突变率可以定量检测。突变可在自然条件下发生，称为自发突变（spontaneous mutation）。自发突变的发生率极低，它是生物界必然发生的基本遗传过程，并提供了生物进化的基础。突变也可人为地或受各种因素诱发产生，称为诱发突变（induced mutation）。环境因素引起生物体突变发生的作用及过程称为环境致突变作用或环境诱变作用（environmental mutagenesis）。环境中存在的可诱发突变发生的因素多种多样，包括化学因素（各种化学物质）、物理因素（如电离辐射、高温、低温等）和生物因素（如病毒感染）。其中化学因素存在最广泛，人们接触机会最多，在环境致突变作用中占有最重要的地位。凡能引起致突变作用的化学物质称为化学诱变剂（chemical mutagen）。有些化学物质具有很高的化学活性，其原型或其化学水解产物就可以引起生物体的突变，称为直接诱变剂（direct-acting mutagen）；有些化学物质本身不能引起突变，必须在生物体内经过代谢活化才呈现致突变作用，称为间接诱变剂（indirect-acting mutagen）。环境化学诱变物的种类多种多样，包括药品、农药、工业生产中应用及产生的污染物及自然界存在的化学物质等。环境中常见的诱变剂有亚硝胺类、多环芳烃类、甲醛、苯、砷、铅、DDT、烷基汞化合物、甲基对硫磷、敌敌畏、谷硫磷、2,4-D、2,4,5-T、百草枯、黄曲霉毒素 $B_1$ 及环磷酰胺、氮苯喋啶等抗癌药物等。

遗传毒性和致突变性两个术语既有联系又有区别。遗传毒性是比致突变性更广泛的概念，遗传毒性泛指对基因组的毒性，也包括了致突变性。非程序性DNA合成、姐妹染色单体交换以及DNA链断裂等都作为遗传毒性的评价终点，但这些损伤并不能在细胞与细胞间或代与代之间传递，不属于致突变范畴。

环境因素对生物体遗传机构损伤的研究起始于20世纪20年代。1927年Müller就发现X射线可引起果蝇性连锁隐性致死性突变。1942年Auerback和Robson发现了第一个能引起基因突变的化学物质——芥子气。之后有一系列有关外源化学物质可引起基因突变或染色体损伤的报道。到20世纪40年代末，化学致突变作用的概念已经形成，并成为遗传学研究的热点。虽然早在20世纪二三十年代Müller就曾提出体细胞突变有可能引起肿瘤，但直到五十年代末、六十年代初，突变对健康的危害才被广泛认识到。大量的研究成果已使人们相信，化学

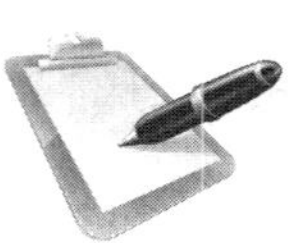

物质及其他环境因素导致生物体遗传机构的改变，可以引起人类某些遗传性疾病并且与癌症的发生有关。在六十年代中期，遗传毒理学（genetic toxicology）作为毒理学的一个分支正式被人们接受。遗传毒理学研究外源化学物质及其他环境因素对生物体遗传机构的损害作用及其规律，以及人类接触致突变物可能引起的健康效应。其主要研究致突变的作用机制，应用检测系统发现和探究致突变物，评价致突变物的健康危害和风险。

近年来，随着工业化和城市化的发展，人类疾病谱发生了改变，肿瘤及遗传性疾病成为人们最为关注的健康问题之一，环境因素的遗传损伤作用受到人们的极大关注。这些推动了遗传毒性研究的迅速发展，遗传毒性基础研究不断深入，检测的方法不断发展，现已建立了 200 多种遗传毒性测试模型和检测手段。

## 第二节　突变的类型

突变的基础是遗传物质 DNA 的改变，根据 DNA 改变牵涉范围的大小，可将突变分为三大类，即基因突变、染色体突变和基因组突变。

### 一、基因突变

基因突变（gene mutation）指在基因中 DNA 序列的改变。由于这种改变一般局限于某一特定的位点，所以又称为点突变（point mutation）。基因突变是分子水平的变化，在光学显微镜下无法观察到，一般是以表型（如生长、生化、形态等）的改变为基础进行检测，也可通过核酸杂交技术、DNA 单链构象多态分析（single strand conformation polymorphism，SSCP）及 DNA 测序等方法来确定。基因突变可分为碱基置换、移码突变、整码突变、片段突变等基本类型。

#### （一）碱基置换

碱基置换（base-pair substitution）指 DNA 序列上的某个碱基被其他碱基所取代。当 DNA 分子中碱基发生置换后，会引起 mRNA 密码子的改变，导致编码氨基酸信息的变化，引起蛋白质结构及功能的变化，从而表现出表型的改变。碱基置换又可分为转换和颠换两种。转换（transition）指嘌呤与嘌呤碱基、嘧啶与嘧啶碱基之间的置换（包括 G∶C → A∶T 和 A∶T → G∶C）；颠换（transversion）则指嘌呤与嘧啶碱基之间的置换（包括 G∶C → T∶A，G∶C → C∶G，A∶T → C∶G 及 A∶T → T∶A）。

转换和颠换发生后的后果取决于是否在蛋白质合成过程中引起编码氨基酸的错误。如果碱基置换导致了编码氨基酸信息的改变，在基因产物中，一个氨基酸被其他的氨基酸所取代，称为错义突变（missense mutation）。错义突变有可能使基因产物失活，也可能仅对基因产物的功能产生一定的影响或无影响，这取决于置换的氨基酸及其在蛋白质中的位置和作用。遗传密码子具有兼并性（degeneracy），有时，虽然有碱基置换的发生，但密码子的意义可以没有改变，此时称为同义突变（samesense mutation）。如果碱基置换的结果使 mRNA 上的密码子由氨基酸编码密码子变成终止密码子（UAG、GGA、UAA），则称为无义突变（nonsense mutation）。无义突变可使蛋白质合成提前终止，导致基因产物不完全或无功能。

#### （二）移码突变

移码突变（frameshift mutation）指改变从 mRNA 到蛋白质翻译过程中遗传密码子读码顺序的突变，通常涉及在基因中增加或缺失一个或几个碱基对。在基因中一处发生移码突变，会使其以后的三联密码子都发生改变，有时还会出现终止密码。所以，移码突变往往会使基因产

物发生大的改变，引起明显的表型效应，常出现致死性突变。

（三）整码突变

整码突变（codon mutation）又称为密码子的插入或缺失，指在DNA链中增加或减少的碱基对为一个或几个密码子，此时在基因产物多肽链中会增加或减少一个或几个氨基酸，此部位之后的氨基酸序列无改变。

（四）片段突变

片段突变指基因中某些小片段核苷酸序列发生改变，这种改变有时可跨越两个或数个基因，涉及数以千计的核苷酸。主要包括核苷酸片段的缺失、重复、重组及重排等。缺失指基因中某段核苷酸序列的丢失，缺失范围较小，在光镜下不能观察到，也称为小缺失。重复指基因中增加了某一段核苷酸序列。缺失和重复都可能打乱基因的读码顺序，引起移码突变。重组指两个不同基因的局部片段的相互拼接和融合。重排则指DNA链发生两处断裂，断片发生倒位后再重新接上。

## 二、染色体突变

染色体突变（chromosomal mutation）也称为染色体畸变（chromosome aberration），是指染色体结构的改变。染色体畸变牵涉的遗传物质改变的范围比较大，一般可通过光学显微镜观察细胞有丝分裂中期相来检测。染色体结构改变的基础是DNA的断裂，所以把能引起染色体畸变的外源化学物质称为断裂剂（clastogen）。染色体畸变可分为染色单体型畸变（chromatid-type aberration）和染色体型畸变（chromosome-type aberration）。前者指组成染色体的两条染色单体中仅一条受损，后者指两条染色单体均受损。大多数化学断裂剂诱发DNA单链断裂，经过S期进行复制后，在中期相细胞表现为染色单体型畸变，此类断裂剂称为拟紫外线断裂剂。但也有少数断裂剂可引起DNA双链断裂，如果细胞在$G_1$期或$G_0$期受这些断裂剂作用，经S期复制到中期可表现染色体型畸变，若作用于S期复制后及$G_2$期，在中期相则出现染色单体型畸变，此类化学物质称为拟放射性断裂剂。染色单体型的畸变在经过一次细胞分裂后，会转变为染色体型畸变。

染色体或染色单体受损发生断裂后，可形成断片，断端也可重新连接或互换而表现出各种畸变类型。主要有：

**1．裂隙（gap）** 在一条染色单体或两条染色单体上出现无染色质的区域，但该区域所分割的两段染色体仍保持线性。在制备染色体标本过程中，会因各种因素的影响而形成裂隙，且有观点认为，裂隙并非染色质损伤，所以，在计算染色体畸变率时通常不考虑裂隙。

**2．断裂（break）** 同裂隙，但无染色质区域所分割的两段染色体不再保持线性。

**3．断片（fragment）和缺失（deletion）** 染色体或染色单体断裂后，无着丝粒的部分可与有着丝粒的部分分开，形成断片。有着丝粒的部分称为缺失。缺失可发生在染色体或染色单体的末端，即末端缺失，也可发生在臂内任何部分，即中间缺失。

**4．微小体（minute body）** 中间缺失形成的断片有时很小，呈圆点状，称为微小体。

**5．无着丝点环（acentric ring）** 无着丝粒的染色体或染色单体断片连在一起呈环状。

**6．环状染色体（ring chromosome）** 染色体两条臂均发生断裂后，带有着丝粒部分的两端连接起来形成环状。通常伴有一对无着丝点的断片。

**7．双着丝点染色体（dicentric chromosome）** 两条染色体断裂后，两个有着丝粒的节段重接，形成双着丝点染色体。这属于不平衡易位。

**8．倒位（inversion）** 染色体或染色单体发生两处断裂，其中间节段旋转180°后再重接。

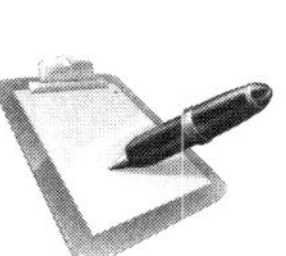

如果被颠倒的是有着丝点的节段，称为臂间倒位；如被颠倒的仅是长臂或短臂范围内的一节段，称为臂内倒位。

**9．易位（translocation）** 两个非同源染色体发生断裂后，互相交换染色体片段。如果交换的片段大小相等，则称为平衡易位（balanced translocation）。

**10．插入（insertion）和重复（duplication）** 一条染色体的断片插入另一条染色体上称为插入。当插入片段使染色体具有两段完全相同的节段时，称为重复。

**11．辐射体** 染色单体间的不平衡易位可形成三条臂构型或四条臂构型，分别称为三射体（triradial）及四射体（quadriradial）。在三个或多个染色体间的单体互换，则可形成复合射体（complex radial）。

以上的畸变类型中，小缺失、重复、倒位、平衡易位等属稳定型畸变，它们可通过细胞分裂而传递下去，在细胞群中维持，而染色体断裂形成的无着丝点断片、无着丝点染色体环、双着丝点染色体及其他不平衡易位则是不稳定的，由于有遗传物质大的损失或对有丝分裂的妨碍，往往会造成细胞死亡。稳定的染色体重排，用常规的中期相染色体分析技术难以检测，需要依靠染色体分带技术或荧光原位杂交（FISH）等技术来检测。但这些技术比较复杂，所以，在进行染色体畸变分析时，一般是通过不分带的常规染色体技术检测中期相大的结构改变。在一般的Giemsa染色的染色体标本中，可观察到的畸变类型主要有裂隙、断裂、断片、缺失、微小体、双着丝点染色体、着丝点环、无着丝点环及各种辐射体等。

## 三、基因组突变

基因组突变（genomic mutation）指基因组中染色体数目的改变，也称染色体数目畸变。每一种属，其机体中各种体细胞所具有的染色体数目是一致的，而且成双成对，即具有两套完整的染色体组（或基因组），称为二倍体（diploid）。生殖细胞在减数分裂后，染色体数目减半，仅具有一套完整的染色体组，称为单倍体（haploid）（表9-1）。

表9-1 不同物种的染色体数目

| 物种 | 体细胞（2n） | 性细胞（n） | 物种 | 体细胞（2n） | 性细胞（n） |
|---|---|---|---|---|---|
| 人 | 46 | 23 | 猫 | 38 | 19 |
| 大鼠 | 42 | 21 | 兔 | 44 | 22 |
| 小鼠 | 40 | 20 | 狗 | 78 | 39 |

在细胞分裂过程中，如果染色体出现复制异常或分离出现障碍，就会导致细胞染色体数目的异常。染色体数目异常包括非整倍体和整倍体。

**1．非整倍体（aneuploidy）** 指细胞丢失或增加一条或几条染色体。缺失一条染色体时称为单体（monosome），增加一条染色体时称为三体（trisome）。非整倍体的形成是细胞在减数分裂或有丝分裂过程中，受诱变剂作用无规律染色体分离的结果。染色体数目的改变会导致基因平衡的失调，可能影响细胞的生存或造成形态及功能上的异常。如21三体导致Down综合征。

**2．整倍体**（euploidy） 指染色体数目的异常是以染色体组为单位的增减，如形成三倍体（triploidy）、四倍体（tetroploidy）等。在人体，3n为69条染色体，4n为92条染色体。染色体分离障碍或细胞核分裂与细胞分裂不同步都可能造成多倍体。在正常人及动物的肝细胞可见到多倍体的存在。在肿瘤细胞及人类自然流产的胎儿细胞中可有三倍体细胞的存在。但发生于生殖细胞的整倍体改变，几乎都是致死性的。

## 第三节 致突变作用的机制

外源化学物质引起基因突变和染色体突变的靶主要是 DNA，而引起非整倍体及整倍体的靶主要是有丝分裂或减数分裂器，如纺锤丝等。

### 一、DNA 损伤、突变

基因突变和染色体畸变的基础是 DNA 结构的改变，外源化学物质引起 DNA 损伤、诱发突变的机制很复杂，不同化学物质可通过不同的方式作用于 DNA，引起不同的突变。迄今仅对少数化学物质对 DNA 损伤作用的机制比较清楚，主要有碱基类似物的取代，与 DNA 分子共价结合形成加合物，改变碱基的结构，大分子嵌入 DNA 链等。

#### （一）碱基类似物的取代

有一些外源化学物质与 DNA 分子中的四种天然碱基的结构非常相似，称为碱基类似物（base analogue）。这些化学物质可在 DNA 合成期（S 期）与天然碱基竞争取代，而掺入 DNA 分子之中，引起碱基配对特性的改变，引发突变。如 5- 溴尿嘧啶（5-BrU）与胸腺嘧啶（T）的分子结构十分相似，唯一的区别是在 C5 位置上前者是 Br 原子，后者是甲基。在 DNA 合成期，5-BrU 可与 T 竞争取代而掺入 DNA 链中，在下一次的 DNA 复制过程中，5-BrU 与 T 一样可与腺嘌呤（A）配对，此时并不引起突变。但是，由于 Br 原子带的负电荷要比甲基多，5-BrU 可发生异构互变，由常见的酮式变为少见的烯醇式。这种情况下，在 DNA 复制时，5-BrU 不是与 A 配对，而是与鸟嘌呤（G）配对（图 9-1），导致 T : A → C : G 的转换。

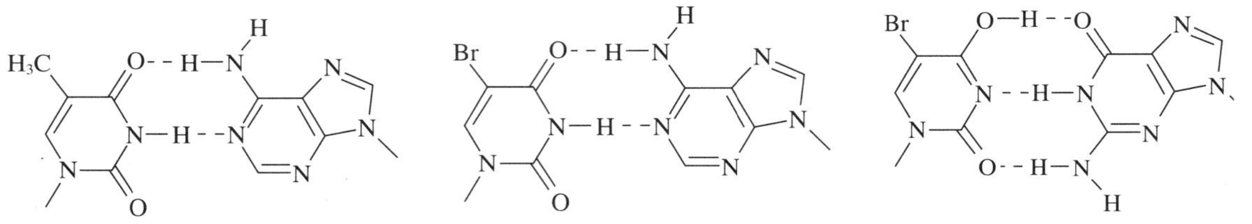

T:A　　5–BrU:A　　5–BrU:G

**图 9-1　BrU 的碱基配对**

#### （二）与 DNA 分子共价结合形成加合物

许多亲电子性化学物质可与 DNA 作用形成共价结合物——加合物（adduct）。对于不同的诱变剂，其与 DNA 作用的碱基位置不同，引起 DNA 理化特性的改变也不同，因而会诱发不同类型的突变。许多芳香族化学物质经代谢活化后形成亲电子基团，可与 DNA 碱基上的亲核中心形成加合物。如苯并（a）芘（B（a）P）的活化形式 7，8- 二氢二醇 -9，10- 环氧化物，为亲电子剂，可与 DNA 发生共价结合形成加合物，引起突变。

还有一类化学物质可提供甲基或乙基等烷基，而与 DNA 发生共价结合，这类化学物质称为烷化剂（alkylating agent）。烷化剂可使 DNA 碱基发生烷化，引起配对特性的改变，导致碱基置换型突变；也可能导致碱基与脱氧核糖结合力下降，引起脱嘌呤、脱嘧啶作用，最终导致移码突变、DNA 链断裂等。有的烷化剂具有同时提供两个或三个烷基的功能，相应地称为双功能或三功能烷化剂。它们除了可使碱基发生烷化外，还常引起 DNA 发生链内或链间的交联，或与蛋白质的交联，交联常可导致染色体或染色单体的断裂。

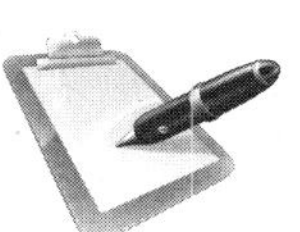

（三）改变碱基的结构

某些诱变剂可与碱基发生相互作用，使碱基发生除形成加合物以外的化学结构改变，引起错误配对或DNA链断裂。如亚硝酸可使胞嘧啶、腺嘌呤氧化脱氨基，分别形成尿嘧啶和次黄嘌呤，新的碱基形成后，配对关系发生变化，尿嘧啶、次黄嘌呤分别可与腺嘌呤和胞嘧啶配对，导致C : G → T : A和A : T → G : C的转换。

（四）大分子嵌入DNA链

一些具有平面环状结构的化学物质可以非共价结合的方式嵌入核苷酸链之间或碱基之间，干扰DNA复制酶或修复酶，引起碱基对的增加或缺失，导致移码突变。

## 二、非整倍体及整倍体的诱发

非整倍体可由细胞在第一次减数分裂时同源染色体不分离（nondisjunction），或在第二次减数分裂或有丝分裂过程中，姐妹染色单体不分离而形成。不分离的结果导致在细胞的一极，纺锤体接受了两个同源染色体或姐妹染色单体，而另一极则没有。如果分离受影响的仅为一条或一对染色体，在分裂后的子细胞中，一个细胞会多一条染色体，而另一个细胞则少一条染色体。非整倍体剂（aneugen）通过多种机制导致细胞分裂异常，诱发非整倍体，但对其确切的机制还了解尚少。其作用的靶可以为：①微管的合成和组装、纺锤体的形成；②中心粒和极体的合成、分裂及其功能；③着丝粒蛋白的组装及其功能和着丝粒DNA。性细胞减数分裂与有丝分裂的机制不同，其非整倍体形成的机制也有所不同，所以，利用体细胞非整倍体实验不能检测对减数分裂特异的非整倍体剂。现已知或可疑的非整倍体诱发剂有氯化镉、水合氯醛、秋水仙碱、地西泮、氢醌、乙胺嘧啶、噻唑苯咪唑、硫汞撒及长春花碱等。

多倍体涉及整个染色体组。在有丝分裂过程中，若染色体已正常复制，但由于纺锤体受损，染色单体不能分离到子细胞中，这时染色体数目就会加倍，形成四倍体。减数分裂的异常也可使配子形成二倍体，若二倍体的配子受精，可形成多倍体的受精卵。一个卵子被多个精子受精，也可形成多倍体。

## 三、DNA损伤的修复与突变

环境因素可引起各种类型的DNA损伤，并不是所有损伤都会表现为突变。在生命的进化过程中，生物体具有了各种DNA损伤的修复及耐受机制。DNA损伤修复系统是生物体对付损伤的最重要的机制之一。DNA受损后，机体利用其修复系统对损伤进行修复，如果DNA损伤能被正确无误地修复，突变就不会发生。只有那些不能被修复或在修复中出现了错误的损伤（前变异损伤，premutational lesion）才会固定下来，并传递到后代的细胞或个体中，引起突变。所以，环境致突变作用的模式应为：遗传结构产生损伤－机体进行突变损伤修复－突变未能修复或错误修复-突变得以固定。

（一）生物体DNA损伤修复系统

生物体DNA损伤修复系统包括许多修复途径，每个修复途径都是一个复杂的过程，有一系列的酶参与。目前研究的比较清楚的DNA损伤修复系统可分为直接修复（direct repair）和切除修复（excision repair）。

直接修复使损伤DNA恢复正常，包括光修复及$O^6$-甲基鸟嘌呤修复等。光修复（photoreactivation repair）是针对紫外线引起的嘧啶二聚体的修复功能，其修复机制比较简单，且具特异性。在可见光存在的条件下，经酶的作用将二聚体打开，使相邻的嘧啶碱基恢复原来的结构，一般为无误修复。生物进化程度越高，此种修复能力越弱。$O^6$-甲基鸟嘌呤修复在$O^6$

位上含有烷基的鸟嘌呤，靠 $O^6$- 甲基鸟嘌呤 -DNA- 甲基转移酶将 $O^6$- 甲基鸟嘌呤的甲基转移至该酶的半胱氨酸残基上，而恢复鸟嘌呤正常的碱基配对特性，该酶在修复过程中被不可逆地失活。在大肠埃希菌、酵母、啮齿类及人类细胞都发现有 $O^6$- 甲基鸟嘌呤 -DNA- 甲基转移酶。该酶具有可诱导性。对于其他的烷化碱基也可能存在类似的特异修复系统。

切除修复（excision repair）指除去损伤碱基、含损伤的 DNA 片段或错配碱基的修复途径。与光修复及 $O^6$- 甲基鸟嘌呤修复不同，该修复机制适应于广泛的 DNA 损伤类型，是最主要的 DNA 损伤修复途径，一般为无误修复。依据其切除对象的不同，可分为核苷酸切除修复、碱基切除修复及错配碱基修复三种类型。

**1．核苷酸切除修复（nucleotide excision repair）** 是所有生物体内最常见的修复机制。它可修复几乎所有的 DNA 损伤类型，包括其他修复机制不能修复的加合物及 DNA 链间交联等。修复时，先靠内切酶把 DNA 链从损伤两端切断；在解螺旋酶的（helicase）作用下，除去受损的寡核苷酸；再在修复多聚酶的作用下，以对应的链为模板，以正确的碱基填补空隙；最后，在 DNA 连接酶的作用下连接，恢复原来序列。

**2．碱基切除修复（base excision）** 通常修复的是单个损伤的核苷酸。由 DNA 糖基化酶识别结构有改变的受损碱基，并通过水解其与脱氧核糖连接的键将损伤的碱基切除，形成脱嘌呤 / 脱嘧啶（AP）位点，然后，AP 内切酶将 DNA 链切断，并去除原来与受损碱基连接的脱氧核糖，再在 DNA 聚合酶、连接酶的作用下填补失去碱基的部位，完成修复过程。DNA 糖基化酶比核苷酸切除酶具有更大的特异性，但仍可切除紫外线引起的嘧啶二聚体，辐射、烷化剂、过氧化物等引起的不太大的损伤及诸如胞嘧啶脱氨基变为尿嘧啶的自发损伤等。

**3．错配碱基修复（mismatch base repair）** 是一种特殊的切除修复形式，通过该机制可去除不正确的碱基配对，如 G : T 和 A : C。错配碱基对可由复制时发生错误而作为重组中间体出现，也可由碱基化学修饰形成。如果错配碱基对维持到下一个复制周期，将按正常的碱基配对关系配对，在两个新的 DNA 分子中，一个分子正常，另一个则会含有一对错误的碱基。细胞一般可以检查到错配碱基的存在，并进行修复。除修复错配碱基外，该修复机制还可修复在 DNA 复制时形成的小的缺失及插入。错配修复的缺失将导致遗传的不稳定性，错配碱基修复与肿瘤发生的关系是近年来人们关注的热点，已发现错配修复的有关基因突变与遗传性非息肉性大肠癌的发生有关。

细胞还具有针对 DNA 双链断裂的修复系统（如同源重组机制和非同源末端联结机制）及针对交联的修复系统。

DNA 损伤修复机制具有饱和性。另外，对于某些损伤也不能有效地修复。没有被修复的损伤维持到下一复制周期，有些会影响依赖 DNA 多聚酶的复制的精确性，引起突变的发生；另一些损伤可阻断 DNA 的复制，危及细胞的生存，此时，细胞可通过其耐受机制重新启动处于复制阻断状态的模板 DNA 的合成。DNA 损伤的耐受机制主要有易误修复和复制后修复等。

易误修复（error-prone repair）也称 SOS 修复（SOS repair），这一修复系统在正常情况下不发挥作用，只有在正常切除修复、复制后修复等不能进行时，在损伤因素的诱导下才会发生。DNA 损伤或合成中断会诱导产生特殊的 DNA 聚合酶，以不严格的碱基配对使复制通过损伤部位。通过 SOS 修复，细胞得以存活，但在修复过程中常导入错误的碱基，故常为易误修复。

复制后修复（post-replication repair）多见于复制时产生裂隙的 DNA 损伤，如碱基置换或大的单链损伤，仅在 DNA 复制时发生。受损碱基阻滞 DNA 模板链正常复制，新合成的互补链相应部位出现空隙，随后以重组作用及链延长作用填补。通过此机制，使 DNA 合成得以通过损伤部位，避免了致死性的后果，但存在的 DNA 损伤并未移除，仍有待通过其他的修复机制进行修复。

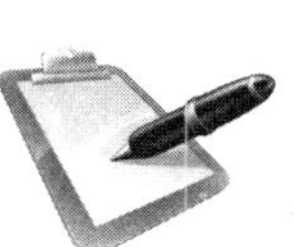

### （二）DNA 损伤修复与突变

DNA 损伤修复机制关系到生物体清除大部分因环境因素诱导而产生的 DNA 损伤。有些损伤不能被修复或被错误修复，可固定成为突变。这样，突变的产生不仅与 DNA 受损的情况有关，DNA 损伤修复也是决定突变发生与否的重要因素。

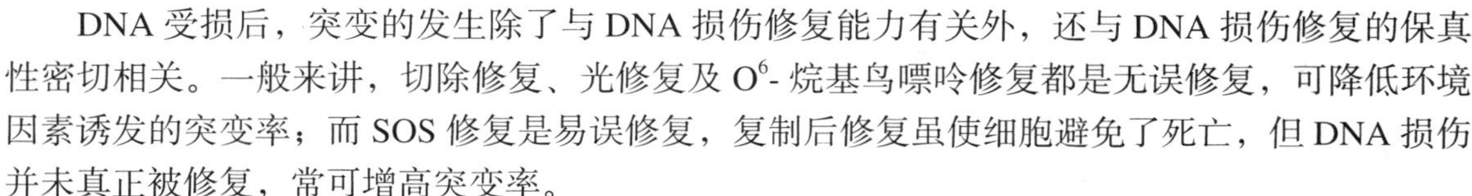

DNA 受损后，突变的发生除了与 DNA 损伤修复能力有关外，还与 DNA 损伤修复的保真性密切相关。一般来讲，切除修复、光修复及 $O^6$- 烷基鸟嘌呤修复都是无误修复，可降低环境因素诱发的突变率；而 SOS 修复是易误修复，复制后修复虽使细胞避免了死亡，但 DNA 损伤并未真正被修复，常可增高突变率。

不同生物 DNA 损伤修复功能的类型及能力有所不同，有研究表明人类的修复能力比小鼠大 10 倍左右。在使用原核生物及动物等进行致突变实验，并用其结果外推到人时，要考虑到 DNA 损伤修复系统的差别。

DNA 损伤修复过程涉及许多酶的参与。同代谢酶的多态性一样，DNA 损伤修复酶也有多态性，即其基因型或表型存在着个体差异。DNA 损伤修复酶的多态性在一定程度上影响着个体对遗传毒性因素的易感性。如切除修复相关酶缺陷的着色性干皮病患者对紫外线照射诱发皮肤癌作用特别敏感。在毒物代谢酶多态性研究的基础上，进一步开展 DNA 损伤修复酶多态性的研究，对于遗传毒物易感人群的筛检，保护易感人群的健康具有重要的意义。

## 第四节　突变的不良后果

诱变剂引起突变后对机体产生什么样的不良后果，主要取决于作用的靶细胞类型。如果突变发生在体细胞，变异的遗传物质只能通过无性繁殖传递给子细胞，可引起接触诱变物个体发生肿瘤、畸胎及其他疾病，损伤效应不会遗传给下一代；如果突变发生在生殖细胞，形成带有突变的配子，突变可通过有性生殖传给后代，引起显性致死或可遗传性的改变。

### 一、体细胞突变的不良后果

#### （一）体细胞突变与癌变

目前提出的癌症发生的机制有多种，其中一种观点认为体细胞突变是细胞癌变的重要原因。积累的大量研究资料表明，化学物质的诱变作用与其致癌作用存在着很高的相关性，在 DNA 损伤修复缺陷的人群中，癌症也明显高发。肿瘤细胞遗传学分析发现在许多人类癌症，如白血病、淋巴肉瘤及其他实体瘤中，存在有缺失、易位、倒位等染色体畸变，在一些肿瘤细胞有特异的非整倍性改变。癌变的多阶段学说认为，癌变过程的启动阶段实质就是体细胞的突变，诱变剂、染色体断裂剂可作为引发剂而引起癌变。癌症发生的癌基因学说的提出，进一步说明了突变在癌变中的重要作用。原癌基因（pro-oncogene）可通过基因突变、染色体畸变及非整倍体改变等而被活化为癌基因（oncogene）。突变还可使肿瘤抑制基因（tumor suppressor gene）失活或缺失。

#### （二）体细胞突变与致畸

诱变剂可通过胎盘直接作用于胚胎的体细胞而引起突变，干扰胚胎的正常发生、发育过程，使胎儿出现形态结构的异常或生长发育迟缓，也可能导致流产、死胎。诱变剂作用于胚胎体细胞引起的畸形与作用于生殖细胞引起的畸形不同，前者不可遗传，后者则为可遗传的改变。

### (三)体细胞突变的其他不良后果

有人认为体细胞突变可能与动脉粥样硬化的发生有关，粥样硬化的斑块是由单个突变了的平滑肌细胞增生而来，属良性平滑肌瘤。近年来的研究还表明，生物体的衰老与突变也有关系，提出了衰老的体细胞突变学说。

## 二、生殖细胞突变的不良后果

### (一)致死性突变

诱变物引起生殖细胞的突变可以是致死性的，这种突变不具有遗传性，而是造成配子死亡、死胎、自发流产等。

### (二)可遗传的改变

生殖细胞发生非致死性突变会影响后代，表现为先天畸形等遗传性疾病，胚胎发育迟滞或导致遗传易感性改变等。

发生于常染色体的基因突变可以是显性的，也可以是隐性的。显性突变若引起早期死亡或阻碍生殖，则不会传递给后代，但非致死性的突变将会遗传给后代，且将在下一代表现出来。隐性突变处于杂合子状态时不会表达，只有形成纯合子时才表达，所以隐性突变要在隔代，甚至数代后才表现出来。观察人群中显性突变的发生可直接反映亲代配子的突变情况，而人群中隐性突变的发生率则反映在纯合子形成前的几代中突变的累积。

在多种以孟德尔特征式遗传的疾病中，可见到基因突变与健康的关联。大约 1.3% 的新生儿患有遗传病，其中常染色体显性遗传病占 1%（如家族性息肉、多发性神经纤维瘤等），常染色体隐性遗传病占 0.25%（如着色性干皮病、苯丙酮尿症等），性连锁遗传病占 0.05%（如假肥大性肌营养障碍、血友病等）。另外，约有 0.4% 的婴儿患有与易位及非整倍体等染色体异常有关的疾病，其中大部分（约 80%）属于三体，如 Down 综合征（21 三体）。

基因突变除了引起以孟德尔式遗传的遗传病外，还在其他与遗传有关的多病因疾病的发生中发挥作用。

随着世代繁衍，有些性细胞突变可在人类基因库中固定下来，造成遗传负荷的增加。人类基因库（gene pool）指人群生殖细胞内所具有的能传递给下一代的全部基因总和。遗传负荷（genetic load）则指人类每一个体携带的有害基因的平均水平。维护基因库的完整性和稳定性、避免遗传负荷的增加，对于子孙后代的健康具有重要的意义。

# 第五节　遗传毒性的评价

## 一、遗传毒性实验的分类

遗传毒性的评价是通过遗传毒性实验来实现的。遗传毒性实验包括通过动物或细胞学的方法来检测表型改变，从而检测基因突变及小的缺失或直接在细胞学水平上观察大的染色体损伤的实验。另外，也包括一些直接检测 DNA 损伤（如 DNA 加合物测定、DNA 链断裂测定等），或间接反映 DNA 损伤（如 DNA 损伤修复发生的检测等）的实验方法。遗传毒性实验旨在评定环境因素对生殖细胞及体细胞的致突变性，对遗传危害性作出初步评价，并预测其致癌可能性。

遗传毒性实验发展很快，目前已建立了 200 多种实验方法，所用的指示生物涉及病毒、细

菌、真菌、昆虫、植物、培养的哺乳动物细胞和哺乳动物等。这些指示生物在对外源化学物质的代谢、DNA 损伤修复及其他影响突变发生的生理过程方面存在差异，但作为遗传物质的 DNA 其基本特性具有普遍性，这是可用细菌、真菌、昆虫、培养的哺乳动物细胞和哺乳动物等非人类系统来预测对人类的遗传危害性的基础。依据检测的遗传学终点不同，可将遗传毒性实验分为四类，即基因突变实验（assays for gene mutation）、染色体损伤实验（assays for chromosome damage）、非整倍体实验（assays for aneuploidy）及其他反映 DNA 损伤的实验（assays for DNA damage）。表 9-2 列出了常用的遗传毒性实验。

虽然遗传毒性实验已建立了 200 多种，并且还在不断发展中，但其中大部分的有效性尚待进一步证实。目前常用的具有一定可靠性的方法仅有 20 多种。

表 9-2 遗传毒性实验的基本类型

| 基因突变实验 | 染色体损伤实验 | 非整倍体实验 | DNA损伤实验 |
|---|---|---|---|
| 1．细菌实验<br>·鼠伤寒沙门菌回复突变实验（Ames 实验）<br>·大肠埃希菌 WP2 色氨酸回复突变实验<br>2．真菌实验<br>·酿酒酵母基因突变实验<br>3．哺乳动物细胞实验<br>·小鼠淋巴瘤细胞或人体细胞 TK 位点基因突变实验<br>·中国仓鼠或人体细胞 HGPRT 位点基因突变实验<br>4．果蝇实验<br>·性连锁隐性致死突变实验<br>5．哺乳动物实验<br>·小鼠特异座位实验<br>·小鼠骨骼缺陷或白内障显性突变实验<br>·转基因动物细菌靶基因基因突变实验（小鼠或大鼠 LacI 突变，小鼠 LacZ 突变） | 1．哺乳动物细胞实验<br>·中国仓鼠细胞或人淋巴细胞染色体畸变实验<br>·细胞分裂阻断法微核实验<br>2．哺乳动物实验<br>·啮齿类骨髓或淋巴细胞染色体畸变实验<br>·骨髓多染红细胞微核实验<br>·卵母细胞、精原细胞或精母细胞染色体畸变实验<br>·小鼠精子微核实验<br>·小鼠或大鼠显性致死实验<br>·小鼠可遗传易位实验 | 1．真菌实验<br>·酵母染色体丢失或增加检测<br>2．哺乳动物细胞实验<br>·超倍体检测<br>·丢失或增加染色体计数<br>·着丝粒标记或着丝粒荧光原位杂交微核实验<br>3．果蝇实验<br>·性染色体丢失实验<br>4．哺乳动物实验<br>·小鼠骨髓细胞超倍体检测<br>·着丝粒标记或着丝粒荧光原位杂交小鼠骨髓微核实验<br>·小鼠单 X 染色体或无 Y 染色体检测 | 1．细菌实验<br>·枯草杆菌重组实验<br>·大肠埃希菌 SOS 系统诱发实验<br>2．真菌实验<br>酿酒酵母有丝分裂重组实验<br>3．哺乳动物细胞实验<br>·大鼠肝细胞程序外 DNA 修复合成（UDS）实验<br>·单细胞凝胶电泳及脉冲场凝胶电泳（comet assay）<br>·人或中国仓鼠细胞 SCE<br>·r-H2AX 与 DNA 双链断裂检测<br>4．哺乳动物实验<br>·啮齿类骨髓 SCE<br>·啮齿类肝细胞 UDS<br>·诱变剂 DNA 加合物检测<br>·啮齿类生殖细胞 UDS |

## 二、常用的遗传毒性实验

### （一）细菌回复突变实验

细菌回复突变实验（bacterial reverse mutation assay）是以营养缺陷型的突变体菌株为实验系统，观察受试物引起其回复突变的作用。常用的菌株有组氨酸营养缺陷型鼠伤寒沙门菌和色氨酸营养缺陷型的大肠埃希菌（如 E.coliwp2），最常用的是鼠伤寒沙门菌的回复突变实验。

鼠伤寒沙门菌回复突变实验是由美国加州大学的 Ames 教授在二十世纪七十年代建立并完善的，又称 Ames 实验（Ames test）。该实验以鼠伤寒沙门菌的组氨酸营养缺陷型菌株为指示

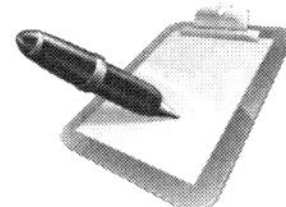

生物，这些菌株的组氨酸操纵子发生了基因点突变，丧失了合成组氨酸的能力。突变型菌株的自发回变率都很低，但容易被各种诱变因素诱导，回复突变为野生型，即恢复了合成组氨酸的能力，在不含组氨酸的选择培养基上可以生长成可见的菌落。根据选择培养基上回变菌落数显著地超过了自发回变数，即可判定受试物为鼠伤寒沙门菌的致突变物。

组氨酸合成调控基因的点突变可以发生在基因的不同位置。根据点突变发生位置及突变形式的不同有不同的菌株。除了组氨酸合成基因的突变外，为增强对诱变物的敏感性，在构建菌株时还增加了一些附加突变。主要有脂多糖（rfa）突变，切除修复突变（ΔuvrB），有些菌株带有 R 因子（pKM101），TA102 菌株还带有 pAQ1 质粒。

rfa 突变使细菌表面的脂多糖屏障部分丧失，增加了通透性，使分子较大的化合物，如苯并（a）芘、结晶紫等也能进入细胞内。ΔuvrB 使细菌对许多化学物质的敏感性大大提高。pKM101 质粒使细菌易误修复能力增强，扩大了检测化学物质的范围，另外也使检测的特异性降低，使原来仅能检测碱基置换的菌株可同时检出移码突变。如 TA100 由 TA1535 携带 pKM101 质粒衍生而来，可检测出某些引起移码突变的化学物质。在 TA102 菌株中，其染色质上 hisG 基因缺失，可测定位于 pAQ1 质粒上的 hisG428 的回复突变。

各种菌株组氨酸突变部位、方式不同，附加的基因型改变也不同，所以不同菌株对不同化学物质的检出能力就会有差别。TA1537、TA97、TA98 主要用于检测移码型突变；TA1535、TA100，TA102、TA104 均可检测碱基置换型突变，但适用范围不同。TA1535、TA1537、TA97 及 TA100 的 his 突变均发生在 G : C 位点，主要用于检测攻击 G : C 碱基的化学物质，而 TA102、TA104 的 his 突变发生在 A : T 位点，可检出不是攻击 DNA 上 G : C 碱基的化学物质。另外，由于 pKM101 的作用，TA100、TA102、TA104 也可检出部分移码突变。

因此，在进行致突变性检测时，一般要求应用一组菌株进行组合实验。OECD 和 ICH（人体用药注册技术要求的国际协调组织，International Conference on Harmonisation of Technical Requirements for Registration of Pharmaceuticals for Human Use）建议，在应用细菌回复突变实验进行常规检测时，应使用以下的实验菌株：① TA98，② TA100，③ TA1535，④ TA1537 或 TA97 或 TA97a，⑤ TA102 或 E.coli WP2 uvrA 或 E.coli WP2 uvrA（pKM101）。表 9-3 列出了几个常用菌株的基因型。

**表 9-3　Ames 实验标准实验菌株的基因型**

| 菌株 | 组氨酸突变部位 | 靶部位的DNA序列 | | 其他基因标志 |
|---|---|---|---|---|
| | | 野生型 | 突变型 | |
| TA1537 | C3076 | -GGGG-<br>-CCCC- | 在 G : C 重复区域移码突变 | rfa，ΔuvrB |
| TA97 | hisD6610 | -GGGGGG-<br>-CCCCCC- | 在 G : C 重复区域移码突变 | rfa，ΔuvrB，pKM101 |
| TA98 | hisD3052 | -ACC-GCC-CGG-CAG-G-<br>-TGG-CGG-GCC-GTC-C- | -ACC-GCC-GGC-AGG-<br>-TGG-CGG-CCG-TCC- | rfa，ΔuvrB，pKM101 |
| TA1535 | hisG46 | -GAG-<br>-CTC- | -GGG-<br>-CCC- | rfa，ΔuvrB |
| TA100 | hisG46 | -GAG-<br>-CTC- | -GGG-<br>-CCC- | rfa，ΔuvrB，pKM101 |

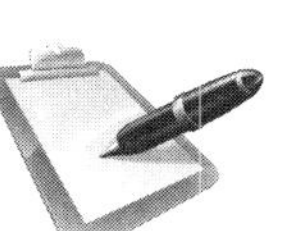

续表

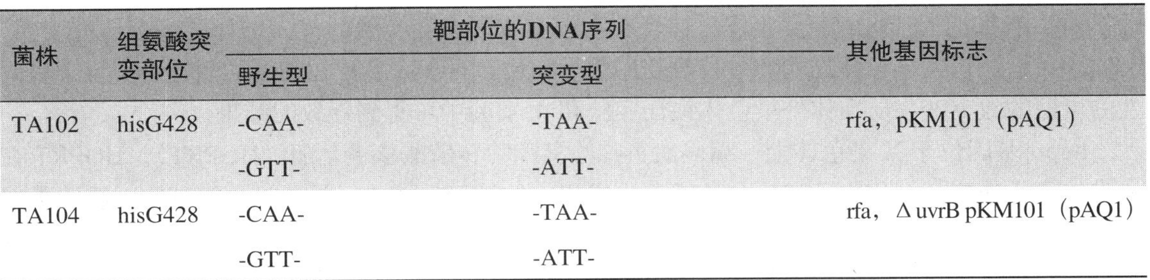

| 菌株 | 组氨酸突变部位 | 靶部位的DNA序列 | | 其他基因标志 |
|---|---|---|---|---|
| | | 野生型 | 突变型 | |
| TA102 | hisG428 | -CAA-<br>-GTT- | -TAA-<br>-ATT- | rfa，pKM101（pAQ1） |
| TA104 | hisG428 | -CAA-<br>-GTT- | -TAA-<br>-ATT- | rfa，ΔuvrB pKM101（pAQ1） |

许多外源化学物质是间接诱变剂，需经过代谢活化转变为亲电子的终致突变物，才能与DNA反应引起突变。鼠伤寒沙门菌缺乏哺乳动物的代谢酶，为了检测直接及间接诱变剂，在进行Ames实验时，应分别进行不加及加代谢活化系统的检测。在生物体内参与代谢活化的主要酶系是混合功能氧化酶系，所以，在Ames实验中加入的代谢活化系统应主要是混合功能氧化酶系，一般是加入S9混合液。S9即经多氯联苯诱导的大鼠肝匀浆，经9000 g离心得到的上清液，富含了经多氯联苯诱导的大鼠肝混合功能氧化酶系。在S9中再加入一些辅助因子，如辅酶Ⅱ（NADP）、葡萄糖-6-磷酸，$K^+$、$Mg^{++}$及缓冲液等组成S9混合液（$S9_{mix}$），在体外模拟构建了一套外来化合物主要代谢酶活化系统。

突变型菌株的某些特性有可能会在贮存过程中丢失或变异，所以在Ames实验前必须对所用菌株进行基因型鉴定、自发回变数鉴定及对鉴别性致突变物的反应鉴定。鉴定合格后才能用于实验，否则应重新挑选菌种。

Ames实验的方法可分为点实验法、平板掺入法及预培养平板掺入法。点实验法一般用于预实验，适用于大量检测样本的初筛，可作定性检测，但仅限于能在琼脂上扩散的物质。平板掺入法是Ames实验的标准实验法。对于某些受试物通过预培养可提高测试的灵敏度。

Ames实验相对来讲简单、快速，易于自动化检测，现已用于高通量检测和初筛，常作为致突变检测的首选方法，毒理学数据库中积累了大量的资料。但其指示生物为原核生物，在某些方面不同于哺乳动物细胞，如对受试物的摄取、代谢、染色体结构、DNA损伤修复过程等，在预测致癌物和哺乳动物致突变中会有一定的假阳性。另外，不适用某些化学物质，如对细菌毒性过大的受试物（某些抗生素和消毒剂）和特异性干扰哺乳动物细胞复制的受试物（如拓扑异构酶抑制剂、核苷酸同系物或DNA代谢抑制剂）等。

### （二）哺乳动物细胞基因突变实验

哺乳动物细胞基因突变实验（mammalian cell gene mutation assay）主要是用啮齿类动物和人的培养细胞进行正向突变实验。常用的实验方法有小鼠淋巴瘤（L5178Y）细胞胸苷激酶位点（tk）突变检测、中国仓鼠卵巢（CHO）细胞及中国仓鼠肺（V79）细胞次黄嘌呤鸟嘌呤转磷酸核糖基酶位点（hgprt）突变检测。

tk基因位于常染色体上，编码胸苷激酶（TK）。TK在体内的正常功能是催化胸苷的磷酸化反应生成相应的核苷单磷酸，后者参与DNA的生物合成。嘧啶类似物如5-溴脱氧尿嘧啶核苷（BrdU）或三氟胸苷（TFT）等也可作为TK的反应底物，在TK的催化下形成相应的核苷单磷酸，此反应产物可掺入DNA中引起细胞死亡。细胞在正常培养条件下，对嘧啶类似物的毒性作用敏感，在含嘧啶类似物的选择性培养液中不能生存。若受试物使tk基因发生突变而失活，细胞中TK活性将缺乏或明显下降，从而使细胞具有对嘧啶类似物的抗性，这些细胞在含有嘧啶类似物的选择性培养液中能生长并形成细胞集落。通过观察细胞集落的形成情况即可判定受试物的致突变性。tk基因位点的突变可反映包括基因突变、基因缺失、基因转变、易位

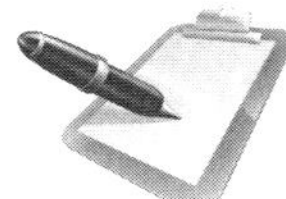

及有丝分裂重组等遗传改变的发生，它相比其他位点的突变实验能检测更广泛的遗传毒物。相关机构一般都把 L5178Y/tk 实验作为哺乳动物细胞基因突变实验的优先选择。还有研究表明，tk 实验可检测诱发染色体结构和数目改变的化学物质，对于大多数在细菌回复突变实验中呈阴性的可疑的致突变物质在体外染色体损伤实验和 tk 实验中可得到一致的结果。

hgprt 基因位于 X 染色体上，编码次黄嘌呤鸟嘌呤转磷酸核糖基酶（HGPRT）。HGPRT 在体内的正常功能是催化次黄嘌呤和鸟嘌呤生成相应的核苷单磷酸，可通过观察细胞对嘌呤类似物，如 6- 硫代鸟嘌呤（6-TG）等的抗性检测受试物的致突变性。hgprt 位于 X 染色体为半合子状态，它可能与必需的基因相接，大范围的缺失、同源有丝分裂重组及染色体断裂、数目改变一般不能表现出突变克隆的增加，不能用于检测引起这些效应的化学物质。

### （三）染色体畸变实验

诱变剂作用于靶细胞引起较大范围的 DNA 损伤，可出现染色体水平的变化。制备中期分裂相染色体标本，在光镜下可直接观察染色体的数目和形态的改变。染色体畸变实验（chromosome aberration test）也常称为细胞遗传学实验（cytogenetic assay）。染色体畸变实验可进行体内实验，也可进行体外实验；可进行体细胞的分析，也可进行生殖细胞的分析。

体外染色体畸变实验（*in vitro* chromosome aberration test）常用的分析细胞为中国仓鼠卵巢（CHO）细胞、中国仓鼠肺（CHL、V79）细胞及外周血淋巴细胞等。观察内容包括染色体结构和数目的改变。染色体结构异常主要可观察到裂隙、断裂、断片、缺失、微小体、着丝点环、无着丝点环及各种辐射体等（图 9-2）。染色体数目异常包括多倍体及非整倍体，CHO 细胞株的染色体数目为 24 条，CHL 为 25 条，V79 为 22 ± 1 条。由于在染色体标本制备过程中，受各种因素影响可人为地导致少数中期分裂相出现染色体数目的变化，往往很难判断由受试物引起的非整倍体。有丝分裂指数升高，多倍体细胞比例增加提示可能是整倍体突变，应进行进一步的研究。

啮齿类动物骨髓细胞染色体畸变实验用于检测对体细胞的染色体损伤作用，常用动物为大、小鼠。啮齿类动物睾丸细胞染色体畸变实验用于检测受试物对生殖细胞的染色体损伤作用，常用动物为小鼠。染毒可采用一次或多次。不同周期的雄性生殖细胞对化学物质毒作用的敏感性不同，在染毒后不同时期取样观察，反映的是不同阶段的生殖细胞染色体畸变情况。常用的是在末次染毒后一天取样观察作用于精原细胞引起的染色体畸变效应，或在末次染毒后 12 ~ 14 天取样，观察作用于前细线期初级精母细胞引起染色体畸变效应。观察精原细胞的染色体畸变，是在染毒后经第一次分裂的细胞中进行，这些细胞存在的畸变若是不稳定性的，最后会引起细胞死亡，所以，它不能直接评价遗传性危害。

对于初级精母细胞的染色体畸变分析除了体细胞染色体畸变实验中分析的内容外，还应分析染色体相互易位、X-Y 和常染色体的单价体。染色体相互易位涉及非同源染色体间末端片断的交换，有常染色体间的易位及性染色体与常染色体间的易位。常染色体易位可产生环状多价体或链状多价体。性染色体与常染色体的易位可以是 X 染色体或 Y 染色体与常染色体的易位。X-Y 单价体和常染色体的单价体亦称早熟分离。X、Y 的分离常引起不育。常染色体的单价体是由于不联会或联会消失而造成，常见于最小一对常染色体中。初级精母细胞发育形成精子仅需数周，因此携带相互易位的精子可在短期内消失。在染毒后 50 ~ 100 天采样，可检测精原干细胞的相互易位，化学物质作用于精原细胞，特别是精原干细胞产生相互易位，可在整个生育年龄都排出突变体精子，但在到达精母细胞前要经过多次细胞分裂，带有相互易位的细胞可由于同时存在的不稳定性畸变而死亡，所以，其检出率很低。

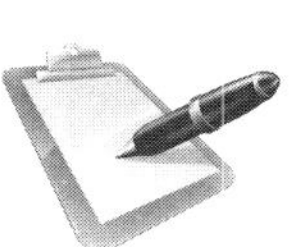

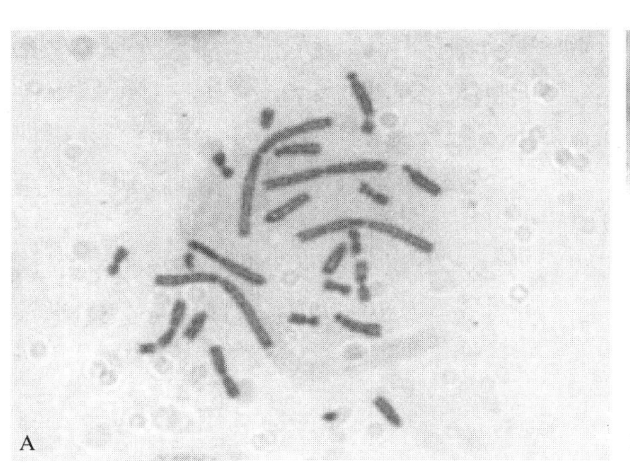


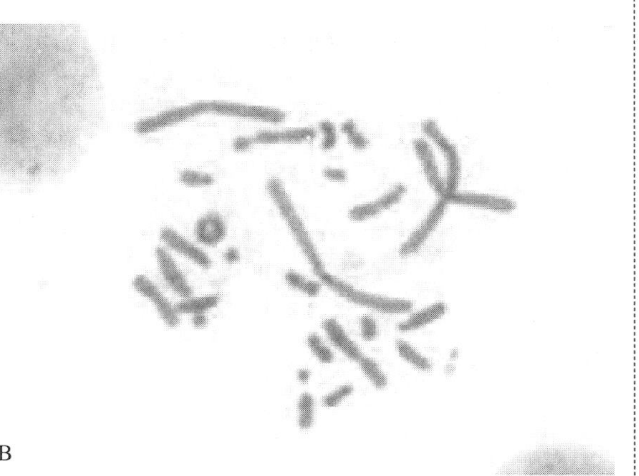


**图 9-2 染色体畸变**

A．染色体断裂；B．环状染色体

## （四）微核实验

微核（micronucleus）是染色体的断片或迟滞的染色体在细胞分裂后期不能进入子代细胞的核中，而在间期的子代细胞胞质内形成的与细胞主核着色一致、呈圆形或椭圆形、完全独立于主核的小核。微核实验即通过观察微核的形成情况，用于检测断裂剂及非整倍体诱发剂。微核实验可在整体动物或体外培养细胞中进行，可用于微核检测的细胞很多，现已建立了植物细胞（如紫露草花粉母细胞、蚕豆根尖等）、哺乳类动物细胞（如骨髓细胞、肝细胞、脾细胞、肺细胞、淋巴细胞、红细胞、精子、鼻及胃黏膜上皮细胞、皮肤细胞等）、非哺乳类动物细胞（如鱼红细胞、蟾蜍红细胞等）的微核实验方法。目前在致突变性常规检测中应用最多的是啮齿类动物骨髓多染红细胞微核实验（micronucleus assay in bone marrow polychromatic erythrocytes）。当成红细胞发展为红细胞时，主核会排出，成为嗜多染红细胞（polychromatic erythrocytes，PCE），这些细胞保持其嗜碱性约 24 h，然后成为正染红细胞（normochromaticerythrocytes，NCE），并进入循环的外周血中（图 9-3）。在主核排出时，微核可留在胞质中，并维持一定的时间。动物可选用大、小鼠，最常用的是小鼠。根据研究目的选取染毒途径，染毒次数应结合研究目的及受试物的代谢动力学选择，常用的有一次染毒、间隔 24 h 两次染毒或多次染毒。一次染毒时，应于最大敏感期取样。不同化学物质诱发微核形成的高峰时间各异，应通过预实验确定取材的最适时间，设不同的采样时间进行检测。诱变物诱发微核形成的高峰期多在染毒后 24 ～ 72 h，故常用间隔 24 h 两次染毒，于第二次染毒后 6 h 取样的方案。

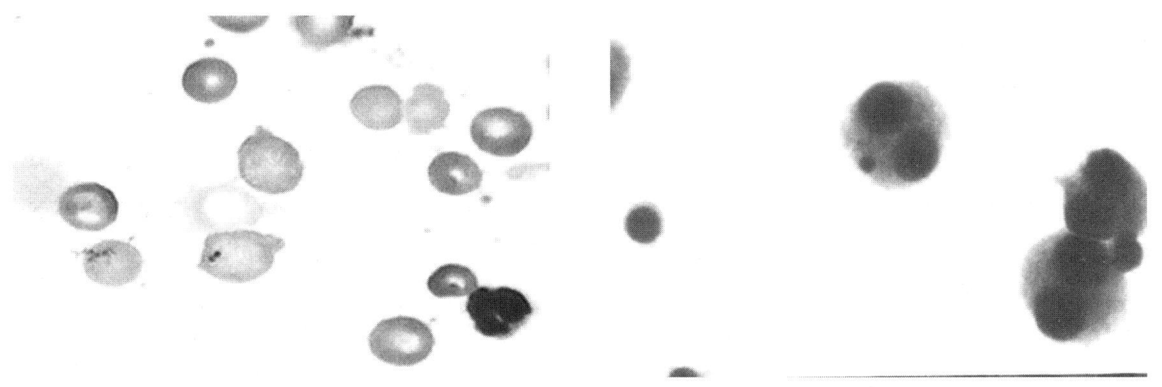

**图 9-3 骨髓多染红细胞微核**

**图 9-4 双核细胞微核**

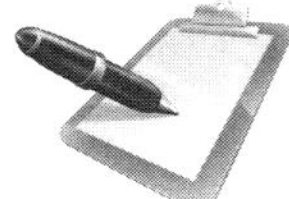

诱变物作用于靶细胞导致微核的形成需要经过一次细胞分裂，为了排除细胞分裂速率不同对微核形成的影响，提高微核实验的灵敏度，发展了胞质分裂阻断法微核实验（cytokinesis-block micronucleus assay），即在体细胞培养系统中加入细胞松弛素 B（cytochalasin-B），以使细胞胞质分裂受阻，但不影响核的分裂，这样经过细胞分裂后形成双核细胞，仅选择这部分细胞进行微核计数（图 9-4）。最常用的是淋巴细胞，但也可用于其他哺乳动物细胞。

比较研究显示，在检测断裂剂方面，微核实验和染色体畸变实验的结果有很好的相关性，不仅在质（是否为断裂剂）上，而且在量（最小有作用剂量）上也是如此。所以，在断裂剂检测时两者都可使用。但由于微核实验比染色体畸变实验简单、快速，所以应用更广泛。

### （五）显性致死实验

显性致死（dominant lethal）指发育中的精子或卵子细胞发生遗传学损伤，导致受精卵在着床前死亡或发育中的胚胎早期和晚期死亡。一般认为显性致死主要是染色体损伤的结果。显性致死实验（dominant lethal assay）以观察一个精子发育周期中各个阶段孕雌鼠胚胎早期死亡发生率的情况为观察终点，用于检测受试物对雄性动物性细胞的染色体损伤作用。

由于卵子对诱变物的敏感性相对较低，而且受试物可能作用于母体动物，产生不利于胚胎发育的种种干扰因素，影响实验结果的准确性。因此，一般不对雌性动物染毒，而是仅对雄性动物染毒，然后雄性与雌性动物交配，观察胚胎死亡情况。但也有一些报道指出，有些化学物质，如 adriamycin（阿霉素）、platinol、bleomycin（博莱霉素）、hycanthone（海甘宋）等在对雄性动物染毒的显性致死实验中呈阴性，但在雌性生殖细胞可诱发显性致死。

常用动物为大、小鼠，应选用成年性成熟的动物。不同化学物质可于精子发育的不同时期发挥毒作用。为检测化学物质对精子发育全过程的影响，并检出精子受遗传毒物作用时的发育阶段，应每周更换一批新的雌鼠与染毒雄鼠交配，小鼠持续 6 ~ 8 周，大鼠 8 ~ 10 周。表 9-4 列出了大、小鼠精子分化阶段与染毒后交配周次的关系。成熟的精子才可能使卵子受精，若雄性小鼠在染毒后 6 周与雌鼠交配，这时侯的精子在染毒时处于精原细胞阶段。

**表 9-4　小鼠、大鼠精子分化阶段与交配周次的关系**

| 给予受试物时精子所处的分化阶段 | 交配周次 | |
|---|---|---|
| | 小鼠 | 大鼠 |
| 输精管及睾丸中的精子 | 第 1 周 | 第 1、2 周 |
| 精细胞（后期） | 第 2 周 | 第 3 周 |
| 精细胞（前期） | 第 3 周 | 第 4、5 周 |
| 精母细胞（第二次减数分裂） | 第 4 周 | |
| 精母细胞（第一次减数分裂） | 第 5 周 | 第 6、8 周 |
| 精原细胞 | 第 6 周 | 第 9 周 |

### （六）程序外 DNA 合成实验

正常细胞在有丝分裂过程中，仅在 S 期进行 DNA 复制合成。当 DNA 受损后，DNA 的修复合成可发生在正常复制合成期（S 期）以外的其他时期，称为程序外 DNA 合成（unscheduled DNA synthesis，UDS）。用同步培养将细胞阻断于 G1 期，并将正常的 DNA 半保留复制阻断，然后用受试物处理细胞，并在加有 $^3$H- 胸腺嘧啶核苷的培养液中进行培养。如果受试物引起 DNA 损伤，并启动 DNA 损伤修复机制，培养液中的 $^3$H- 胸腺嘧啶核苷就会掺入 DNA 链中。利用液闪或放射自显影测定掺入 DNA 的放射活性，即可知道 DNA 修复合成的程度，从而间接反映 DNA 的损伤程度。许多哺乳动物及人类细胞可用于 UDS 的检测，常用的有大鼠原代培养肝细胞、人成纤维细胞、外周血淋巴细胞、单核细胞、Hela 细胞及人羊膜细胞 FL 株等。UDS 的检测可用放射自显影法或液闪计数法。

### （七）单细胞凝胶电泳实验

单细胞凝胶电泳实验（single cell gel electrophoresis，SCGE）又称为彗星实验（comet assay），是在单细胞水平上定量检测 DNA 损伤的方法。在电泳槽中，DNA 断片在电场的作用下由细胞核中移出，并向阳极泳动，经荧光染色后可见到细胞核和移出的 DNA 断片，形成如同彗星一样的彗头和彗尾，DNA 迁移的程度与单链 DNA 断裂的水平有关（图 9-5）。该方法技术简单、快速、价廉、检测 DNA 损伤的敏感性高。可进行体外实验和体内实验，也能用于人体监测。已发展了大量的软件实现定量或半定量自动化检测。

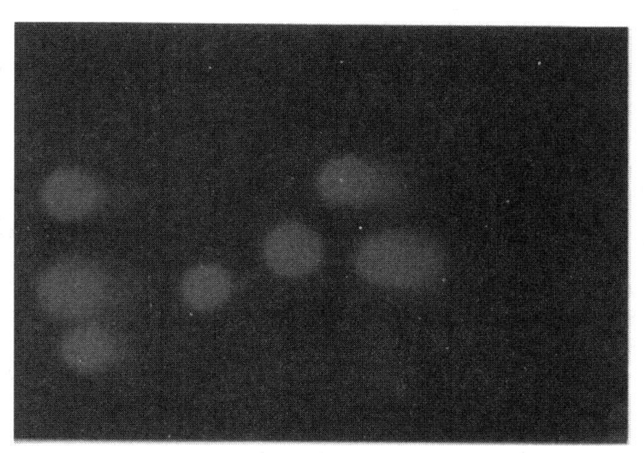

图 9-5　彗星电泳实验

### （八）γ-H2AX 检测

DNA 双链断裂（DNA double strand breaks，DSBs）可以激活细胞 DNA 损伤修复应答反应，其中一个主要的反应就是毛细血管共济失调突变基因（ataxia telangiectasia mutated，ATM）起始的信号级联反应，它使细胞周期停顿直到损伤修复。H2AX 是组蛋白 H2A 的家族成员之一，是 ATM 信号级联反应中的一个主要成员，它能被 ATM 磷酸化（磷酸化的 H2AX 组蛋白被称为 γ-H2AX）。大量的 γ-H2AX 聚集在双链断裂处感应和放大 DNA 损伤信号并募集更多的 DNA 修复蛋白对 DSBs 进行修复。γ-H2AX 聚集在双链断裂处形成由大量 γ-H2AX 聚集成的灶点（foci）。γ-H2AX 的出现与 DSBs 紧密相关，检测细胞中的 γ-H2AX 灶点数目就可以用于评价 DNA 双链断裂情况。目前，有多种检测 γ-H2AX 灶点的方法，包括免疫荧光法、流式细胞术检测法及免疫印迹法等，每种方法各有其优缺点。

### （九）转基因动物致突变实验

为检测环境因素的致突变作用已建立了许多种测试系统，包括细菌、真菌、昆虫、植物、培养的哺乳动物细胞和整体哺乳动物等。然而，在这些检测方法中，离体的体外实验系统不能精确模拟化学物质在活体内的生物转运和生物转化过程及其他与突变发生有关的生理过程；高等动物体内突变率很低，还缺乏高效识别和分离突变基因的技术，虽然已有少数基因位点的识别与分离取得了成功，但不适用于大规模的基因突变分析。

近年来建立的转基因动物致突变检测模型为研究哺乳动物体内基因突变提供了有效的手段。使得可以在动物个体水平研究包括生殖细胞在内的突变的器官、组织特异性，并可比较容易地从动物基因组中重新回收导入的靶基因，进行进一步的分子机制分析。

目前，用于致突变作用研究的转基因动物主要有商品化的 BigBlue 小鼠和 MutaMouse 小鼠。BigBlue 以大肠埃希菌 LacI 为靶基因，MutaMouse 以大肠埃希菌 LacZ 为靶基因。

在进行转基因动物致突变实验（transgenic animal mutagenicity assay）时，染毒后先抽提不同器官或组织的基因组 DNA，然后把纯化的基因组 DNA 与噬菌体体外包装抽提物混合，将导入的基因载体包装进噬菌体中，用这些噬菌体感染大肠埃希菌，可形成噬菌斑，通过噬菌斑颜

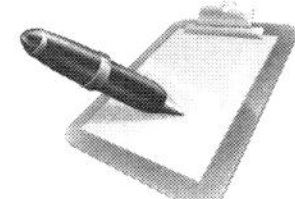

色变化进行突变的判断并获得突变子。

虽然已有研究表明，外源靶基因的反应同内源基因一致，但仍需进一步证实；另外，方法的标准化及降低费用等也是将该方法应用于常规检测需要解决的问题。

## 三、遗传毒性实验在预测致癌性及遗传危害性中的价值

遗传毒性实验的主要目的是评价外源化学物质引起人类的突变并通过生殖细胞传递给后代的可能性；另外，基于体细胞突变与肿瘤发生关系的认识，也可用于外源化学物质潜在致癌性的预测。

哺乳动物致癌实验是鉴定化学致癌物的标准体内实验。但以哺乳动物标准体内致癌实验来评价化学物质的致癌性花费大、时间长。新的化学品不断涌现，其中许多需要进行致癌性的评价。要对每一个新的化学品进行动物致癌实验，从人力、物力、财力上几乎是不可能的。另外，由于致癌实验所用的动物种系有限，实验用动物数量也有限，对于一些弱的致癌物有可能不能被检出。基于突变与癌变关系的认识，致突变实验被广泛应用于外源化学物质对哺乳动物及人的致癌性初筛和预测。

虽然遗传毒性实验可用于外源化学物质致癌性的筛选，但也存在不足。外源化学物质按其致突变性和致癌性可分为遗传毒性致癌物、遗传毒性非致癌物、非遗传毒性致癌物及非遗传毒性非致癌物四类。在致癌性预测时，致突变实验适用于遗传毒性致癌物和非遗传毒性非致癌物。对于遗传毒性非致癌物会出现假阳性，对于非遗传毒性致癌物则会出现假阴性。Tennant等（1987）对73种化学物质在Ames实验、CHO细胞染色体畸变实验、CHO细胞SCE实验及小鼠淋巴瘤细胞TK位点基因突变实验四个常用的致突变实验中的测试结果，与其对大、小鼠的诱癌结果进行了比较，发现符合率均在60%左右。在致癌性评价时，应将致突变实验与其他致癌性评价方法，如细胞转化实验、哺乳动物诱癌实验及肿瘤流行病学调查等结合进行。

评价遗传危害性的标准体内实验是小鼠特异座位实验和小鼠可遗传易位实验。小鼠特异座位实验（mouse specific-locus test）用于检测哺乳动物性细胞的基因突变，小鼠可遗传易位实验（mouse heritable translocation test）用于检测受试物引起雄性小鼠生殖细胞染色体相互易位的作用。但小鼠特异座位实验所需样本巨大，可遗传易位实验也需较大的动物数量，且费时、费钱，不可能广泛使用。

可利用遗传毒性实验对遗传危害性进行预测。生殖细胞的致突变实验在预测遗传危害性中具有特殊的意义。但一般认为，体细胞的致突变实验比生殖细胞的致突变实验更敏感，体细胞致突变实验阴性的化学物质，在生殖细胞实验中一般也为阴性。所以，在进行致突变作用检测时，一般是先进行体细胞的诱变性检测，发现部分实验的结果阳性或有生殖细胞接触证据时，再进行生殖细胞的致突变性检测。

鉴定哺乳动物生殖细胞致突变物的资料还很有限，致突变实验检测的对生殖细胞致突变性与对人的遗传危害性之间还缺乏直接相关的证据。为评价外源化学物质对人类的遗传危害性，遗传流行病学研究是最直接、最可靠的方法。但由于遗传性疾病发生率低，缺乏适宜的检测指标，而且潜伏期长，有的要在隔代或隔数代才表现，化学物质接触的水平又很难确定，所以流行病学调查的难度很大。目前，评价遗传危害性主要还是依据致突变实验的结果，特别是体内生殖细胞的致突变实验结果。如果一种化学物质在多项致突变实验中证明有致突变性，一般也假定其对人也是致突变物，可能具有遗传危害性。

在用遗传毒性实验预测对人类的危害时，一般认为体内实验的权重大于体外实验、真核生物的实验大于原核生物、哺乳动物的实验大于非哺乳动物，对于预测可遗传的效应，生殖细胞大于体细胞。

GHS根据人类流行病学研究和哺乳动物致突变性实验数据对生殖细胞致突变性提出如下

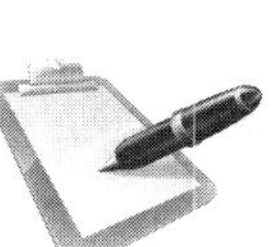

判定分类标准（表 9-5）：

表 9-5　生殖细胞致突变性分类

| 类别 | 分类标准 |
|---|---|
| 类别 1<br>已知引起人类生殖细胞可遗传突变或被认为可能引起人类生殖细胞可遗传突变的物质 | |
| 1A<br>已知引起人类生殖细胞可遗传突变的物质 | 人类流行病学研究得到阳性证据 |
| 1B<br>认为可能引起人类生殖细胞可遗传突变的物质 | （1）哺乳动物体内可遗传生殖细胞致突变性实验得到阳性结果；或<br>（2）哺乳动物体内体细胞致突变性实验得到阳性结果，并有证据表明该物质有引起生殖细胞突变的可能。这种支持性证据可来自体内生殖细胞致突变性 / 生殖毒性实验，或者证明物质或其代谢物有能力与生殖细胞的遗传物质相互作用；或<br>（3）在人类生殖细胞试验中产生了致突变效应，但无需证明突变是否传递给后代。例如，接触人群精子细胞的非整倍性频率增加 |
| 类别 2<br>由于可能导致人类生殖细胞可遗传突变而引起关注的物质 | 哺乳动物实验得到阳性证据，或 / 和某些情况下从一些体外实验中得到阳性证据，这些证据基于：<br>（1）哺乳动物体内体细胞致突变实验；或<br>（2）得到体外致突变实验阳性结果支持的其他体内体细胞遗传毒性实验<br>注意：对体外哺乳动物致突变性实验得到阳性结果，并且显示与已知生殖细胞致突变物有化学结构活性关系的物质，应考虑将其划为类别 2 致突变物 |

环境因素对人类致癌性及遗传危害性的直接证据来自人群的流行病学资料，为更好地阐明环境因素与人类遗传损害间的关系，应加强肿瘤流行病学及遗传流行病学的研究。体内外源化学物质原型及其代谢产物含量、DNA 加合物、蛋白质加合物等可作为诱变剂的接触标志；DNA 损伤，染色体畸变、微核、SCE 等细胞遗传学指标，细胞基因突变，精子畸形等指标可作为遗传损伤作用的效应标志；外源化学物质代谢酶的多态性及 DNA 损伤修复酶的多态性，则可作为敏感性标志在人群流行病学研究中应用。

## 四、遗传毒性实验的组合应用

为了尽可能防止在预测外源化学物质致癌性及遗传危害性中的假阴性结果，需要成组应用遗传毒性实验。组合实验应用的越多，假阴性率会下降，但假阳性率会增加，方法过多也会使费用增加，时间拖延。另外，不加选择地增加实验项目并不一定对提高预测可靠性起多大作用。有研究表明，各种遗传毒性实验之间的结果有时可互相补充，但在通常情况下是一致的。

有关在致癌性及遗传危害性评价时，具体应选哪些实验应根据受试物特性、分布、用途及使用范围，其他毒理学实验及毒代动力学资料，技术水平，管理部门的要求等来确定。尽管人们也试图对致突变作用评价时最合适的实验选择进行协调，但尚无公认的最合理的组合方案。遗传毒性实验成组应用实验组合的原则为：①应包括多个遗传学终点；②实验指示生物包括若干进化阶段的物种，如包括原核生物和真核生物；③应包括体外实验和体内实验；④在预测可遗传的危害时，应包括体细胞及性细胞的实验。

ICH 遗传毒性评价指导原则提出两套实验标准组合，可根据受试物相关信息从两种组合中选择一种。组合一为：①细菌回复突变实验。②体外哺乳动物细胞突变实验（体外中期相染色体畸变实验或体外微核实验）或小鼠淋巴瘤 tk 基因突变实验。③一项体内实验，通常为体内啮齿类动物造血细胞染色体损伤实验（微核实验或染色体损伤实验）。组合二为：①细菌回复突变实验。②采用两种不同组织 / 终点的体内实验（通常一种是啮齿类的微核实验，肝彗星实验可作为第二项体内实验的选择）。

目前我国药物遗传毒性评价指导原则中推荐的标准实验组合为：①一项体外细菌基因突变实验。②一项采用哺乳动物细胞进行的体外染色体损伤评估实验，或体外小鼠淋巴瘤 tk 实验。③一项采用啮齿类动物造血细胞进行的体内染色体损伤实验。

对于结果为阴性的受试物，完成上述三项实验组合通常可提示其无遗传毒性。对于标准实验组合得到阳性结果的受试物，根据其治疗用途，可能需要进行进一步的实验。其他遗传毒性实验（如 DNA 加合物检测，DNA 链断裂、DNA 修复或重组实验）可作为标准实验组合以外的供选实验，以进一步验证或补充标准实验组合得到的遗传毒性实验结果。

在某些情况下，标准实验组合中的一项或多项实验对受试物不适合时，可采用其他替代实验，但应提供充分的科学依据。如：① 在一些情况下，细菌回复突变实验不能提供合适的或足够的信息以评价遗传毒性，如对细菌毒性过大的受试物（如某些抗生素）和可能或已知可干扰哺乳动物细胞复制的受试物（如拓扑异构酶抑制剂、核苷酸同系物或 DNA 代谢抑制剂）。在这种情况下，体外实验部分可改用两种不同类型细胞和两种不同终点（基因突变和染色体损伤）的体外哺乳动物细胞实验。② 三项标准实验组合一般可检出具有遗传毒性作用的可疑结构的受试物。但是，对此类结构的受试物，在三项实验组合中的结果为阴性时，需要适当增加一些实验，应根据其化学性质、已知反应性和代谢资料来选择附加实验或调整实验方案。③ 对于某些特殊的受试物，如毒代或药代动力学研究表明不被全身吸收，在标准体内遗传毒性实验中无法到达靶组织的受试物，如放射影像剂、抗酸铝合剂和一些皮肤用药，对这些受试物，标准组合的体内实验难以提供有用的附加信息。若改变给药途径也不能提供足够的靶组织暴露时，可仅根据体外实验进行评价。

我国《农药安全性毒理学评价程序》(2017) 推荐的遗传毒性评价标准实验组合为：①细菌回复突变实验。②体外哺乳动物细胞基因突变实验。③体外哺乳动物细胞染色体畸变实验。④体内哺乳动物骨髓细胞微核实验。

当①～③任何一项为阳性，④为阴性时，应增加另一项体内实验（可选体内哺乳动物肝细胞 UDS 或其他实验）；当①～③为阴性，④为阳性时，应增加体内哺乳动物生殖细胞染色体畸变实验或显性致死实验。

我国《食品安全性毒理学评价程序》(2014) 推荐了两套遗传毒性评价标准实验组合。组合 1：细菌回复突变实验，哺乳动物红细胞微核实验或哺乳动物骨髓细胞染色体畸变实验；小鼠精原细胞或精母细胞染色体畸变实验或啮齿类动物显性致死实验。组合 2：细菌回复突变实验，哺乳动物红细胞微核实验或哺乳动物骨髓细胞染色体畸变实验；体外哺乳动物细胞染色体畸变实验或体外哺乳动物细胞 tk 基因突变实验。其他备选实验：显性致死实验、UDS 实验、体外哺乳动物细胞 HGPRT 基因突变实验。

如两项或两项以上实验阳性，则表示该受试物很可能具有遗传毒性作用，一般应放弃用于食品。如一项实验为阳性，则再选两项备选实验（至少一项为体内实验）。如再选的实验均为阴性，则可进行下一步的毒性实验，如其中一项阳性，应放弃用于食品。如三项实验均为阴性，则可继续进行下一步的毒性实验。

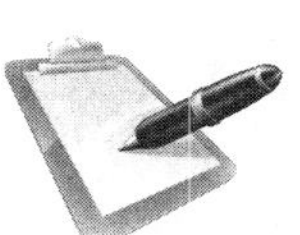

## 第六节　表观遗传损伤

生物体内的生物信息受两种因素的调控：一种是遗传调控，另一种是表观遗传调控。表观遗传指没有 DNA 序列变化，可通过有丝分裂和减数分裂在细胞和世代间传递的基因表达改变。表观遗传信息提供何时、何地和如何应用遗传信息的指令，在时空顺序上控制基因的表达。表观遗传调控方式主要有：① DNA 水平：DNA 共价结合修饰基团，使序列相同的等位基因处于不同修饰状态，如 DNA 甲基化。DNA 甲基化是指在甲基转移酶作用下，DNA 的某些碱基上增加甲基的过程。DNA 甲基化参与胚胎发育、衰老和肿瘤发生等诸多生理和病理过程，是基因表达调控的重要方式之一。② 蛋白质水平：通过对蛋白质的修饰或改变其构象实现对基因表达的调控，如组蛋白修饰。被组蛋白覆盖的基因要表达，组蛋白须被修饰，使其和 DNA 的结合由紧变松，这样 DNA 链才能和 RNA 聚合酶或调节蛋白相互作用。常见的组蛋白修饰方式有乙酰化、甲基化、磷酸化、泛素化、多聚 ADP 糖基化等。③ 染色质水平：通过染色质位置、结构的变化实现对基因表达的调控，如染色质重塑。染色质重塑主要有两种类型：一种是依赖 ATP 的物理修饰，ATP 水解释放的能量使组蛋白和 DNA 的构象发生局部改变；另一种是染色质共价化学修饰，如发生在组蛋白末端的乙酰化、磷酸化、甲基化和泛素化等也可以改变染色质的结构模式，进而影响邻近基因的活性。④ 非编码 RNA 的调控，如 miRNA、siRNA 等。miRNA 是一种长约 22 个核苷酸的单链非编码小分子 RNA，miRNA 与靶 mRNA 的 3’非翻译区（3’ UTR）特异性结合，通过引起靶 mRNA 的降解或抑制其翻译，起到转录后调控靶基因表达的作用。

近年来生命科学的重要进展之一，就是发现表观遗传在机体正常的生长发育等生命过程及疾病的发生发展中发挥重要的作用。比较明确的是表观遗传学改变在肿瘤形成中具有重要的作用。在肿瘤发展过程中，DNA 甲基化模式的改变往往是最早观察到的分子事件。表观遗传编程紊乱还可能和表型的跨代遗传有关。

研究表明，环境有害因素可引起表观遗传的异常改变，进而影响机体的调节机制或导致机体稳态失衡，表现其毒性效应。表观遗传毒性（epigenetic toxicity）研究已成为现代毒理学尤其是机制毒理学研究的重要领域。已有研究发现重金属（如汞、猛、镉、铅、砷、镍、铬等）、多环芳烃、苯、环境内分泌干扰物等，可通过影响不同基因的 DNA 甲基化或去甲基化水平，干扰基因正常表达，产生毒性。研究表明镍、铬、砷、镉等重金属及多种有机物可引起组蛋白发生乙酰化、泛素化、磷酸化或甲基化等修饰，影响细胞基因表达的调控过程。许多环境污染物可通过组蛋白修饰参与染色质重塑，引起表观遗传学改变。已经有众多环境污染物引起 miRNA 表达改变的报道。如大鼠暴露于香烟烟雾，引起肺部的 428 个 miRNA 中的 128 个表达异常，多数表现为表达上调。对人支气管上皮细胞株 16HBE 染毒苯并（a）芘活性代谢物反式 - 二羟环氧苯并芘（anti-BPDE）的研究发现，与正常支气管上皮细胞相比，anti-BPDE 恶性转化细胞中 54 个 miRNA 表达出现异常，表达上调 46 个，表达下调 9 个。进一步研究发现，anti-BPDE 恶性转化细胞中 miR-494 和 miR-22 在转录后水平反向调控靶基因 PTEN 的表达，在 anti-BPDE 致癌过程中发挥类癌基因作用。

环境因素对表观遗传的影响涉及复杂的调控网络，且可能是长期、累积性的，还可能随着时间推延发生改变。但是，要在环境因素、表观遗传改变及损害结局（特别是可遗传的损害结局）间建立因果联系，还需要深入的研究探讨。

（郝卫东　周志俊）

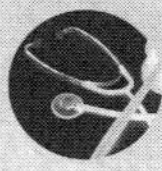

# 第十章 化学致癌作用

## 第一节 概 述

癌症是严重威胁人类健康和生命的疾病。在许多国家中，癌症死亡率占死因顺位的第二位，甚至第一位。降低癌症的发病率和死亡率是整个医学面临的重大挑战。癌症的病因很复杂，有遗传因素和环境因素（化学性、物理性及生物性因素）等，普遍认为癌症是遗传因素和环境因素交互作用的结果。癌症的病因学和发病学研究将有助于阐明癌症的本质，并且将有助于采取适当的措施进行有效的预防和阻断癌症的发生。目前对癌症的本质的理解，遗传因素和环境因素对不同癌症的分别贡献及交互作用机制均有待深入。

对化学物质致癌作用的研究已有很长的历史。1775 年英国 Pott 报告扫烟囱工人中阴囊癌发生较多，并提出其原因可能是接触煤烟尘所致。1895 年德国 Rehn 报告染料厂工人发生职业性膀胱癌，怀疑是化学物质引起的癌症。1915 年日本山极胜三郎和市川厚一用煤焦油涂抹兔耳成功诱发了实验性皮肤癌。1922 年英国 Kennway 从煤焦油中分离出多种多环芳烃，其中有数种可诱发动物皮肤癌，证实了化学物质的致癌性。1945 年英国 Case 对染料工业膀胱癌流行病学调查，证实 β- 萘胺及联苯胺的致癌性。

近几十年来，化学致癌问题引起了广泛关注。国际癌症研究所指出，80% ~ 90% 的人类癌症和环境因素有关，其中主要是化学因素，约占 90% 以上。Doll 和 Peto 于 1981 年报告的归因于环境因素的癌症死亡的百分率（范围）见图 10-1，其中，化学因素约占 77%。

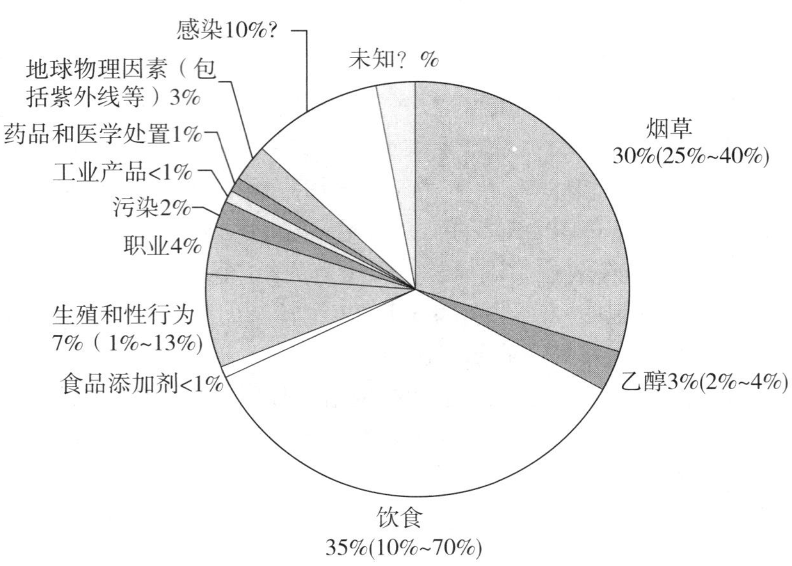


**图 10-1** 归因于环境因素的癌症死亡的百分率（范围）

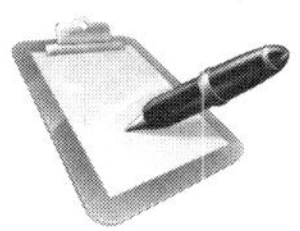

化学致癌（chemical carcinogenesis）是指化学物质引起正常细胞发生恶性转化并发展成肿瘤的过程，具有这种作用的化学物质称为化学致癌物（chemical carcinogen）。在此，“癌”的含义已作了推广，包括上皮的恶性变（癌），也包括间质的恶性变（肉瘤）及良性肿瘤。此处将“癌”的含义扩大到良性肿瘤是合理的，因为迄今尚未发现只诱发良性肿瘤的致癌物，而且良性肿瘤也有恶变的可能。

# 第二节　人癌细胞的基因型特征

参与细胞信号转导、增殖和维持 DNA 保真度的基因的改变可能影响细胞的增殖与突变，甚至致癌过程。据推测，癌细胞可能有 300 个以上的基因发生了改变。已有超过 50 个显性癌基因被鉴定，约有 30 种家族性肿瘤综合征被发现与肿瘤抑制基因有关。

已有很多证据表明突变引起癌症，包括：①很多致癌物是致突变物；②对某些致癌物的易感性取决于细胞代谢活化酶转化致癌物成为致突变物的活力；③ DNA 修复能力的缺失增加癌发生的可能性；④在多种癌中观察到染色体和基因组的不稳定性；⑤某些癌具有可遗传性；⑥癌的单克隆性；⑦某些癌有突变的癌基因；⑧某些癌有肿瘤抑制基因的丢失或突变。

多种实验方法已经证实，癌细胞和相应的正常细胞之间在基因水平上存在差异。人类的已确认或预期可影响肿瘤发生的部分肿瘤相关基因包括癌基因、肿瘤抑制基因及 DNA 保真性相关基因。

## 一、癌基因

癌基因（oncogene）在肿瘤的发生发展中发挥重要作用。表 10-1 列举了部分癌基因及与之相关的肿瘤。癌基因的检测主要通过 DNA 转染实验。如把来源于人癌细胞的 DNA 文库导入受体细胞（如 NIH3T3 中），这样，所转染细胞就会有一小部分发生转化，分离转化细胞克隆，抽提并制备 DNA 文库。该文库中含有人 DNA 和小鼠 DNA，以人特有的 *Alu* 核酸序列为探针，分离出含人 *Alu* 基因的克隆，并抽提 DNA 进行转染实验，找出含有人的癌基因的克隆。进而寻找出引起细胞转化的 DNA 序列和其代表的基因，如 *HRAS*。通过这种方法确认的基因被称为显性转化癌基因。将正常功能已发生改变的癌基因的单拷贝转染细胞即可引起细胞的恶性转化。细胞癌基因活化方式有基因突变、外源基因插入、染色体易位与基因重排、DNA 甲基化程度降低等。

**表 10-1　癌基因及与之相关的肿瘤举例**

| 癌基因 | 编码蛋白 | 肿瘤 |
|---|---|---|
| *EGFR* | 酪氨酸激酶 | 鳞状细胞癌 |
| *PDGF* | 酪氨酸激酶 | 肺癌 |
| *v-fms* | 酪氨酸激酶 | 星形细胞瘤 |
| *v-kit*、*v-ros*、*v-fgr*、*v-fps*、*Src* | 酪氨酸激酶 | 肉瘤 |
| *Neu*、*Trk* | 酪氨酸激酶 | 结肠癌 |
| *Ret* | 酪氨酸激酶 | 乳腺癌、神经母细胞瘤 |
| *v-raf*、*v-mos* | 丝氨酸 / 苏氨酸激酶 | 肉瘤 |
| *HRAS* | G 蛋白 | 结肠癌、肺癌 |
| *KRAS* | G 蛋白 | 黑色素瘤、急性髓性白血病、甲状腺癌 |
| *NRAS* | G 蛋白 | 黑色素瘤 |

续表

| 癌基因 | 编码蛋白 | 肿瘤 |
|---|---|---|
| *c-myc* | 核蛋白 | 慢性髓性白血病、Burkitt 淋巴瘤 |
| *N-myc* | 核蛋白 | 急性髓性白血病、乳腺癌、肺癌 |
| *L-myc* | 核蛋白 | 神经母细胞瘤、肺癌 |
| *v-myb* | 核蛋白 | 肺癌 |
| *v-jun* | 核蛋白 | 肉瘤 |
| *v-fos* | 核蛋白 | 骨肉瘤 |
| *v-rel* | 核蛋白 | 白血病 |

*RAS* 基因是研究比较透彻的癌基因。*RAS* 家族由 *HRAS*、*KRAS* 和 *NRAS* 组成。其中，*HRAS* 和 *KRAS* 最初从大鼠肉瘤病毒中鉴定出。*NRAS* 是从人的神经母细胞瘤鉴定出的。*RAS* 基因家族的特征是：基因的核苷酸序列（一级结构）相差很大，几乎完全不同，但所编码的蛋白质分子量大致相同，均为 p21/Ras 蛋白，且其氨基酸序列有 85% 的同源性。*HRAS* 和 *KRAS* 各自定位于两条不同的染色体上，但其中均有一个基因座位是假基因（pseudogene）。假基因是基因组中与编码基因序列相似的非功能性基因组 DNA 拷贝，一般不被转录，因此也没有蛋白质翻译产物。*RAS* 基因转录与翻译后，先在胞质中形成分子量为 22kD 的蛋白质，它是 p21/Ras 的前体蛋白，这种前体蛋白一经合成就被转运至细胞膜，与细胞膜结合并修饰成为成熟的 p21/Ras 蛋白。大约 24 小时后，p21/Ras 被磷酸化而锚泊于细胞膜上。p21/Ras 没有蛋白激酶活性，但与鸟嘌呤核苷酸（GTP、GDP）有高度亲和力，并具有 GTP 酶活性，能促使苏氨酸磷酸化。故 p21/Ras 参与细胞内的信息转递。p21/Ras 的 N 端第 12 位、59 位和 61 位氨基酸是突变热点。

*RAS* 基因家族的表达有相对的组织特异性。*HRAS* 主要在泌尿道肿瘤如膀胱癌、肾盂癌等中表达，*KRAS* 主要在肺癌和结肠癌中表达较高，而 *NRAS* 则主要在造血系统的恶性肿瘤表达。但最近的研究指出，*RAS* 基因表达的这种组织特异性是相当有限的，如 *HRAS* 和 *KRAS* 在胆囊癌、胰腺癌、肾母细胞瘤、慢性淋巴细胞性白血病及黑色素瘤的表达也较高，而 *NRAS* 在神经母细胞瘤、纤维肉瘤及横纹肌肉瘤中的表达也有一定程度上调。

## 二、肿瘤抑制基因

肿瘤抑制基因（tumor suppressor gene），又称抑癌基因，是癌细胞中另一类常见的异常表达的基因。表 10-2 列举了部分肿瘤抑制基因及与之相关的肿瘤。肿瘤抑制基因要获得转化活性，其两个等位基因编码区都需发生灭活性损伤。这些灭活性损伤包括等位基因丢失、重排和编码区灭活性突变等。肿瘤抑制基因是经过体细胞杂交研究发现的，正常细胞与肿瘤细胞融合后肿瘤的形成就会受到抑制。对儿童视网膜母细胞瘤的研究也为该类基因的存在提供了证据。该病有散发型和遗传型两种。Knudsen 推测视网膜母细胞瘤的家族性是由于生殖细胞发生了两次可遗传性突变，并且两次突变发生于同一位置。散发型视网膜母细胞瘤患者常单侧眼发生肿瘤，其生殖细胞没有遗传缺陷，只是癌细胞中 *RB* 基因（retinoblastoma gene）的两个等位基因分别发生突变，导致其编码产物 RB 蛋白结构异常。RB 蛋白结构异常干扰了自身的磷酸化，最终导致其失活。

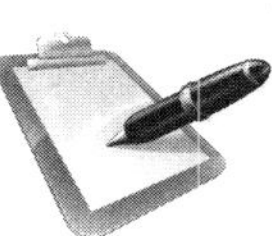

表 10-2 肿瘤抑制基因及与之相关的肿瘤举例

| 肿瘤抑制基因 | 先天性疾病 | 后天性肿瘤 |
|---|---|---|
| *RB1* | 视网膜母细胞瘤 | 小细胞肺癌 |
| *TP53* | Li-Fraumeni 综合征 | 乳腺癌、结肠癌、肺癌 |
| *BRCA1* | 未知 | 乳腺癌 |
| *WT1* | 肾母细胞瘤 | 肺癌 |
| *CDKN2A* | 未知 | 黑色素瘤 |
| *NF1* | 神经纤维瘤 | 未知 |

*TP53* 基因是人类肿瘤中分布最广泛的一种突变的肿瘤抑制基因。对 *TP53* 基因的认识经历了 3 个阶段，即肿瘤抗原、癌基因和肿瘤抑制基因。直到 1989 年才发现其癌基因的作用实际上是突变型 *TP53* 基因，而野生型 TP53 是一种肿瘤抑制基因。人 *TP53* 基因定位于 17 号染色体短臂（17p13.1），长约 20kb，有 11 个外显子和 10 个内含子，转录成 2.5kb 的 mRNA，编码 393 个氨基酸的蛋白，分子量为 53kD，有 5 个高度保守区，即第 13 ～ 19、117 ～ 142、171 ～ 192、236 ～ 258、270 ～ 286。野生型 TP53 蛋白主要参与细胞周期 G1/S 交界处检查点的检查机制，负责检查细胞基因组的完整性，如 DNA 有损伤，则 TP53 使细胞阻滞于 G1 期，以使其修复，如修复失败，则 TP53 蛋白可启动细胞发生调亡。突变型 TP53 蛋白不仅不能抑制肿瘤发生，反而促进细胞恶性转化，抑制细胞调亡。此外，突变型 TP53 蛋白的半衰期远比野生型长，野生型 TP53 蛋白的半衰期为 20 分钟，而突变型 TP53 蛋白的半衰期为 1.4 ～ 7 小时。人类肿瘤中，*TP53* 基因突变主要在高度保守区，以第 175、248、249、273 及 282 位点突变率最高。*TP53* 基因突变有三种类型，即完全丢失、显性负突变（dominant negative mutation）和显性正突变（dominant positive mutation）。完全丢失是指细胞内两个等位基因均丢失或失活。有时细胞内野生型与突变型 *TP53* 基因共存，但由于后者的表达产物的半衰期较长，使其浓度远高于野生型 TP53 蛋白。突变型 TP53 蛋白与野生型 TP53 蛋白结合并使后者失去抑癌作用，这称为显性负突变。显性正突变是指野生型 *TP53* 基因变为突变型 *TP53* 而获得致癌活性。临床上，Li-Fraurneni 综合征是一种家族性 *TP53* 基因原发缺陷症，显性遗传，细胞染色体缺失 17p，患者受紫外线、电离辐射等暴露后，TP53 蛋白不能被诱导高表达，故患者对紫外线、电离辐射等敏感，易发乳腺癌、肉瘤、脑瘤及结肠癌等多种肿瘤。

## 三、DNA 保真性相关基因

影响肿瘤发生的第三类基因是 DNA 修复相关基因（表 10-3）。在某些方面，它与肿瘤抑制基因相似。因为单个正常的等位基因就可以决定表型，必需两个等位基因全部失活才能增加癌症的易感性。DNA 修复相关基因在癌症发生中很重要，但并不是决定肿瘤表型最重要的因素。

表 10-3 DNA 修复基因举例

| 基因或蛋白名称 | 功能 | 修复类型 |
|---|---|---|
| *HMSH2*、*GTBP* | 形成杂二聚体，与错配碱基结合 | 错配修复 |
| *HMLH1*、*hPMS1*、*hPMS2* | 细菌 *MutL* 基因的同源基因，功能未知 | 错配修复 |
| *XPA* | 与损伤的 DNA 结合 | 核苷酸切除修复 |
| *XPB*（*ERCC3*） | DNA 解旋酶 | 核苷酸切除修复 |

续表

| 基因或蛋白名称 | 功能 | 修复类型 |
|---|---|---|
| *XPC* | 与单链 DNA（ssDNA）结合 | 核苷酸切除修复 |
| *HHR23B* | 与 XPC 结合 | 核苷酸切除修复 |
| *XPD*（*ERCC2*） | 解旋酶 | 核苷酸切除修复 |
| *XPE* | 与损伤的 DNA 结合 | 核苷酸切除修复 |
| *ERCC1* | 内切酶的亚单位 | 核苷酸切除修复 |
| *XPF* | 内切酶的亚单位 | 核苷酸切除修复 |
| *XPG* | 内切酶 | 核苷酸切除修复 |
| *RPA* | 与 ssDNA 结合 | 核苷酸切除修复 |
| *PCNA* | 引物模板结合复合物的形成 | 核苷酸切除修复 |
| *CSB*（*RECC6*） | 参与转录链的优先修复 | 核苷酸切除修复 |
| *DNA* 糖基化酶 | 切除损伤碱基的酶家族 | 碱基切除修复 |
| 脱嘌呤 / 脱嘧啶内切酶 | 水解 5′端碱基的磷酸二酯键 | 碱基切除修复 |
| *DNA* 聚合酶 β、δ、ε | 损伤链的再合成 | 碱基切除修复 |
| *DNA* 连接酶 *I* 和 *III* | 新合成的链与邻近核苷酸的连接 | 碱基切除修复 |
| *XRCC1* | DNA 连接酶活性，单链断裂的修复 | X 射线诱导损伤的修复 |
| *XRCC2* | 双链断裂的再连接 | X 射线诱导损伤的修复 |
| *XRCC3* | 单链断裂的再连接 | X 射线诱导损伤的修复 |
| *XRCC4*、*XRCC5*、*XRCC6*、*XRCC7* | 双链断裂的修复，V（D）J 重组 | X 射线诱导损伤的修复 |

癌基因、肿瘤抑制基因和其他癌相关基因的正常功能是参与信号转导、细胞周期调控及DNA 复制和修复中 DNA 保真性的控制。已发现 300 多个遗传特征与癌发生率有关；80 多个基因在癌细胞中发生改变；30 多个基因与人的高易感性有关。这些数据及癌细胞表型的变化，说明致癌过程是一种多态现象，涉及多条信号转导通路。癌症的发生是多步骤、多基因参与的过程，包括癌基因和癌基因的协同、癌基因和肿瘤抑制基因的协同等。

癌基因和肿瘤抑制基因的比较见表 10-4。近年的研究表明，正常细胞必须通过肿瘤相关基因遗传改变的积累才能形成癌细胞，遗传改变的多样性和复杂性导致癌细胞的各种表型，如自主性增殖、脱离细胞周期控制点、细胞和结构的非典型性、侵袭和转移等。癌症的发病机制是复杂的，不同靶器官的机制也不尽相同。Vogelstein 等描述的人结肠癌多阶段模型（图 10-2）显示，在引发和促长阶段后还有多种遗传学改变，因而，致癌的进展阶段也是相当复杂的，在进展阶段中外源化学物质也可能影响肿瘤的演变。并且，癌的侵袭和转移也是个复杂的过程，由相应的基因控制，如转移基因及转移抑制基因等。

**表 10-4　致癌过程中涉及的两组基因比较**

| 原癌基因 | 肿瘤抑制基因 |
|---|---|
| 涉及细胞生长和分化 | 功能不清楚，但可能涉及生长和分化（负调节） |
| 存在基因家族 | 存在基因家族 |
| 在癌中被活化或扩增 | 在癌中被灭活或丢失 |
| 因点突变、染色体易位或基因扩增而活化 | 因染色体丢失、染色体缺失、点突变、转换、重组而灭活 |
| 几乎没有证据表明与遗传性癌有关 | 有明显证据表明与遗传性癌和表观遗传性癌有关 |

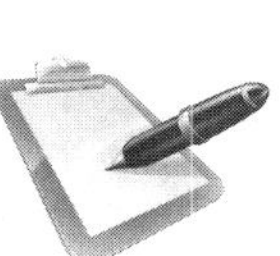

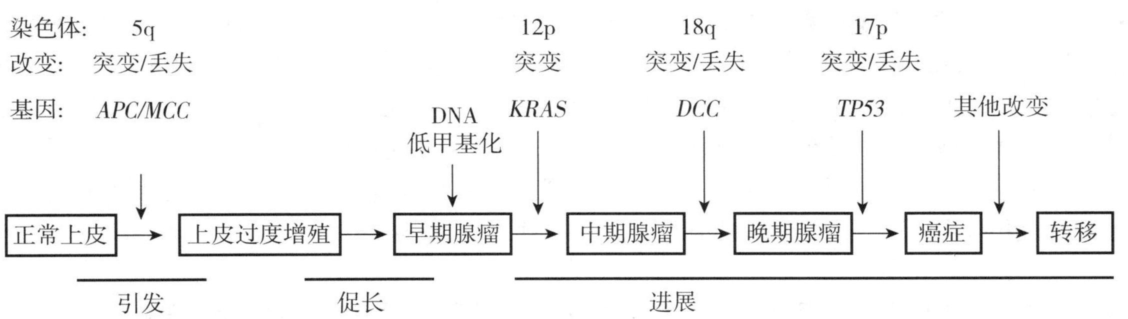


**图 10-2　人结肠癌多阶段模型**

癌基因和肿瘤抑制基因的研究为鉴定化学致癌物作用靶基因提供了基础。体内存在的癌症相关基因是癌症发生的内因，而环境致癌因素是癌症发生的外因。已经证明化学致癌物引起实验动物的癌症涉及这些癌基因的活化和肿瘤抑制基因的灭活。

Weinstein 将多阶段致癌过程的靶基因归为 4 类，即涉及细胞生长的相关基因、DNA 复制和修复基因、细胞周期调控基因和决定细胞生死命运的基因。

Hanahan 和 Weinsberg 提出正常细胞转变为癌细胞是细胞遗传损伤积累的结果，这些遗传损伤使肿瘤细胞逐步获得自足的生长信号、对负性生长信号的不敏感性、逃避细胞凋亡、无限的增殖潜能、持续的血管生成、对组织的侵袭和转移、免疫逃逸、促进肿瘤炎症、细胞能量代谢失调，以及基因组不稳定性和突变等十种区别于正常细胞的标志性能力。获得这些能力从机制上和按时间先后上都有重要的意义。在不同的癌和癌亚型之间获得这些能力的先后次序可能有相当大的变异。而且，在一些肿瘤中，一个特殊遗传学损害可能同时赋予几种能力，以减少完成致肿瘤作用必需的突变步骤的数目。例如，*TP53* 肿瘤抑制基因的功能缺失能使细胞获得促进血管生成和抗凋亡的能力，也能获得基因组不稳定性。揭示肿瘤细胞标志性能力获得的分子基础对发展新的肿瘤生物学标志和治疗靶点有重要意义。

## 第三节　化学致癌机制

对化学致癌作用的机制研究已有多年的历史，并形成了一些学派，主要有遗传机制学派（genetic theory）和非遗传机制学派（nongenetic theory）。遗传机制学派认为，外源致癌因素引起细胞基因的改变或外源基因整合到细胞基因中，从而导致癌变。非遗传机制学派（也称为表观遗传机制学派）认为癌症的发生是由于非基因改变机制引起的，如促长作用、激素调节异常、慢性细胞毒性、过氧化物酶体增殖作用、免疫抑制等。随着分子生物学、生物化学及遗传学等基础学科的迅速发展，目前对致癌作用机制的认识逐步深入，鉴于致癌物的多样性和致癌过程的复杂性，遗传机制和表观遗传机制可能是相辅相成的，在致癌作用的不同阶段中起作用。化学致癌机制重要的学说有亲电子剂学说、体细胞突变学说、癌基因学说和癌变的阶段学说。目前认为，正常细胞经过遗传学改变的积累才能转变为癌细胞，癌症的发生是多阶段过程，至少包括引发、促长和进展阶段。

20 世纪 40 年代，Rous、Mottram 和 Bernblum 等分别开展了有关致癌性多环芳烃和巴豆油诱发小鼠皮肤乳头瘤的研究，提出化学致癌的两阶段学说，即引发（启动，initiation）和促长（promotion）两个阶段。其实验证据是用亚致癌剂量（即在实验期间不引起肿瘤发生的剂量）的致癌性多环芳烃涂抹小鼠皮肤一次，20 周后不发生或很少发生乳头瘤。但如在使用剂量相同的致癌物之后再用巴豆油涂抹同一部位（每周 2 次，共 20 周）则有 1/3 ~ 1/2 的小鼠发生乳头瘤。单独使用巴豆油或在涂抹致癌物之前使用巴豆油都不引起乳头瘤（表 10-5）。据此提

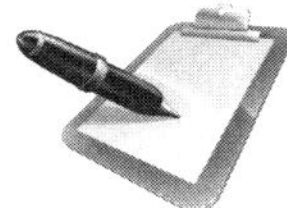

出化学致癌的引发和促长两阶段学说，将所用的多环芳烃称为引发剂（initiator），巴豆油称为促长剂（promoter）。巴豆油中具有促长作用的有效成分经鉴定为佛波醇酯（TPA）。癌变的阶段学说在肝、膀胱、肺、胃肠道等癌症发生和体外细胞转化实验中得到证实。进一步的研究证明，癌变过程是多阶段过程，从良性肿瘤向恶性转变的过程称为进展（progression）阶段。化学致癌过程的主要阶段见图 10-3，在引发和进展阶段有细胞基因组（DNA）的结构改变。在促长阶段虽不涉及细胞基因组的结构改变，但依赖于基因的表达改变。

**表 10-5　致癌性多环芳烃和巴豆油诱发小鼠皮肤乳头瘤（小鼠皮肤两阶段致癌实验）**

| 处理（涂抹背部皮肤） | | | | | | | | | | 肿瘤发生 | 说明 |
|---|---|---|---|---|---|---|---|---|---|---|---|
| i | i | i | i | i | i | i | i | | | + | 足量引发剂可诱发肿瘤 |
| i | – | – | – | – | – | – | – | | | – | 一次用引发剂不诱发肿瘤 |
| – | p | p | p | p | p | p | p | | | – | 促长剂本身不诱发肿瘤 |
| i | p | p | p | p | p | p | p | | | ++ | 一次用引发剂后，多次用促长剂可诱发肿瘤 |
| i | p | p | – | – | – | – | – | | | – | 促长剂必需多次重复 |
| i | – | – | p | p | p | p | p | p | p | + | 引发作用是不可逆的 |
| p | p | p | p | p | p | p | i | | | – | 促长剂仅在引发剂后才可诱发肿瘤 |

注：i 表示引发剂，p 表示促长剂，– 表示未处理。

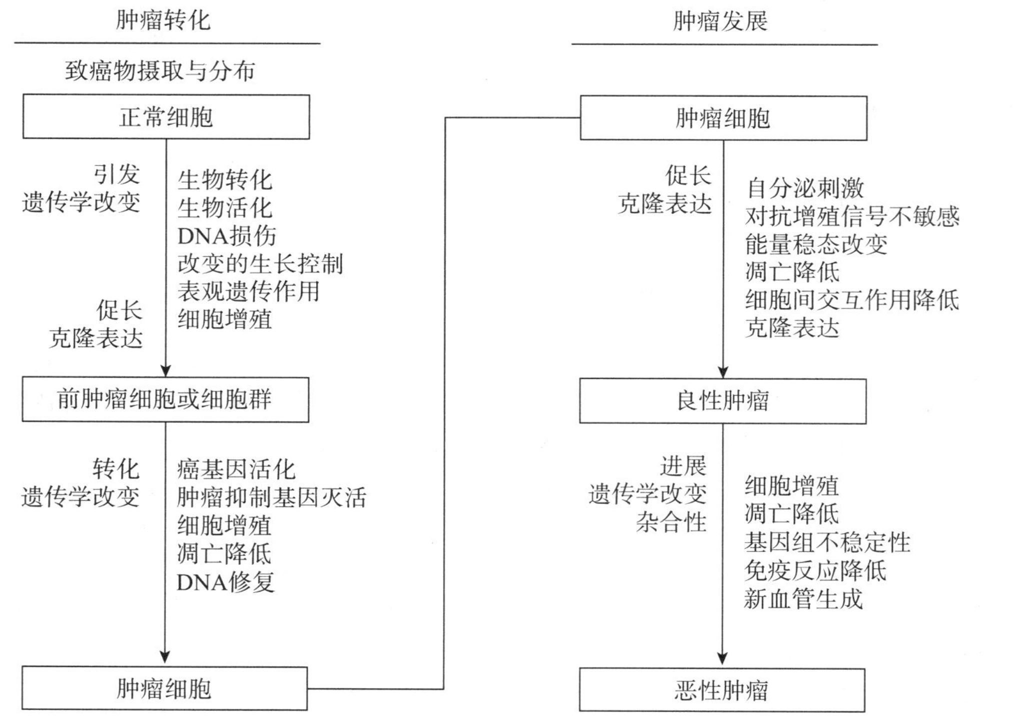


**图 10-3　化学致癌作用过程**

## 一、引发阶段

引发阶段是指化学物质或其活性代谢物（亲电子剂）与 DNA 作用，导致体细胞突变成引发细胞的阶段。在引发过程中至少有三个细胞功能是重要的，即致癌物的代谢、DNA 修复和细胞增殖。

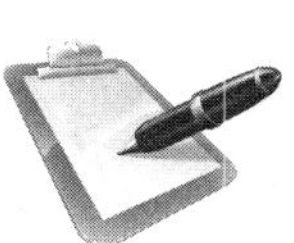

Miller 等提出亲电子剂学说，认为大多数有机致癌物都是间接致癌物（indirect-acting carcinogen），又称前致癌物（pro-carcinogen），或先形成近致癌物（proximate carcinogen），再进一步活化成终致癌物（ultimate carcinogen）。终致癌物是亲电子剂，含有亲电子中心，可与细胞大分子的亲核中心共价结合，进而导致癌症。本身就有反应活性，不需要代谢活化的致癌物或能自发形成亲电子剂的致癌物称为直接致癌物（direct-acting carcinogen）。毒物代谢酶类对间接致癌物具有代谢活化和代谢解毒双重功能，间接致癌物的致癌性取决于代谢活化和代谢解毒之间的平衡。终致癌物引起 DNA 损伤可诱导 DNA 修复，DNA 修复可能是无误的，也可能将错误的碱基引入基因组，而细胞增殖对于产生基因组可遗传的改变是必需的。引发阶段历时很短，引发作为一个突变事件，需要一次或多次细胞分裂来“固定”引发事件，引发所确定的基因型和 / 或表型是不可逆的。引发细胞在形态上与正常细胞很难区别。尽管引发是不可逆的，但并非所有的引发细胞都能发展成肿瘤，因其中大多数将经历程序性细胞死亡（凋亡）。引发细胞不具有生长自主性，因此不是肿瘤细胞。

具有引发作用的化学物质称为引发剂（initiator）。引发剂本身有致癌性，大多数是致突变物，没有可检测的阈剂量，引发作用是不可逆的并且是累积性的。引发剂作用的靶主要是原癌基因和肿瘤抑制基因。引发阶段的个体变异、物种差异及亲器官特征，取决于细胞对致癌物的代谢、DNA 修复及细胞增殖的平衡。

## 二、促长阶段

促长阶段是引发细胞增殖成为癌前病变或良性肿瘤的过程。具有促长作用的化学物质称为促长剂（promoter）。促长剂单独使用不具致癌性，必须在引发剂后使用才发挥促长作用，促长剂通常是非致突变物，存在阈剂量和最大效应，其剂量 - 反应关系呈 S 形曲线。促长剂通常影响引发细胞的增殖，导致局部增殖并引起良性局灶性病理损害如乳头瘤、结节或息肉。这些病损很多会消退，仅少数细胞发生进一步突变发展成恶性肿瘤。促长剂可能经特异的受体介导干扰细胞信号转导通路、改变基因表达；促长剂可能在细胞和分子水平上通过改变细胞周期调控，选择性促进引发细胞的增殖；促长剂还可能抑制程序性细胞死亡（凋亡）。促长阶段历时较长，早期有可逆性，晚期为不可逆，因此在促长阶段（特别是在早期）持续给予促长剂是必需的。促长阶段的另一个特点是对生理因素调节的敏感性，衰老、饮食和激素可影响促长作用。

证实引发和促长作用的实验方案如图 10-4A，实验期限一般为 3 ～ 6 个月，终点一般是癌前损害（PNL），如小鼠皮肤乳头瘤、大鼠和小鼠肝转化灶、大鼠乳腺末端芽状增生、大肠和结肠的变性隐窝等。

## 三、进展阶段

进展阶段（progression）是从引发细胞群（癌前病变、良性肿瘤）转变成恶性肿瘤的过程，在进展期肿瘤获得生长、侵袭和转移。在进展期中可观察到恶性肿瘤（癌）的多种特征，包括生长率增加、侵袭、转移、对激素无反应性等。这些特征是由于在进展阶段肿瘤细胞核型的不稳定性。环境因素在早期可影响进展阶段，但随着恶性肿瘤的生长和核型不稳定性的发展，肿瘤细胞对环境因素的反应可能丧失。进展阶段主要的特征是核型不稳定性，肿瘤的染色体发生断裂和断片易位，存在多复本或部分 / 整个缺失。染色体结构改变伴有细胞癌基因和 / 或肿瘤抑制基因的突变。这些突变可能源于癌基因 / 肿瘤抑制基因的功能改变或化学致癌物的暴露。

作用于促长阶段的细胞转变成进展期的化学物质称为进展剂（progressor），进展剂可引起染色体畸变，但不一定具有引发活性。进展剂导致核型不稳定性的机制很多，包括有丝分裂装

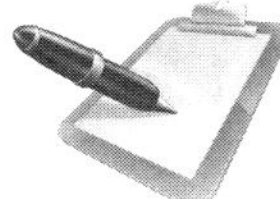

置的紊乱、端粒功能改变、DNA 低甲基化、重组、基因易位和基因扩增等。证实进展作用的实验方案比较复杂（图 10-4B），是在引发和促长阶段之后再给予进展剂，然后再继续给予促长剂，实验应有适当的对照，终点为恶性损害（NL）。

引发、促长和进展阶段的形态学和生物学特征见表 10-6。兼有引发剂、促长剂和进展剂作用的化学致癌物称为完全致癌物（complete carcinogen）。实际上，致癌性多环芳烃就是完全致癌物。

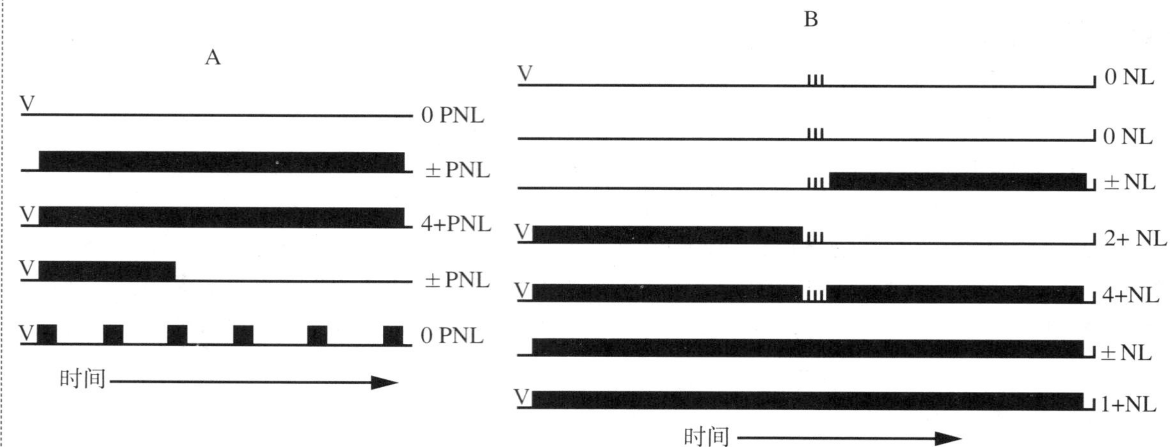


**图 10-4　动物致癌研究中证实引发和促长的实验模式（A）及证实进展作用的实验模式（B）**

PNL- 癌前病变；NL- 恶性病变；± = 偶见，1+ ～ 4+= 少量～大量；V- 引发剂，■ - 促长剂，Ⅲ - 进展剂

**表 10-6　多阶段致癌的形态学和生物学特征**

| 引发 | 促长 | 进展 |
|---|---|---|
| 不可逆性 | 在基因表达和细胞水平上有可逆性 | 不可逆性 |
| 引发细胞在形态学上不能鉴定 | 只有持续给予促长剂，才能维持促长细胞群 | 核型不稳定性导致细胞基因组结构的形态学改变 |
| 对外源化学物质及其他化学因子敏感 | 对衰老、饮食和激素因子敏感 | 在进展阶段早期，已改变的细胞对环境因子敏感 |
| 引发细胞可能自发（内源性）发生 | 内源性促长剂可起“自发性”促长作用 | 在进展阶段观察到良性或恶性肿瘤 |
| 需经细胞分裂“固定”突变 | 剂量 - 反应关系显示有阈值和最大作用 | 进展剂使促长阶段细胞进入此期 |
| 剂量 - 反应关系没有易于确定的阈值 | 以能否有效地扩大引发细胞群来确定促长剂的相对强度 | |
| 经过规定的促长阶段后，定量癌前病变来确定引发剂的相对强度 | | |

癌症的发生涉及细胞增殖和凋亡平衡、细胞周期 / 关卡、端粒酶活性和端粒长度的改变。近年来关于表观遗传学（epigenetics）在癌症发生发展中的作用引起学术界的关注。表观遗传调控是基因表达的重要调控机制之一，主要涉及 DNA 甲基化、染色质重塑、组蛋白修饰以及非编码 RNA（ncRNA）等。目前普遍认为遗传突变和表观遗传变异有协同作用，决定肿瘤的发生发展。已发现在动物和人的多种肿瘤的发生发展过程中都伴有一些共同的表观遗传变异，包括全基因组的低甲基化、特定抑癌基因和 DNA 修复基因的高甲基化等。另外，短链 ncRNA

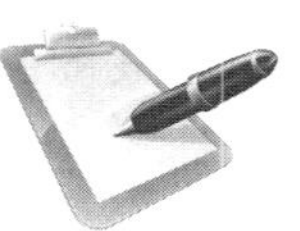

（siRNA 和 miRNA 等）可以通过与靶基因互补序列结合抑制靶基因的表达，调控细胞的生物学功能，从而间接发挥“促癌”或“抑癌”作用。

综上所述，化学致癌是长期的、复杂的多阶段过程，至少涉及引发、促长和进展三个阶段。在引发和进展阶段涉及遗传机制，在促长阶段主要是表观遗传机制。在引发阶段主要是细胞原癌基因和肿瘤抑制基因的突变，在进展阶段主要是核型不稳定性。正常细胞经过遗传学改变的积累才能转变为癌细胞。

## 第四节　哺乳动物致癌实验

哺乳动物致癌实验（long-term carcinogenicity study）是鉴定化学致癌物的标准体内实验。哺乳动物致癌实验用来确定受试物对实验动物的致癌性、剂量 - 反应关系及诱发肿瘤的靶器官。在下列情况下，一般应考虑进行致癌实验以评价致癌性：①人体可能长期暴露于该化学物质；②该化学物质或其代谢物的化学结构与已知致癌物相似；③反复染毒毒性实验提示该化学物质可能产生癌前病变。

ICH 根据已知的危险因素、拟定的适应证和用药时间，提出下列进行新药致癌性研究的范围，以避免不必要的实验。

①临床上连续应用 6 个月以上的药品；对慢性或复发性疾病需间断性长期反复应用的药品。

②已知属于对人具有潜在致癌性物质的同类化合物；构 - 效关系提示具有致癌危险性的物质；长期毒性实验发现癌前病变；原型或代谢产物在组织内长期蓄积，引起局部组织反应或其他病理生理反应的物质。

③具有遗传毒性的物质往往具有致癌性，如果拟长期使用，应进行慢性毒性实验（1 年），检测早期致癌反应。

④ 拟用于患者预期寿命少于 3 年的药品不必进行致癌实验，如抗肿瘤药物等。

⑤ 局部使用吸收很差的药物不必进行经口致癌实验。

⑥ 对于已具有致癌性资料的药物的各种酸、碱、盐，应提供其在药动学、药效学或安全性方面没有明显改变的证据，对于酯和复杂的衍生物在确定是否需要进行致癌实验时也应有类似的资料，并应个案讨论。

⑦ 作为替代治疗的内源性物质不需要进行致癌实验。但对生物技术制品，下列情况可考虑进行致癌实验：生物学作用明显不同于相应天然物质的制品；结构明显不同于相应天然物质的制品；在人体引起局部或全身浓度明显增加的制品。

### 一、实验动物选择

物种和品系：常规选用大鼠和小鼠，也可用仓鼠。啮齿类动物对多数致癌物易感性较高，寿命相对较短，费用也较低，生理和病理学资料较完备，因此使用最广泛。

在选择品系时应选择较敏感、肿瘤自发率低、生活力强及寿命较长的品系。美国国立癌症研究所（NCI）推荐 Fischer344（F344）大鼠和 B6C3F1 小鼠。

性别：为接近人类情况，应使用同等数量的雌雄两种性别的动物。

年龄：使用刚离乳的动物，以保证有足够长的染毒和发生癌症的时间，而且幼年动物解毒酶及免疫系统尚未完善，对致癌作用比较敏感。

### 二、剂量选择和动物数量

致癌实验一般设三个实验组。美国 NCI 推荐以最大耐受剂量（MTD）为高剂量。最大耐受剂量是由 90 天毒性实验确定的，此剂量应使动物体重减轻不超过对照组的 10%，并且不引

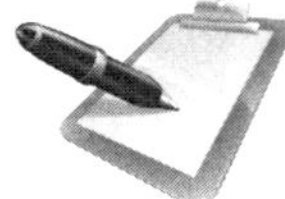

起死亡及导致缩短寿命的中毒症状或病理损伤。ICH（2008）提出，高剂量选择可以根据：①毒性终点，即最大耐受剂量（MTD）；②药代动力学终点，啮齿动物血浆 AUC（时量曲线下面积）为人的 25 倍；③选择吸收饱和剂量；④药效学终点，不应产生生理学和内稳态紊乱；⑤最大可行剂量，受试物在饲料中最高含量为 5%；⑥限定剂量，一般为 1500 mg/kg 体重 / 天。

中、低剂量组则按等比级数下推，如分别为上一个剂量水平的 1/2 或 1/3。低剂量组应不影响动物的正常生长、发育和寿命，即不产生任何毒性效应。但低剂量组应高于人的接触剂量，一般不低于高剂量的 10%。中剂量组介于高、低剂量之间，如有可能，按受试物的毒物代谢动力学性质来确定。对照组除不给受试物外，其他条件均与实验组相同。

同时应设阴性（溶剂或赋形剂）对照组。必要时可设阳性对照组，阳性致癌物最好与受试物的化学结构相近。

每组至少有雌雄各 50 只动物，希望在出现第一个肿瘤时，每组还有不少于 25 只动物。如果有两种以上的受试物同时实验，可共用对照组，对照组动物数为雌雄各 $50\times\sqrt{受试物数}$。实验动物数与实验组动物肿瘤发生率、对照动物肿瘤自发率及要求的统计学显著性水平有关。当实验结果有显著性差异（$P<0.05$）时，肿瘤发生率和所需每组最低动物数之间的关系见表 10-7，可供实验设计及结果评定时参考。从此表可见，各组动物数为 100 只时（雌雄各 50 只），当肿瘤自发率为 1% 时，实验组肿瘤发生率超过自发率 15% 在统计学上才有显著性。肿瘤自发率越高，则要求实验组肿瘤发生率超过肿瘤自发率越高。由此可见，选择肿瘤自发率低的实验动物品系是很重要的。

**表 10-7　为保证假阴性率在 5% 以下所需每组最低动物数**

| 肿瘤发生率超过自发率（%） | 肿瘤自发率（%） | | |
|---|---|---|---|
| | 1 | 10 | 20 |
| 0.1 | 226747 | 1958629 | 3471874 |
| 1 | 3310 | 20530 | 35471 |
| 5 | 295 | 979 | 1645 |
| 10 | 121 | 289 | 423 |
| 15 | 74 | 147 | 202 |
| 20 | 52 | 92 | 121 |
| 25 | 40 | 65 | 82 |

* 基于 Fisher 精确检验（$P<0.05$）

## 三、染毒途径

应尽可能模拟人体可能的暴露途径，主要途径有经口、经皮和吸入三种，应根据受试物的理化性质和接触方式选择确定。

其他染毒方式，如注射途径等可根据需要采用。

## 四、实验期限

ICH（1997）建议参考下面几条准则：

1．一般情况下的实验期限，小鼠和仓鼠应为 18 个月，大鼠为 24 个月；然而对于某些生命期较长或肿瘤自发率低的动物品系，小鼠和仓鼠可持续 24 个月，大鼠可持续 30 个月。

2．当最低剂量组或对照组存活的动物只有 25% 时，也可以结束实验，对于有明显性别差异的实验，则实验结束的时间对不同的性别可有所不同，在某种情况下因明显的毒性作用，只

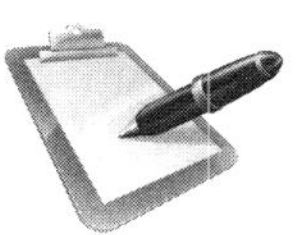

造成高剂量组动物过早死亡，此时不应结束实验。

一个合格的阴性对照实验应符合下列标准：①因自溶、同类自食，或因管理问题所造成的动物损失在任何一组都不高于 10%；②小鼠和仓鼠在 18 个月，大鼠在 24 个月时各组存活的动物不少于 50%。

### 五、观察和结果分析

**1．一般观察**　每天观察受试动物一次，主要观察其外表、活动、摄食情况等。在实验最初三个月每周称体重一次，以后每两周称体重一次。经饲料或饮水给予受试物时，应记录食物消耗量或饮水量，以计算受试物的摄入量。观察时要注意有无肿瘤出现、肿瘤出现时间及死亡时间。老年动物多病易死，应加强观察，防止动物死亡后未及时剖验，发生尸体组织自溶。

**2．病理检查**　动物自然死亡或处死后必须及时进行病理检查，包括肉眼和组织切片检查。组织切片检查应包括已出现肿瘤或可疑肿瘤的器官和肉眼检查有明显病变的器官，应注意观察癌前病变。通过病理检查确定肿瘤的性质和靶器官。

**3．结果分析**　统计各种肿瘤的数量（包括良性和恶性肿瘤）及任何少见的肿瘤、患肿瘤的动物数、每只动物的肿瘤数及肿瘤潜伏期。

肿瘤发生率（%）=（实验结束时患肿瘤动物总数 / 有效动物总数）× 100%

式中，有效动物总数指最早发现肿瘤时的存活动物总数。肿瘤潜伏期即从摄入受试物起到发现肿瘤的时间，因为内脏肿瘤不易觉察，通常将肿瘤引起该动物死亡的时间定为发生肿瘤的时间。应使用正确的统计学方法对实验结果进行分析，并研究剂量 - 反应关系。

致癌实验阳性的判定标准为 WHO 提出的标准。WHO（1969）提出机体可以对致癌物有下列一种或多种反应：

（1）对于对照组也出现的一种或数种肿瘤，实验组肿瘤发生率增加。

（2）实验组发生对照组没有的肿瘤类型。

（3）实验组肿瘤发生早于对照组。

（4）与对照组比较，实验组每只动物的平均肿瘤数增加。

在进行实验的两只物种两种性别动物中，有一种结果为阳性，即认为该受试物有致癌性。两个物种两种性别动物实验结果均为阴性时，方能认为未观察到致癌作用。

化学物质在啮齿类动物致癌实验中的致癌活性，以剂量表示的致癌活性的大小的差异可超过 1 亿倍。致癌强度数据库（Carcinogenic Potency Database，https：//toxnet.nlm.nih.gov/cpdb/）是国际上收录化学物质致癌强度的唯一数据库，此数据库所用的 $TD_{50}$ 值定义为在实验动物标准寿命结束时未患肿瘤动物达 50% 所需每日的剂量（mg/kg 体重 / 天）。致癌强度也可以用 T25 来表示。T25 是指经过标准寿命及实验结束时自发率校正的 25% 的实验动物在特定部位发生肿瘤所需的染毒剂量（mg/kg 体重 / 天）。对于 DNA 反应性致癌物，也可以使用共价结合指数（covalent binding index，CBI）表示其致癌强度。

## 第五节　评价致癌作用的其他实验

哺乳动物致癌实验是鉴定化学致癌物的标准体内实验，是鉴定哺乳动物致癌物的关键实验，但其实验条件要求较高，人力、经费及时间耗费巨大，难以满足化学品安全性评价的要求。为此，发展了一些评价致癌作用的其他实验。

### 一、用于致癌物筛选的短期实验

用于致癌物筛选的短期实验有（详见第九章 遗传毒性）：①基因突变实验：鼠伤寒沙门菌

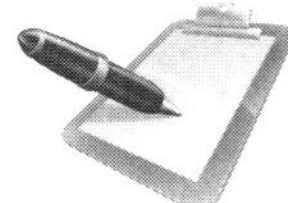

回复突变实验（Ames 实验）、培养哺乳动物细胞 tk 或 hgprt 正向突变实验；②染色体畸变实验：体外细胞系细胞遗传学实验、小鼠骨髓微核实验、大鼠骨髓染色体畸变实验；③原发性 DNA 损伤：DNA 加合物、链断裂、彗星实验（Comet assay）、DNA 修复诱导（细菌 SOS 反应、大鼠肝 UDS 诱导）、SCE 实验；④体外细胞转化（叙利亚地鼠胚胎细胞、Bal b/c 3T3 细胞）等。

需要注意的是，外源化学物质按其致突变性和致癌性可分为遗传毒性致癌物、遗传毒性非致癌物、非遗传毒性致癌物及非遗传毒性非致癌物四类。在致癌性预测时，遗传毒性实验适用于遗传毒性致癌物和非遗传毒性非致癌物。对于遗传毒性非致癌物会出现假阳性，对于非遗传毒性致癌物则会出现假阴性。

哺乳动物细胞恶性转化实验（cell malignant transformation assay）是一种评价致癌性的体外实验。体外细胞转化是一个多阶段的过程，具有体内致癌过程的某些特点，最终产生在形态学、生长方式和生物化学上发生改变的细胞克隆。例如，成纤维细胞体外转化的表型改变有：在同源宿主或裸鼠体内形成肿瘤；细胞的估计寿命无限长（永生化）；核型改变；细胞形态改变；生长杂乱；失去锚着依赖性生长特性，可在软琼脂中形成集落；能在低血清培养液中生长；丢失某些表面蛋白；具有纤维蛋白溶解活性；可为刀豆球蛋白 A 及麦胚芽酯酶凝集；在底层琼脂上的液体培养基中凝集；细胞表面微绒毛增加等。其中最重要的特征是在敏感宿主中的成瘤性，在半固体培养基中形成集落及细胞交叉重叠、成杂乱生长。目前，还在着重发展上皮细胞特别是人体上皮细胞的转化实验。体外转化实验的终点仍属形态转化或恶性前期转化，此种转化可能发展为真正的肿瘤，也可能停滞在此阶段，不进一步恶化。因此，对体外转化实验阳性结果的解释应慎重，阳性结果仅提示受试物有致癌可能性。

## 二、哺乳动物短期致癌实验

哺乳动物短期致癌实验又称为有限体内致癌实验（limited carcinogenicity test），指时间有限（数月），靶器官有限。较常用的短期致癌实验有下列四种：

**1．小鼠皮肤肿瘤诱发实验** 于小鼠皮肤局部连续涂抹受试物，以观察皮肤乳头瘤和癌的发生，一般 20 周可结束实验，较敏感的小鼠为 SENCAR 小鼠。此实验也可设计来检测受试物的引发活性或促长活性。典型的引发剂为致癌性多环芳烃，促长剂为佛波醇酯。

**2．小鼠肺肿瘤诱发实验** 染毒途径常用腹腔注射，也可灌胃或吸入，一般 30 周可结束实验，观察肺肿瘤的发生。较敏感的小鼠为 A 系小鼠。此实验也可设计来检测受试物的引发活性或促长活性。典型的引发剂为乌拉坦，促长剂为二丁基羟基甲苯（BHT）。

**3．大鼠肝转化灶诱发实验** 对大鼠进行肝大部切除术后，给予受试物，一般可在 8 ~ 14 周结束实验，观察肝转化灶生成。肝转化灶是癌前病变，有 γ- 谷氨酰转肽酶（γ-GT）活性升高，G6P 酶（G6Pase）和 ATP 酶（ATPase）活性降低，以及铁摄取能力降低。转化灶可用组织化学或免疫化学方法鉴定。此实验也可设计来检测受试物的引发活性或促长活性。典型的引发剂为二乙基亚硝胺（DEN），促长剂为苯巴比妥（PB）。

**4．雌性大鼠乳腺癌诱发实验** 一般可用 SD 大鼠（或 Wistar 大鼠），实验周期为 6 个月。

上述四个实验不是成组实验，应根据受试物的特点选择使用。其中任何一种实验得到阳性结果的意义均与长期动物致癌实验相似，但阴性结果并不能排除受试物的致癌性。

## 三、转基因小鼠在致癌作用研究中的应用

转基因小鼠可用于研究在致癌过程中特定基因的作用，可用于分析化学物质 - 基因的相互作用。可分为 3 类。

**1．转癌基因小鼠** 与转录启动子连接的癌基因转入后可直接在某些特定的组织中高效表达，使该组织细胞处于引发状态，这类转基因动物是研究化学物质致癌作用的敏感体系。携带

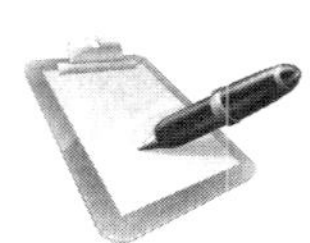

癌基因的转基因动物可用于致癌实验，实验周期仅 3 个月左右，有希望发展成替代长期动物致癌实验的实验系统。这些携带有癌基因的转基因动物也可用来研究外源化学物质与肿瘤相关基因的作用，以及外源化学物质在致癌不同阶段中的作用机制。以各种组织特异性的促长剂处理转入不同癌基因的小鼠，可为致癌过程的研究提供新线索。

**2．肿瘤抑制基因敲除小鼠**　在 *p53-/-* 小鼠，肿瘤（特别是淋巴肉瘤）的发生比正常小鼠（*p53+/+*）增加而且提前。由于 *p53-/-* 小鼠的肿瘤发生具有组织特异性，进一步研究这些肿瘤的遗传学基础有助于鉴定 *p53* 基因的功能。而杂合子小鼠（*p53+/–*）在出生后 6 个月内肿瘤自发率较低，但在之后发生淋巴瘤和软组织肉瘤，其中大部分丢失 *p53* 野生型等位基因。这种小鼠对遗传毒性致癌物敏感性并不增加。这种杂合子小鼠也可用于鉴定致癌过程中的协同基因。而且缺失 *p53* 小鼠加速形成恶性肿瘤，提示该基因主要在进展阶段起作用。*p53* 在肿瘤发生中的作用仍有待进一步研究。

**3．转穿梭质粒的转基因小鼠**　转入带有报告基因的穿梭载体，是研究体内基因突变的转基因动物模型。常用的靶基因如 *lacI*、*lacZ* 可通过噬菌体体外包装等方法，从小鼠基因组内回收，再在大肠埃希菌内检测靶基因突变，可为研究不同器官基因的自发突变和诱发突变的分子机制提供有效的方法。

## 第六节　ICH 致癌作用评价的基本原则

ICH（1997）提出的致癌实验基本原则如下。

基本程序包括一个长期啮齿类致癌性研究，加上另一项在如下附加体内致癌性实验中提及的其他类型的实验以补充长期致癌实验，并提供长期实验不容易获得的其他资料。

### 一、长期致癌实验动物种属的选择

选择合适的动物种属应考虑下列因素：药理学、重复剂量毒理学、代谢（生物转化）、毒物代谢动力学、给药途径（如不常用的皮肤和吸入给药途径）。

在缺乏确凿证据时，推荐选择大鼠。如果一个短期或长期致癌性实验和遗传毒性实验的结果和其他资料已表明受试药品对人具有致癌危害性，通常不再进行第二个物种的致癌实验。

### 二、附加体内致癌实验

可以在以下附加实验中选择一项。

1．短期或中期啮齿类动物体内实验系统：应尽可能使用能提供致癌终点的体内模型，包括：啮齿类动物引发 - 促长模型，如大鼠肝转化灶促长实验、多器官促长实验（用 5 种引发剂后再暴露于受试物数月）；或用转基因啮齿类动物致癌模型，如 *p53+/-* 缺失模型、Tg.AC 模型、TgHras2 模型、XPA 缺失模型等；新生啮齿类动物致癌模型。

2．考虑进行第二种啮齿类动物长期致癌实验。

### 三、考虑选择短期或中期致癌实验

重点是选择一种有助于对全面评价潜在致癌性的“证据权重法”提供有价值资料的实验方法。选择的理由应该基于已有的受试物有关资料如药效学、暴露剂量数据或其他任何相关数据。还应包括对所选方法优缺点的科学性讨论。

### 四、机制研究

机制研究常有助于对致癌实验结果提供解释和对人致癌风险的评价。需根据药物的特殊性

质和/或致癌实验的结果设计研究。这些研究应评价剂量依赖性以及与致癌实验条件的关系。建议的研究包括：

**1．细胞改变** 可利用形态学、组织化学或功能指标检测有关组织的细胞水平改变。如可能，应研究凋亡、细胞增殖、肝转化灶、细胞间通讯改变的剂量-反应关系。

**2．生化测定** 根据假设的致癌作用模式，研究可包括以下检测：血浆激素作用，如T3/T4、TSH、催乳激素；生长因子；与蛋白类结合，如α2μ-球蛋白；组织酶活性等。

在某些情况下，可以另外研究验证某个假设。如对激素失调，可增加激素失调已经代偿或至少已部分代偿的研究。

**3．附加的遗传毒性实验** 对某些在遗传毒性实验标准实验组合中得到阴性结果，在致癌实验有致癌作用，但没有明确的非遗传毒性机制证据的化学物质，需要进行附加的遗传毒性实验。附加实验包括：改变代谢活化条件的体外实验，或测定诱导肿瘤靶器官的遗传损伤的体内实验（如DNA损伤和修复实验，$^{32}$P-后标记、转基因动物的致突变实验等）。

**4．改进方案** 改进实验方案可能有助于阐明受试物的致癌作用模式。这些方案可包括几组动物，以检测停止给药的结果或在停止给药后细胞改变的可逆性。

### 五、致癌强度评价

药品在啮齿类致癌作用的证据应综合肿瘤发生率、潜伏期、药品在啮齿类和人的动力学比较，以及从附加的研究或机制研究得到的资料进行评价。上述实验得到的结果均应作为总的“证据权重”评价的一部分。

## 第七节　动物致癌实验结果的外推

在标准的致癌实验测试中，啮齿类动物长期给予接近有毒的剂量（最大耐受剂量，MTD）。经这种高剂量的哺乳动物致癌实验测试的所有化学物质（无论是天然物质或合成物质），约50%显示有致癌活性（表10-8）。此百分率显然偏高，外推到人具有很大的不确定性。啮齿类致癌实验结果必须同其他检测资料一并分析，并外推对人的致癌风险。如果被测物质具有遗传毒性，那么提示有潜在的致癌危害。另外，非遗传机制致癌物的致癌机制很复杂，包括对多种继发性靶器官和靶组织器官/组织稳态的间接干扰。这些致癌物诱发肿瘤的发生常涉及内分泌、旁分泌、神经和免疫系统紊乱。因此，这些非遗传毒性致癌物的致癌机制有物种、性别、组织的特异性。某些非遗传机制致癌物只在特殊物种啮齿类动物产生效应，被认为与人类危害无关或仅可归类于大的暴露范围（margin-of-exposure，MOE）风险，如人经水污染暴露于极低浓度化学物质或合成杀虫剂残留物，可能并没有或仅有很低的癌症风险。

**表10-8　评价为致癌物的化学物质比例（Ames和Gold，2000）**

| 在大鼠和小鼠中测试的化学物质 | | 在大鼠和/或小鼠中测试的化学物质 | |
|---|---|---|---|
| | 350/590（59%） | 致癌强度数据库 | 702/1348（52%） |
| 天然化学物质 | 79/139（57%） | 天然农药 | 37/71（52%） |
| 合成化学物质 | 271/451（60%） | 真菌毒素 | 21/30（70%） |
| | | 烘焙咖啡中化学物质 | 17/34（50%） |
| 对Innes等（1969）报告的阴性化学物质再行实验 | | 17/34（50%） | |
| 在医师手册（PDR）中报告进行致癌实验的药物 | | 117/241（49%） | |
| US FDA申报药物数据库 | | 125/282（44%） | |

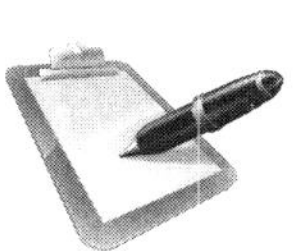

基于风险评估和管理的需要，为了更准确地将致癌作用从动物外推到人，世界卫生组织（World Health Organization，WHO）国际化学品安全规划（International Programme on Chemical Safety，IPCS）发展和完善了以癌终点的毒作用模式（mode of action，MOA）的人类关联性框架（human relevance framework，HRF），即 MOA/HRF。美国环境保护署（US EPA）2005 年《致癌物风险评估指南》将 MOA 定义为："一系列关键事件（key event，KE）和过程，始于化学物质与细胞的相互作用，进而通过引起功能和结构的改变，最终导致肿瘤形成。关键事件是可观察和测量的前期事件，其本身是 MOA 的必要元素，或者是某种必要元素的生物学标志。作用模式有别于作用机制，后者是对事件更详细的理解和描述。"利用 MOA/HRF 可以评估实验动物中的致癌作用与人类的关联性，从而判断动物致癌实验结果能否外推到人类。经典 MOA/HRF 以由三个问题组成的决策树（图 10-5）为基础，在对某一效应进行风险评估时，需要对证据的相对权重、关键数据缺口以及有关不确定性进行综合考虑。决定动物致癌实验结果与人类关联的因素详见表 10-9。

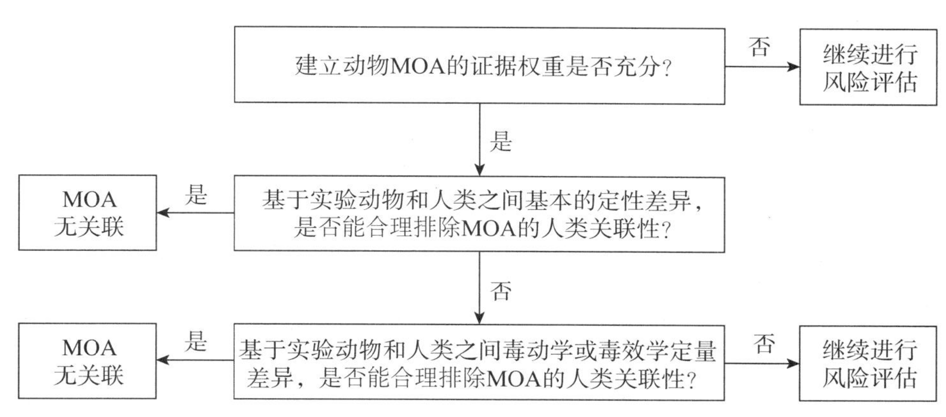


**图 10-5 MOA/HRF 决策树**

**表 10-9 决定动物致癌实验结果与人类关联的因素**

| 支持关联 | 不支持关联 |
|---|---|
| 与人相同的暴露途径 | 暴露途径与人类不同 |
| 肿瘤见于多种类型暴露途径 | 肿瘤仅见于一种与人类无关的暴露途径 |
| 肿瘤见于多个物种 | 肿瘤仅见于一个物种 |
| 肿瘤部位一致 | 肿瘤部位在物种间不一致 |
| 多部位肿瘤 | 肿瘤仅见于一个部位 |
| 自发率低组织部位的肿瘤 | 自发率高组织部位的肿瘤 |
| 与人类组织相似的组织中发生的肿瘤 | 在动物特有组织中的肿瘤与人无关 |
| 靶部位没有细胞毒性的证据 | 肿瘤仅见于显示细胞毒性的器官中 |
| 肿瘤出现在生命早期 | 只有在生命晚期可发现的肿瘤 |
| 肿瘤快速地进展（从良性到恶性） | 只有良性肿瘤 |
| 致命性肿瘤 | 非致命肿瘤 |
| 在动物和人中的相似代谢（生物转化） | 代谢途径在人和动物中不一致 |
| 有遗传毒性 | 无遗传毒性 |
| 有 DNA 反应性 | 无 DNA 反应性 |

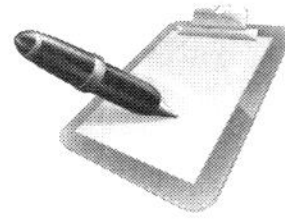

续表

| 支持关联 | 不支持关联 |
|---|---|
| 与人类相关的肿瘤发生机制 | 肿瘤发生机制在人类不发生 |
| 与已知的人类致癌物质的结构类似 | 与已知的人类致癌物质几乎无结构类似性 |
| 没有稳态破坏的证据 | 稳态破坏 |

已有足够的机制资料支持某些对啮齿类动物的致癌作用，在靶组织是非 DNA 反应性的，具有物种特异性的致癌机制，在人体并不起作用，如大鼠肾 α2μ 球蛋白肾病介导的肾肿瘤发生率增高，大鼠胃酸分泌抑制介导神经内分泌肿瘤发生（类癌瘤），大鼠膀胱基于腔内环境改变的移行细胞肿瘤增加，大鼠肝过氧化物酶体增殖介导的肝肿瘤发生率增加，啮齿类动物甲状腺 - 垂体通路破坏介导的甲状腺肿瘤等。还有一些可能与人类致癌危害无关的啮齿类动物肿瘤案例，如大鼠睾丸激素紊乱介导睾丸间质细胞肿瘤发生，大鼠激素紊乱介导的乳腺及腺垂体肿瘤等。有些动物肿瘤与人类致癌危害尚未建立联系，对人类致癌危害评价意义不明确，如小鼠膀胱间充质损伤（间充质瘤）、小鼠组织细胞肉瘤、小鼠卵巢小管腺瘤、大鼠颗粒细胞肿瘤、大鼠乳腺纤维腺瘤、大鼠卵巢系膜平滑肌瘤、大鼠单核细胞白血病、啮齿类动物前胃鳞状细胞癌、大鼠阴囊被膜睾丸鞘膜间皮瘤等。啮齿类动物致癌效应对人类致癌风险评估意义有限的举例见表 10-10。

**表 10-10　啮齿类动物致癌作用对人类致癌风险评估意义有限的举例**

| 致肿瘤作用 | 致病机制（致癌物） |
|---|---|
| 雄性大鼠肾小管肿瘤 | α2μ 球蛋白肾病 / 碳氢化学物质（*d*- 柠檬烯，*p*- 二氯苯） |
| 大鼠与小鼠肝细胞肿瘤 | 过氧化物酶体增生（氯贝特、苯二甲酸酯、苯氧基类），苯巴比妥样促长 |
| 大鼠膀胱肿瘤 | 结晶尿，碳酸酐酶抑制，尿 pH 改变（三聚氰胺、糖精、碳酸酐酶抑制剂、膳食磷酸盐） |
| 小鼠肝细胞肿瘤 | 酶代谢活化，苯巴比妥样促长 |
| 大鼠甲状腺滤泡细胞肿瘤 | 肝酶诱导，甲状腺酶抑制（奥沙西泮、异戊巴比妥、磺胺类药、硫脲类） |
| 胃神经内分泌细胞肿瘤（主要大鼠） | 胃分泌抑制，胃萎缩（西咪替丁、奥美拉唑） |
| 大鼠腺垂体肿瘤 | 反馈机制障碍（精神抑制类药物、多巴胺抑制剂） |
| 雌性大鼠乳腺肿瘤 | 反馈机制障碍（精神抑制类药物、止吐剂、抗高血压药物如钙离子阻断剂、5- 羟色胺激动剂、抗胆碱能药、外源雌激素） |
| 大鼠胰岛细胞肿瘤 | 反馈机制障碍（精神抑制类药物） |
| 小鼠副泪腺（哈德腺）肿瘤 | 反馈机制障碍（米索前列醇、苯胺染料） |
| 大鼠肾上腺髓质肿瘤 | 反馈机制障碍（乳糖、糖醇） |
| 大鼠和小鼠前胃肿瘤 | 增生刺激（丁羟茴醚、苯二甲酸酯、丙酸） |
| 小鼠淋巴瘤 | 免疫抑制（环孢菌素） |
| 大鼠单核细胞白血病瘤（主要 F344） | 免疫抑制，部分机制未知（氨苯砜） |
| 大鼠脾肉瘤 | 高铁血红蛋白血症，部分机制未知（氨苯砜） |
| 小鼠骨瘤 | 反馈机制障碍，部分机制未知（钙调磷酸酶、环孢霉素、米索前列醇、前雌激素类） |

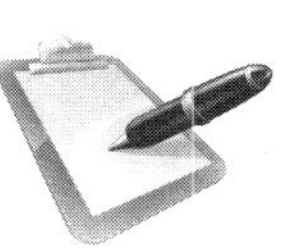

续表

| 致肿瘤作用 | 致病机制（致癌物） |
|---|---|
| 大鼠睾丸间质细胞瘤 | 反馈机制障碍（乳糖、糖醇、$H_2$受体抑制剂、卡马西平、阿糖腺苷、依拉地平、多巴胺能剂、非那司提） |
| 小鼠睾丸间质细胞瘤 | 反馈机制障碍（前雌激素类、非那司提、甲氧滴滴涕、镉） |
| 大鼠子宫内膜肿瘤 | 反馈机制障碍（前雌激素类、多巴胺类激动剂） |
| 小鼠子宫肌瘤 | 反馈机制障碍（$β_1$受体拮抗剂） |
| 大鼠卵巢系膜平滑肌瘤（偶见小鼠） | 反馈机制障碍（$β_2$受体激动剂） |
| 小鼠卵巢小管腺瘤 | 反馈机制障碍（细胞毒剂、硝基呋喃妥英） |

## 第八节　化学致癌物的分类

可以用多种标准对化学致癌物进行分类，如根据化学致癌物的结构和来源、致癌作用的证据可靠性程度、作用机制等。

### 一、国际癌症研究所分类

国际癌症研究所（IARC）从1971年起组织专家组收集和评价世界各国有关化学物质对人类致癌危险性的资料，编辑出版《IARC关于化学物质致人类癌症危险性评价专题论文集》，之后多次组织专家组对上述专题论文集所评价的环境因子和类别、混合物及暴露环境对人类的致癌性进行再评价，并出版报告。自1987年专题论文集改名为《IARC关于致人类癌症危险性评价专题论文集》，并扩展到物理因子、生物因子致人类癌症危险性评价。

IARC关于化学物质致人类癌症危险性分类只与一种化学物质致癌性证据的充分性（证据权重）有关，并不涉及其致癌活性大小及其机制。IARC将化学物质对人类致癌性资料（流行病学调查和病例报告）和对实验动物致癌性资料分为四级：致癌性证据充分、致癌性证据有限、致癌性证据不足及证据提示缺乏致癌性。

对人致癌性证据充分是指在致癌物和人癌症发生之间存在因果关系。致癌性证据有限是指因果关系的解释是可信的，但不能完全排除偶然性、偏倚、混杂因素等其他因素。致癌性证据不足是指资料的性质、一致性或统计学把握度不足以判断因果关系或没有对人致癌性的资料。证据提示缺乏致癌性是指在已知人类充分暴露水平范围内的研究表明暴露水平与所研究的癌症无关联。

分类为人致癌物（组1）必须要有流行病学证据的支持。流行病学研究（队列研究和病例对照研究）旨在为化学品接触与人群癌症发生（或死亡）增加的因果关系提供证据。癌症流行病学研究是比较困难的，一般是在人群接触某种化学品多年之后进行，可能有很多混杂因素，并往往受到经费和时间的限制。为治疗目的给予化学品（药品）和职业性接触，较易控制接触条件，但个体数和接触期限也往往受到限制。因此，对于很多化学品需要由动物致癌实验、短期实验等为接触此化学品的致癌风险提供证据（主要用于危害鉴定）。

实验动物致癌性资料证据评价标准：

1．致癌性证据充分指确立了受试物与肿瘤发生率（恶性或恶性和良性肿瘤合计）增加的因果关系：①见于两种或两种以上动物；②一个物种但经两次或多次独立的实验（包括不同时间或不同实验室或在不同实验方案条件下）；③在一个物种一次实验中，恶性肿瘤发生率、部位、肿瘤类型或发生时间得到肯定的阳性结果。

2．致癌性证据有限指资料提示有致癌作用，但在进行确定性评价中证据有限：①致癌性证据限于一个实验；②在设计、实施或结果解释的合理性方面尚有疑问；③仅有良性肿瘤、未

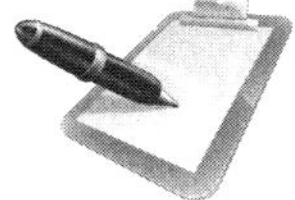

确定致癌性潜力的损伤，或该种系中此肿瘤的自发率较高。

3．致癌性证据不足指资料由于重要的定性或定量上的限制，不足以证明致癌作用的存在与否；或没有实验动物致癌性的资料。

4．证据提示无致癌性。足够的资料（至少两个种系）证明该物质无致癌性。但需指出，证据提示无致癌性的结论必然限于所研究的种系、肿瘤部位和暴露剂量水平。

IARC 根据对人类和对实验动物致癌性资料，通过对在实验系统和人类其他有关的资料（包括癌前病变、肿瘤病理学、遗传毒性、结构 - 活性关系，代谢和动力学，理化参数及与同类的生物因子比较）进行综合评价，将单一化学物质、同类化合物、物理因素、生物因素、生产过程、职业暴露等与人类癌症的关系分为下列四组：

组 1，对人类是致癌物（carcinogenic to humans）。对人类致癌性证据充分者属于本组。

组 2，对人类是很可能或可能致癌物。又分为两组，即组 2A 和组 2B。

组 2A，对人类很可能是致癌物（probably carcinogenic to humans），指对人类致癌性证据有限，对实验动物致癌性证据充分。

组 2B，对人类是可能致癌物（possibly carcinogenic to humans），指对人类致癌性证据有限，对实验动物致癌性证据并不充分；或指对人类致癌性证据不足，对实验动物致癌性证据充分。

组 3，现有的证据不能对人类致癌性进行分类。

组 4，对人类可能是非致癌物。

IARC 专家组 2019 年 7 月 8 日报告了对 1013 种环境因子和类别、混合物及暴露环境与人类癌症关系评价结果，其中组 1 有 120 种，组 2A 有 82 种，组 2B 有 311 种，组 3 有 500 种，组 4 有 0 种。

IARC 对化学物质引起人类癌症危险性评价是目前公认的权威性资料。在要了解某种化学物质的致癌性时，应首先查阅 IARC 的资料（https：//monographs.iarc.fr/）。

US EPA 致癌危险性评价指南报告以证据权重分类为 5 类：①对人是致癌性的（Carcinogenic to Humans）；②对人可能是致癌性的（Likely to Be Carcinogenic to Humans）；③证据提示有致癌性可能（Suggestive Evidence of Carcinogenic Potential）；④评价致癌性的信息不足（Inadequate Information to Assess Carcinogenic Potential）；⑤对人不太可能是致癌性的（Not Likely to Be Carcinogenic to Humans）。

IARC 和美国 EPA 分类系统的比较见表 10-11。

**表 10-11　基于证据权重的致癌物分类**

| 分类 | IARC | 美国EPA | 人类证据 | 动物资料 |
|---|---|---|---|---|
| 人类致癌物 | 1 | ① | 证据充分 | 证据充分或有限 |
| 人类很可能致癌物 | 2A | ② | 证据有限或不足* | 证据充分 |
| 人类可能致癌物 | 2B | ③ | 证据缺乏或不足 | 证据充分或有限* |
| 不能进行分类 | 3 | ④ | 证据缺乏或不足 | 证据不足或缺乏 |
| 人类可能非致癌物 | 4 | ⑤ | 证据缺乏或阴性证据 | 至少 2 个物种的阴性证据 |

*IARC 接受阳性的遗传毒性替代人类资料。

GHS 将致癌物分为两类。

类别 1，已知或假定的人类致癌物，又分为两组，即类别 1A 和类别 1B。

类别 1A，已知对人类有致癌可能。分类主要根据人类证据，分类以证据的充分程度以及附加的考虑事项为基础，这些证据可能源自一些人体试验得到的关于化学物质暴露和癌症产生的因果关系。

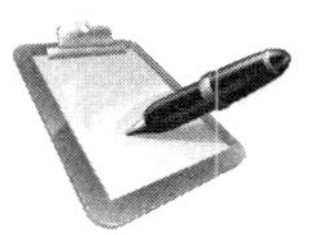

类别1B，假定对人类有致癌可能。分类主要根据动物证据。分类是以证据的充分程度以及附加的考虑事项为基础。这些证据来自动物实验，有充分的证据证明了动物致癌性。此外，在个案基础上，根据显示有限的人类致癌性迹象和有限的实验动物致癌性迹象的研究，可能需要通过科学判断作出假定的人类致癌性决定。

类别2，可疑的人类致癌物。可根据人类和/或动物研究得到的证据将物质划分为类别2，但前提是这些证据不能令人信服地将物质划分为1A类或1B类。根据证据的充分程度和附加考虑事项，这样的证据可来自人类研究中有限的致癌性证据，也可来自动物研究中有限的致癌性证据。

## 二、根据致癌作用模式/机制分类

根据化学致癌物的作用模式/机制，可将化学致癌物分为DNA-反应性致癌物（遗传毒性致癌物）和非遗传毒性致癌物两大类。

**1．遗传毒性致癌物（genotoxic carcinogens）** 对DNA造成损害，包括以下几种：

（1）直接致癌物：亲电子性有机化合物，不依赖代谢活化，能直接与DNA反应。重要的直接致癌物举例如图10-6。

（2）间接致癌物：需经宿主或体外代谢活化成亲电子剂后才能与DNA反应。重要的间接致癌物举例如图10-6。

（3）无机致癌物：有些可能是亲电子剂，但有些是通过选择性改变DNA复制保真性，导致DNA的改变，如金属镍、铬。

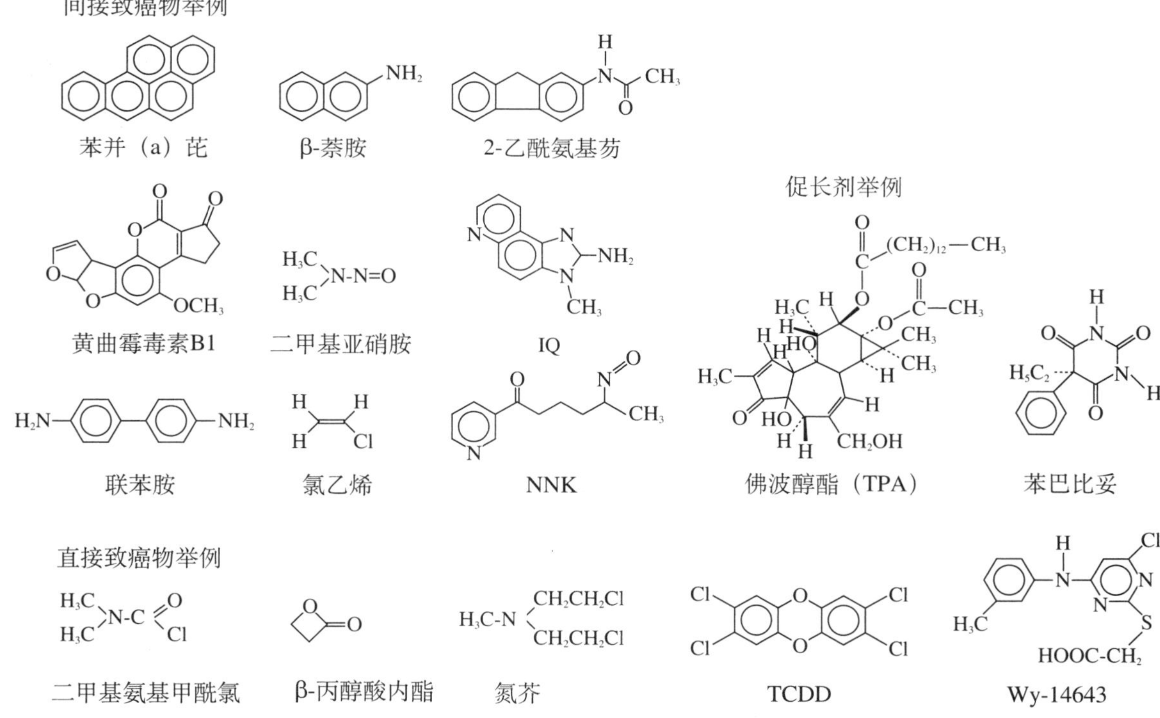


图10-6 直接致癌物、间接致癌物和促长剂举例

**2．非遗传毒性致癌物（nongenotoxic carcinogens）** 并无与DNA反应的证据，慢性染毒可引起实验动物癌症发生率增加，其中某些非遗传毒性致癌物对引发细胞发挥促长剂作用。但并非所有的非遗传毒性致癌物均有促长活性。这些致癌物可能经多种机制起作用，包括：①引起细胞增殖失调，直接或经持续的组织损伤，诱导细胞增殖；②增强氧化应激，生成活性氧自由基，导致DNA损伤；③扰乱受体介导的细胞信号转导过程等。非遗传毒性致癌物包括以下

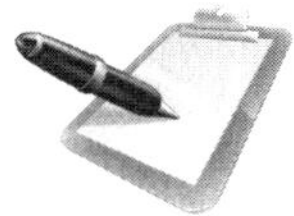

几种：

（1）促长剂：本身无致癌性，在给予遗传毒性致癌物之后，再给予促长剂可增强遗传毒性致癌物的致癌作用，也可促进“自发性”转化细胞发展成癌。如佛波酯（TPA 及其衍生物）、苯巴比妥、二丁基羟基甲苯（BHT）、1，8，9- 蒽三醇、DDT、Alkanes 及胆盐等（图 10-6）。

（2）激素调节剂：主要改变内分泌系统平衡及细胞正常分化，常起促长剂作用。如乙烯雌酚、雌二醇、硫脲。

（3）细胞毒剂：可能引起细胞死亡，导致细胞增殖活跃及癌发展。如次氮基三乙酸及氯仿等。

（4）过氧化物酶体增殖剂：过氧化物酶体增殖可导致细胞内氧自由基过量生成。如祛脂乙酯、邻苯二甲酸乙基己酯。

（5）免疫抑制剂：主要对病毒诱导的恶性转化起增强作用。如嘌呤同型物。

（6）固态物质：物理状态是关键性因素，可能涉及细胞毒性。如塑料、石棉等。

**3．未分类**　如二噁烷、美沙吡林。

此外，已鉴定了一类助癌物（co-carcinogen）。助癌物本身无致癌性，在致癌物之前或同时给予助癌物可显著增加癌症的发生。如芘在苯并（a）芘致皮肤肿瘤中起助癌作用，纸烟烟雾中的儿茶酚和其他酚类化合物可能兼具促长剂和助癌物的作用。助癌作用机制可涉及增加致癌物的细胞摄入、增加活化的致癌物的比例、耗尽竞争性亲核剂、抑制 DNA 修复、促进 DNA 损伤固定为突变等。助癌物的作用特点和机制与促长剂不同，对人类癌症的发生同样具有重要意义。

（赵　鹏　张宝旭）

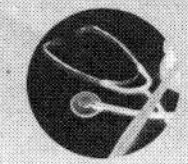

# 第十一章 生殖发育毒性

优生优育、持续提高人口素质始终是我国的基本国策之一。全国出生缺陷监测数据表明，从2000年至2011年，我国的围生期出生缺陷总发生率从109.79/万人上升到153.23/万人。据估计，全球每年大约有790万先天缺陷的婴儿出生，已确认的缺陷有8000多种。另外，人类出生缺陷的原因尚未明了，有15%～25%为遗传因素，母体状况和母体感染分别占4%和3%，脐带阻断等机械问题占1%～2%，能明确化学物质或其他环境因素的不到1%，还有高达65%为未知病因，推测可能与环境因子的暴露有关，或是环境因子与遗传因子相互作用的结果。可见，即使科学技术高度发达的今天，人类仍面临着严峻的生殖健康威胁，这应引起科学界的高度重视。因此，大力开展生殖发育毒性研究，对于人类社会的可持续发展具有重大意义。

## 第一节 生殖毒性与发育毒性

### 一、概述

从20世纪中叶开始到现在，世界各地发生了多起环境因素引起先天缺陷的重大事件。1940年澳大利亚发生风疹大流行，次年出生的婴儿流行先天性白内障、耳聋、智力不全和先天性心脏病。1945年美国在日本广岛和长崎投下原子弹，受到核辐射的胎儿出生后患小头畸形和智力低下的比例明显升高，婴儿一年内死亡率高达25%。1953年日本水俣湾因氮肥工厂排放含汞工业废水污染了水体，当地居民因食用受污染的鱼类引起甲基汞中毒，称为水俣病，两年后在初生婴儿中发现先天水俣病。1957年，西德制药公司Chemie Grünenthal研发出一种镇静剂沙利度胺（thalidomide），能够显著抑制孕妇的妊娠呕吐反应，并有减轻紧张、失眠等症状的作用，同年10月，沙利度胺以商品名“反应停”正式投放市场，并迅速风靡全球46个国家和地区，随后的2年间，人们注意到世界各地前所未有地出生了大量先天性短肢畸形婴儿，表现为四肢短小缺陷、无眼、腭裂、骨骼发育不全、十二指肠和肛门闭锁等，至1962年，在全球范围内共产生了1万余例畸形“海豹儿”。1968年秋，日本发生了因多氯联苯污染米糠油引起的中毒事故，中毒孕妇发生死产、早产或产下“油症儿”。1967—1971年间，美国在越南战争中使用了大量落叶剂，其中含有二噁英化合物，造成当地妇女流产发生率增高及产下患有小头症或唐氏综合征的婴儿。1969年发现，母体妊娠18周前服用己烯雌酚（diethylstibestrol）作为保胎药，可诱发女性子代青春期阴道和子宫颈透明细胞腺癌，男性后代则发生附睾囊肿、睾丸囊性硬结、小阴茎畸形及精子异常等。近年来，烟草、酒精、药物滥用、抗生素的错误使用所导致的先天缺陷也逐渐明确。孕期吸烟可引起包括流产、围生期死亡、婴儿猝死综合征、学习和行为及注意力障碍、低出生体重等不良妊娠结局。孕期饮酒可引

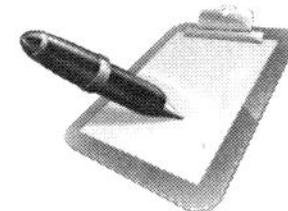

发胎儿酒精综合征，包括面部畸形、宫内和产后生长迟缓、精神运动和智力发育障碍及其他畸形。孕期暴露于可卡因可引起胎盘早剥、流产、早产、婴儿小脑畸形、低出生体重、新生儿异常睡眠综合征、震颤、泌尿生殖道畸形等。孕期使用氨基糖苷类抗生素如庆大霉素、卡那霉素可引起子代药毒性耳聋。2015 年，巴西寨卡病毒流行，约 4000 例感染寨卡病毒的孕妇分娩了小头畸形儿，与往年小头畸形的比例相比上升了约 20 倍。

诸多事件的发生使人们逐渐认识到，物理、化学、微生物及各种不良生活习惯等都能引起人类的不良妊娠结局。Schardein 等在 1993 年的研究中提出，在普通人群的妊娠结局中，植入后妊娠丢失（包括流产和死产）等不利结局占 31%，并推测着床前丢失的比例可能更高，但由于不易检测而得不到准确数字；出生时可见的重大出生缺陷（如外观形态结构畸形）占 2% ~ 3%，1 岁时由于诊断明确，其比例可上升到 6% ~ 7%；小的出生缺陷占 14%；低出生体重占 7%；1 岁前婴儿死亡率占 1.4%；神经功能异常占 16% ~ 17%；只有不到 50% 的受孕能产生完全正常的健康婴儿。

化学品对生殖发育过程的损害作用不仅与妊娠母体有关，还与雄性有关，生殖细胞中带有致畸因子的雄性也会使胎仔发生畸形。如给雄鼠经口染毒反应停，使之与未染毒的雌鼠交配，其子代可发生严重的畸形；暴露于二硫化碳的焦炉男工，其配偶发生流产、早产或分娩畸胎儿的比例高于普通人群。某些化学物质作用于妊娠前期还可导致亲代不育，而作用于胎期，可在出生后观察到发育、行为、代谢功能等的障碍或子代肿瘤发生率增高。所以，应综合考虑有害因素对父体和母体的影响，并将形态畸形与功能障碍结合起来进行观察，将生殖毒性和发育毒性结合起来进行研究。

生殖和发育是连续的、相互的、密不可分的过程。环境因素造成的对亲代生殖功能及对子代发育过程的有害作用称为生殖发育毒性。尽管两者关系密切，但研究的侧重面有所不同，因此也应对生殖毒性和发育毒性的概念进行区分。

### （一）生殖毒性

生殖毒性（reproductive toxicity）是指外源化学物质对生殖过程的不良影响，主要指对生殖细胞的发生、卵细胞受精、胚胎形成、妊娠、分娩和哺乳过程的损害作用。生殖毒性既可发生于妊娠期，也可发生于妊娠前期和哺乳期。生殖毒性着重研究外源化学物质对亲代的生殖功能的有害作用，例如生殖器官及内分泌系统的变化，对性周期和性行为的影响，以及对生育力和妊娠结局的影响等。

### （二）发育毒性

发育毒性（developmental toxicity）指出生前后接触有害因素，在子代个体发育为成体之前，对发育过程产生的不良影响，包括对胚胎发育、胎儿发育及出生幼儿发育的损害作用。发育毒性的主要表现有：

**1．发育生物体死亡（death of the developing organism）** 指受精卵未发育即死亡，或胚泡未着床即死亡，或着床后生长发育到一定阶段时死亡。早期死亡被吸收或自子宫排出（即自然流产），晚期死亡成为死胎。

**2．生长改变（altered growth）** 一般指生长发育迟缓（growth retardation）。能引起胚胎死亡和畸形的毒物多数能引起生长迟缓。一般认为胎儿的生长发育指标比正常对照的均值低 2 个标准差时，即可定为生长迟缓。胎鼠胸骨及枕骨骨化迟缓及低出生体重等是生长迟缓的较敏感指标。生长迟缓造成的局部发育不全可视为畸形，如头小畸形和小眼畸形等。

**3．结构异常（structural abnormality）** 指胎儿形态结构异常，即畸形，包括外观畸形、内脏畸形和骨骼畸形。

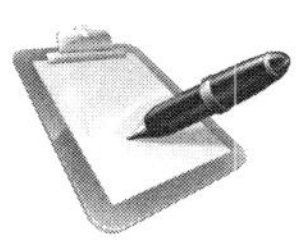

**4. 功能缺陷（functional deficiency）** 包括生理、生化、免疫、行为、智力等功能的变化。功能缺陷往往在出生后经过相当时间才能诊断，如听力或视力异常、行为发育迟缓、生殖功能障碍等。近年来提出肥胖和糖尿病等成年期功能性疾病可能也源于胚胎时期。另外，研究较多的还有发育过程中出现的免疫功能和神经行为功能相关异常，已逐渐形成新的毒理学分支学科——发育免疫毒理学和发育神经毒理学。

生殖发育过程是完整连续的过程，应注意从亲代受孕到幼仔性成熟的发育各阶段研究。但子代断乳后到性成熟前，若经饮食暴露于外源化学物质，则与本书第七章、第八章中急性毒性、亚慢性和慢性毒性相似。因此，常规的发育毒性强调经亲代（尤其是母体）暴露后表现的子代发育毒效应，断乳后再暴露于外源化学物质，则一般不属于发育毒性的研究范畴。

## 二、生殖与发育毒性的特点及靶器官

### （一）生殖与发育毒性的特点

化学物质的生殖与发育毒性有两个显著的特点：

**1. 生殖发育过程对有害因素的影响更为敏感** 在成体系统毒性的未观察到有害作用水平（NOAEL）胚胎即可受到影响。例如妊娠期暴露过不足以引起肿瘤的低剂量二乙基亚硝胺（diethyllnitrosamine），仔鼠成年后再次暴露，则引起肿瘤发生率增加。再如妊娠早期暴露于不足以引起成体系统毒性的沙利度胺，三分之一的子代可发生明显畸形。

**2. 毒性可影响多代** 损害作用不仅表现在暴露化学物质的机体本身，还可影响其后代。例如母鼠暴露于高浓度二硫化碳引发致畸作用，其子一代即使不再暴露于二硫化碳，交配后所生的子二代仔鼠也出现与子一代仔鼠几乎完全相同的畸变类型。值得注意的是，并非所有的外源化学物质都有此特点，只有当化学物质使亲代生殖细胞中的遗传物质带有致畸因子时，其损害作用才可能遗传多代。

### （二）生殖与发育毒性的靶组织

生殖与发育过程包括配子（精子与卵子）的发育与形成、交配、受精、合子形成与植入、胚胎形成与发育、分娩、哺乳等阶段。生殖与发育过程的每个阶段所涉及的细胞或器官都可能成为外源化学物质毒作用的靶。外源化学物质对生殖和发育过程的损害主要表现在以下几个方面：

**1. 性腺** 某些化学物质具有亲性腺作用（性腺毒性），影响生殖器官的发育与性腺成熟，或造成性腺组织病理学改变。例如氯乙烯单体可使睾丸曲细精管萎缩；氯化镉可引起小鼠卵巢出血，排卵抑制。某些化学物质可影响配子的发生、增殖和成熟，使生殖细胞数量减少，功能减退及突变。例如过量暴露二硫化碳的男工多见性功能减退，表现为性欲下降、阳萎；铅作业工人，特别是铅中毒患者易发生生殖细胞受损，导致精子数目减少、活动力降低和畸变率增加。生殖细胞受损的结果可表现为不育、流产、死胎、畸胎或其他先天缺陷。亲代生殖细胞遗传物质突变造成的子代异常与在妊娠期内暴露毒物所导致的子代异常不同，前者突变发生于父体或母体的性细胞中，突变可引起子代异常，并可经子代的性细胞遗传给后代；而后者突变发生在胚胎的体细胞中，引起的异常不具有遗传性。已知的亲性腺毒物有多种，包括类固醇药物、化疗药物、有机磷农药、有机氯农药、镉、铅、汞和二硫化碳等。

**2. 胚胎** 某些化学物质具有胚胎毒性（embryo-fetal toxicity），可作用于胚胎，对胚胎发育产生有害作用。某些化学物质可通过引起胚胎的体细胞突变致胚胎毒性，引起的异常不具有遗传性。某些化学物质可降低胚体对必需营养素的利用度，例如乙二胺四乙酸（ethylenediaminetetraacetic acid，EDTA）可降低胚体对微量元素的利用度；甲氨蝶呤可降低胚体对叶酸的利用度。当母体暴露于这些化学物质时，可导致与缺乏相应的必需营养素相似的胚

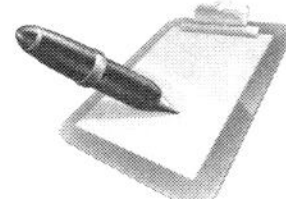

体毒性。胚体毒性（embryotoxicity）和胎体毒性（fetotoxicity）是指由出生前暴露引起的对胚胎发育不同阶段的任何有害影响，包括结构异常和功能障碍，或这些影响在出生后的表现。这些术语只与有害作用诱发的瞬间/时期有关，而不考虑检测的时间。

**3．胎盘** 某些化学物质具有胎盘毒性（placental toxicity），可对胎盘造成损害，改变胎盘血流量，降低胎盘对营养物质的转运，或特意性地干扰胎盘功能（如内分泌和代谢功能）。例如5-羟色胺可使小鼠动、静脉狭窄，造成胎盘血流量减少，胎盘转运功能障碍，引起死胎或先天畸形；甲基汞可改变人类胎盘滋养层微绒毛对不能代谢的氨基酸的摄取，从而导致胚胎多器官系统功能障碍，即先天水俣病，患儿表现为严重神经迟钝、共济失调、步行困难，语言、咀嚼、下咽困难和大发作性癫痫。

某些化学物质还能经胎盘致癌（transplacental carcinogenesis），即致癌物经胎盘进入胚胎，造成胚胎期暴露，引发胚胎或出生后肿瘤发生。己烯雌酚是第一个被证实的人类经胎盘致癌物（transplacental carcinogen）。目前通过动物实验，已发现40多种经胎盘致癌的发育致癌物（developmental carcinogen）。

## 第二节　发育毒性与致畸作用

发育毒理学（developmental toxicology）研究出生前暴露于环境有害因子导致的异常发育结局及有关的作用机制、发病原理、影响因素和毒物动力学等。不良妊娠结局（adverse pregnancy outcomes）包括妊娠后不能产生外观和功能正常的子代，包括流产、死胎、死产、宫内生长迟缓、发育异常、新生儿和婴幼儿期死亡等所有的不良结果。在环境因子的有害作用影响下，一部分不良妊娠结局表现为活产的出生缺陷（birth defect），指婴儿出生前即已形成的发育异常，包括畸形和功能障碍。与营养缺乏和环境有害因子有关的出生缺陷，常见的有先天性心脏病、腭裂、神经管畸形、尿道下裂和低出生体重等。畸形（malformation）是出生缺陷的一种，指发育生物体解剖学上形态结构的缺陷，可分为严重畸形和轻微畸形，前者对外观、生理功能和（或）寿命有明显影响，后者则只有轻微影响或没有影响。发育毒性研究中最为关注的部分是致畸作用。

### 一、致畸物和致畸性的概念

#### （一）致畸物

能引起畸形的环境因子称为致畸物或致畸原（teratogen），在出生前暴露于致畸原可诱发永久性结构异常。致畸原可以是物理因素（主要是电离辐射）、感染和疾病、药物和化学品等，在毒理学中，对外源化学物质的致畸作用研究最多。

#### （二）致畸性

致畸物引起畸形的特性称为致畸性（teratogenicity）。对于外源化学物质来讲，是指其作用于妊娠母体，干扰胚胎及胎儿的正常发育过程，使胎儿出现形态结构或功能异常的性质。

### 二、致畸作用的影响因素

致畸作用受多种因素影响，主要包括敏感期、遗传类型、剂量、母体毒性和其他因素等。

#### （一）接触致畸物的时间

在受精卵发育过程中，不同器官和系统的形成和发育并不完全同步，而是速度不同、有先

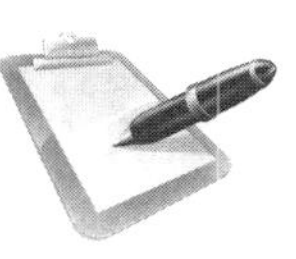

有后的。致畸物作用于不同发育阶段，可产生不同的效应。因此，孕体在发育的不同阶段接触致畸物所引起的发育毒性表现也不一样。最容易引起畸形的阶段是器官形成期（organogenesis period），是指孕体着床后直到硬腭闭合的整个时期，它是胚胎发育过程中最易于发生形态结构异常的时期，也称为致畸作用关键期（critical period）或致畸敏感期。人的器官形成期是受精卵形成之后的第 3 ～ 8 周，大鼠和小鼠为妊娠第 6 ～ 15 天，家兔为妊娠第 6 ～ 18 天。器官形成的迅速变化需要细胞增殖、移动，细胞之间交互作用和形态发生的组织改造。迅速改变细胞分裂速度对畸形发生是极为重要的，因为增加复制速度即增加了突变的可能性。器官形成期正是细胞分裂极其旺盛的时期，例如大鼠在妊娠第 8 ～ 10 天有 10 次细胞有丝分裂，产生 $N \times 2^{10}$ 个新细胞（N 表示器官形成期开始时的细胞数）。20 世纪 60 年代发生的反应停药物致畸事件，多是由于孕妇在妊娠第 20 ～ 35 天服药后发生的，在无一般毒性的剂量（1mg/kg/d）下，有的母亲甚至在此期间只服过一次药，也产下了短肢畸形儿。大多数器官对致畸作用有其特殊的敏感期，即“靶窗（target windows）”。形态畸形和功能缺陷的敏感期也不同。致畸实验的染毒时间必须安排在器官形成期，才有可能观察到形态结构畸形的致畸效应。由于各物种妊娠期长短不同，器官形成期的长短也不同，致畸实验的染毒时间需随动物种属而异。图 11-1 为人、大鼠和兔的不同器官诱发畸形的“靶窗”。图 11-2 为大鼠经 200 伦琴的 X 线一次性照射后不同器官和系统畸形发生率随妊娠天数的改变，如在大鼠孕第 10 日给予孕鼠 X 线一次性照射，在子代畸形预期发生率中，脑缺陷的发生率为 35%、眼缺陷为 33%、心脏缺陷为 24%、骨骼缺陷为 18%、泌尿生殖器缺陷为 6%，唯独上颚缺陷的发生率为 0%，这是由于在大鼠孕

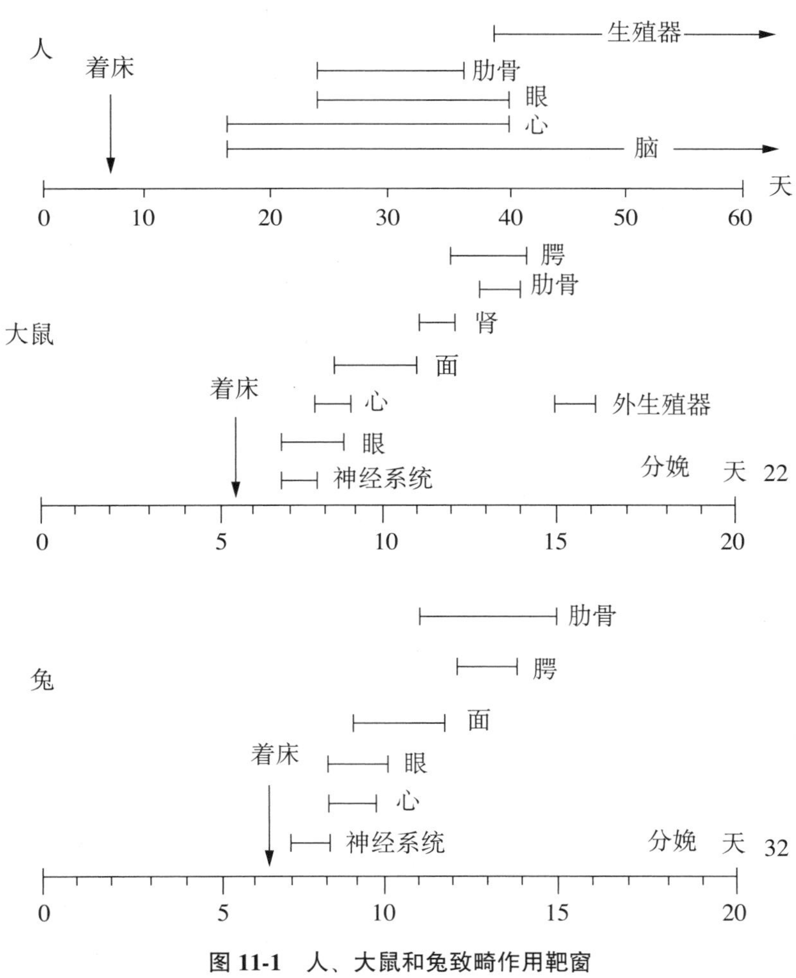


图 11-1 人、大鼠和兔致畸作用靶窗

第 10 天时，上颚的形态结构发育尚未开始，X 线一次性照射未能对其产生不利影响。器官形成期暴露外源化学物质发育毒性的表现以结构畸形最为突出，也可以有胚胎死亡和生长迟缓。胚胎死亡后被吸收，称吸收胎（resorption）。人和其他灵长类动物则可表现为流产（abortion）。

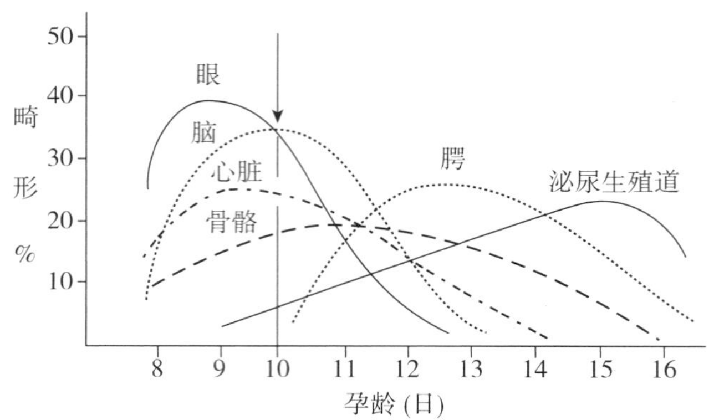


**图 11-2　大鼠一次暴露于 X 线照射诱发多种畸形的预期发生率随妊娠天数的改变**

### （二）物种差异

发育毒性尤其是致畸作用与遗传类型有关，存在明显的物种差异。这种差异是因不同物质的代谢变化、胎盘种类、胚胎发育的速度和方式不同引起的。不同致畸物各有其易感物种（species）和品系（strain）。化学物质在生物体内转化成活性中间产物的速度和途径与生物体的遗传类型有关，而畸形仅发生在那些能够将化学物质转化成活化代谢产物的物种中。例如 4000 mg/kg 反应停对大鼠和小鼠均无致畸作用，而 0.5 ～ 1.0 mg/kg 就能对人产生极强的致畸作用，在其他灵长类和家兔体内也有很强的致畸作用。这是由于人、其他灵长类以及家兔均能将其代谢成具有活性的中间产物（可能是一种极性代谢产物或一种芳烃氧化物），而大鼠和小鼠则不能。相反，一些对啮齿类动物有强烈致畸作用的化学物质，却可能对人类没有致畸的作用。例如农药敌枯双（polyglycolic acid）是大鼠和小鼠的强致畸物，虽然人类也有接触，但至今尚没有对人类致畸的直接证据。

一种化学物质在不同物种中的致畸作用可能不同，或引起的畸形类型不同。例如，杀虫剂西维因对豚鼠有致畸作用，但对家兔和仓鼠并不致畸。杀虫剂二嗪农和除草剂草完隆对豚鼠和家兔致畸，但对仓鼠未见致畸作用。因此，在做致畸物的筛查时，强调必须采用包括啮齿类和非啮齿类在内的两种动物进行实验，以减少因实验动物不敏感而导致的假阴性。一般首选大鼠和家兔。

### （三）接触致畸物的剂量

因为哺乳动物的胚胎有较高恢复健康的潜力，细胞有自我平衡机制，母体有代谢防御机制，因此通常认为哺乳动物的发育毒性是一种有阈值的效应，即致畸物有其引发致畸作用的阈剂量。目前在人类健康的风险评估中，一般也按有阈值的效应来评价外源化学物质的发育毒性。但发育毒性是否有阈值还有争论。首先，在很低的发生率情况下，很难通过实验确定致畸的剂量 - 反应关系，因为那需要很大的样本数，如每个剂量组几百到几千窝；其次，多数发育毒性机制还不清楚，有的已知机制支持阈值的存在，而有些机制则不支持。如基因突变导致发育异常，理论上，只要一个分子能到达胚胎中的一个原始细胞，一次击中一个关键基因，导致一个点突变，就可能导致基因产物的有害改变，出现发育异常，而其他机制往往是有阈值的。

不同致畸物有不同类型的剂量 - 效应关系，反映了不同外源化学物质胚胎毒性作用的特点

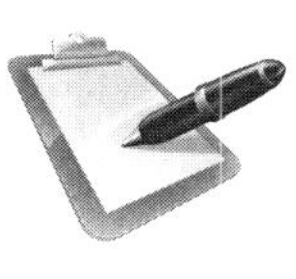

（图 11-3）。一般来说，所用的剂量高于该化学物质致畸作用的阈剂量时，可使致畸范围扩大、程度加重、靶窗延长，再增大则出现胚胎死亡，而由于有缺陷的胚胎死亡，畸形率反而会降低。剂量再进一步增大，则可造成母体毒性甚至母体死亡。典型致畸作用的剂量 - 反应曲线的斜率很大，从 NOAEL 到胚胎 100% 死亡的剂量只差 2 ～ 4 倍。例如给怀孕小鼠腹腔注射环磷酰胺 5 ～ 10 mg/kg，未见畸形发生，而 40 mg/kg 几乎引起胚胎 100% 死亡。从 NOAEL 到胚胎死亡剂量间的剂量范围称为致畸带。致畸带越宽的致畸物，其致畸风险越大，这是因为在更广的剂量范围内，致畸物能够在不引起胚胎死亡的情况下，导致胚胎畸形。掌握致畸作用中剂量 - 反应关系的规律，对致畸实验中确定适当的剂量具有重要意义。剂量过低，不足以显示确实存在的致畸作用；剂量过高，引起大量胚胎死亡，畸胎数反而减少；或对母体毒作用过强，不能辨明是致畸物的作用，还是母体毒性的继发作用，均可能影响结果的正确判断。

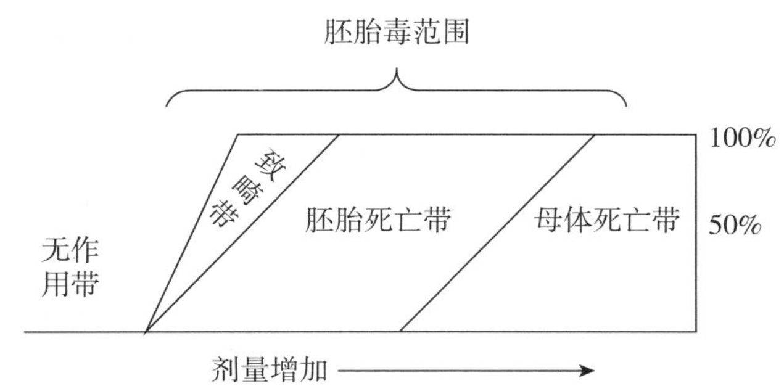


**图 11-3　外源化学物质剂量增加与致畸及胚胎、母体死亡的关系**

## （四）亲代因素

**1．母体因素**　影响发育的母体因素主要包括遗传、疾病、营养、应激等，也可以通过胎盘毒性影响发育。

（1）遗传：孕母的遗传特征是影响发育结果的决定因素之一。如腭裂的发病率依赖于母体的而非胚胎的基因型，白人的发病率比黑人更高。A/J 品系和 CL/Fr 品系小鼠自发腭裂率分别为 8% ～ 10% 和 18% ～ 26%。

（2）疾病：母体未控制的疾病（如糖尿病）和某些感染及其导致的发热，可经过疾病相关的母体变化或直接经胎盘感染对胚胎产生不利影响。如巨细胞病毒感染与胎儿死亡、小头畸形、智力发育迟缓、先天性失明和耳聋等有关。过高热是某些实验动物的强致畸因子，在人类妊娠最初三个月内，母体发热与子代中枢神经系统畸形有关。

（3）营养：已知蛋白质、热量、维生素、微量元素及辅酶因子缺乏等都可能对妊娠产生不利影响。中国营养学会提出，从受孕前一个月至孕后三个月，妇女每天坚持服用 400 μg 叶酸，可使后代出现神经管缺陷的风险降低 50% ～ 70%。

（4）应激：环境因素诱导出的生理学应激反应可能对子代产生发育毒性。例如在大鼠和小鼠的整个妊娠期中给予噪声影响，可因母体应激而产生发育毒性。

（5）胎盘毒性：胎盘是母体和胚胎进行物质交换的重要结构，其为胚胎提供营养、气体交换和废物转运。胎盘还能产生维持妊娠状态的关键激素，以及代谢和存储外源化学物质等。胎盘可成为毒作用的靶器官，对胎盘的毒作用可能影响其上述功能，从而对胚胎产生有害效应。

**2．母体毒性（maternal toxicity）**　是指受试物对妊娠母体的有害效应，表现为增重减缓、功能异常、出现临床症状甚至死亡。母体毒性可直接（特异）或间接（非特异）影响发育过程，导致发育毒性。母体毒性和发育毒性之间的关系常见以下几种类型：

（1）具有发育毒性但无母体毒性，表示发育毒性有其特定的机制，与母体毒性无关。如

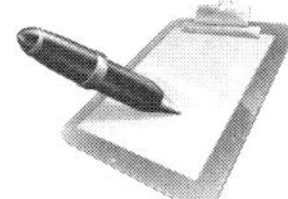

反应停，能在对亲代无一般毒性的剂量下引发严重的子代畸形，这类化学物质最容易被忽视，也最危险。

（2）具有发育毒性同时伴有母体毒性，尤其当发育毒性的存在需要母体毒性为前提时，发育毒性可能是母体毒性间接导致的，往往不具有特定的致畸机制。例如以发育毒性剂量的二氟尼柳染毒家兔，能够引发严重的母体贫血和红细胞 ATP 损耗，通过引起胚胎缺氧进而导致子代中轴骨骼缺失。苯妥英钠能影响实验动物母体对叶酸的代谢，从而导致相关畸形。许多已知的人类发育毒物，例如乙醇和可卡因，主要在母体毒性水平对胚胎 / 胎儿产生有害影响，其发育毒性可能部分归因于母体生理学紊乱的继发效应。如嗜酒者通常营养状态不良，且乙醇可能影响营养物质经胎盘转运的过程，从而增强对胚胎的直接效应。

（3）具有母体毒性，但不具有发育毒性。这类物质在妊娠期容易引起警觉，从而避免接触。

（4）在一定剂量下，既无母体毒性也无发育毒性。

要证明发育毒性是继发于母体毒性，必须首先明确，表现出发育毒性的胚胎，其母体也同时表现出母体毒性，而且发育毒性的严重程度和发生率与母体毒性相关。一般认为胚胎死亡和生长迟缓是母体中毒剂量水平引起的胚胎毒性表现，但先天畸形是否继发于母体毒性还有争论。1984 年 Khera 提出各种化学物质的母体毒性与致畸作用之间有三种关系：①母体毒性不伴致畸作用；②母体毒性伴有包括腭裂在内的多种畸形；③母体毒性伴有特征性致畸谱。判断第二类化学物质的致畸性很困难，因为腭裂是小鼠在妊娠期禁食和禁水即能诱发的最主要的畸形，同时也是糖皮质激素等多种致畸物在不引起母体毒性的剂量水平下所能诱发的特异性畸形。为了区别腭裂是化学物质的特异性致畸作用，还是继发于母体毒性的非特异性毒性作用，就需要观察孕鼠的饲料和饮水消耗量、体重及内稳态改变情况（包括组织病理学、肝肾功能、血液学改变、药理作用及其他可能的毒性作用）。第三类化学物质引起的特征性畸形包括露脑、开眼、融合肋、缺肋、多肋及胸骨融合。这些缺陷的严重性和发生率与母体毒性直接相关，无母体毒性的剂量水平不出现或罕见畸形。Khera 认为这些缺陷是来源于母体毒性，并不反映受试物的致畸性，但多数学者认为母体毒性只能引起肋骨和胸骨的微小畸形，而不应引起露脑和开眼等重要畸形。

目前已经有许多关于特定母体毒性对发育影响的研究，有的认为某些化学物质对母体的毒性加剧了其发育毒性，有的认为某种化学物质的母体毒性直接导致其发育毒性。文献报道的不完整以及目前对于母体毒性和发育毒性尚缺乏统一的衡量标准，使得人们很难确定母体毒性与发育毒性的确切关系。要准确描述间接的母体毒性与直接的胚体 / 胎体毒性之间的关系仍然很难。

**3．父源性因素** 过去一般认为发育毒性主要是母体在妊娠期间接触环境有害因子所致，近年来发育毒性的概念得到延伸，越来越多的人群流行病学研究发现，某些出生缺陷也与男性因素有关，被称为父源性出生缺陷（paternal/male-mediated birth defect），主要与男性的遗传缺陷、年龄因素和外界暴露因素（包括职业和环境暴露、化疗和放疗、其他药物以及饮酒、吸烟等不良嗜好）等有关。父源性暴露可以引起流产、死胎、低出生体重、畸形、功能障碍等，甚至可能与儿童期肿瘤相关。父源性发育毒性和出生缺陷的机制还不清楚，一般认为与环境因子造成的雄性生殖细胞发育异常有关，尚待进一步深入研究。

### （五）其他因素

化学物质的致畸作用还与其理化性质、染毒途径有关。

外源化学物质及其代谢产物的分子量越小、极性越低、脂溶性越高、与血浆蛋白结合越少，越容易穿透胎盘屏障，到达胚胎体内。在染毒途径方面，大鼠受孕第 7 ~ 14 天经口给予 EDTA，可引起 70% 胎鼠畸形，但以同样剂量皮下注射时，其对母体毒性增加，却未见明显的胎鼠畸形。同样是经口染毒，灌胃和经饲料、饮水染毒在毒物代谢动力学方面也有差别。例如苯菌灵对孕鼠灌胃染毒时可致畸，而经饲料染毒则否；反应停对大鼠灌胃染毒时无致畸作用，而经饲料染毒时几乎对全部胚胎致死。

## 三、发育毒性的剂量 - 反应关系

不同化学物质的发育毒性的剂量 - 反应关系可因化学物质的类型、暴露时间和剂量而改变，反映了不同化学物质发育毒性作用机制的特点。在出生时检测的发育毒性终点有胚胎死亡、畸形和生长迟缓，而功能障碍和经胎盘致癌往往要到成年之后才显示。胚胎死亡、畸形和生长迟缓之间的关系也相当复杂。在器官形成期一次染毒、剂量水平不导致母体严重毒性的条件下，发育毒性剂量 - 反应关系的可有三种模式（图 11-4）。①正常胎、生长迟缓、结构畸形和胚胎死亡同时存在。化学物质在低剂量时可先引起生长迟缓、早期死亡吸收胎和畸形，随着剂量增加，胚胎死亡开始占优势，直至整窝胚胎全部死亡。致畸性高的化学物质此剂量 - 反应关系的致畸曲线左移，但仍与胚胎死亡曲线重叠。这种剂量 - 反应关系类型较常见，其代表化学物质多为细胞毒性致畸物，包括烷化剂、抗癌药及很多致突变物等（图 11-4 A）。②在不引起胚胎死亡的剂量水平下，整窝胚胎发生畸形（图 11-4 B）。发生畸形的胚胎常伴有生长迟缓，并且生长迟缓的剂量 - 反应关系曲线常平行于致畸曲线，并稍后移。当剂量逐渐增大到超过导致整窝胚胎畸形的剂量时，可出现胚胎死亡，但此时常伴有严重的母体毒性。这类剂量 - 反应关系模式比较少见，表明该化学物质具有高度致畸性，且作用于胚胎分化过程的某些特殊事件，作用机制不一致，如反应停、天然或合成的糖皮质激素及除草剂 2，4- 二氯 -4’ - 硝基二苯醚等。③只有胚胎生长迟缓和死亡，没有畸形（图 11-4 C）。存活胚胎的生长迟缓通常位于胚胎死亡曲线之前，且曲线较平缓。较大剂量时才出现胚胎死亡，且曲线比较陡峭，近乎表现为“全或无”，胚胎死亡效应具有明显的阈值。具有此种剂量 - 反应关系的化学物质被认为具有胚胎毒性，但不是致畸物。如在实验中遇到此类型剂量 - 反应关系，就应在引起生长迟缓和胚胎死亡的剂量之间进一步研究，多设几组重复实验，以确定无畸形发生，因为致畸作用常可被胚胎致死效应掩盖。能引起此类型剂量 - 反应关系的化学物质属于非特异性胚胎毒物，例如氯霉素和甲砜霉素，可抑制线粒体蛋白质合成，导致线粒体功能障碍，进而对胚胎产生非特异性的影响。

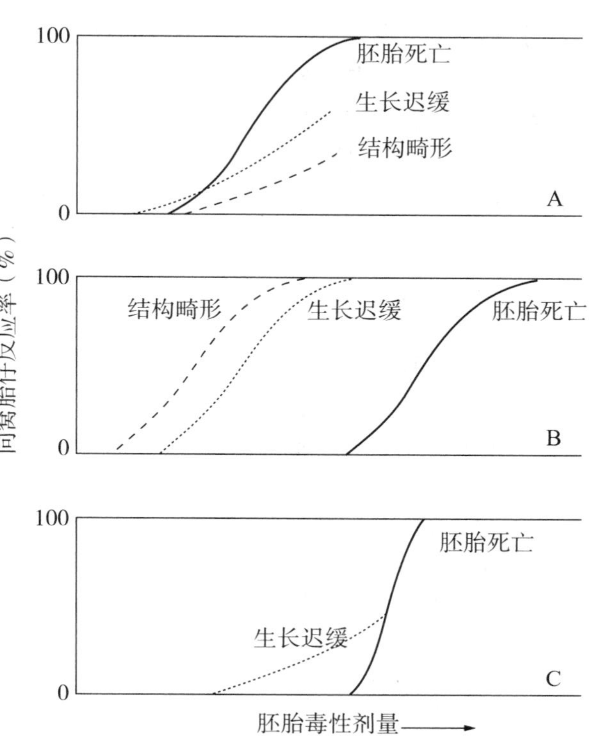


**图 11-4　发育毒性的剂量 - 反应模式**

## 四、发育毒性的主要机制

在个体发育过程中，要经历胚胎细胞增殖、凋亡、分化、识别、迁移和功能表达，以及组织和器官的形成等。这些变化具有复杂和精密的规律，具有严格的时间顺序和空间关系，特异性或非特异性地影响这些过程都可能引起畸形或其他发育毒性表现。虽然胚胎有代偿机制可能弥补这些影响，但是否产生畸形取决于致病过程中每个环节损伤和修复之间的平衡。人类和动

物接触的化学物质多种多样，因其性质不同，致畸作用机制也十分复杂，多数还不清楚。有的化学物质具有几种不同的机制，且不同机制之间并非完全独立，而是相互交叉影响的。

### （一）基因突变和染色体畸变

胚胎发育过程受众多基因的调控，这些基因在时间和空间上高度有序地表达，各种发育相关基因都可能成为某些发育毒物的靶。已知的诱变剂往往有潜在致畸性，如电离辐射、烷化剂（例如环磷酰胺）、亚硝酸盐等。两性生殖细胞中各种染色体结构、数目异常导致的流产、死胎、畸形、智力低下或功能障碍已为人们所知。有报道称染色体畸变占人类发育缺陷原因的3% 左右，而实际情况可能要更高，这是因为常染色体数目改变通常直接导致孕体死亡，其中着床前丢失难以被发现，自然流产的胚胎中至少有 50% 存在染色体畸变。

### （二）细胞凋亡与死亡

在胚胎发育过程中，细胞增殖、分化和死亡之间存在着精密的平衡，任何过程的抑制或过度都可能影响胚胎的正常发育，其中细胞死亡，尤其是细胞凋亡、自噬与发育毒性关系的研究相对较多。高温、电离辐射、化学致畸物、病毒感染等均可以通过不同机制影响细胞凋亡，干扰正常发育，引起胚胎畸形。典型的致畸物反应停就是一种强烈的致凋亡物，可以诱导胚胎细胞凋亡。另外，全反式视黄酸、环磷酰胺、甲基汞、乙醇、生长激素等的致畸作用也与促进细胞凋亡有关。

胚胎发育过程中，胚胎细胞的增殖速度很快，主要是由于细胞周期较短。一些致畸物如环磷酰胺，可通过氧化损伤和 DNA 断裂引起细胞周期阻断。

### （三）干扰细胞与细胞间交互作用

研究发现胚胎发育的各个阶段都有不同的细胞通讯方式存在，包括缝隙连接（gap junction）通讯、膜表面分子接触通讯等直接的细胞间通讯，以及由受体介导的细胞信号转导系统。细胞通讯受到破坏可影响正常的细胞生物学过程，引起畸形或其他发育毒性。

目前已证实多种致畸物，如灭蚊灵、杀鼠灵、苯巴比妥、氯丙嗪、苯妥英钠、多种烷基乙二醇醚和乙醇等，都可以抑制细胞缝隙连接通讯。反应停的代谢活化产物能阻碍发育过程中细胞与细胞、细胞与基质之间的相互作用，干扰了细胞之间的通讯，从而导致肢芽结构异常。视黄酸等致畸物引起的胚胎细胞凋亡和胚胎畸形，也都涉及对细胞信号转导系统的影响。

### （四）通过胎盘毒性引起致畸作用

已知对胎盘有毒性的毒物至少有 46 种，包括镉（Cd）、砷、汞、香烟烟雾、乙醇、可卡因、内毒素和水杨酸钠等。例如 Cd 在妊娠中晚期通过引起胎盘坏死和血流减少导致发育毒性。此外，Cd 还能在胎盘诱导金属硫蛋白（MT）生成，MT 对必需元素锌（Zn）有高亲和力，可在胎盘中结合 Zn 从而干扰胎盘对 Zn 的传送，导致孕体 Zn 缺乏而产生发育毒性。

### （五）干扰母体稳态

某些化学物质的发育毒性继发于其母体毒性，或在母体出现毒性时，其发育毒性明显增强，说明这类化学物质的发育毒性及致畸作用是通过干扰母体稳态而实现的。

金属、乙醇、丙戊酸、6- 巯基嘌呤、乌拉坦、常春藤皂苷、氨基甲酸乙酸、内毒素、烷化剂、高或低血糖、电离辐射等诸多理化因素，以及糖皮质激素、某些细胞因子等内源性调节剂，均可诱导 MT 合成，降低血浆 Zn 浓度，使孕体 Zn 缺乏而导致发育毒性。

孕妇缺乏代谢前体或基质也是致畸机制之一。膳食中某些营养素缺乏，特别是维生素和无机盐类缺乏易导致生长迟缓、畸形或胚胎死亡。

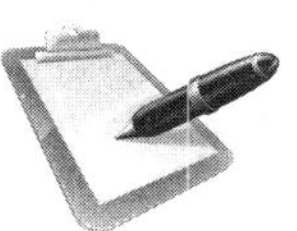

环境内分泌干扰物可影响内源性激素的水平，改变母体内环境稳态，引起发育毒性，如干扰妊娠、引起流产等，还可引起畸形。其机制包括模拟内源性激素的作用；改变类固醇激素代谢酶水平；扰乱下丘脑 - 垂体激素释放等。

（六）宫内重编程

重编程（reprogramming）是指在 DNA 序列不发生改变的情况下，基因的表达和功能发生改变，并产生可遗传的表型。目前重编程主要指两个过程：一是分化的细胞逆转恢复到全能性状态的过程；二是从一种分化细胞转化为另一种分化细胞的过程。宫内重编程是指孕期宫内不良环境引起胎儿体内某些分子、组织结构发生永久性改变，即重编程效应，一般可持续到胎儿出生后甚至终生，使其成年后对环境变化的反应性产生异常，进而导致其患某些疾病风险增加，即成年期疾病病因可追溯到胎儿时期。

宫内重编程机制主要涉及表观遗传修饰，即由非 DNA 序列改变引起的可遗传的基因表达水平改变，主要包括 DNA 甲基化、组蛋白乙酰化、RNA 调控和染色质重塑等。影响表观遗传修饰的两大主要因素是饮食和环境，例如高脂或低蛋白质饮食、环境中的金属、药物及污染物等。目前已发现成年期心血管疾病、代谢性疾病（例如糖尿病、肥胖）、神经精神疾病等的发生均可能与宫内营养不良相关。

## 第三节　生殖与发育毒性的评价

外源化学物质生殖与发育毒性的评价方法有：①哺乳动物生殖与发育毒性实验；②人群流行病学调查；③发育毒性初筛和替代实验。另外，化学物质的结构与活性资料对其安全性评价也有一定帮助。在一些新药或新化学品开发初期，显然不能得到人群流行病学方面的相关资料，因此首先要靠动物实验来预测它们的生殖与发育毒性。从 20 世纪 70 年代起，我国已开始了对药物、食品添加剂、农药和环境污染物的致畸研究，并把致畸实验、生殖毒性实验列为新药、食品添加剂、农药及首次进口化学品的安全性毒理学评价的重要组成部分。目前，针对不同来源和用途的化学品，各个国家和国际机构均发布了不同的实验准则，例如评价药品和医药相关产品的生殖发育毒性时，应采用人用药品注册技术要求国际协调会议（The International Council for Harmonization，ICH）指南，我国原国家食品药品监督管理总局（现国家市场监督管理总局）规定的新药生殖发育毒性实验也基本参照此方案，主要是在一代内即可完成的三段生殖毒性实验；评价人体可能长期接触的食品添加剂、农药及其他化学品等的生殖发育毒性时，应采用经济合作与发展组织（Organization for Economic Co-operation and Development，OECD）指南，主要是一代和多代生殖毒性实验加致畸实验（孕期发育毒性实验）。

### 一、哺乳动物的生殖与发育毒性实验

生殖发育过程是完整连续的过程，在同时进行评价时，应注意在动物成年期和从受孕到幼仔性成熟的发育各阶段均暴露于受试物。为测定暴露所致的速发和迟发效应，应观察一个完整的生命周期，即从亲代受孕到子一代受孕。为方便实验设计，人为地将这一完整过程分为以下 6 个阶段：

A．从交配前到受孕（检查成年雄性和雌性生殖功能、配子的发育和成熟、交配行为、受精）。

B．从受孕到着床（检查成年雌性生殖功能、着床前发育、着床）。

C．从着床到硬腭闭合（检查成年雌性生殖功能、胚胎发育、主要器官形成）。

D．从硬腭闭合到妊娠终止（检查成年雌性生殖功能、胎仔发育和生长、器官发育和生长）。

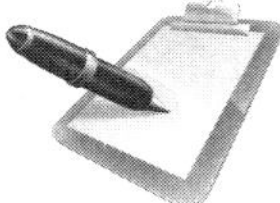

E．从出生到断奶（检查成年雌性生殖功能、幼仔对宫外生活的适应性、断奶前发育和生长）。

F．从断奶到性成熟（检查断奶后发育和生长、独立生活的适应能力、达到性成熟）。

无论是三段生殖毒性实验，还是一代和多代生殖毒性实验，在动物选择和受试物暴露等方面均有共同的注意事项。

在动物选择方面，应以哺乳动物为实验对象。原则上实验动物对受试物的毒动学、毒效学及其他有关参数应与人类接近，如代谢过程与生物转化应与人相近，胎盘结构与人相似。另外，实验动物还应具备健康、生育力强、多产、孕期短、自发畸形率低、廉价、易得和操作方便等特点。实际上，没有一个固定的物种可通用于精确模拟人类的生殖发育毒性研究。生殖发育毒性实验的首选动物为啮齿类大鼠，因在其他一般毒性和特殊毒性实验中也常用大鼠，因此生殖发育毒性实验获得的结果与用大鼠获得的其他实验结果更有可比性，且在多年的毒理学研究中，人们已为大鼠积累了大量背景资料。在胚体 - 胎体毒性实验（孕期发育毒性实验、致畸实验）中，传统上要求用第二种哺乳动物进行实验。家兔因其背景资料也较丰富，且比大鼠更接近人的代谢类型，而作为优先使用的非啮齿类实验动物。在测试多巴胺类兴奋剂或降低催乳素水平的化合物时，大鼠不是好的动物模型，因为大鼠需要催乳素来维持早孕，在这种情况下使用家兔可能更好。但家兔的孕期长短不定（32 ~ 36 天），有时缺乏毒性资料，且对某些抗生素和消化道紊乱有易感性，因此在除致畸实验以外的其他生殖发育毒性研究中较少用。

在剂量选择方面，应依据所有已进行过的药理学、一般毒性以及毒动学研究中所得到的资料，并且若要得到所观察效应的剂量 - 反应关系，应至少设置三个剂量水平和适当的对照组。高剂量应能在母体中产生轻度毒性，如体重增长速度改变（与扰乱了内环境的稳定有关）、特意的靶器官毒性、药理学反应增强（如镇静、惊厥）、阴道出血、流产等。低剂量不应有任何可归因于受试物的有害作用。中剂量应在高、低剂量之间按等比级差设置，且应引起最小的毒作用（LOAEL）。如果三个剂量的设计方案对预期结果的把握不大，应增加第四个剂量，以免剂量间隔过大。

毒动学研究能够帮助决定低毒化学物质全身暴露的最高剂量，当剂量增加不再引起血浆和组织中受试物浓度增加时，继续增加染毒剂量则没有意义。在大多数情况下，受试物的最高限量剂量为 1 g/kg/d。在测试低毒物质时，若剂量达到 1 g/kg/d 时仍不产生胚胎毒性或致畸作用，则没有必要再进行更高剂量水平的研究。假如在高剂量进行的初步研究中，有明显的母体毒性证据而未显示对胚胎的有害作用，也没有必要进行其他剂量水平的研究。

在对照组的设置方面，应给予和实验组相同的最大容量的溶剂或赋形剂。当溶剂或赋形剂可能有不良影响（如减少食物的摄取和利用）或干扰受试物的作用时，应再设未处理对照组。致畸实验除阴性对照外，还应设阳性对照，大鼠、小鼠的阳性物可用乙酰水杨酸、环磷酰胺或维生素 A，家兔可用 6- 氨基烟酰胺。

在暴露途径与频率方面，应与人的暴露途径相同，如果采用其他暴露途径，必须有毒动学证据支持；暴露频率一般是一日一次，每日在相同时间染毒，并定期按体重调整染毒剂量。

### （一）三段生殖毒性实验

三段生殖毒性实验主要是根据前述 6 个发育阶段的区分来设计的，Ⅰ段大致相当于发育 A、B 段；Ⅱ段大致相当于发育 C、D 段；Ⅲ段大致相当于发育 C、D、E、F 段。三段生殖毒性实验分别为：

Ⅰ段：生育力和早期胚胎发育毒性实验（一般生殖毒性实验）

Ⅱ段：胚体 - 胎体毒性实验（致畸实验）

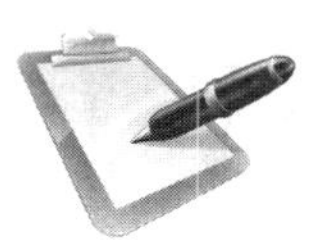

Ⅲ段：出生前和出生后发育毒性实验（围生期毒性实验）

三段生殖毒性实验的名称主要根据给药的时间而定，而不是观察的时间。实验设计的关键是三个生殖阶段之间不留空隙，受试药物在三段实验的暴露时间均至少有一天的重叠（图 11-5），并能直接或间接地评价生殖发育过程的所有阶段。三段生殖毒性实验的要点总结见表 11-1。

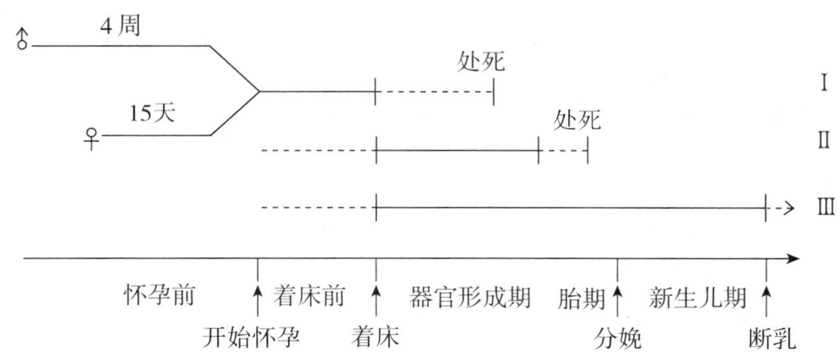


**图 11-5　三段生殖毒性实验图解：Ⅰ生育力与早期胚胎发育毒性实验；Ⅱ胚体 - 胎体毒性实验；Ⅲ出生前和出生后发育毒性实验；细实线表示染毒期**

**表 11-1　三段生殖毒性实验要点**

| | Ⅰ段 | Ⅱ段 | Ⅲ段 |
|---|---|---|---|
| 实验名称 | 生育力和早期胚胎发育毒性实验（一般生殖毒性实验） | 胚体 - 胎体毒性实验（致畸实验） | 出生前和出生后发育毒性实验（围生期毒性实验） |
| 研究目的 | 评价化学物质对配子发生和成熟、交配行为、生育力、胚胎着床前和着床的影响 | 评价母体自胚泡着床到硬腭闭合期间暴露受试物对妊娠母体和胚体 - 胎体发育的有害影响 | 评价母体自着床至断乳期间接触化学物质对妊娠 / 哺乳母体、孕体及子代发育直至性成熟的影响 |
| 实验动物 | 至少一种，首选大鼠。建议每性别、每组 16 ~ 20 只 | 通常两种，一种啮齿类，首选大鼠，另一种非啮齿类，最好是家兔。建议每组 16 ~ 20 窝 | 至少一种，首选大鼠。建议每组 16 ~ 20 窝 |
| 给药时间 | 雄性从交配前 4 周、雌性从交配前 2 周至孕体着床 | 从着床到硬腭闭合，即器官形成期。大鼠、小鼠孕第 6 ~ 15 天，家兔孕第 6 ~ 18 天 | 雌性从着床到哺乳期结束。大鼠孕第 15 天至产后 28 天 |
| 处死时间与标本采集 | 雄性在证实交配并受孕成功后处死，雌性在孕 13 ~ 15 天终止妊娠 | 分娩前 1 天处死孕鼠。半数胎仔茜素红染色观察骨骼，半数胎仔 Bouin's 液固定检查内脏 | 断乳后处死母体和部分 $F_1$ 代，每窝选 8 只 $F_1$ 代（雌雄各半）养到成熟并交配，在 $F_2$ 代出生后处死 $F_1$ 代 |
| 观察指标 | 亲代体重改变、摄食量、交配行为、受孕率。雄性睾丸、附睾、精子计数、活力测定。雌性卵巢、子宫组织组织病理学检查、黄体数、着床数、吸收胎、死胎、活胎数 | 母体体重改变、摄食量、中毒症状、黄体数、着床点、吸收胎、早死胎、晚死胎、活胎数、胎盘重量。胎仔性别、体重、身长；外观、内脏、骨骼畸形和发育情况 | 母体体重改变、摄食量、中毒症状、妊娠长度、产仔率、着床数。$F_1$ 代性别、外观畸形、出生及哺育存活率、发育情况、神经行为，断乳后检查生殖器官发育情况、内脏畸形、神经行为、受孕率 |
| 结果评定 | $F_0$ 代毒性及 NOAEL，$F_1$ 代毒性及 NOAEL，应考虑各组受影响的窝数和每窝受影响的胎体数 | 母体毒性及 NOAEL，胚胎毒性、致畸性及 NOAEL | 母体毒性及 NOAEL，胚胎毒性、致畸性、子代神经行为影响及 NOAEL |

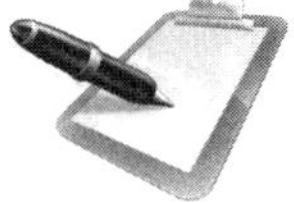

### （二）一代和多代生殖毒性实验

一些外源化学物质如食品添加剂、农药以及环境污染物等，人类长期反复暴露其中，与仅在患病期间才短期使用的药品不同，欲查明这些长期暴露的化学物质对生殖发育的影响，仅做三段生殖毒性实验是不够的，应进行多代生殖毒性实验。一、二或三代实验的定义是按直接暴露于受试物的成年动物的代数规定的。观察指标包括三段生殖毒性实验中相应的生殖和发育毒性指标。

**1．一代生殖毒性实验**　是指仅亲代（$F_0$代）动物直接暴露于受试物，子一代（$F_1$代）在母体子宫内及经哺乳暴露于受试物。例如将一般生殖毒性实验和围生期毒性实验的染毒期合并，雄性在交配前4周至受孕成功、雌性在交配前15天到子代断乳期间暴露于受试物，就构成了一个典型的一代生殖毒性研究（即A-E阶段的评价）（图11-6）。假如在这种研究中包括了胚体-胎体期检查，即部分孕鼠正常分娩和继续暴露受试物至子代断乳，并对子代进行生理、生化和行为的评价，另一部分在分娩前一天处死，进行胎鼠形态与结构检查，并在足够高的暴露剂量下得到明确的阴性结果，则没有必要在啮齿类动物中进行进一步研究，但需要提供另一种非啮齿类动物的胚体-胎体毒性实验的结果。

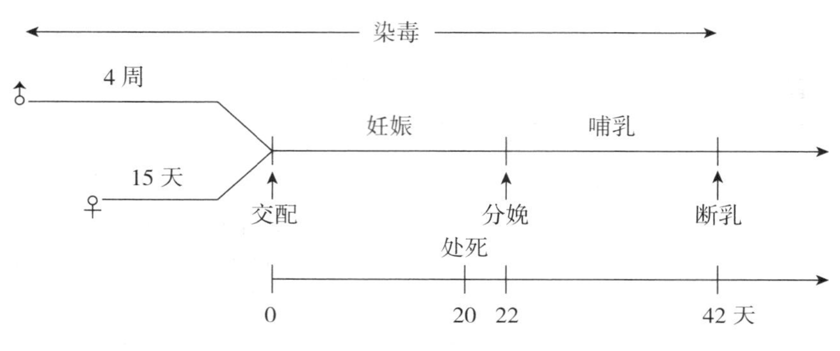


**图11-6　一代生殖毒性实验图解**

**2．两代（多代）生殖毒性实验**　两代生殖毒性实验是指仅对两代动物成体进行染毒，即$F_0$代直接暴露于受试物，$F_1$代既有直接暴露，也有通过母体的间接暴露，第三代动物（子二代，$F_2$代）在子宫内和经哺乳暴露于受试物。三代及多代的研究也照此规定类推。

实验的基本程序为：$F_0$代雄性于交配前4周开始暴露受试物，雌性于交配前两周开始暴露受试物并延续至哺乳期结束，则$F_1$A代经胎盘转运和经乳汁暴露于受试物。$F_1$A代在断乳时处死，大体解剖并检查出现的异常与畸形。断乳后的两周仍然暴露于受试物的$F_0$代雌鼠再繁殖产生第2窝$F_1$B代。$F_1$B代断乳后，随机选出部分$F_1$B代进行进一步生殖毒性研究，即$F_1$B代与其亲代在同一周龄接受同一剂量受试物，繁殖并开始下一个周期，产生$F_2$A代。$F_2$A代断乳时处死、检查。$F_1$B代再繁殖，产生第2窝$F_2$B代。如此提供了不断暴露于受试物的子代来源和开始下一代，即$F_3$A和$F_3$B代（图11-7）。

应依据观察到的毒效应、尸检和组织病理学镜检的结果对研究的发现进行评价。评价应包括受试物的剂量与生育力、体征、体重改变、死亡数和其他毒效应的异常及严重程度之间是否存在关系。实验应能提供NOAEL和对生殖、分娩、哺乳和出生后生长情况的评价。

多代生殖毒性实验的主要优点是能检测受试物对生殖的深远影响。由于生殖过程的复杂性，某一孤立的或微小的毒作用可能在样本量（如窝量）更大时，产生一个显著的偏移或放大其有害作用。

在多代生殖毒性实验中也有一些特殊情况，例如有时可能需要进行交叉交配，即未处理的

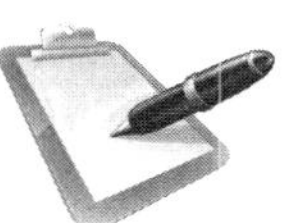

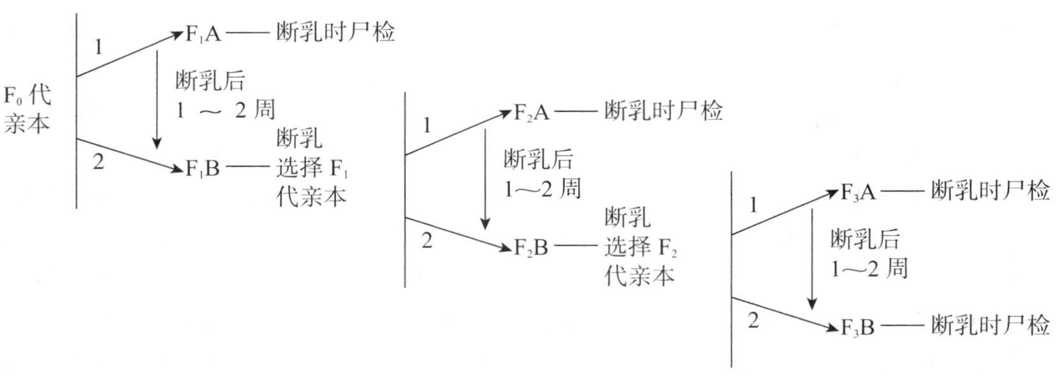


**图 11-7　三代生殖毒性实验图解：1 第一次交配；2 第二次交配**

雄性与处理组的雌性交配，或反之，以查明不育配偶的性别。一旦确定不育性别后，可以对生殖系统器官进行组织病理学检查，以判断毒效应类型。还可以进行血液中激素水平的测定。

出生后仔鼠的生长速度和存活率受多种因素的影响，包括母体的饲养情况、宫内暴露的效应、母体哺乳减少、乳汁中存在毒物等。当出现仔鼠死亡率或体重增长减慢时，首先应对死亡仔鼠进行组织病理学检查。如果哺乳受到影响，应进行交叉抚养研究，即处理乳母的仔鼠由未处理的乳母抚养，或反之。

## 二、研究生殖发育毒性的其他实验

常规的整体动物生殖与发育毒性实验耗费大量的时间、动物、资金和人力，很难满足对大量投放市场的化学品进行生殖和发育毒性评价的需要。多年来人们一直在寻求简单、快速的体内或体外替代方法，用来评价化学物质的生殖和发育毒性。由于生殖和发育过程十分复杂且涉及多个阶段，只用一两种简单的方法难以全面反映受试物的生殖发育毒性。因此，生殖发育毒性实验的完全替代目前尚不可能，已开发出的替代方法更多用于发育毒物的初筛和毒作用机制的探讨。近年来已有一些体内外初筛和替代实验方法相对成熟，且经过了国际权威机构组织的验证，显示有较好的预测价值，有的已被相关机构列入化学品安全性评价规范。

### （一）体内初筛实验

哺乳动物的体内生殖 / 发育毒性预筛实验（reproduction/ developmental toxicology screening test）于 1982 年由 Chernoff 和 Kavlock 提出，又称 C.K. 实验，可用大鼠或小鼠。1995 年被列入 OECD 化学品测试准则（TG421），推荐用大鼠。本实验是依据大多数出生前受到的损害将在出生后表现为存活力下降和（或）生长障碍。因此，在仔鼠出生后，观察其外观畸形、胚胎死亡、生长迟缓等发育毒性表现，而不进行常规实验中内脏和骨骼的检查，就可以达到初筛的目的。本实验所用动物数少、检测终点少、实验周期短，但能提供有关化学物质对生殖和（或）发育可能影响的初步信息，被认为是一种比较理想的生殖发育毒性体内预筛实验。该实验方法分别于 2015 年和 2016 年经过修订，增加了内分泌干扰作用的相关检测指标。但由于提供的信息有限，筛选结果即使是阴性也不表示受试物对生殖发育绝对安全，但若暴露剂量明显低于 NOAEL 剂量，则受试物可能对生殖发育过程是安全的；筛选结果为阳性且缺乏其他的生殖发育毒性资料时，有助于决定是否应进一步实验。OECD 强调该方法不能替代一代和多代生殖毒性实验。

### （二）体外替代实验

近年来发展了一些发育毒物体外替代实验。例如小鼠卵巢瘤（mouse ovarian tumour）实

验、人胚胎盘间叶细胞（human embryonic palatal mesenchymal cell）实验、啮齿类动物全胚胎培养（rodent whole embryo culture）实验、大鼠胚胎细胞微团培养（micromass culture）实验、小鼠胚胎干细胞（mouse embryonic stem cell）实验、鸡胚视网膜神经细胞培养（chick embryo neural retina cell culture）实验等。这些方法相对简单，可严格控制实验条件，实验结果与没有母体毒性的整体动物致畸实验有较好的相关。其中大鼠全胚胎培养实验、大鼠胚胎肢芽微团培养实验和小鼠胚胎干细胞实验已得到公认。欧洲替代方法验证中心（European Centre for the Validation of Alternative Methods，ECVAM）已提出用这三项实验替代上述大鼠体内预筛实验（OECD TG421）。可利用这些实验进行发育毒物的初筛，预测受试物对整体动物的致畸性，发现致畸作用的靶器官，或阐明致畸物的作用方式和机制等。但这些体外实验系统缺乏整体动物发育过程的复杂性，不能肯定某种效应是否确实存在，实验结果外推到人时比常规动物实验更加困难，对风险 / 暴露评估的意义有限，因此不能完全替代整体动物发育毒性实验。

**1．大鼠全胚胎培养实验**　从孕第 9.5 日的大鼠子宫中取出胚胎，剥去 Reichert 膜，放入含有雄鼠血清的培养液中，加入受试物，在含 $O_2$、$CO_2$、$N_2$ 的环境中旋转培养 48 h，观察胚胎发育情况。以胚胎是否存在心跳和血液循环作为存活的指标；以卵黄囊直径、顶臀长、头长、体节数和胚胎重量作为胚胎生长发育的指标；根据 Brown 评分对器官形态分化进行评价。此方法体外培养的大鼠胚胎，其生长发育和形态分化与体内同日龄胚胎生长发育和形态分化之间的差异无显著性，且此时期的胚胎正处于器官形成期，对外源化学物质的致畸性极为敏感。培养过程中接触胚胎毒性化学物质可导致胚胎生长发育迟滞或器官畸形的出现。可以通过对器官形成期胚胎器官分化和生长发育的影响来判定化学物质的胚胎毒性和致畸性。此方法可以测试化学物质的发育毒性、探讨其剂量 - 反应关系和作用机制。全胚胎培养实验结果示例见图 11-8。

**2．胚胎细胞微团培养实验**　从孕第 11 天的大鼠胚胎中取得原代中脑区、肢芽区或其他区的细胞微团，放入含有适宜培养液的培养皿中，加入不同浓度的受试物，与高密度胚胎原代细胞共同培养 5 天。此方法能够较好地模拟体内发育过程。在培养过程中，均匀分散的细胞逐渐聚集形成细胞团集落，在此期间细胞对化学毒物的作用非常敏感，毒物可以抑制细胞的增殖和分化，从而使细胞集落和细胞数目减少。培养 5 天后，用中性红染色判断细胞存活情况；用苏木素染色判断中枢神经细胞分化数量；用阿利新蓝染色判断肢芽软骨细胞分化数量。分别求出影响各终点的 $IC_{50}$。通过观察对细胞增殖和分化的影响，分析评价化学物质的细胞毒性和发育毒性，探索化学物质的致畸作用，研究化学物质的致畸机制。

**3．小鼠胚胎干细胞实验**　小鼠胚泡内细胞团衍生的胚胎干细胞，在特定条件下可定向分化成机体的多种细胞，因此可作为生物测试系统，用于哺乳动物细胞分化、组织形成过程的发育毒性研究。实验使用两种小鼠的永生化细胞系：①代表胚胎组织的小鼠胚胎干细胞 D3，它可分化成各种类型的细胞，包括心肌细胞、内皮细胞、胰岛细胞、神经细胞等；②代表成体组织的成纤维细胞 3T3。本实验将受试物对干细胞分化的抑制，以及胚胎组织与成体对受试物细胞毒性敏感性的差异结合起来进行研究。通过比较受试物抑制干细胞分化的浓度，以及抑制干细胞和 3T3 细胞生长的浓度来评价其胚胎毒性。

近年来，基于人胚胎干细胞（human embryonic stem cell，hESC）的生殖和发育毒性测试替代方法得到迅速发展。动物模型预测致畸性无法与人直接相关，但 hESC 与人类发育在生理上相关，因此同时应用 hESC 和代谢组学来研究生殖发育毒性生物标记物的预测模型成为研究者们关注的重点。此方法不仅能准确且特异地预测人的生殖发育毒性，还能提供相关机制的信息，揭示损伤的生物途径。但 hESC 也有自身缺陷：细胞培养程序复杂；体外系统无法完全模拟体内吸收、分布、代谢、排泄（ADME）过程；也不能完全模拟胎儿 - 母体相互作用和器官发生的复杂过程。但最主要的问题还是人权、道德等伦理学问题，从而限制了人胚胎干细胞研究的进一步发展。

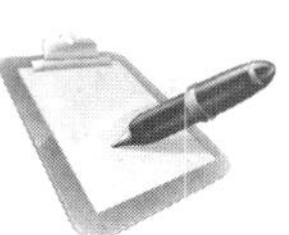

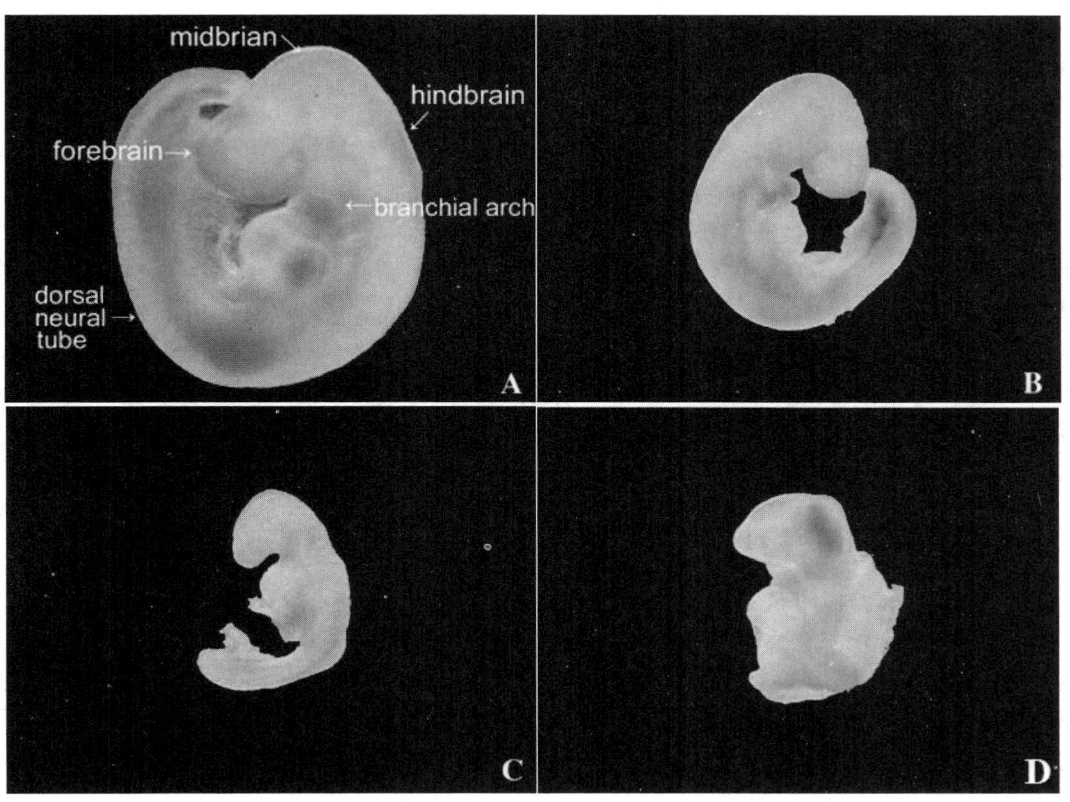


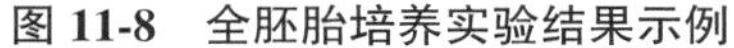

图 11-8 全胚胎培养实验结果示例

A．溶剂对照；B．双酚 A 40.0 μg/ml；C．双酚 A 62.5 μg/ml；D．双酚 A 78.1 μg/ml

### （三）模式生物实验

哺乳动物实验费时、费力、敏感性低，难以对大量化学物质进行发育毒性评价，且不符合毒理学 3R 原则。人和哺乳动物细胞体外实验又存在代谢转化能力低、缺乏整体调节、不能观察行为学指标等缺点。近年来，非哺乳动物整体实验模型得到快速发展。采用的模式生物包括果蝇（drosophila）、线虫（nematodes）、海胆（urchin）、水蛭（hydra）、非洲爪蟾（xenopus laevis）、斑马鱼（zebrafish）等。

斑马鱼胚胎毒性模型（zebrafish embryo toxicity test，ZET）是目前最受关注的致畸筛选模型。将斑马鱼受精卵在一个简单而快速的培养系统中培养，在其发育成熟前通过斑马鱼形态评分系统（GMS）对其结构和器官畸形情况进行分级，从而对致畸物进行分类。由于斑马鱼具有胚胎透明、易于形态学观察、便宜易得、模型简单、实验周期短、某些发育过程与人类相比具有遗传保守性、与人的药物作用靶点同源性高、基础资料齐全、对致畸作用敏感等特点，近年来得到广泛应用，尤其在神经发育毒性和致畸性方面已有大量研究报道。但此模型的胚胎暴露方式、代谢和活化能力与哺乳动物不同，且其发育缺陷往往较大，形态学观察也比较主观。

到目前为止，上述模式生物初筛实验方法大多还没有被国际权威机构认可正式作为化学物质发育毒性的规范化评价方法。

## 三、流行病学研究和人类发育毒物的确定

### （一）生殖发育毒性的流行病学

生殖流行病学是研究父体和母体、孕体特定的暴露与生育结局之间的统计学关联的科学。

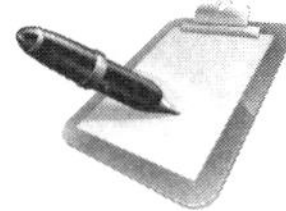

是判定人类生殖发育毒物最直接的证据。在多数情况下，往往需要通过病例对照研究或队列研究来寻找暴露和不良妊娠结局之间的关联关系。这两种研究方法都要求有明确的生殖结局和暴露，需要较大的研究人群样本量，才能得出相对可靠的结论。生殖发育流行病学研究往往会面临很多难题。例如在美国，丙戊酸的暴露率不到1‰，其导致脊柱裂畸形的风险也只有对照的2倍。因此，要发现具有统计学意义的丙戊酸导致的畸形率上升，至少需要观察100万例分娩。流行病学研究面临的另一个挑战是人群中妊娠的失败率很高。据统计，在全部的妊娠失败结局中，有31%左右是发生在着床前后的妊娠丢失，而临床可见的流产只占15%，可见在一般人群中，很多由特定暴露导致的妊娠失败都因难以发现而被忽略了。另外，随着产前检查的普及，一些人可能选择性地及早将畸胎流产。因此，临床统计的出生缺陷发病率可能难以真实反映孕体发育异常的概率，而用患病率来表示更为合适，因为患病率的分母是出生活胎数而不是所有妊娠数。混杂因素如母亲生产时的年龄及产次、饮食因素、疾病和用药情况以及社会特征等，对暴露和妊娠结局都有影响，需要严格控制和分析。

### （二）人类发育毒物的确定

据估计，目前已做过动物致畸实验的化学物质至少有4100多种，约66%没有致畸作用，约7%对一种以上动物有致畸性，约18%对大多数受试动物有致畸性，约9%结果不确定。但是，目前经证实的人类致畸物只有约40种（表11-2）。其原因可能是人群接触剂量比较低，未达到致畸作用的阈值。也可能与物种之间的差异有关，因为没有一个完全合适的动物模型能适用于所有的生殖发育毒性研究。因此，不能把动物实验的结果轻易外推到人，而应以流行病学研究和受控的临床研究结果为主要依据。

确认人类致畸物的标准如下：

1．一种特殊的缺陷或几种缺陷并发（综合征）的频率突然增加。

2．缺陷的增加与某种已知的环境改变（如一种新药的广泛使用）相关联。

3．在妊娠的特殊阶段已知暴露于某种环境的改变，产生有特征性缺陷的综合征。

4．缺少妊娠时引起特征性缺陷婴儿的其他共同的因子。

**表11-2 已知的人类发育毒物或致畸物**

| 辐射 | 药物/化学物质 |
|---|---|
| 治疗 | 雄激素类化学物质 |
| 放射碘 | 血管紧张素转换酶抑制剂：卡托普利、依托普利 |
| 原子辐射微尘 | 抗生素：四环素 |
| **感染** | 抗肿瘤药：氨基蝶呤、甲氨蝶呤、环磷酰胺、白消安 |
| 风疹病毒 | 抗惊厥药：苯妥英钠、三甲双酮、丙戊酸 |
| 巨细胞病毒 | 抗甲状腺药：甲硫咪唑 |
| 单纯疱疹病毒Ⅰ和Ⅱ | 螯合剂：青霉胺 |
| 弓形体 | 氯联苯 |
| 委内瑞拉马脑炎病毒 | 吸烟 |
| 梅毒螺旋体 | 可卡因 |
| 水痘病毒 | 香豆素类抗凝药 |
| 细小病毒B-19 | 乙醇 |
| **母体创伤和代谢失调** | 环氧乙烷 |
| 酒精中毒 | 氟康唑（高剂量） |

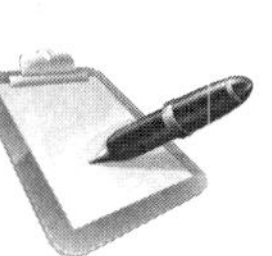

续表

| 母体创伤和代谢失调 | 药物 / 化学物质 |
|---|---|
| 羊膜腔穿刺术 | 己烯雌酚 |
| 早期（60 天前）绒毛膜取样 | 碘化物 |
| 克汀病 | 金属：锂、铅、汞（有机） |
| 糖尿病 | 羊膜内注射亚甲基蓝 |
| 叶酸缺乏 | 米索前列醇 |
| 超高热 | 视黄酸：13- 反式 - 视黄酸 |
| 苯丙酮尿症 | 异维 A 酯 |
| 风湿症 | 维生素 A（大剂量） |
| 先天性心脏传导阻滞 | 反应停 |
| 舍格伦综合征 | 甲苯滥用 |

## 四、致畸物及发育毒物的风险评估

由于致畸作用的机制尚未充分阐明，所以致畸物的风险评估方法也没有完全统一。本章介绍以下三种方法。

### （一）致畸指数判断

$$致畸指数 = 母体\ LD_{50}/ 胎体最小致畸剂量$$

通过致畸指数可以判断致畸带的宽窄和致畸性的强弱。致畸指数小于 10 时，认为受试物一般无致畸性；致畸指数在 10 ～ 100 之间时，认为受试物具有致畸性；致畸指数大于 100 时，认为受试物具有强致畸性。

### （二）化学物质致畸潜力分类和安全系数确定

国际生命科学研究所（International Life Science Institute，ILSI）根据动物实验中发育毒性效应的类型、严重性和发生率，将化学物质分为四类，并规定了各类型的安全系数范围（表 11-3），用以评定化学物质发育毒性的危险性。

**表 11-3　化学物质致畸作用的分类（ILSI，1989）**

| 基准 | A类 | B类 | C类 | D类 |
|---|---|---|---|---|
| 1．最小母体中毒剂量与最小致畸剂量的比值 | 远大于 1 | 大于 1 或两剂量间有很大重叠 | 小于 1 | 母体中毒时无致畸性 |
| 2．畸胎率 | 高，与剂量有关 | 高，与剂量有关 | 低，但与剂量有关 | —— |
| 3．较低剂量时畸形的类型 | 有特定的器官系统 | 一般为多发性，也可能有特定的特点 | 无特异性，广泛多发 | —— |
| 4．靶细胞 | 特定细胞 | 特定细胞 | 泛化、非特定细胞 | 不详 |
| 5．安全系数范围 | ～ 400 | ～ 300 | ～ 250 | ～ 100 |

### （三）GHS 化学品生殖毒性危害分类

世界卫生组织（World Health Organization，WHO）全球化学品统一分类和标签制度

（Globally Harmonized System of Classification and Labeling of Chemicals，GHS），对于生殖毒性危害的分类主要是基于对人类和动物生殖毒性的证据（表 11-4）。

表 11-4　GHS 生殖毒性危害分类

| 类别 | 分类标准 |
|---|---|
| 类别 1<br>已知或假定的人类生殖毒物 | 本类别包括已知对人类性功能和生育能力或发育产生有害影响的物质或动物研究证据（可能有其他信息作补充）表明其干扰人类生殖的可能性很大的物质 |
| 1A<br>已知的人类生殖毒物 | 将物质划为本类别主要以人类证据为基础 |
| 1B<br>假定的人类生殖毒物 | 1B 类物质的分类主要是基于动物实验。动物研究数据应提供明确的证据，表明在没有其他毒性效应的情况下对性功能和生育能力或对发育有有害影响，或者如果与其他毒性效应一起发生，对生殖的有害影响被认为不是其他毒性效应的非特异继发性结果。但是，如果该效应与人类的相关性值得怀疑时，划为类别 2 更合适 |
| 类别 2<br>可疑的人类生殖毒物 | 若有一些人类或实验动物证据（可能有其他信息作补充）表明在没有其他毒性效应的情况下，对性功能和生育能力或发育有有害影响，或者如果与其他毒性效应一起发生，对生殖的有害影响被认为不是其他毒性效应的非特异继发性结果，而且证据的说服力不够将该物质划为类别 1，可将其划为类别 2。例如，研究中的缺陷可能使证据质量不是很令人信服，划为类别 2 更合适 |
| 附加类别<br>哺乳效应或通过哺乳产生效应的物质 | 已知被妇女吸收并发现干扰哺乳，或者该物质（包括代谢物）可能存在于乳汁中，而且其数量足以影响哺乳婴儿的健康的物质，应划为此类别，以表明该物质对以母乳喂养的婴儿造成危害的性质。这一危害根据以下情况确定<br>（1）对该物质的吸收、代谢、分布和排泄的研究表明，该物质存在于乳汁中，且其含量达到可能产生毒性的水平；和 / 或<br>（2）在动物实验中一代或二代研究结果表明，物质转移至乳汁中对子代的有害影响或对乳汁质量的有害影响的清晰证据；和 / 或<br>（3）人类试验证据表明，该物质对哺乳婴儿有危害 |

### （四）ICH 人类用药危险性分类

ICH 研究设计规定，当新药被批准上市前，应根据动物发育毒性研究结果和人群研究资料，将该药品在妊娠期用药类别（共 5 类）中进行定位，并要求临床医生开处方时遵守，以使怀孕妇女按规定使用这些药品（表 11-5）。

表 11-5　妊娠期用药类型（ICH）

| 人群研究结果 | 动物实验结果 | | |
|---|---|---|---|
| | + | - | 无可用资料 |
| + | X 或 D | X 或 D | X 或 D |
| - | B | A | A 或 B |
| 无可用资料 | $C_1$ | B | $C_2$ |

A、B、$C_2$：仅在如果明显地需要时，在怀孕期间可使用。

$C_1$：仅在如果证明可能效益与胎儿的可能的危险比较是可取时，在怀孕期间可使用。

D：如果在怀孕期间使用，应通知患者对胎儿可能的危害。

X：在怀孕或可能怀孕的妇女中禁止使用。

（吴　双）

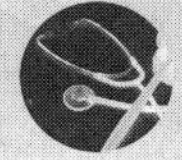

# 第十二章 免疫毒性

## 第一节 免疫学基础

免疫系统是维持机体稳态，免于罹患感染性疾病的一个重要系统，对于维护机体的健康发挥重要作用，在体内发挥着免疫防御、免疫监视和免疫自稳的作用。

### 一、免疫系统的基本组成

免疫系统由若干不同类型的细胞、组织和器官构成，其中许多细胞组成存在于机体不同部位的淋巴器官或腺体。由于微生物侵入可出现在机体的很多不同部位，所以免疫系统有支在血流中流动的细胞“部队”，以备攻击无论自何处侵入机体的微生物。尽管免疫系统的许多细胞是彼此分离的，但它们彼此通过细胞接触和由其分泌的分子保持通讯，因此免疫系统也被比作“神经系统”。类似机体的其他系统，免疫系统只在出问题时才表现出异常，并可导致严重的、有时是不可抵抗的感染甚至死亡。

#### （一）免疫器官

**1．中枢性免疫器官**

（1）胸腺：是淋巴细胞丰富的、有两叶被囊的、位于胸骨后心脏前上方的器官。胸腺是由胚胎生命期间第三和第四咽囊衍生出来，并通过趋化分子吸引循环中源于骨髓造血干细胞（hemopoietic stem cell，HSC）的T细胞前体。在胸腺内，这些前体在胸腺基质细胞和细胞因子影响下，分化成有功能的T淋巴细胞。

（2）骨髓：在胎儿发育早期，在卵黄囊的间充质中产生血细胞。当胎儿生长发育时，肝和脾接替这一任务。仅在胎儿发育的最后几个月，骨髓成为血细胞生成（血细胞形成）的主要部位。

**2．外周免疫器官**

（1）脾：脾的大动脉遍布脾，其分支被淋巴组织（白髓）所包围。白髓在含有红细胞、巨噬细胞和浆细胞（红髓）的网状纤维的网眼内形成“岛”。小动脉周围淋巴鞘内主要含有滤泡树突细胞（follicular dendritic cell，FDC）和B细胞构成的初级淋巴滤泡。在免疫应答期间，这些滤泡发展成生发中心（即变成次级滤泡）。

（2）淋巴结：具有被膜下淋巴窦、皮质、副皮质区和髓区。皮质含有许多滤泡，并在抗原刺激时随生发中心而增大。滤泡主要由B细胞和滤泡树突细胞构成。副皮质（胸腺依赖）区含有大量T细胞和散在其中的交错突细胞。

**3．第三级淋巴组织** 微生物进入机体的主要部位是通过黏膜表面，因此整个机体50%以上的淋巴团与这些表面相关，这些统称为黏膜相关淋巴样组织（mucosa-associated lymphoid

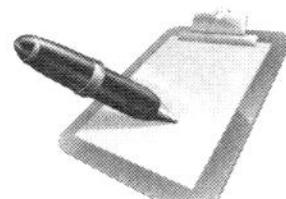

tissue，MALT），包括鼻相关的淋巴样组织、肠道相关淋巴样组织、支气管相关淋巴样组织和与泌尿生殖系统有关的淋巴组织。

（1）鼻相关的淋巴样组织（nasal-associated lymphoid tissue，NALT）：是由鼻后部（咽扁桃体和其他组织）的淋巴组织和与沃尔德艾尔环（腭扁桃体和舌扁桃体）有关的淋巴组织组成。

（2）肠道相关淋巴样组织（gut-associated lymphoid tissue，GALT）：主要作用是保护机体免受经肠道进入机体的微生物侵害。它主要由淋巴团聚体和上皮细胞之间以及固有层内淋巴细胞（intraepithelial lymphocytes，IEL，即上皮内淋巴细胞）组成。

（3）支气管相关淋巴样组织（bronchus-associate lymphoid tissue，BALT）：与派尔集合淋巴结类似。它主要由组成滤泡的淋巴细胞团聚体构成，滤泡在所有肺叶中均可见到，并且主要位于支气管的上皮之下。

### （二）免疫细胞

**1．固有免疫系统的细胞**

（1）单核巨噬细胞：包括单核细胞和巨噬细胞。单核细胞存在于血流中，而巨噬细胞（macrophage，MØ）停留在组织中。这些吞噬细胞被吸引到感染的部位（趋化性），与微生物结合（黏附）、摄食（吞噬）并杀伤微生物。

（2）自然杀伤细胞（natural killer cell，NK）：遍及全身组织，但主要在血液循环中，并在保护机体不受病毒和某些肿瘤的侵害中是重要的。

（3）肥大细胞和嗜碱性粒细胞：肥大细胞（在结缔组织中）和嗜碱性粒细胞均在骨髓中产生，并有类似的形态学和功能。这些细胞被激活时脱粒，释放出引起血管舒张、增加血管通透性和白细胞迁移的药理活性介质。

（4）树突细胞：主要有朗格汉斯细胞、交错突细胞和滤泡树突细胞三种。

（5）固有免疫系统的其他细胞：包括嗜酸性粒细胞、血小板和红细胞等多种细胞，它们在免疫防御中起重要作用。固有淋巴样细胞（innate lymphoid cells，ILCs）是新发现的一组免疫细胞，主要通过分泌细胞因子影响免疫细胞的应答，但它们不表达抗原受体，缺乏重组活化基因（*RAG1* 和 *RAG2*）的表达。根据表型及功能特征，目前 ILCs 被分为三群：①包括 ILC1 和 NK 细胞的 ILC1 群主要分泌 IFNg，在消化道的自身免疫反应炎症中发挥作用；② ILC2 群主要分泌 IL-5、IL-13、IL-4 和 IL-9 等，在哮喘、过敏和溃疡性结肠炎中发挥作用；③包括 LTi、ILC17 和 ILC22 的 ILC3 群主要分泌 IL-17 和 IL-22 等，在淋巴样组织的发育和溃疡性结肠炎中发挥作用。

**2．获得性免疫应答细胞**

（1）T 细胞：数百万个各自带有对不同抗原特异性受体的 T 细胞是由多种遗传的种系基因经基因重排而产生的。胸腺产生的每个 T 细胞都只有一种由其抗原受体编码的特异性。T 细胞一旦在胸腺中产生，就经受用它们新产生的受体进行选择。带有与主要组织相容性复合体（major histocompatibility complex，MHC）分子较弱结合受体的 T 细胞被选择出来，而带有与 MHC 和自身抗原较强结合受体的细胞则经细胞凋亡（对自身的中枢耐受）而死亡，并被有吞噬作用的巨噬细胞除去。

（2）B 细胞：最初在胎肝的微环境中由造血干细胞产生，出生后在骨髓中产生。骨髓作为初级淋巴器官的两个主要功能是：①产生大量的、各自都有独特抗原受体（抗体）的 B 细胞，因此总体上有足够的 B 细胞多样性以识别环境中所有的抗原（产生多样性）；②消除带有自身分子的抗原受体的 B 细胞。

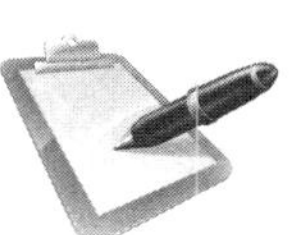

### （三）免疫相关分子

固有免疫系统的分子包括补体系统、急性期蛋白和细胞因子，尤其是干扰素和抗微生物的肽。其中，补体系统的分子对获得性免疫系统尤为重要。

**1．补体系统**　由 20 多种互相依赖的蛋白质组成，它们在依次活化时可介导防御微生物感染。

**2．急性期蛋白**　是一组异质性血浆蛋白，它们在对抗微生物（主要是细菌）的固有防御中和减少因感染、创伤、恶性肿瘤和其他组织损伤中起重要作用。急性期蛋白包括 C- 反应蛋白（C-reactive protein，CRP）、血清淀粉样蛋白 A（serum amyloid protein A，SAA）和甘露糖结合蛋白（mannose-binding protein，MBP）。

**3．细胞因子（cytokine）**　是在细胞间发送信号、诱导生长、趋化、活化、增强细胞毒性和 / 或调节免疫的小分子物质。如果它们主要由白细胞产生，则被称为白细胞介素；如果由骨髓细胞产生，则被称为单核因子；如果由淋巴细胞产生，则被称为淋巴因子；而如果它们引导细胞迁移，则被称为趋化因子。

（1）干扰素（IFNs）：在应答病毒感染时产生并能抑制蛋白质合成。Ⅰ型 IFNs（IFNα 和 IFNβ）由许多不同的细胞产生。Ⅱ型干扰素（IFNγ）主要由 Th1 细胞和 NK 细胞产生。

（2）淋巴因子：是淋巴细胞的生长因子，并影响免疫应答的性质。IL-2 是由 T 细胞产生的 T 细胞生长因子。IL-3 对血细胞生成是重要的。IL-4 由 Th2 细胞和肥大细胞产生，并且是 Th2 细胞和 B 细胞的生长与分化因子。IL-5 也由 Th2 细胞和肥大细胞产生，并且对 B 细胞的活化和 IgA 的产生是重要的。IL-10 由 Th2 细胞和巨噬细胞产生，诱导 Th2 应答。

（3）单核因子：对免疫防御和炎症有重要活性。IL-1、肿瘤坏死因子 α（TNFα）和 IL-6 活化淋巴细胞，升高体温，激活和转移吞噬细胞和激活血管内皮细胞。TNFα 也活化巨噬细胞。IL-8 是趋化 PMN 的。IL-12 激活 NK 细胞产生 IFNγ。

（4）趋化因子：是许多类型的细胞对感染或身体损伤应答时产生的小分子细胞因子。它们活化并引导表达相应趋化因子受体的效应细胞到组织损伤部位，并调节白细胞迁移到组织中。CC 趋化因子是趋化单核细胞的，而 CXC 趋化因子是趋化 PMN 的。

（5）其他细胞因子：包括集落刺激因子（colony-stimulating factor，CSF）、粒细胞 - 巨噬细胞集落刺激因子（granulocyte-macrophage colony stimulating factor，GM-CSF）、粒细胞集落刺激因子（granulocyte colony stimulating factor，G-CSF）和单核细胞 / 巨噬细胞集落刺激因子（monocyte/ macrophage colony stimulating factor，M-CSF），分别诱导祖代细胞定型为粒细胞系和单核细胞系。转化生长因子 β（transforming growth factor β，TGFβ）抑制巨噬细胞活化和 B 细胞与 T 细胞的生长。肿瘤坏死因子 β（tumor necrosis factor β，TNFβ）具有细胞毒性。

## 二、特异性免疫应答及非特异性免疫应答

哺乳动物的免疫应答可分为两个功能部分：固有免疫应答和获得性（适应性）免疫应答。固有免疫应答不具有记忆性，再次接触后反应的强度是不变的；而获得性免疫应答具有记忆性，再次接触后反应强度增强。

### （一）固有免疫应答

固有免疫充当抵抗感染因素的一线防御，在发生明显感染之前清除大部分的潜在病原体。非特异的宿主抗性涉及两类普通型的细胞：自然杀伤细胞（NK）和消化性吞噬细胞。

### （二）获得性免疫应答

**1．体液免疫应答**　当抗原被引入个体后，具有该抗原受体的 B 细胞与之结合，使之内

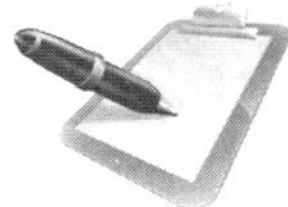

在化至内体中，并加工合并在 MHC Ⅱ类分子上呈递给辅助 T 细胞。这些 B 细胞被激发增殖，产生大量的子细胞克隆。其中一些扩增克隆的细胞用作记忆细胞，其他的分化成为产生和分泌大量特异性抗体的浆细胞。

**2．细胞免疫应答** 细胞介导的免疫是由于 T 细胞的直接作用，这把它与抗体介导的免疫（体液免疫）区别开来。T 细胞已进化到保护机体不受细胞内微生物（病毒和某些细菌）的侵害，同时辅助 B 细胞（抗体）应答抵抗细胞外微生物。

## 第二节 免疫毒理学的定义及研究内容

外源化学物质是可能引起免疫应答异常的重要因素，其与免疫系统各组分之间的交互作用已成为目前人们关注的主要领域之一，因为往往在机体的其他器官和系统还未受到影响的剂量水平之下，免疫系统已经表现出失常的现象，进而会引起一系列继发的损伤效应。基于免疫系统的特殊性，免疫应答失衡，无论是免疫应答的抑制或者免疫应答的亢进或者免疫应答精准性的改变（针对自身抗原的应答）都会导致相关的疾病出现。免疫抑制（免疫力降低）可能导致反复的、长期的感染和肿瘤的发生；免疫亢进可能引起超敏反应；免疫应答精准性的改变可能引起自身免疫性疾病。由于这种免疫系统平衡和精密性的破坏所引起的损伤，就需要人们了解产生这些效应的细胞和分子水平上的变化，在此基础之上进行进一步的生物标志筛选，用于危害监测，也可为化学物质的安全性评价提供新的指标，同时可以为损伤发生后的进一步治疗奠定科学基础。

### 一、免疫毒理学定义

免疫毒理学（immunotoxicology）是毒理学的一个分支学科，主要研究外源性的因素对人体和实验动物免疫系统产生的有害作用及其机制，免疫毒理学是在免疫学和毒理学的基础上发展起来的。

### 二、免疫毒理学研究内容

#### （一）免疫毒性损伤的识别

通过整体动物实验，确认外源性物质在以一定的水平暴露后，能否引起免疫系统的损伤及引起免疫损伤的类型，包括免疫抑制、超敏反应和自身免疫反应。免疫系统损伤包括功能性的损伤及器质性的损伤。

#### （二）阐明免疫毒性及其机制

利用整体动物实验和体外毒理学实验从整体、系统、器官、细胞和分子水平研究外源物质对机体产生的免疫毒性效应机制，通过损伤机制的研究，建立特定免疫毒性损伤的不良结局通路（AOP），为新的评价方法建立和免疫毒性治疗药物的开发提供更多的途径。

#### （三）进行免疫毒性的风险评估

在前述免疫毒性研究的基础上，进一步研究外源物质对实验动物和人群免疫毒性的特点及剂量 - 反应规律，探讨适用于人群危险度评价的免疫毒性实验的观察终点，建立合理的外推模型，分析各种免疫毒性的人群易感性及不同免疫损害作用的可接受危险度水平等。

### （四）完善和发展免疫毒性评价方法

针对目前已经相对完善的免疫抑制的评价方法，进一步发现和建立更适用于人群免疫抑制监测的生物标志物及建立新的体外替代性的评价方法；针对过敏性的毒性效应，完善呼吸道致敏和消化道致敏的评价方法，通过各种生物学新技术的组合提高致敏物筛选的灵敏度和特异度；针对自身免疫毒性效应，需要开发真正有效的筛选和预测确定能够引起人类自身免疫毒性的外源物的方法，避免产生该类健康风险。

## 三、免疫毒性损伤的特点

### （一）反应的灵敏性

很多外源化学物质对免疫系统造成的不良反应的剂量往往低于它们产生的一般毒性的剂量。如小鼠长期接触低剂量的甲基汞、四乙基铅和砷酸钠在表现出明显的毒性反应之前，就会出现免疫功能的变化。苏联学者研究大气和水体中的化学污染物毒性时，发现许多污染物引起超敏反应的浓度比出现一般毒性的浓度低若干数量级。

### （二）反应的复杂性

免疫系统由多种细胞构成，其细胞种类繁多，因此在免疫应答的过程中，抗原接触的时间不同，化学物质引起的免疫损伤效应就可能不同。如小鼠先暴露于镉，其后接触抗原，表现出抗体生成细胞的数量增加；但是如果先接触抗原，两天后再暴露于镉，则会表现出抗体生成细胞数量降低。农药马拉硫磷急性经口暴露表现出体液免疫和淋巴细胞增殖能力增强，但是人单核细胞及小鼠脾细胞的体外研究却表现出淋巴细胞增殖能力降低及细胞毒T淋巴细胞生成受到抑制。

### （三）反应的双向性

大多数系统或者器官受到外源性因素引起损伤后，往往表现出功能下降或者抑制，但是免疫系统却表现不同，在外源化学物质作用后，免疫系统可能表现出体液免疫、细胞免疫和非特异性免疫功能的抑制，也可能表现出免疫应答或者免疫功能的亢进，出现过敏性损伤或者自身免疫性损伤。因此，外源性物质作用于免疫系统的损伤主要是导致失衡，既可能出现功能抑制，也可能出现功能亢进，最终都会导致组织或者器官受损。

### （四）反应的选择性

很多化学物质在影响免疫系统的时候，会选择性地损伤免疫应答的某一个方面或者是损伤某种细胞的亚型。皮质类固醇激素损伤辅助T细胞，环孢菌素则对各类T细胞均有损伤作用；环磷酰胺主要对活化增殖的细胞有毒性，而且对B细胞的毒性比T细胞强；大气颗粒物中的固型成分有机碳代表黑碳作用于T细胞会影响Treg细胞的分化，但是对于其他亚型未见明显影响。

# 第三节　化学物质引起的免疫抑制

## 一、化学物质引起的免疫抑制损伤

流行病学研究及动物实验研究显示，许多天然或人工合成的外源物质以一定剂量暴露后，会引起免疫系统的功能抑制，称为免疫抑制（immunosuppression），常表现为条件致病菌的感染、特定肿瘤的发生及各种炎症的多发。临床上也利用某些具有免疫抑制效应的化学物质作为

特殊类型药物，用于肿瘤的治疗和器官移植后防止移植排斥的药物。包括具有免疫抑制效应的糖皮质激素，也在临床上用于免疫细胞功能的抑制。

外源物质对免疫功能的抑制作用包括体液免疫功能抑制、细胞免疫功能抑制、巨噬细胞功能和 NK 细胞功能的抑制以及机体宿主抵抗力的下降。

人群中由于免疫抑制剂治疗某些自身免疫性疾病、结缔组织病、慢性炎症和防止移植排斥，可能引起细菌、病毒、真菌及寄生虫感染导致的合并症。通过对大量存活 10 年以上的肾移植患者的调查，几乎有 50% 的患者发生癌症。在这些癌症中皮肤癌、唇癌的发生率较一般人群高 21 倍，非何杰金氏病高 28 ~ 49 倍，卡波齐氏肉瘤高 400 ~ 500 倍，颈部癌症高 14 倍，这些资料均表明免疫抑制与特定癌症发生之间的关系。

## 二、免疫抑制损伤机制

免疫系统和免疫功能的各环节受到影响都可能引起免疫抑制。外源物质引起免疫抑制的机制各不相同，但可归结为两大类。第一类是对免疫系统的直接毒性作用，外源化学物质可直接损伤机体免疫器官和免疫细胞，影响免疫系统的正常功能，从而抑制免疫应答。第二类是通过影响机体的其他系统及营养和代谢，通过间接作用引起免疫抑制。

### （一）直接作用

外源性物质进入体内后，可能通过化学物质原形或者代谢产物直接损伤免疫细胞，引起细胞死亡（凋亡或者坏死）；通过细胞表面受体、细胞内受体抑制或者激活不同的信号通路，引起细胞增殖的改变或者细胞因子生成的变化；通过引起细胞内亚细胞结构（线粒体、内质网、溶酶体、高尔基体）的损伤等，影响细胞能量供应、蛋白质合成后的修饰、细胞因子的外泌过程等；引起细胞内自由基水平升高，超过细胞内适应水平，造成不同生物分子的氧化损伤，引起一系列后果。

**1．引起细胞功能的改变** 免疫细胞都是由骨髓的多能干细胞分化而来的，无论是髓系前体细胞还是淋巴系前体细胞，都需要有一个成熟和发育的过程，这个过程受到干扰就会影响具有特定功能的细胞成熟，如糖皮质激素和环孢菌素 A 会抑制细胞的成熟和发育，TCDD 会抑制 T 细胞在胸腺的成熟，表现出免疫功能的抑制。

免疫应答过程中，无论是体液免疫应答还是细胞免疫应答，都需要有一个能够识别特异性抗原的 T 细胞或者 B 细胞的克隆扩增，这种特定细胞的大量增殖是完成免疫应答的基础。同时在免疫应答过程中，$CD4^+$T 细胞的分化也会影响应答过程，如 Th1 细胞会增强细胞免疫应答过程，而 Th2 则会增强体液免疫应答过程。环磷酰胺、氨甲喋呤和硫唑嘌呤会影响细胞的增殖和细胞分化，因此在机体也会表现出免疫抑制的效应。

针对特异性免疫应答抗原递呈和识别是最重要的启动环节，抗原递呈细胞吞噬和加工抗原，将加工后的抗原分别与 MHC Ⅰ类分子和 MHC Ⅱ类分子结合，传送到细胞表面，与相应的 T 细胞和 B 细胞结合，同时在共刺激信号存在的情况下激活相应的淋巴细胞，启动应答过程。如果这个过程受到干扰，则针对特异性抗原的识别不能顺利完成，会表现出针对细菌、病毒和肿瘤细胞的宿主抵抗力下降，表现为免疫功能受到抑制。

免疫细胞分泌的细胞因子在免疫应答和炎症反应中发挥重要的作用，免疫细胞在正常状态下受到激活，会分泌各自相应的细胞因子，但是当化学物质进入细胞干扰细胞因子生成的信号通路，抑制促进免疫应答相关细胞因子的生成，如 IL-2、IL-4、IL-5、IL-6、IL-12 和 INF-g 等，或者促进抑制应答的相关细胞因子生成，如 IL-10 和 TGFb 等，同样会引起免疫功能的抑制。如环孢菌素 A 可通过抑制钙调磷酸酶抑制 IL-2 的表达。

能干扰通用的信号通路或者免疫系统特异性信号通路的化学物质，会导致细胞表面分子及

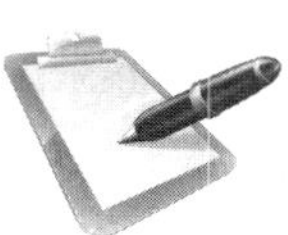

细胞因子表达、细胞分化和细胞活化的改变。外源化学物质通过非受体介导和受体介导的机制发挥效应，如糖皮质激素受体、多环芳烃受体和大麻素受体等。钙调素抑制剂、重金属和一些农药可能会通过非经典受体途径来引起免疫损伤。免疫细胞的细胞分化和功能应答都依赖于许多不同的特异性信号通路，包括 MAPK（丝裂原活化蛋白激酶）、NK-kB、STAT（信号传导和转录活化因子）、NFAT（活化 T 细胞钙调素 / 核因子）及其他通路等。化学物质可能作用于各种不同的信号通路，也就是说通过形成蛋白加合物，抑制酶的催化域，作为配体直接活化或者抑制膜及细胞内的受体。受体本身是维持体内细胞正常功能的重要结构，与免疫系统密切相关的受体包括模式识别受体（PRRs）、TOLL- 样受体（TLRs）、补体受体、Fc 受体以及 B 细胞和 T 细胞受体；外源化学物质引起免疫损伤相关的受体有糖皮质激素受体（GR）、芳香烃受体（AhR）、大麻素受体、雌激素受体、过氧化物酶增殖体受体（PPARs）等。

还有一类通过非受体介导的效应是环孢菌素 A、他克莫司以及其他钙调蛋白抑制剂引起的免疫抑制作用，这种效应是基于钙调蛋白信号改变的，这个过程在抗原诱导的 T 细胞分化早期发挥作用，并且导致 T 细胞活化的阻断。目前最常使用的一类免疫抑制药物就是钙调蛋白抑制剂，钙调蛋白是一种对于 T 细胞功能非常重要的特异性酶，同时是一种促进 NFAT 分子由胞质向胞核转运的关键磷酸酶，这种转运会调节多种细胞功能，如增殖、分化和发育。NFAT 由一个转录因子家族构成，包括五个家族成员，其中四个调节 $Ca^{2+}$ 信号，当活化后，细胞质中的 $Ca^{2+}$ 浓度升高，钙调蛋白酶活化，并且使 NFAT 去磷酸化，使得 NFAT 转运到核内，其后调节基因表达，涉及的因子包括 IL-2、IFN-γ、IL-4、IL-10 等。较新的一些研究也表明钙调蛋白 /NFAT 信号对于先天免疫和调节先天免疫细胞稳态发挥作用。髓样细胞，包括巨噬细胞、肥大细胞、巨核细胞和破骨细胞中 TLR4 和树突状细胞相关性 C 型植物血凝素 1 活化，会促进钙调蛋白 /NFAT 信号的活化。

**2．引起细胞及组织结构的改变**　免疫细胞表面受体或配体结构及表达量的改变，都会影响免疫应答过程的正常开展。如前所述 T 细胞的活化，需要有抗原递呈细胞上的 MHC 分子和抗原肽结合作为第一信号，同时还需要 CD28 及 CD80/CD86 相结合作为共刺激信号，只有两者同时存在的情况下，T 细胞才能够被激活，引发后续的免疫应答过程。当 CD28 或者 CD80/CD86 的表达受到抑制后，T 细胞活化就会受到影响，从而抑制特异性免疫应答。他克莫司可以引起 CD28 的表达抑制，而青藤碱会抑制 CD80/CD86 表达，从而在体内表现出免疫抑制效应。

淋巴器官在组织病理学方面出现萎缩，最终也会引起免疫功能的抑制。较低浓度的有机锡就可引起胸腺萎缩，皮质区胸腺数目减少；非致死剂量二噁英可引起胸腺萎缩，在未成年动物伴随免疫抑制。玉米赤霉烯酮会引起小鼠的脾红髓肿胀和白髓萎缩，导致脾中淋巴细胞的功能出现抑制。

**3．引起细胞组成成分的改变**　脾、淋巴结、第三极淋巴组织等外周免疫器官和组织中不同类型的免疫细胞具有一定的比例。如果脾淋巴细胞 $CD3^+/CD4^+$、$CD3^+/CD8^+$、$B220^+$ 和 $Ig^+$、$CD11^+$ 细胞比例出现变化，则会引起免疫应答异常，特定亚型细胞的减少和缺失会影响特定免疫功能的正常状态。

**4．直接的细胞毒作用**　化学物质直接杀死免疫细胞，引起骨髓毒性和免疫抑制。那些能够损伤骨髓的化学物质往往也是免疫毒性物质。这是因为骨髓损伤会减少免疫细胞的供应，无法正常完成免疫应答。这类物质包括抗肿瘤药、苯等。

### （二）间接作用

间接作用是指化学物质进入机体后，并不是直接作用于免疫系统，而是通过与其他系统或者组分发生交互作用，其后引起免疫功能抑制。

**1．代谢活化** 有些化学物质进入机体后，其化学物质原形并不会对免疫细胞造成损伤，而是通过肝的代谢活化后，产生具有活性的代谢产物，进一步引起免疫细胞或者免疫系统的损伤。如苯并（a）芘就是经过肝细胞色素 P450 单加氧酶活化后，其代谢产物 7, 8- 二羟基 -9, 10- 环氧苯并芘表现出明显的免疫抑制作用。

**2．其他器官损伤的继发效应** 肝是很多外源物质作用的靶器官之一。正常情况下在肝受到微生物刺激的结果或对由活化的巨噬细胞和 NK 细胞释放的细胞因子 IL-1、IL-6、TNFα 和 IFNγ 应答时产生 C 反应蛋白，这些蛋白最大限度地活化补体系统和调理侵入微生物。当肝功能受损时，C 反应蛋白产生受到抑制，就会表现出机体的宿主抵抗力下降，表现为免疫抑制。

**3．对神经内分泌的影响** 外源物质对下丘脑 - 垂体 - 肾上腺轴（HPA）的激活，可以促进内分泌激素及生物活性物质的分泌，如糖皮质激素、儿茶酚胺、乙酰胆碱、性激素、内啡肽、甲状腺素、生长激素等。这些内分泌激素对于免疫系统均有调节作用，其中研究最多的是糖皮质激素，它几乎对所有的免疫细胞都有抑制作用，包括淋巴细胞、中性粒细胞、巨噬细胞和肥大细胞等。

**4．对营养和代谢的影响** 机体的营养状况会影响免疫功能，营养不良可使免疫系统一级和二级淋巴器官的大小、重量、结构及细胞组成出现明显的改变。营养不良时，体液免疫和细胞免疫均降低，增加感染的易感性。单一营养素的缺乏也会影响免疫功能，如维生素 A 缺乏可引起脾、胸腺退化，外周血淋巴细胞数减少，NK 细胞数明显下降，抗体生成减少。维生素 D 在较大剂量下，表现出类似于糖皮质激素的效应。

## 三、免疫抑制评价方法

### （一）免疫病理学检查

**1．免疫器官的组织病理学检查** 实验动物暴露于受试物规定期限后，处死动物，摘取免疫器官，进行称重，计算脏器系数，其后固定相应的组织，制作石蜡切片，HE 染色，观察免疫器官的组织学结构是否发生变化。较为常见的受查器官包括胸腺、脾和淋巴结，对于淋巴结的观察会考虑受试物的暴露途径，如消化道暴露，更为关注肠系膜淋巴结；呼吸道暴露，更为关注肺门淋巴结；而皮肤暴露更为关注局部回流淋巴结。当 HE 染色发现某些结构发生变化，希望了解更多信息时，可以采用免疫组化的方式，确定发生改变的亚细胞类型。

**2．免疫细胞学检查** 通过流式细胞仪，对标记有不同荧光染料抗体结合的不同免疫细胞亚型进行分类和计数是了解免疫细胞组成的一种常用方法，该方法不仅可用于外周血的检测，也可用于免疫器官的检测。

细胞表面抗原可以特异地与相应的单克隆抗体结合，将针对细胞表面抗原单克隆抗体，用单一的荧光素标记（如 CD4 单抗 – FITC）或两种标记抗体（如 CD4 单抗 – FITC 及 CD8 单抗 – PE），根据不同荧光物质的最大激发和发射波长不同，可定量每种荧光物质强度，从而推算出相应细胞表面抗原的表达量，也可以检测特定抗原阳性的细胞比例。

### （二）免疫功能测定

**1．细胞免疫功能测定**

（1）迟发型变态反应（delayed type hypersensitivity，DTH）：将受试物暴露于实验动物规定期限后，利用绵羊红细胞（sheep red blood cell，SRBC）作为抗原，免疫小鼠，免疫 4 天后再次由足跖部注入抗原 SRBC。当致敏 T 细胞再次接触相同抗原后，可引起局部的致敏淋巴细胞释放多种淋巴因子，导致发生以单核细胞浸润为主的炎症，表现为皮肤红肿、硬结，这种反

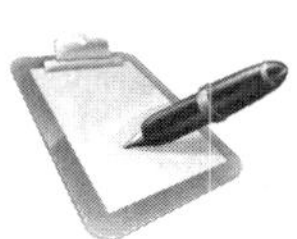

应一般在抗原激发后 18 h 出现，24 ～ 48 h 达高峰，称迟发型变态反应。通过测量再次抗原攻击前小鼠足跖部的厚度及注射 24 h 后相同部位的厚度，利用厚度差可以表明 T 细胞针对外源抗原的应答能力，反映细胞免疫功能的强弱。

（2）ConA 刺激的 T 淋巴细胞增殖实验：将受试物暴露于实验动物规定期限后，取出小鼠脾，制备脾单个细胞悬液，调整细胞至一定的浓度，用 T 淋巴细胞丝裂原 Con A 刺激后，T 细胞会出现增殖。利用活细胞特别是增殖细胞通过线粒体水解酶将 MTT（4,5-dimethy1- thiazo1-zyl 2,5-diphenyl tetrazolium bromide）分解为被称作甲臜（formazan）的兰紫色结晶的特性，通过比较刺激孔与未刺激孔的吸光度值的差异，判断细胞的增殖能力。

**2．体液免疫功能测定**

（1）空斑形成细胞实验（plaque forming cell assay，PFC）：将受试物暴露于实验动物规定期限后，利用绵羊红细胞作为抗原免疫小鼠，免疫 4 ～ 5 天后取小鼠脾制成单个细胞悬液，在半固体介质琼脂糖中与 SRBC 混合，在玻片上铺成薄层，置 37℃温育一定时间，待 B 淋巴细胞释放溶血素（抗羊红细胞抗体），然后加入补体。抗原与抗体结合后，在补体参与下，使周围 SRBC 溶解，形成一个肉眼可见的透明溶血区，即为溶血斑。本法检出的细胞为 IgM 空斑形成细胞，每个空斑代表一个空斑形成细胞。通过比较空斑数量的多少，判断体液免疫功能是否发生改变。

（2）血清溶血素测定（HC50 法）：将受试物暴露于实验动物规定期限后，用绵羊红细胞免疫动物，其淋巴细胞产生抗 SRBC 的抗体（溶血素），释放到外周血，免疫一定时间后，取动物外周血，分离血清。将免疫动物血清稀释到一定的浓度便于实验，在体外与 SRBC 一起温育，有补体参与下可发生溶血反应释放血红蛋白，通过测定血红蛋白量反映动物血清中溶血素的含量。血红蛋白可以直接与都氏试剂反应生成红色氰化血红蛋白，通过分光光度计比色可知溶液中血红蛋白的量。

**3．非特异性免疫功能测定**

（1）巨噬细胞吞噬功能测定：巨噬细胞的吞噬功能对于其完成非特异性免疫防御功能非常重要，可以通过从小鼠腹腔直接获得巨噬细胞，然后在体外将巨噬细胞与荧光胶珠按照一定的比例混合培养。由于其先天具有的吞噬特性，荧光胶珠会被吞噬到巨噬细胞内，再将巨噬细胞用流式细胞仪进行检测，可以测得具有荧光信号（吞噬了荧光胶珠）的细胞的比例和细胞内荧光信号的强弱，由此来判断巨噬细胞吞噬能力的大小。

（2）碳粒廓清实验：巨噬细胞具有非特异性的吞噬功能，当血循环中存在有一定大小的颗粒物质（印度墨汁），肝、脾及体内网状内皮系统的巨噬细胞能够将其吞噬，通过测定碳粒注射后不同时间，血液中异物颗粒的浓度，了解固定时间内异物颗粒清除的量，可以知晓单核巨噬细胞系统的非特异性吞噬功能。血液中异物颗粒浓度可以通过分光光度计进行检测。

（3）NK 细胞活性测定：活细胞的胞浆中含有乳酸脱氢酶（LDH），正常情况下乳酸脱氢酶不能透过细胞膜。当细胞（靶细胞）受到 NK 细胞的杀伤后，细胞膜的通透性发生改变，LDH 释放到细胞外（培养液中），这时将含有 LDH 的培养液与基质液混合，LDH 可以使基质中的乳酸锂脱氢，从而使氧化型辅酶Ⅰ（NAD）变成还原型辅酶Ⅰ（NADH），后者再通过递氢体 - 吩嗪二甲酯硫酸盐（PMS）还原碘硝基氯化四氮唑（INT），INT 接受氢离子被还原成紫红色甲臜类化合物。在酶标仪上用 490nm 比色测定。通过测定培养液中释放的 LDH 量的多少，了解 NK 细胞对靶细胞的破坏能力。

将用同位素 $^{51}$Cr 标记的靶细胞（K562 或 YAC-1 细胞）与 NK 细胞共同培养一段时间，当靶细胞被 NK 细胞杀伤后，同位素便从被破坏的靶细胞中释放出来，其 $^{51}$Cr 释放的量与 NK 细胞的活性成正比，检测培养液上清中的放射性强度即可反映 NK 细胞的活性。

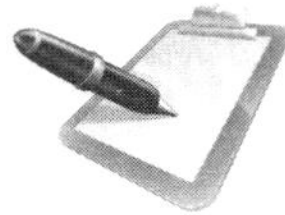

（三）细胞因子测定

细胞因子是蛋白质类分子，因此具有免疫原性，可以通过针对细胞因子的抗体，分别利用酶联免疫吸附实验或者 western blot 方法，测定外周血、组织匀浆中目标细胞因子的浓度，检测方法根据二抗标记的特征来进行测定，标记荧光素的可以用荧光分光光度计，标记酶可以用显色法，利用可见光分光光度计进行测定。western blot 则常规使用酶显色法进行测定。

## 第四节　化学物质引起的过敏

### 一、化学物质引起的过敏损伤

过敏性损伤又称为超敏反应或者变态反应（allergic reaction），是机体对于某些抗原产生无意义的或者强烈的免疫应答，在抗原受到攻击的同时，机体自身的组织由于炎性介质或者免疫分子及细胞介导产生病理学改变，引起损伤。根据临床上出现的不同超敏反应介导的免疫分子或者细胞及临床特点，将超敏反应分成四种类型，分别为Ⅰ、Ⅱ、Ⅲ和Ⅳ型。

（一）可诱发超敏反应的外源化学物质

生活中可以引起超敏反应的物质种类很多，从大类上分，可以分为药物、食品成分、化妆品、工业化学品、植物、混合有机体等，这些物质引起的超敏反应表现为异质性，即并不是所有个体接触后都出现超敏反应，超敏反应的强弱与接触剂量没有明确的剂量 - 反应关系。

**1．药物**　头孢类、青霉素类、磺胺类、新霉素、哌嗪、螺旋霉素、盐酸安普罗胺、抗生素粉尘、抗组胺药、奎尼丁、麻醉药、血浆代用品等。

**2．食品成分**　大豆、花生、乳类、蓖麻子、生咖啡豆、木瓜蛋白酶、胰提取物、谷物和面粉、食品添加剂、真菌等。

**3．化妆品**　美容护肤品、香水、染发剂、脱毛剂、指甲油、除臭剂等。

**4．工业化学品**　乙二胺、邻苯二甲酸酐、偏苯三酸酐、二异氰酸酯类（TMI、HDI、MDI、TDI）、金属盐类、有机磷、染料（次苯基二胺等）、重金属（镍、汞、铬酸盐等）、抗氧化剂、增塑剂、鞣革制剂（甲醛等）等。

**5．植物**　毒常青藤、橡树、漆树、豚草、花粉等。

**6．混合有机体**　棉尘、木尘、动物产品。

（二）化学物质引起的超敏反应的表现

机体接触外源性能够致敏的化学物质后，可能出现的特征各不相同，临床表现因人而异，病情轻重也不尽相同，轻者出现瘙痒、风团、哮喘、腹泻，重者危及生命。常见的表现有过敏性皮炎和哮喘。

**1．过敏性皮炎**　对于过敏原的暴露途径没有明确的限定，可以是皮肤接触，也可以是呼吸道接触、消化道接触或者注射途径的接触，主要表现为皮肤表面的红肿、皮疹和水疱体征，同时往往伴有瘙痒。该超敏性损伤可能包括Ⅰ和Ⅳ型超敏反应。职业接触性皮炎占其中的很重要的一部分，可由多种外源化学物质如油漆、染料、农药、化妆品、药物、金属及二硝基氯苯、二硝基氟苯等引起。

光过敏性皮炎也是一类特殊的过敏性皮肤损伤，某些药物和食物由于其含有光敏性的代谢产物或者原形化学物质，一般性摄入并未产生明显的损伤效应，但是在一定波长光线，尤其是紫外线照射，会通过光化学反应使得这些物质成为半抗原，引发光过敏性反应。常见的光敏性

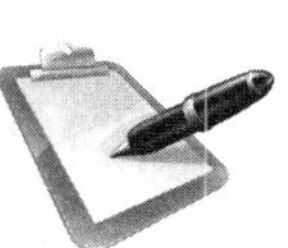

物质有芹菜、芥菜等食物，磺胺类、四环素、萘啶酸、氯丙嗪等药物和血卟啉、荧光染料、煤焦油等多种物质。

**2．过敏性哮喘** 由吸入花粉、尘螨、真菌、动物毛屑等变应原或发生呼吸道感染而引起。此外，也可由在生产作业环境中吸入某些外源化学物质所引起，称之为职业性哮喘（occupational asthma，OA），它是一类以肥大细胞反应和嗜酸性细胞浸润为主的慢性呼吸道炎症。引起过敏性哮喘的外源化学物质有异氰酸酯类如甲苯二异氰酸酯、多胺类和铂盐等，属于Ⅰ型超敏反应。

**3．药物过敏** 药物引起的过敏反应往往是比较复杂的，从Ⅰ型到Ⅳ型都有可能，如青霉素过敏，典型的青霉素皮试是Ⅰ型超敏反应，表现为皮疹和风团，其引起的过敏性哮喘及休克也是Ⅰ型超敏反应，但是反复大量静脉注射时可引起溶血性贫血（Ⅱ型超敏反应）；局部注射可致 Arthus 反应（Ⅲ型超敏反应）；反复局部皮肤用药可致接触性皮炎（Ⅳ型超敏反应）。磺胺类也可引起过敏性休克、固定性红斑甚至剥脱性皮炎等多种超敏反应。

### （三）超敏反应的类型和特点

**1．速发型超敏反应（Ⅰ型）** 主要表现有哮喘、鼻炎、胃肠道反应、荨麻疹和过敏性休克等，主要参与反应的分子和细胞包括 IgE、肥大细胞和嗜碱性粒细胞，局部组织学特征为抗原与抗体结合，促使肥大细胞和嗜碱性粒细胞释放血管活性物质，增强毛细血管通透性，引起腺体分泌增加、平滑肌收缩等改变。

**2．细胞毒型超敏反应（Ⅱ型）** 主要表现有溶血性贫血、粒细胞减少、血小板减少性紫癜、输血反应等，主要参与反应的分子与细胞有 IgG 或 IgM、补体、巨噬细胞、NK 细胞等，局部的组织学特征为 IgG 或 IgM 与靶细胞（血液中的细胞）结合，活化的补体、巨噬细胞、中性粒细胞和 NK 细胞通过 ADCC 杀伤作用破坏靶细胞。

**3．免疫复合物型超敏反应（Ⅲ型）** 主要表现有慢性肾小球肾炎、超敏性肺炎等，主要参与反应的分子与细胞有 IgG、IgM 或 IgA、补体、巨噬细胞、NK 细胞和中性粒细胞等，局部的组织学特征是 IgG、IgM 或 IgA 的抗原抗体复合物沉积在肾小球毛细血管壁或者肺毛细血管壁，活化的补体、巨噬细胞、中性粒细胞和 NK 细胞在对抗原抗体复合物攻击破坏时，血管内皮细胞同时受到损害。

**4．迟发型超敏反应（Ⅳ型）** 主要表现为接触性皮炎、湿疹、移植排斥反应等，主要参与的细胞与分子有 Th1 细胞、抗原递呈细胞、细胞毒 T 细胞（$CD8^+$）、巨噬细胞、中性粒细胞、嗜酸性粒细胞等，局部的组织学特征是抗原递呈细胞激活细胞 Th1 细胞，释放各种细胞因子，趋化因子、诱导各种类型的细胞在抗原接触局部进行聚集，消灭抗原。

## 二、过敏性损伤的机制

小分子物质（$<$ 1000Da）进入机体会与蛋白质结合，形成完全抗原，使得自身抗原被误认为异源性抗原，促进机体免疫系统异常识别，引起过敏及自身免疫损伤。目前已经发现有3000 种以上的化学物质会引起皮肤致敏，超过 30 种以上的化学物质会引起呼吸道过敏。而引起自身免疫损伤的物质有汞、硅、左旋多巴、青霉胺、普鲁卡因、某些农药等。

雌激素受体对于先天免疫应答和获得性免疫应答都有明显的作用，内分泌干扰物会影响细胞因子、免疫球蛋白和其他炎症介质的合成，它们还会影响免疫细胞的活化及存活，导致免疫抑制、过敏或者自身免疫性疾病。

一些流行病学研究揭示了内分泌干扰物的暴露与过敏性疾病及哮喘的发生之间存在关联，可能的解释是内分泌干扰物会影响抗原递呈细胞，并且通过减少抗原递呈细胞分泌的 IL-12 和增加 IL-10 的产生诱导 Th2 细胞极化。有数据表明，免疫系统的雌激素受体可能不是通过经典

的配体启动的雌激素受体结合到启动子区域雌激素应答原件来发挥作用的。环境内分泌干扰物会改变免疫系统，影响针对微生物、疫苗抗原、异源抗原、自身抗原和肿瘤抗原的免疫应答。

化学物质诱导皮肤致敏的一个重要关键分子事件是蛋白质半抗原化（化学物质对自身抗原的修饰），对于皮肤致敏的有效诱导需要首先发生蛋白体和溶酶体将蛋白切成不同肽段。化学致敏物是活性外源物质，可以对皮肤蛋白进行化学修饰，使其具有免疫原性，这样就可以激发特异性 T 细胞介导的免疫应答；另外一种可能是机体的蛋白与小分子量化学物质结合后，改变其可供蛋白酶水解的位点，导致隐藏肽段（由于 T 细胞在胸腺成熟和分化的过程中没有受到过该抗原的训育，因此成为新的抗原）的呈递，可能导致自身免疫性疾病。

很多致敏化学物质本身并不具有免疫原性，但是可能通过空气氧化，或者在皮肤中代谢形成半抗原，从而具有致敏的作用。大多数接触致敏物是亲电子的，目前发现有 5 种反应存在，包括 $S_N2$ 反应、$S_NAr$ 反应、席夫碱形成、micheal 加成和乙酰化反应。目前人们已经提出抗原形成的自由基机制，许多常用的化学物质在空气中氧化后，形成氢过氧化物，表现出很强的致敏性；许多有机化学物质，包括松节油和芳香萜烯（即柠檬油精、芳樟醇、香叶醇）可以发生自氧化，形成氢过氧化物（ROOH），这种过氧化物很容易通过不稳定的 O-O 键打断，形成自由基，自由基可能与蛋白质直接结合，或者重排暴露部位，形成半抗原 - 载体复合物（亲电子性半抗原）；第三种接触致敏物是金属离子，镍、铬和钴与蛋白质形成稳定的结合复合物，使得新复合物被免疫细胞识别为异物。

与半胱氨酸的巯基结合是常见的一种致敏物形成模式，其后可以导致谷胱甘肽耗竭及氧化应激、组织损伤和增加炎症。有学者发现在人单核细胞来源的树突状细胞，化学致敏物可以引起氧化应激反应，GSH/GSSG 的比值降低，同时 CD86 表达上调、p-38 MAPK 活化，这些变化提示化学致敏物的亲电子特性可能被树突状细胞识别为一种危险信号，从而促进树突状细胞的成熟。

目前还需要更多的研究来阐明化学物质（抗原）诱导的氧化应激、活化的信号通路及其在接触性致敏中发挥作用的机制。目前的数据可以清晰表明在化学物质致敏中 ROS 发挥的重要作用，化学致敏物通过线粒体、蛋白激酶 C 活化增加 ROS 的产生，其后活化 NADPH 氧化酶进一步促进细胞的氧化还原状态失衡，会激活很多信号通路，如 MAPK（SAPK/JNK，ERK1/2 和 p38）、NF-κB 或 Akt/ASK1 或 Keap1/Nrf2 信号通路，导致共刺激分子、细胞因子、趋化因子、I 相解毒酶的产生。

还有一种非受体介导的毒性效应涉及氧化应激的参与，这是一种毒物引起的常见特征。依据氧化应激假设，低水平的氧化应激与诱导抗氧化物和解毒酶产生相关，这个过程受到转录因子 Nrf-2 的控制。在较高水平的氧化应激时，这种保护反应被炎症和毒性效应打败。炎症起始于前炎症信号链（即 MAPK 和 NF-κB）的活化，然而线粒体扰动和释放前凋亡因子或导致程序化细胞死亡。有机锡、砷化物、硅树脂、硅胶、石棉、颗粒物和纳米颗粒诱导的免疫毒性在一定程度上与 ROS 的产生有关，且 ROS 与过敏过程中完全抗原的形成也有一定的关联。一些证据表明，ROS 可能作为细胞内第二信使并且 $H_2O_2$ 可以活化 NF-κB 也是得以证明的，而 NF-κB 会调节许多免疫和炎症因子的表达，包括肿瘤坏死因子（TNF）。吞噬细胞，包括单核细胞中 ROS 的一种重要来源是在吞噬过程中 NADPH 氧化酶的活化。受到吞噬刺激后，膜相关 NADPH 氧化酶复合物将电子从 NADPH 转移到还原态的 $O_2$，形成阴离子超氧化物，胞质中的超氧化物歧化酶迅速将阴离子超氧化物转化成 $H_2O_2$ 和 $O_2$。另外，抗氧化物通过其清除能力发挥免疫调节作用，并且阻止氧化还原反应敏感的转录因子的活化。例如，抗氧化物可以通过阻断 IKK 活化来阻止 IκB 的降解、NF-κB 的核转位以及前炎症基因的活化。

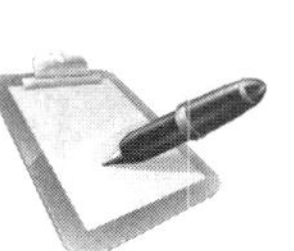

### 三、化学物质致敏性的评价方法

#### （一）局部淋巴结实验（LLNA）

化学物质引起致敏过程中，首先会发生淋巴细胞的大量增殖，同时相关的细胞因子释放，从而引起一系列的细胞转移、聚集的变化，出现过敏反应。当致敏物涂抹到小鼠耳表面皮肤后，通过皮肤吸收，引起结缔组织中免疫相关细胞致敏，当再次接触该化学物质后，由于记忆细胞作用，会促进接触局部回流淋巴结（对于耳部皮肤，回流淋巴结为耳淋巴结）内的 T 淋巴细胞大量增殖。通过测定受试物耳部涂抹后耳淋巴结细胞的增殖程度强弱，就可以预测该化学物质致敏性的强弱。淋巴结增殖程度可以用不同的方法来进行观察，包括淋巴结重量、细胞数量以及细胞增殖时 DNA 合成量的增加来测定。

#### （二）巨噬细胞体外培养实验

化学物质引起皮肤和呼吸道致敏过程中，首先皮肤及黏膜中的朗格汉斯细胞（巨噬细胞）接触化学物质，进行抗原和处理加工，然后将抗原呈递给 T 细胞进行识别和反应，在此过程中，巨噬细胞会促进一些蛋白的合成〔HLA-DR、CD54（ICAM-1、细胞间黏附分子），CD86（主要组织相容性复合物共刺激分子）〕，而这些蛋白与 T 细胞识别抗原，或者过敏局部细胞的聚集都有一定的关系，另外由巨噬细胞分泌的一些细胞因子如 IL-1β、IL-8、IL-18、TNFα、IFNγ 也都与皮肤局部的过敏反应有密切关系，因此通过观察巨噬细胞在体外接触化学物质后，引起的特定蛋白和细胞因子水平变化来预测其潜在的致敏性强弱。

## 第五节　化学物质引起的自身免疫性损伤

### 一、概述

自身免疫（autoimmunity）是机体免疫系统对自身细胞及组织的抗原产生免疫应答的现象，机体对自身组织的免疫耐受异常可造成正常组织细胞的免疫性损伤，产生全身性或器官特异性的疾病，称为自身免疫性疾病（autoimmune disease）。

#### （一）可以引起自身免疫的外源化学物质

**1．引起全身性系统损伤的物质**　肼苯哒嗪、青霉胺、氯丙嗪、抗惊厥药、异烟肼、普鲁卡因酰胺等。

**2．引起红细胞损伤的物质**　甲基多巴、青霉素、苯妥因、磺胺药物。

**3．引起血小板损伤的物质**　甲基多巴、氯噻嗪、利福平、氨基水杨酸。

**4．引起肝损伤的物质**　氟烷、六氯苯。

**5．引起硬皮病的物质**　氯乙烯、石英。

**6．引起肾损伤的物质**　汞及其他重金属。

**7．引起甲状腺炎的物质**　多氯联苯、多溴联苯。

#### （二）自身免疫性损伤的表现

自身免疫性疾病可能是组织特异性的，这种损伤发生在特异性的组织或特定器官；这种损伤也可能是非特异性的，这时的体征和症状与多种组织和多个器官有关系。自身免疫性疾病所累及的器官或者组织与引起损伤的化学物质相关，所涉及的分子、细胞或者组织包括：细胞核

（特异性针对于组蛋白或者单链 DNA）、线粒体、免疫球蛋白（主要是 IgG）、红细胞、淋巴细胞、中性粒细胞、血小板、横纹肌（胆碱能受体）、平滑肌、皮肤（基底膜）、结缔组织（关节滑膜）、甲状腺（甲状腺蛋白）、肾（肾小球和肾小管基底膜）、中枢神经系统（髓鞘）、肺和肝。在引起自身免疫性损伤中，细胞免疫应答及体液免疫应答都参与其中。

不同外源化学物质引起的自身免疫性损伤类型不同，涉及的自身免疫性疾病包括：系统性红斑狼疮、免疫复合物型肾小球肾炎、溶血性贫血、血小板减少性紫癜、硬皮病、天疱疮、甲状腺炎、重症肌无力、多发性硬化和类风湿关节炎等。不同疾病受攻击的抗原不同，举例如下：①重症肌无力，主要涉及的是胆碱能受体，尤其是与神经肌肉接头部位相关的胆碱能受体受到免疫系统的攻击；②多发性硬化，神经纤维的髓鞘受到攻击；③类风湿关节炎，主要是结缔组织，关节腔内的滑膜受到攻击。

## 二、自身免疫性损伤的机制

有关自身免疫性疾病发生的机制研究提示，在该类疾病中出现两种主要的细胞类型，一种是主要表达 CD5 的 B 细胞，这种细胞主要是胚胎期出现，但是发生自身免疫性疾病后，这类细胞增加，产生高水平的 IgM，而且大多数是自身抗体。而不表达 CD5 的 B 细胞在受到经抗原刺激活化的 T 细胞作用后，主要产生 IgG、IgA 和 IgE。另一种是能够针对自身抗原有所识别的 T 细胞，正常状态下，大多数此类细胞在胸腺中经过阴性选择，凋亡清除。有少数可以存活，并且进入外周，但基本上以一种无活性的状态存在。

自身免疫性损伤的出现一般认为是两种情况出现，一种是出现新的抗原，这种抗原在 T 细胞选择过程中在胸腺没有遇到过，往往可能有佐剂活性的物质与抗原肽结合，例如甲状腺出现的甲状腺球蛋白，这时 T 细胞能够被激活，产生免疫应答。另一种是失能的自身识别细胞的激活，也就是自身耐受破坏，往往是体内发挥免疫抑制功效的细胞因子或者细胞数量减少、功能降低。如 Treg 细胞活性降低或者数量减少，IL-10、TGF-b 等抑制性细胞因子水平下降。

芳香烃受体可能是一些化学物质引起免疫耐受破坏的一个环节。亲脂性的配体通过被动扩散穿过细胞膜进入细胞后，配体与胞质中的 AhR 结合，配体与受体结合引起受体构型改变，暴露出核定位序列，复合物进入细胞核，在核内 AhR 与芳香烃受体核转录因子（ARNT）在目标基因的上游结合并且在二噁英应答元件（DREs）的指导下影响转录。AhR 可能通过以下机制影响 Treg 的分化：降低 T 细胞 CD62L 的表达，调节 FoxP3 的表达，调节树突状细胞抗原的递呈。树突状细胞的抗原递呈过程在初元 T 细胞向调节 T 细胞转化的过程中发挥重要的作用。TCDD 诱导的 AhR 活化引起 T 细胞 CTLA-4 的表达增加，这会诱导耐受性树突状细胞形成，在缺乏适当的细胞因子环境下，树突状细胞会诱导克隆清除、失能或者耐受性调节 T 细胞，另外来源于 AhR 的信号会上调 TGF-b 信号，增强调节 T 细胞的扩增和功能。

AhR 在 Th17 细胞的分化中也发挥重要的作用，Th17 细胞会促进免疫应答，而 Treg 细胞降低免疫应答活性。因此，Treg/Th17 细胞的平衡在有效的免疫应答和维持自我耐受以免出现慢性感染和自身免疫中是很重要的，很多研究也都证实 AhR 通过调节细胞因子环境来影响 Treg/Th17 细胞的平衡，这也跟 Treg 和 Th17 细胞的分化条件有关，TGF-b 会诱导 Treg 的分化，但是 TGF-b 和 IL-6 同时存在会诱导 TH17 的分化，因此不同的细胞因子环境会影响初元 T 细胞向不同类型细胞亚型的转化。

在体外研究中，雌激素受体对于免疫细胞主要表现出抗炎效应，相反，对于体内的研究却发现，雌激素受体缺乏对系统性红斑狼疮具有保护作用。在一些动物模型中，雌激素受体促进 B 细胞介导的自身免疫性疾病，与雄激素去除的效果类似，雌激素通过诱导选择性 T 细胞低反应性和 B 细胞的高反应性来扰乱 T 和 B 细胞的平衡。

自身免疫性损伤的效应过程类似于Ⅱ型和Ⅲ型超敏反应，当免疫系统活化后，激活 $CD8^+$

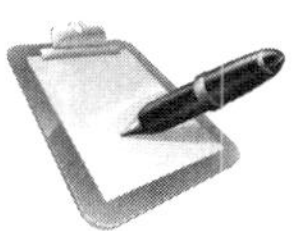

细胞毒T淋巴细胞（CTL），CTL细胞直接破坏和溶解组织细胞的细胞膜。活化的免疫细胞会释放细胞因子，如TNF-b杀伤敏感细胞；IFN-g增加抗原递呈细胞表面MHC Ⅰ类分子的表达，这有助于进一步活化CTL细胞；趋化因子会吸引巨噬细胞达到损伤部位，进一步释放前炎症因子直接或者间接破坏组织细胞。在这个过程中，细胞的损伤是多种途径引起的，包括抗体依赖的细胞毒作用、补体依赖抗体介导的细胞毒作用以及CTL的直接和间接作用。

### 三、诱发自身免疫的评价方法

机体在外源性物质的干扰下，出现自身免疫性疾病，在临床上可以清晰的诊断，但是由于这个过程的机制不清，而且发生自身免疫性疾病可能与机体的遗传易感性有关，因此目前还没有完善的动物模型可以模拟出完整的病理过程。与免疫抑制不同，仅仅是免疫系统部分或者全部的激活并不是导致自身免疫性损伤的全部前决条件，所以科学家们正在通过部分模拟自身免疫性疾病发生过程中局部特征性的改变来筛选可能引起自身免疫性损伤的物质，这些方法依然在研究和讨论中，并没有形成共识性的评价方法和模型。

腘窝淋巴结实验（PLNA）是目前研究较为广泛的一个实验，将待检测物质皮下注射到小鼠或者大鼠的足跖部，6 ～ 8天后，取出腘窝淋巴结（PLN）并与对照侧的淋巴结进行对比，淋巴结重量和细胞数量的增加表明该物质具有刺激免疫活化的效果。在过去的20多年间，对130多种化学物质进行了测定，但是目前依然没有完全获得验证和认可。还有一些学者改进形成报告抗原PLNA法，在这个方法中，将受试物与报告抗原同时给予动物，其后除了检测腘窝淋巴结的变化外，还会检测报告抗原的抗体，作为判定自身免疫性损伤的依据。利用三硝基苯和三硝基苯卵白蛋白结合物来分别代表非T细胞依赖性抗原和T细胞依赖性抗原，用于区分待测化学物质究竟是佐剂活性、刺激活性还是免疫致敏。

完整动物模型的应用也还在进一步深入研究中，认为具有遗传易感性的实验动物有非肥胖糖尿病小鼠（NOD）、新西兰黑小鼠（NZB）和新西兰白小鼠（NZW）杂交的子一代（$F_1$）以及MRL/lpr小鼠。此外，自身免疫性脑脊髓炎是一种研究自身免疫性损伤的模型，病理损伤类似于多发性硬化，但是对于筛选具有自身免疫性损伤活性的化学物质应用还不多。BN大鼠也是一种目前应用于研究的模型，给予氯化汞能够诱导出层粘连蛋白和胶原蛋白Ⅵ的自身抗体，模拟自身免疫性肾小球肾炎。

## 第六节　免疫毒性评价方案

由于免疫系统组成的复杂性和免疫细胞及免疫分子的功能多样性，加上免疫毒性化学物质种类繁多、结构各异、毒性机制复杂，目前尚无一种免疫毒理学实验方法能够充分满足对外源化学物质免疫毒性的检测需要。为全面准确地检测外源化学物质的潜在免疫毒性和研究其免疫毒性机制，不同国家或组织分别设计了多个检测免疫毒性的体内/体外实验组合方案，如美国国家毒理学规划委员会（National Toxicology Program，NTP）的小鼠免疫毒性检测方案、美国食品药品管理局（FDA）评价和研究中心（CDER）的免疫毒理学评价方案和世界卫生组织（WHO）推荐的人群免疫检测方案等。各方案检测对象和检测目的不同，试验组合项目各有侧重。尽管在免疫毒性检测项目中，传统的毒理学终点如器官重量、免疫细胞构成及细胞亚类的数目仍然占有重要地位，但最敏感的指标还是激发各类免疫细胞对外源刺激产生应答功能方面的实验。

### 一、美国国家毒理学计划推荐的方案（NTP方案）

主要用于免疫抑制检测。采用分级检测形式，一级实验主要用于筛查和鉴定潜在的免疫毒

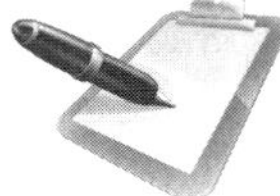

性化学物质；二级实验则用于进一步证实其免疫毒性或进行机制研究。检测项目见表 12-1。

表 12-1　美国 NTP 推荐的小鼠免疫毒性检测方案（1988）

| 实验分级 | 检测项目 | 检测内容 |
|---|---|---|
| 一级 | 免疫病理 | 血液学——白细胞总数及分类 |
| | | 脏器重量——体重、脾、胸腺、肾、肝 |
| | | 组织细胞学——脾、胸腺、淋巴结 |
| | 体液免疫 | 对 T 细胞依赖性抗原的（sRBC）IgM 抗体生成细胞数 |
| | | 对有丝分裂原 LPS 的反应 |
| | 细胞免疫 | 对有丝分裂原 Con A 的反应及混合淋巴细胞反应 |
| | 非特异性免疫 | NK 细胞活性 |
| 二级 | 免疫病理 | 脾 T、B 细胞数 |
| | 体液免疫 | 对 T 细胞依赖抗原的（sRBC）IgG 抗体生成细胞数 |
| | 细胞免疫 | 细胞毒 T 细胞（CTL）溶细胞作用和迟发型变态反应（DTH） |
| | 非特异性免疫 | 巨噬细胞功能 |
| | 宿主抵抗力 | 对不同肿瘤和感染因子的抗性 |

## 二、WHO 推荐的评价方案

主要用于人群免疫毒性检测，内容包括七个方面，对于外源化学物质的人体健康风险评估有十分重要的意义。此外，20 世纪 80 年代美国国家研究委员会（National Research Council，NRC）也提出过一个人群免疫毒性检测的三阶段方案：所有接触免疫毒物的人均需进行第一阶段检测，对在第一阶段检测中发现异常的人及部分接触人群进行第二阶段检测，第二阶段检测中发现有异常的人再进行第三阶段检测。

对于暴露于环境或工作场所中免疫毒性化学物质的患者需要进行临床检测以协助诊断，项目包括：检测血清免疫球蛋白含量；T 细胞和 B 细胞亚群分析；T 细胞和 B 细胞对某些特定刺激物如血凝素、刀豆蛋白 A 和脂多糖等的反应性增殖能力；血清自身抗体或抗核抗体等。然而，因免疫系统的复杂性和多种检测正常范围的难以界定性，这种诊断并非易事，首先要排除感染等引起的免疫功能紊乱，其次要考虑各种药源性免疫功能失调，还要注意年龄、性别等因素造成某些免疫检测指标的波动或变化，应设立适当的对照，避免因某一次测定结果异常而匆忙定论。

## 三、ICH 推荐的评价方案

根据新药研究的特点而制定，主要特点有：

1．采取依照研究目的和进展循序渐进的策略，分阶段确定是否需要进行相应的免疫毒性检测或研究项目，具有较大的灵活性，可在确保研究质量的前提下减少或避免一些不必要的试验项目，加快新药研究速度。

2．研究项目上除检测免疫抑制、超敏反应和自身免疫外，还要求检测药物的免疫原性（immunogenecity）和不良免疫刺激性（adverse immunostimulation）。前者指药物及其代谢产物无需与其他蛋白质大分子偶联就能诱导机体产生特异性免疫应答的能力。药物的免疫原性越大（如蛋白质和多肽类药物），越有可能引起超敏反应或自身免疫性疾病。此外，一些具有免疫原性的药物可引起抗药免疫反应（antidrug immune response），影响药物在体内的药效学或药

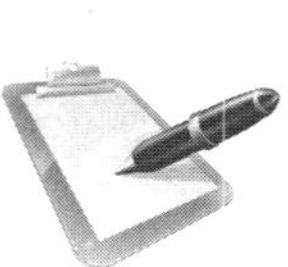

动学过程。例如某些糖尿病患者体内可产生抗胰岛素抗体，降低外源性胰岛素的疗效。药物的不良免疫刺激指药物对免疫系统某些成分产生的抗原非特异性的不当或难以控制的刺激，可能与药物具有一定的免疫佐剂作用或引起慢性炎症等有关。由于经皮或经呼吸道给药时的药源性超敏反应较多，因此对采用上述两种给药途径的药物均应进行致敏性试验。在免疫抑制毒性检测方面，若在常规的非临床毒理学研究中发现下列潜在性免疫毒性表现，应怀疑有免疫抑制作用并需进一步研究：① 骨髓抑制如白细胞减少、淋巴细胞减少、全血细胞减少等；② 免疫器官重量或组织学改变如胸腺、脾、淋巴结或骨髓细胞过少；③ 血清球蛋白降低；④ 感染或肿瘤发生率增加。

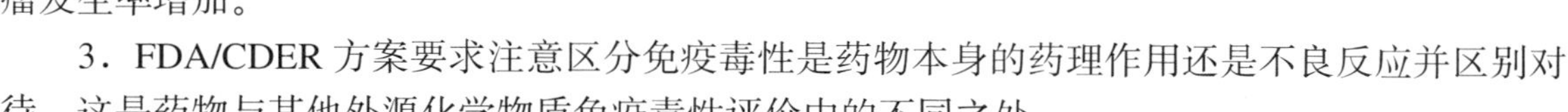

3．FDA/CDER 方案要求注意区分免疫毒性是药物本身的药理作用还是不良反应并区别对待，这是药物与其他外源化学物质免疫毒性评价中的不同之处。

## 四、我国推荐的实验动物免疫毒性检测方案

参考国外学者推荐的免疫毒性检测方案，根据我国实践工作的具体情况，北京医科大学薛彬教授领衔的团队于 1991 年推荐了国内进行免疫毒性检测的方案（表 12-2）。

**表 12-2　国内推荐的实验动物免疫毒性检测方案（北京医科大学毒理室，1991）**

| 项目 | 检测内容 |
|---|---|
| 病理毒性 | 脏器重量——体重、脾、胸腺<br>一般血液学检查——白细胞总数及分类 |
| 体液免疫 | 对胸腺依赖抗原——羊红细胞的抗体空斑反应（PFC）<br>血清抗体滴度（血凝法、ELISA 法）<br>用有丝分裂原（LPS）刺激淋巴细胞转化 |
| 细胞免疫 | T 细胞数<br>用有丝分裂原（Con A、PHA）刺激淋巴细胞转化<br>迟发型变态反应（DTH） |
| 巨噬细胞功能 | 单核巨噬细胞对碳粒的廓清能力<br>腹腔巨噬细胞吞噬功能 |
| 宿主抵抗力 | 对肿瘤细胞的敏感性（$TD_{10\text{-}20}$）<br>对内毒素的过敏反应（$LD_{10\text{-}20}$） |

（魏雪涛）

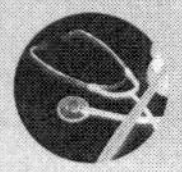

# 第十三章 神经毒性

## 第一节 概 述

### 一、神经毒理学和神经行为毒理学

神经毒理学（neurotoxicology）是研究环境因素（主要是化学元素）对机体的神经系统结构和功能产生损伤效应，包括神经毒物的代谢、对神经系统的损伤效应及特性，并研究相关生化及分子生物学机制的一门学科，与神经科学有着密切的联系，已成为神经生物学研究领域的热点。

神经行为毒理学（neurobehavioral toxicology）作为神经毒理学的重要研究方法和内容之一，主要研究环境因素特别是低剂量长期接触外源化学物质对机体的神经行为及机体心理功能的毒性效应。目前已成为筛选神经毒性化学物质及药物的重要方法，是评价化学物质神经毒性非常灵敏的、早期的重要指标。

### 二、神经系统的解剖和生理学特点

神经系统具有独特的解剖和生理学特点，这些特点与外源化学物质的神经毒性有密切的关系。

1．机体各器官系统中，以神经系统的功能最复杂，反应最迅速，和其他器官系统的联系最广泛，所有生理功能均受神经系统影响或控制。毒物作用于神经系统后，临床上较早表现出毒性效应。对神经毒性系统的毒性可影响机体多个器官系统，而其他系统功能失调反过来也会改变神经系统的功能。

2．中枢神经系统具有较高的新陈代谢率。正常成人脑只占体重的2.5%，而脑供血占全身供血量的15%；脑的耗氧量占全身耗氧量的20%。因此，中枢神经不仅受到化学物质直接损害而发生功能和形态的改变，还易受缺氧、缺血和低血糖的影响而间接受到损害。

3．神经系统中存在着神经递质系统，包括神经递质前体、合成酶、贮存囊泡、递质运输、释放和摄取、受体、灭活和降解酶等，均可成为神经毒物的靶。

4．神经系统主要由两大类细胞构成，一类为神经元细胞，另一类为神经胶质细胞。神经元细胞主要是发放和传导神经冲动，而胶质细胞的功能是多方面的，对神经元形态、功能的完整性和维持神经系统微环境的稳定有重要作用。中枢神经系统包含血-脑屏障（blood-brain barrier，BBB），而外周神经系统存在血-神经屏障（blood-nerve barrier，BNB）系统，这些结构在物质转运方面具有重要作用。发育中的中枢神经系统由于特定部位的血脑屏障没有发育完全，因此对于血脑屏障可阻碍的化学物质，如重金属等在婴幼儿和成人暴露，可能导致不同的神经毒性。

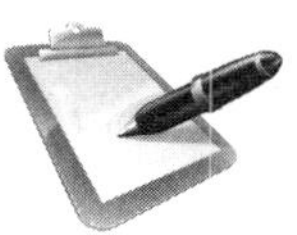

5．神经元再生能力差。一般认为成人的神经元不进行细胞分裂，受外源性化学物质损害而死亡的神经元不能再生，受损部位由胶质细胞增殖来填充，神经元原有功能无法再恢复。而轴突受到损伤，若神经元胞体仍然存活，则轴突可以再生，但速度缓慢。

## 第二节　神经系统毒作用的临床表现

在外源化学物质中毒时，中枢神经系统症状甚为常见。根据机体神经系统的不同反应，可粗略把神经系统损伤分为器质性损害、功能性紊乱和行为改变。化学物质中毒时引起中枢神经系统病变的临床表现主要有：

### 一、中毒性神经症

中毒性神经症（toxic neurosis）是由毒物引起的以脑功能失调和精神障碍为主的疾病。毒物作用于人体首先引起大脑皮质兴奋、抑制、功能失调和自主神经功能紊乱。临床上出现不同程度的神经兴奋和神经抑制症状，此类变化是可逆的。常见的临床表现为神经衰弱综合征、易兴奋症及自主神经功能紊乱等。由于个体神经类型不同，对毒物的反应也不同，临床表现各异，体检和实验室检查往往没有明确的阳性结果，在诊断上缺乏特异性。

中毒性神经衰弱综合征的症状以疲乏为主，包括头痛、头晕、无力、肌肉关节酸痛、失眠、记忆力减退等，是很多慢性中毒的早期症状和轻度中毒的表现。

### 二、中毒性脑病

中毒性脑病（toxic encephalopathy）是由毒物引起的中枢神经系统器质性病变，可有各种不同的临床表现。多为大脑弥漫性充血、水肿、点状出血、神经细胞变性、坏死、神经纤维脱髓鞘等病理变化。病变由大脑皮质向下扩展。大脑皮质如有广泛损害可出现脑萎缩。

急性中毒性脑病常见于神经毒物急性中毒，早期症状变化多样，表现为头痛、头晕、乏力、恶心、呕吐、嗜睡等；也有起病以精神症状为主的，如出现癔症样表现，狂躁、幻觉、精神兴奋或抑制等。随着病变进展，患者有幻觉、意识障碍等，以及颅内压增高征象（头痛剧烈、呕吐频繁、躁动不安、昏迷、反复抽搐、去大脑强直、瞳孔改变、血压上升、脉搏及呼吸变慢等）。小脑幕切迹疝形成时，瞳孔不等大，呼吸不规则，呼吸突然停止。急性中毒性脑病因属弥漫性病变，往往缺乏局限性体征。如有脑局限性损害，多为轻偏瘫，锥体外系体征、运动性失语、皮质性失明。急性中毒性脑病可恢复正常。如恢复不全，可能遗留精神症状、智力减退、呈去大脑皮质状态等。

神经毒物四乙基铅、有机汞、有机锡、溴甲烷等中毒后，常经数小时乃至数日的潜伏期后才出现症状；而窒息性毒物如一氧化碳、亚硝酸盐、甲烷、二氧化碳、氰化物等中毒后发病迅速。

慢性中毒性脑病常由神经毒物慢性重度暴露引起。临床类型有：①震颤麻痹综合征：震颤可先在单侧肢体发生，以后累及对侧肢体、下颌、舌肌等。肌张力增强，严重者可出现“小书写症”“慌张步态”等。患者常有言语不清且单调，表情淡漠等。病变在黑质和纹状体。如严重的锰、二硫化碳等中毒。②中毒性精神分裂症：淡漠、定向障碍、幻觉、错觉、妄想、兴奋躁动、恐惧、精神错乱、破坏伤人等，如四乙基铅、二硫化碳、汽油等中毒。③中毒性痴呆：开始为神经衰弱综合征，以后逐渐加重，有情绪不稳、幻觉、妄想、记忆极度减退、理解力衰退、语无伦次、生活不能自理，气脑造影可见脑实质萎缩，脑电图有明显异常。如严重的慢性铅、铊、有机汞及锰中毒等。

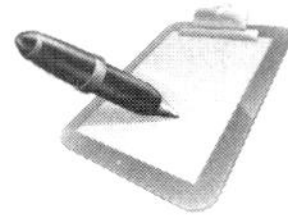

### 三、中毒性神经炎

中毒性神经炎（toxic neuritis）是由化学毒物所致的周围神经病，可表现为单神经炎或多神经炎。累及脊神经多于脑神经，多神经病（炎）多于单神经炎。单神经炎为毒物损害某一周围神经，如铅中毒的桡神经麻痹，三氯乙烯中毒的三叉神经麻痹。中毒性多发性神经炎可在急性中毒最初几天发生，如铊中毒、一氧化碳中毒。砷、有机磷农药等中毒，多在发病后 2 ～ 3 周才出现，称为迟发型神经炎。受累肢体远端感觉异常，多呈手套、袜套样分布。运动障碍也以远端为重，肌张力降低、反射减弱和肌萎缩，也可伴有自主神经功能障碍、肢体远端皮肤温度降低、发绀、多汗、水肿。

## 第三节　神经损伤类型

依据外源化合物引起的神经系统损伤的靶点，可将神经损伤分为以下几种类型：

### 一、神经元损伤

一些毒物对神经元呈特异损伤，严重时可导致神经元死亡。神经元一旦丢失则不可修复，而且树突及轴突的髓鞘均出现变性，这些改变可见于周围神经及中枢神经系统。神经元开始出现损伤，继之发生凋亡或坏死，最终导致永久性丢失。化学物质可选择性地损伤一类神经元，也可选择不同神经元的亚群，表现为弥漫性脑病，并伴发整个功能障碍。但具有选择性毒性或者仅影响亚群神经元的神经毒物也可仅表现一种特殊的功能障碍。如甲基汞中毒时，临床表现根据接触毒物的程度及年龄的不同表现不一致，儿童尤其在宫内接触甲基汞可见广泛的神经元丢失，严重时可导致智力迟钝及麻痹。在成人最严重的损伤为视皮层的神经元及小脑皮质内层小粒细胞神经元，出现明显的运动失调。而三甲基锡中毒在人可表现严重不可修复的边缘 - 脑综合征（limbic-cerebellar syndrome），在灵长类也可表现相似的行为变化，主要病变为弥漫性神经元损伤。此外，海马神经元、神经节细胞以及耳蜗毛细胞对三甲基锡的毒性也非常敏感。

### 二、轴索损伤

神经毒性原发损伤部位在轴索而产生的中毒性神经功能障碍称为轴索病（axonopathy）。轴索及包围轴索的髓鞘均发生变性，但神经元的胞体完好无损。过去将“返死神经元病”称为轴病，认为毒性作用部位包括神经元细胞体及远端轴索从突触返向细胞体发生进行性变性。后来大量研究充分表明，轴索病与“返死性神经元病”具有不同的损伤顺序。轴索病由沿整条轴索的某点发生“化学性横断”样变性，轴索的远端以生物学方式与胞体分离，产生变性。由于长轴索较短轴索毒性损伤的靶点多，所以长轴索易受毒物损伤出现轴索病。中毒性轴索病易发生于远端轴索，因此称为“中枢 - 周围远端轴索病”。中枢、周围神经系统长轴索损伤常见于后束的上行性感觉或下行性运动轴索以及周围神经系统长感觉及运动轴索，但中枢神经系统的轴索变性与周围神经系统的轴索变性完全不同，在同样的损伤条件下，周围神经系统的轴索变性可部分修复，或损伤较轻时可完全修复，而中枢神经系统则不能再生。导致轴索病的神经毒物很多，包括许多工业化学品、农药、某些食物添加剂、治疗用药物、金属等。另一类比较特殊的轴索病是微管相关性神经毒性（microtuble-association neurotoxicity），这类轴索病并不是轴索受到损伤，而是化学物质干扰了微管的聚合和解聚导致的周围神经病。微管在维持神经元的轴索运输过程中起到非常重要的作用。微管蛋白（二聚体）组装形成微管的同时，微管蛋白又从微管解聚脱离，微管的组装和解聚处于动态平衡的状态。有些化学物质可以破坏这个动态平衡的过程。如秋水仙碱可以抑制微管蛋白组装形成微管；而紫杉醇则使得微管更稳定，微管

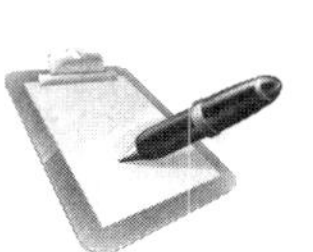

蛋白不易于从微管解聚从而导致轴索的功能受到损伤，最终导致周围神经病。

常见的轴索病如有机磷三磷甲苯磷酸酯引起的中枢周围远端轴索病，此种轴索病并非胆碱能中毒。

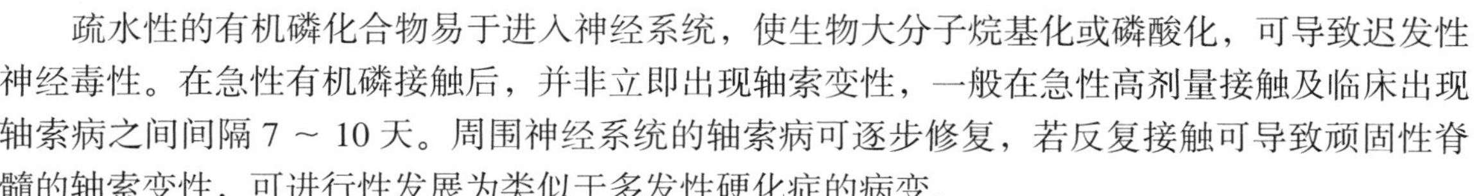

疏水性的有机磷化合物易于进入神经系统，使生物大分子烷基化或磷酸化，可导致迟发性神经毒性。在急性有机磷接触后，并非立即出现轴索变性，一般在急性高剂量接触及临床出现轴索病之间间隔 7 ～ 10 天。周围神经系统的轴索病可逐步修复，若反复接触可导致顽固性脊髓的轴索变性，可进行性发展为类似于多发性硬化症的病变。

## 三、髓鞘损伤

髓鞘是神经元轴突的电绝缘结构，缺乏髓鞘可使神经传导延缓，导致邻近的神经元间的神经冲动异常。毒物可导致髓鞘层分离（髓鞘内水肿）以及选择性的髓鞘丢失（脱髓鞘）。髓鞘内水肿可由于髓鞘碱性蛋白 mRNA 转录水平改变引起，在发展的早期可修复。进而可发展为节段性脱髓鞘，使轴索丧失髓鞘。化学物质直接作用于髓鞘细胞也可以导致节段性脱髓鞘。在节段性脱髓鞘后，周围神经系统常由施万细胞将裸露的轴索再髓鞘化，而中枢神系统仅在有限的范围进行再髓鞘化。在周围神经节段性脱髓鞘后再髓鞘化涉及多个施万细胞，结果结间长度（郎飞结间的距离）明显短于正常长度，是脱髓鞘的永久性改变。

有些导致脱髓鞘的化合物可引起人的神经毒性，且许多这类化学物质已用于研究导致神经系统脱髓鞘的过程及再修复的过程。通常脱髓鞘在功能上的改变取决于脱髓鞘的范围，即脱髓鞘是否局限于中枢神经系统或周围神经系统，或是更广泛的脱髓鞘效应。弥漫性中毒性脱髓鞘导致的髓鞘病，可产生严重的神经病；如局限于周围神经系统，则仅表现为周围神经病的毒性表现。如铅可导致动物出现明显节段性脱髓鞘改变。虽然成人慢性铅中毒易导致周围神经病，电生理可观察到神经传导减慢，而组织病理学提示为轴索损伤。

## 四、神经递质相关的神经毒性

在中枢神经系统内通过突触进行细胞间通讯。轴突释放的神经递质与突触后膜上的受体结合后调节离子通道或激活第二信使系统，使应答细胞发生变化。

许多神经毒物产生毒性主要是造成神经系统细胞、组织结构的损伤。而在某些情况下，有些化学物质可引起神经系统的功能障碍，但未见细胞结构的改变。这些化合物主要使神经传递过程发生改变。许多不同的天然毒素及合成的药物可干扰神经细胞间特异的通讯机制。有些化学物质可通过影响递质合成、储存及释放，并干扰递质的灭活和清除、递质与受体的结合，阻滞或放大突触的传递或干扰第二信号系统。这些化合物的急性效应直接与效应部位的化学物质浓度有关，即与化学物质的血浆浓度有关。许多结构类似的化学物质具有与神经递质相似的作用，如某些化学物质能模拟交感神经系统的神经传导过程（拟交感神经化学物质）。

## 五、与神经胶质细胞相关的神经损伤

中枢神经系统中最多的神经胶质细胞是星形胶质细胞，其作用主要为支持神经元，星形细胞对神经元的保护作用主要有两方面：一方面星形胶质细胞覆盖在脑毛细血管周围形成血 - 脑屏障；另一方面星形胶质细胞在谷氨酸代谢中起到重要的作用，形成功能防护。谷氨酸是一种兴奋性神经递质，在脑缺血或其他病理情况时，主要由于谷氨酸过量释放，过度激活兴奋性氨基酸受体，导致神经元死亡。星形胶质细胞可高亲和性地摄取谷氨酸，并通过谷氨酰胺合成酶转化为谷氨酰胺，在铵离子（$NH_4^+$）存在的条件下动态平衡控制细胞外谷氨酸的浓度，因此对神经元有保护作用。在急性缺氧、低血糖、肝性脑病、创伤性脑水肿以及高碳酸血症等情况下，星形胶质细胞功能发生改变，使细胞内氨基酸外流，导致神经元损伤或死亡。

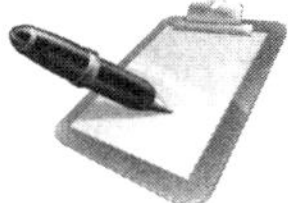

星形胶质细胞还参与中枢神经系统的免疫反应，用脂多糖处理新生小鼠的脑原代培养的星形胶质细胞后，星形细胞可分泌白细胞介素 1（IL-1），因 IL-1 可促使 IL-2 分泌及 IL-2 受体在 T 细胞的表达，因此 IL-1 可活化脑内的 T 细胞。此外，星形胶质细胞可分泌 IL-3 样细胞因子及粒细胞 - 巨噬细胞刺激因子，这些因子也参与免疫反应过程。

## 第四节　迟发性神经毒性

迟发性神经毒性（delayed toxicity）指神经中毒反应发生之后 8 ~ 14 天，再次产生脊髓和周围神经远端轴索损伤，出现较持久的神经中毒反应，主要表现为弛缓性麻痹或轻瘫，而后出现脊髓损伤体征，如共济失调或强直等。迟发性神经毒性中神经细胞损伤的特点是轴索变性，引起继发性髓鞘变化。迟发性神经毒性多见于有机磷农药中毒后，此类农药为胆碱酯酶抑制剂，但并非所有的有机磷类农药均有迟发性神经毒性作用。

### 一、迟发性神经毒性的表现

动物迟发性神经毒性的表现开始呈全身无力状态，下肢衰弱。后出现步态异常或运动共济失调，逐步发展为站立困难，甚至下肢活动受限，下肢弛缓性麻痹或轻瘫，一般从下肢远端开始，后扩展至下肢近端，最后可见脊髓损伤表现，如运动共济失调和痉挛。人的迟发性神经毒性表现为坐骨神经麻痹，中毒程度轻者多呈弛缓性麻痹，一般 2 年左右可恢复。严重者呈痉挛性麻痹，可持续多年，有的甚至持续至死亡。

迟发性神经毒性坐骨神经及脊髓最常见的组织病理学改变为轴突的肿胀，继之发展为轴突的退行性变性，可见空泡化，凝聚及碎片化，最后可见髓鞘降解或消失。严重病变可见脊髓组织结构的部分消失。在中毒反应出现的第一天，脊髓的白质已出现异常结构变化。在开始期，轴浆的滑面内质网出现空泡扩张，正常的囊胞结构呈管样伸长，并伴随空泡结构增殖形成致密的堆积，同时出现正常的神经细丝轴的亚结构减少，而且有一部分形成颗粒样碎片。在退行变末期，髓鞘破碎成为螺纹状或卵圆形。轴浆改变在灰质的突触前的终端较脊髓白质者明显增多。有些神经终端明显增大，而且最多的结构异常为增殖的囊胞成分的聚积及凝集。扭曲的神经细丝结构也可在突触前终端见到，较多的见于致密的亚细胞结构。

迟发性神经毒性的种属差异较为明显，主要由于此类化合物在不同的物种体内的代谢动力学不同。人最敏感，动物以成年母鸡最敏感，猫次之，大、小鼠敏感性低。如对溴磷，在大鼠及小鼠体内代谢转化快，且代谢产物迅速经尿排出，故对其不很敏感，而在母鸡及猫体内代谢转化及排出体外的速度仅为小鼠的 1/31，所以母鸡及猫对其比较敏感。

影响迟发性神经毒性作用发生的主要因素有：①有机磷化合物的结构及剂量大小，接触频率和持续的时间；②染毒方式（经口或经皮）；③有机磷化合物在不同种属机体内的生物转化及代谢动力学差异。

### 二、迟发性神经毒性的机制

最初对迟发性神经毒性作用的机制认识，是基于成年鸡的实验所见到的有机磷化合物引起的神经麻痹与人神经病靶酯酶抑制的表现一致，认为迟发性神经毒性作用的机制为神经病靶酯酶（NTE）持久的抑制。后来发现有机磷酸酯与神经系统中非靶蛋白（丁酰胆碱酯酶和神经病靶酯酶）亲和力较强，在急性暴露中毒时与有机磷酸酯类结合后，可暂时贮存。此后非靶蛋白结合的有机磷酸酯类逐步被释放，通过蛋白转运过程到达神经毒靶组织，并逐渐蓄积，当达到中毒作用阈剂量时，即出现中毒效应。神经细胞变性及溶酶体膜受损与迟发性神经毒性作用也有关，同时可见血浆中酸性磷酸酶活性增加。另外，有机磷化合物对神经细胞中快速轴浆运转过程有干扰作用，致使快速轴浆运转发生障碍，对迟发性神经毒性的出现也有一定的作用。

目前的研究表明，在有机磷酸酯引起的迟发性神经毒性的过程中，神经病靶酯酶的老化起到关键的作用。涉及如下步骤：第一步：神经病靶酯酶老化；第二步：钙稳态的失衡，引起依赖钙激活的中性蛋白酶（calcium-activated neutral protease，CANP）的活化；第三步：CANP引起远端轴索的降解。

### 三、可导致迟发性神经毒性的化学物质

具有迟发性神经毒性作用的有机磷化合物有三磷甲苯磷酸酯（TOCP）、丙胺氟磷、丙氯磷（DFP）、对溴磷（即溴苯磷）、三硫磷、苯硫磷（EPN）、脱叶磷（DEF）、皮蝇磷、壤虫磷、草特磷（DMPA）、敌敌畏和敌百虫等。

### 四、迟发性神经毒性的研究方法

1975 年 WHO 已将迟发性神经毒性实验列入有机磷农药毒性实验的评价项目。对于有机磷化合物的迟发性神经毒性的评价，OECD 发布有相关的毒性实验指南（OECD 418 和 OECD 419）。

迟发性神经毒性实验的要点如下：

选用遗传背景明确、健康、步态正常的标准品系母鸡（来航鸡），鸡龄 8 ～ 12 个月，体重 1.5 ～ 2.0 kg。

一般设高、中、低三个剂量组，阳性对照组和阴性对照组。高剂量一般采用最大耐受剂量，观察期结束时可引起实验动物胆碱酯酶活性下降，以及部分动物死亡。低剂量可能引起或不引起迟发性神经毒症状，其剂量一般为高剂量的 1/5 至 1/10。在高低剂量之间设中剂量组。阳性对照组可用 TOCP，剂量为 500 mg/kg。每剂量组母鸡数量应保证在观察结束时存活至少有 6 只。

通常采用经口染毒。隔夜禁食，经口染毒前 10 min 内，所有实验动物均肌内注射 10 mg/kg 硫酸阿托品作保护处理。

急性实验观察期一般为 21 天。如未见异常反应或有可疑反应时，需再次进行短期重复染毒实验，连续染毒 28 天，继续观察 14 天。到期处死动物做组织病理学检查。如特殊需要，部分动物可延长 2 ～ 4 周或更长时间，观察恢复情况。亚慢性实验是连续染毒 13 周并观察，停止染毒后再观察一周。

每天观察记录实验动物的外观体征、行为活动，特别是动物的站立和运动姿势及运动失调程度。迟发性神经毒性体征的分级标准为：Ⅰ．步态稍异常；Ⅱ．步态严重异常；Ⅲ．能以跗站立；Ⅳ．不能站立。一般迟发性神经毒性反应在第 7 ～ 10 天开始出现并逐渐加重。每周称体重一次。

于染毒后两个时间点（一般为染毒后 24 小时和 48 小时，如果化合物在体内代谢缓慢，则在染毒后 24 小时和 72 小时两个时间点），在阴性、阳性对照组和各剂量组随机选取 6 只动物处死，检测大脑、腰髓以及坐骨神经的 NTE 活性（3 只 / 时间点）。

对死亡动物和到期处死的动物进行延髓 / 桥脑、大脑皮质、小脑皮质、脊髓的组织病理学检查。坐骨神经切片要作髓鞘和轴索的特殊染色。必要时可作电镜观察检查。

评定受试物能否引起迟发性神经毒性时，应结合所观察到的神经毒性效应和神经组织病理学检查结果综合考虑。

一般认为，对有机磷酸酯毒性评价的基本资料应包括 NTE 实验。在安全性评价中，脑乙酰胆碱酯酶的资料比红细胞乙酰胆碱酯酶更有价值。

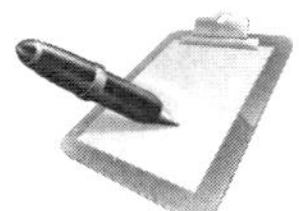

## 第五节 神经毒性研究方法

由于有些化学物质可通过多种机制作用于神经系统的多个靶点，因此需要成组的实验来评价其潜在的神经毒性。通过体内和体外实验的联合成组运用可确定化学品对神经系统的毒作用特征，探讨其毒性机制；分析剂量 - 反应和时间 - 反应关系，确定 NOAEL；并了解化学品对神经系统的效应是否可逆。

### 一、人体研究

#### （一）心理功能测定

通过心理功能测试，同时结合非特异的临床症状或体征，综合评价精神及神经的异常，可评价事故暴露、长期接触或职业暴露人群的亚临床表现。

心理功能测定量表内容包括学习、记忆、思维、智力、注意力等。心理功能测试量表选择的原则为：①已有在人群中的测试得分频数分布；②敏感性高；③重现性好，如韦氏智力量表（WAIS），韦氏记忆量表（WMS）等；④包括情感状态、智能、学习及记忆、注意力、感知能力、判断能力等较全面的行为组合。可依据实际情况调整心理功能测试组合。

常用的心理功能测定方法为 WHO 于 1983 年提出的神经行为核心测试组合（neurobehavioral core test battery，NCTB）和 Letz 等于 1986 年提出的计算机神经行为评价系统（neurobehavioral evaluation system，NES），两种方法目前均已广泛用于现场人群的测试。NCTB 包括 7 个试验，分别为情绪状态试验、手提转捷度试验、目标追逐试验、简单反应时间试验、数字译码试验、视觉保留试验和数字广度试验。NES 包括心理活动、感知能力、学习记忆、认知能力和情感 5 个维度共 17 项试验。

心理功能测定的指标多、变量多、混杂因素多、组间差异小，应选择适当的数学模型对结果进行评价，一般多采用多元逐步回归分析、协方差分析、聚类分析及因子分析以及 META 分析（meta analysis）等。

心理功能测定影响因素较多，年龄、性别、文化程度等因素对 NCTB 及 NES 测试方法的影响较明显，易出现不同程度的偏倚。但由于 NCTB 测试项目较少，NES 便于操作且对于受试者影响小，因此可能出现偏倚的机会比其他过度烦琐的量表要相对小些。

#### （二）临床观察和检查

包括临床观察或检查神经系统某些功能的改变，如感觉功能、运动功能、神经病学临床检查（如神经反射，包括病理反射）；电生理检查，如脑电图（ECG）、肌电图（EMG）、神经电图（ENG）等；利用 CT/ 磁共振、正电子发射断层扫描（PET）等观察脑定位的损伤等。一些临床实验室检查指标（临床生化）可反映神经毒性化学物质的接触水平。

### 二、动物实验

#### （一）行为毒理学实验

目前国内外还没有统一的标准的神经行为功能测试组合。美国 EPA 于 1994 年设计了一组评估神经毒性效应的功能实验组合，主要包括感觉和运动方面的实验；OECD 在感觉、运动和认知方面也推荐了一些测试方法。具体到化学物质的神经毒性评价，可依据需要选择不同的实验组合。目前，神经行为毒理学实验数据多通过图像传感器实时采集并利用专业分析软件分析

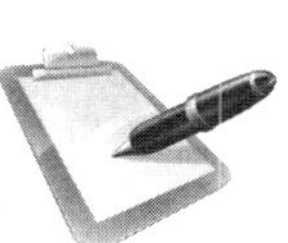

动物的行为变化，可减少人为的干扰和误差。

1．伤害性感觉（热板法、化学刺激法）、听觉辨别实验、感觉刺激实验和嗅觉定向实验等是针对不同的感觉的测试方法，对于不同的化学品，可选用不同感觉功能评价的实验。

2．运动协调功能方面的实验包括转棒实验、平面翻正实验、空中翻正实验、负趋地性实验等。

3．认知功能包括学习和记忆两方面。Morris 水迷宫实验是检测学习记忆功能时使用最广泛和最重要的研究方法之一，由 Morris 于 1984 年建立并用于检测大鼠空间辨别学习记忆。该方法也常用于啮齿类动物神经认知疾病模型验证和认知治疗可行性评估。其基本原理是利用动物天生会游泳但又恐水的特性作为基础，迫使动物找到水下隐形平台。通过训练，利用环境标志和水下平台的相对位置关系，形成稳定的空间结构认知。平台位置与动物自身的位置无关，以“异我”为参照的参考认知，形成空间参考记忆。记忆过程属于陈述性记忆，存储于边缘系统（海马、纹状体）、小脑、基底前脑以及其他脑区。相应脑区的损伤都将导致学习记忆功能的缺陷。还有很多涉及其他不同学习原理的实验方法，依据不同的化学物质可以选用相应敏感的实验方法，如操作条件反射可选用 Skinner 箱、穿梭箱等，适应性学习可选用听觉惊吓实验，经典条件反射可采用厌恶回避学习实验等。

4．其他可供选择的行为实验，如条件位置偏好实验（评价药物成瘾）、高架十字迷宫和开场实验（评价动物的焦虑情绪）、强迫游泳和动物悬尾实验（评价动物的抑郁）等。

### （二）神经学检查

神经学检查常可说明神经毒性的部位，因而是初步但也是重要的神经毒性研究方法。如通过听神经和视神经的实验评价对声和光刺激的反应；运动检查（包括肌肉检查）；反射检查（深部腱反射、巴宾斯基反射）等。

### （三）形态学检查

通过组织病理学检查神经系统的形态学变化，对确定导致毒性效应的准确解剖学部位具有重要作用。

### （四）电生理学检查

常用的检查有神经传导速度的测量以及肌电图检查。

### （五）生化检查

葡萄糖代谢有关的酶系统与能量代谢有关，离子转运有关的系统与神经冲动的传导有关，蛋白质的合成与神经系统的多种功能有关，各种亚细胞结构成分和髓鞘等均可作为相应的检测指标。辣根过氧化物酶或放射性核素标记物沿轴突或通过神经的移动可用于研究神经损伤。其他生化检查有神经系统特定部位的神经递质含量和使用激动剂和拮抗剂时与神经递质受体的结合情况等。

## 三、体外组织和细胞培养

体外的组织和细胞培养对于化学物质神经毒性的机制研究以及一些神经毒性化学物质的筛选更有优势。

### （一）体外脑片培养

脑片的体外培养是用于研究神经细胞发育的形态学和生化特性的重要方法之一。利用半固

体琼脂包被多孔培养板进行大鼠胚胎脑组织的器官培养，可用于评价外源化学物质的脑发育毒性。体外脑片培养兼具细胞培养和动物模型的优点，既满足体外培养条件易于控制，实验过程易于操作和观察的要求，又兼具体内组织结构和环境完整的优势。

（二）体外神经元、胶质细胞的培养

原代神经元和胶质细胞的培养是评价外源化学物质神经毒性的良好的体外模型。将 17 ～ 18 日龄的大鼠胚胎的大脑皮质，采用机械方法联合酶消化法分离成单个细胞，利用密度梯度离心分离得到神经元和胶质细胞，分别培养神经元细胞、胶质细胞或者联合培养，可以在体外研究外源化学物质对神经元和胶质细胞的毒性效应以及相应的毒作用机制。

（三）神经干细胞的体外培养

神经干细胞是一种未分化、能自我更新且具有多向分化潜能的神经前体细胞，在适当的培养条件下，能维持自我更新和定向分化的能力。神经干细胞可用于评价外源化学物质的神经毒性。

除此之外，还有一些其他体外培养的方法，如成神经瘤细胞系（SK-N-SH 和 SH-SY5Y；Neuro-2a/N2a）、PC12 细胞系和胶质瘤细胞系，这些细胞系是外源化学物质神经毒性机制研究的较好模型。但是体外培养毕竟不能完全模拟体内环境，因此对于外源化学物质神经毒性机制研究，需要考虑毒性作用的机制是否与体内一致，如果用于神经毒性初筛，其结果需要体内实验验证。

（蒋建军）

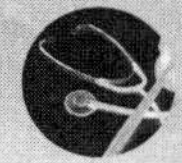

# 第十四章 管理毒理学

## 第一节 概 述

### 一、管理毒理学的定义

目前世界上大约有 7 000 万种化学合成物质，每年还有大约 2 000 种新化学物质问世。人类能够接触到的化学品在 3 万～ 8 万种。控制化学品对人体和环境造成的危害是各国政府面临的重大问题。行政管理部门通过行政立法，制订了一系列有关的法律、法规及标准，并依法进行行政执法和行政司法，加强对化学品的管理，保障人民健康和保护环境。管理毒理学（regulatory toxicology）是在毒理学家积极参与化学品安全性管理过程中发展起来的一个毒理学分支，是将毒理学的知识、技术及研究成果应用于外源化学物质的安全性管理，以保护人类免遭外源化学物质的危害，并保护环境。管理毒理学的内容包括收集、处理和评价人群流行病学和实验毒理学数据，基于对化学物质有害效应的认识，为保护健康和环境的决策提供科学依据。管理毒理学也支持毒性评价标准方案和新测试方法的发展，为改进决策程序提供科学基础。

管理毒理学是毒理学科和管理学科的结合，两者是对立统一体，互相促进。毒理学研究的成果、毒性评价和风险评估的资料和数据是管理部门制订化学物质的处置、防治法规，进行决策的科学基础。对化学物质的安全性管理中，管理部门制订的规范、程序、准则等，也要依据毒理学的知识及成果。另一方面，化学物质安全性管理的需求对毒理学研究的深入、检测方法的发展和标准化起到重要的推动作用。但是毒理学在作为科学和作为管理机构应用的目的有所不同。科学的目的是研究、探索自然现象、自然规律，是在寻求真理，具有相对活跃、崇尚争论的特点；而管理是试图影响人们的行为、规范人们的活动，它追求的是效果，具有相对稳定、要求一致的特点。毒理学对于化学物质毒作用的研究会不断深入，认识也会不断全面，经常会有新的发现和新的不同的观点出现。但管理部门不可能对其制订的规范、法规等经常改变，也不可能把有争议的问题带入法规中，只能把其管理、立法的基础建立在毒理学的普遍规律及基本被公认的观点之上，并在一定阶段的实践后进行修改。由于存在各方的利益冲突、且科学提供的信息往往不足等原因，管理者处在调解并满足各种要求和期望的压力之下，有时必须根据当时所掌握的资料做出最好的决定。科学的评价转化为法规决策可能包括非科学的考虑，包括法律的适用性，技术的可行性，费用 - 风险平衡的评价，与现行法律和公众的认知的相容性等。

### 二、化学品安全性管理

对各种化学品的管理主要采用许可（licensing）制度和登记（notification）制度。许可制度的核心是颁发许可证（licence），用于与人体直接接触的产品，如食品、药品、化妆品等。许可证本身是一种有一定时限的书面文件，由管理机关颁发，允许某化学物质上市。与“登记

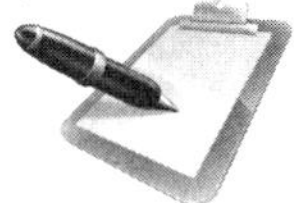

制度”不同，“许可制度”是在上市前的一种官方授权，一般包括申请、受理、评审和批准等环节。化学物质的登记制度主要用于管理工业和环境化学物质。登记制度要求在产品生产上市前向管理机构提供有关资料，并确保其尽可能地被安全使用，包括进行必要的毒性实验，采用适当的分类标签，制定安全贮存、运输和排放的措施，以及意外泄漏事故的处理等。

对化学品一般采用分类分级管理，对不同毒性分类分级的化学品采取适当的行政措施对生产、排放、经销和使用进行宽严不同的管理（容许使用、条件使用、限量使用和禁止使用等）。对现有化学品管理优先性也要根据该化学品的毒性分类和分级，并结合该化学品的生产量、环境介质中的浓度及人类可能的暴露量来确定。

化学品的管理是在科学基础上的法规化管理。世界各国都制订了一系列的法律和法规来控制有毒化学品对环境的污染，保护人类的健康，这些法律、法规是进行化学物质安全性管理的依据。我国从 20 世纪 80 年代以来，陆续制订、颁布了一系列的有关化学物质管理的法律、法规，如涉及环境中有毒有害化学品管理的有《中华人民共和国环境保护法》《中华人民共和国大气污染防治法》《中华人民共和国水污染防治法》等，涉及药品管理的有《中华人民共和国药品管理法》《麻醉药品和精神药品管理条例》等，涉及化妆品管理的有《化妆品卫生监督条例》等，涉及食品管理的有《中华人民共和国食品安全法》，涉及农药管理的有《农药管理条例》，涉及化学品管理的有《新化学品环境管理办法》《危险化学品安全管理条例》，涉及工业化学物质管理的有《中华人民共和国职业病防治法》等。另外，还制订了一系列的具有法规性质的卫生标准，作为技术法规和管理部门进行管理和卫生监督的法定依据。目前我国有关食品、化妆品、药品的监督管理归口国家市场监督管理总局；涉及饮用水卫生安全产品和消毒药剂、器械的监督管理归口国家卫生健康委；农药、兽药的监督管理归口农业农村部；化学品的监督管理归口环境生态部；爆炸品的监督管理归口公安部（图 14-1）。

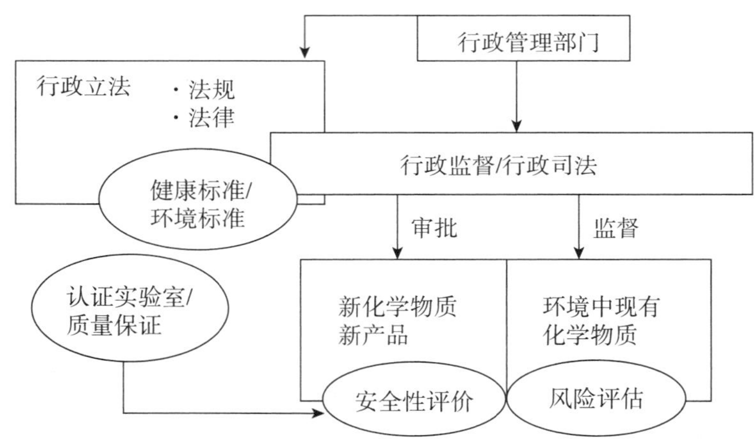


**图 14-1　化学品安全性管理与毒理学评价 / 研究的关系**

## 三、毒理学家在化学品管理中的作用

化学品管理过程中，毒理学家的主要作用有：①参与有关法律、法规的制订，提供技术支持和技术咨询。②在现有化学物质中，提出基于健康和环境原因需优先管理的化学品。这类化学品主要是人体可能接触的高毒性、有致癌、致畸、致突变作用或在环境中难以降解的化学物质，对这些化学品需要进行严格管理。③为化学品分类、分级、标签管理提供技术咨询和技术支持。④在对优先化学品的卫生标准和环境标准制订中，通过进行动物体内实验、体外实验、人体研究和流行病学调查等研究，阐明其对人体健康的影响，确定剂量 - 反应关系，在制订安

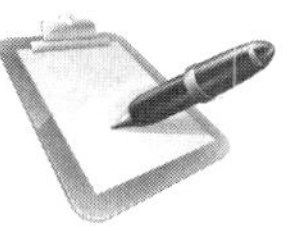

全限值中起关键性作用。⑤对新化学物质和新产品根据有关法规、规范进行毒理学安全性评价，并参与其专业技术评审。⑥对重要的环境污染物和化学品进行风险评估。⑦参与化学事故的应急救援。毒理学家参与国家行政机构的化学品管理，除了提供有关毒理学的理论、资料和经验外，对化学物质进行毒理学安全性评价和风险评估是最重要的任务。

## 第二节　安全性评价

### 一、概念

化学物质的安全性评价（safety evaluation）即按照一定的程序要求对化学物质的毒作用进行检测，综合毒性实验的结果，说明化学物质的毒性作用特点，提出未观察到有害作用剂量或有毒阈剂量，评价在规定条件下对人体健康是否安全。安全性评价常用于：①暴露可能是受控制的化学物质的安全评价，例如对食品添加剂和在食物中杀虫剂和兽药等残留物的评价。②新化学物质或新产品生产、使用的许可和管理。为适应管理部门提出的化学物质注册、审批的要求而进行的毒理学实验和安全性评价是毒理学工作者日常工作的主要内容。

### 二、安全性评价的原则

为了使安全性评价需要的毒理学研究更规范，有关的化学品安全性管理机构制订了一系列的毒性研究指导原则及标准程序，对安全性举证需要提供的资料提出具体要求，详细说明需要进行的实验类型，甚至对具体的毒性实验方法提出规范。这些指导原则及规范作为外源化学物质安全性管理的技术支持一般是指导性的，容许研究者有一定的选择性。

随着国际贸易及国际合作交流的发展，应用于安全性举证的毒理学实验的规范趋向于国际化。如 ICH 至力于确定不同国家都认同的药物安全性评价的实验方法。OECD 为了统一成员国化学物质安全性评价的方法，使成员国之间能相互承认研究、评价结果，提出了新化学品上市前的最低限度安全性评价项目，制订了一系列毒性实验准则。

我国有关化学品安全性管理部门陆续制订、颁布了不同外源化学物质的安全性毒理学评价程序和规范，并随着社会、经济的发展及新的毒理学评定方法的出现，这些程序不断被修订、完善。正在进行的各安全性毒理学评价程序及方法的修订中都参照了 ICH、OECD 等国际组织的标准。

毒理学安全性评价一般遵循分阶段实验的原则。这一方面是由于毒理学实验设计本身的要求。因为各毒理学实验之间是有关联的，在未完成某些实验前不能进行另一些实验。如急性毒性实验是所有毒理学实验的基础，$LD_{50}$ 是蓄积毒性实验、致畸实验、亚慢性（慢性）毒性实验和某些致突变实验剂量设计的参考依据；慢性毒性实验各组剂量和观察指标的选择要参考亚慢性毒性实验的结果等。

另一方面也是出于经济的考虑。需要进行安全性毒理学评定的外源化学物质成千上万，要对每一个化学物质都进行全面的毒性实验，然后再做出评定，从人力、物力、财力上都是不可能的，也没有必要。首先，这些化学物质的用途、人群接触面等各不相同，可根据情况选择进行部分毒理学实验。对于新的化学物质，尤其是生产量大，使用面积广，摄入机会多，或估计可能有慢性毒性、潜在性遗传危害或致癌性的，应进行全部四个阶段的毒性实验。而对于与已知毒性不大的化学物质的化学结构基本相同，或是其衍生物、类似物，或者仅是改变原来化学物质的存在形态及用途，或在化学物质刚处于实验或试生产阶段，则可根据第一、第二、第三阶段毒性实验结果，判断是否需要进行第四阶段的毒性实验。另外，对于有些受试化学物质，进行部分毒性实验后发现其毒性很小，就可对其安全性做出评价；有些化学物质在毒性评定实

验进行到某一阶段，或仅进行了某些实验，发现其毒性太大，没有应用前途，应放弃，也就不再需要进行以后的实验了。

化学品的安全性评价是关系到公众健康的重大问题，安全性评价资料的真实、可信、准确是保证做出正确安全性评价的前提，符合优良实验室规范的化学品安全性研究成为国际通用的基本要求。优良实验室规范（good laboratory practice，GLP）指为保证实验数据的准确、可靠，对从事非临床研究的实验室的组织管理、人员组成、研究设施、仪器设备、实验动物、受试物及对照物、实验方案、原始记录、实验报告、质量监督和保证体系等各个方面提出明确的要求和具体规定。

为减少实验过程中各种因素的干扰，使研究所得结果准确、可靠，GLP 要求对每项具体的实际操作项目制订标准操作规程（standard operation procedure，SOP）。SOP 是保证实验过程规范、严格，结果准确、可信的重要手段。

GLP 要求实验室设置质量保证部门（quality assurance unit，QAU），对各项实验的全过程进行监督，以确保实验是按研究方案及 SOP 的要求进行。QAU 应对研究设施、仪器、人员、实验方法、实验记录、实施过程及质量控制等研究工作的每个关键环节进行检查，及时发现存在的问题，提出解决措施，并向管理者及课题负责人报告。另外，QAU 还应对研究报告进行检查，以保证报告准确描述了采用的方法、正确反映了原始资料。

近年来，我国药品、食品、农药及环境化学品等管理部门都对安全性评价的实验室资质进行了要求，相关毒理学研究机构都陆续在建立 GLP 实验室。

## 三、毒理学安全性评价的基本内容

由于各类化学物质的使用方式、暴露途径和程度的不同，对其进行安全性评价的程序与内容也有所差别。对化学物质进行全面安全性评价的一般程序和内容为：

### （一）毒理学实验前有关资料的收集

为了预测外源化学物质的毒性、做好毒理学实验的设计，在毒理学实验前必须尽可能收集外源化学物质的有关资料。如化学结构式、纯度、杂质含量、沸点、蒸气压、溶解性以及类似物的毒性资料、人体可能的摄入量等。通过化学结构可预测化学物质的毒性特征，通过类似物毒性资料及人体可能摄入量的了解有助于毒性实验时染毒剂量的选择，根据挥发性可判断是否需要进行经呼吸道染毒实验，溶解性的了解则可帮助溶剂、助溶剂的选择。有些样品的毒性可能受其中杂质成分的影响，所以进行毒性实验的样品必须是生产过程已经固定不变、有代表性的样品，或者为实际生产使用或人类接触的产品。检测样品必须注明其批号、生产日期等。可能时需进行结构 - 活性评价。

### （二）化学物质毒理学实验的程序和项目

我国现行的毒理学评价程序大部分把毒理学实验分为四个阶段。

第一阶段：急性毒性实验和局部毒性评价。

急性毒性评价一般都要求用两种动物、两种染毒途径进行。通过急性毒性实验求得 $LD_{50}$，确定化学物质急性毒性的特征，进行急性毒性的分级，为以后的毒性实验剂量选择提供依据。

对于皮肤黏膜用药品、消毒剂及农药、化妆品等可能通过皮肤接触的化学物质，还需进行皮肤、黏膜刺激实验，皮肤致敏实验，皮肤光毒和光变态反应实验等局部毒性的评价。

第二阶段：一般包括遗传毒理学实验和致畸实验。

遗传毒理学实验用于研究受试物有无致突变作用，对其潜在的遗传危害作出评价，并预测其致癌性。遗传毒理学实验需成组应用，一般应包括多个遗传学终点，要包括体细胞及性细胞

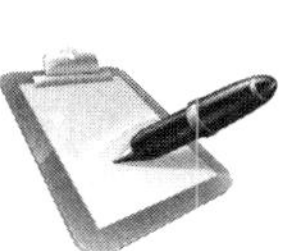

的实验。致畸实验用来判断受试物的胚胎毒作用及对胎仔是否具有致畸作用。

第三阶段：一般包括亚慢性毒性实验、繁殖实验和代谢实验。

亚慢性毒性实验用来进一步确定毒作用性质和靶器官，初步确定阈剂量或最大无毒作用剂量，并为慢性 / 致癌实验提供剂量、指标的选择依据。繁殖实验一般要求进行两代繁殖实验，以判断外源化学物质对生殖过程的有害影响。代谢实验一般是测定染毒后不同时间外源化学物质的原形或其代谢物在血液、组织及排泄物中的含量，以了解外源化学物质的吸收、分布、排泄特点及敏感的接触标志，了解蓄积性及毒性作用的可能靶器官。

第四阶段：包括慢性毒性实验和致癌实验。

慢性毒性实验与致癌实验常常结合进行。慢性毒性实验的目的在于确定外源化学物质毒作用的阈剂量或最大无毒作用剂量，并以此为主要依据对外源化学物质的安全性做出评价或加以一定的不确定系数，提出人体接触的容许剂量。致癌实验用来确定对实验动物的致癌性。

我国《食品安全性毒理学评价程序》（GB15193.1—2014）规定凡属我国首创的物质，特别是化学结构提示有潜在慢性毒性、遗传毒性或致癌性或受试物产量大，使用范围广、人体摄入量大，应进行系统的毒性实验，包括急性经口毒性实验、遗传毒性实验、90 天经口毒性实验，致畸实验，生殖发育毒性实验，毒物动力学实验，慢性毒性实验和致癌实验（或慢性毒性和致癌合并实验）。凡属与已知物质（指经过安全性评价并允许使用者）的化学结构相同的衍生物或类似物，或在部分国家和地区有安全食用历史的物质，则可先进行急性毒性实验、遗传毒性实验、90 天经口毒性实验和致畸实验，根据实验结果判定是否需进行毒物动力学实验、生殖毒性实验、慢性毒性实验和致癌实验等。凡属已知的或在多个国家有食用历史的物质，同时申请单位又有资料证明申报受试物的质量规格与国外产品一致，则可先进行急性毒性实验、遗传毒性实验和 28 天经口毒性实验，根据实验结果判断是否进行进一步的毒理学实验。

我国生态环境部对新化学品登记的最低毒理学数据要求是，生产或进口量大于等于 1 吨、小于 10 吨时，应结合申报用途，提供一种暴露途径的急性毒性（首选急性经口毒性）、皮肤刺激、眼刺激及皮肤致敏和致突变性数据；生产或进口量大于等于 10 吨、小于 100 吨时，应提交急性经口毒性、急性经皮毒性、急性吸入毒性、皮肤刺激、眼刺激、皮肤致敏数据，致突变性、28 天反复染毒毒性、生殖 / 发育毒性及毒代动力学数据；生产或进口量大于等于 100 吨、小于 1000 吨时，增加提交 90 天反复染毒毒性数据；生产或进口量大于 1000 吨时，增加慢性毒性和致癌性数据。当有资料表明申报物质可能具有明显靶器官毒性时，应提交相应的毒性实验，如有机磷类化学物质应提交神经毒性数据。还针对申报物质的特性规定了数据豁免的条件。

### （三）人群暴露资料

化学物质的安全性评价以毒性实验为基础，主要依据各种动物实验的结果。一般来讲，人与其他动物在对外源化学物质的毒性反应性质方面大多数情况下是相似的，当然要除外那些在人才能表现出来的毒性反应，如精神症状、头痛、耳鸣等。基于毒理学实验的资料进行的安全性评价，对于防止和减少外源化学物质对人类的危害，保护人类的健康起到了很大的作用。但是，用实验室的毒理学实验资料外推到人群接触的安全性时，会有很大的不确定性。这是因为，外源化学物质的毒性作用受到许多因素的影响。第一，实验动物与人对外源化学物质的反应敏感性不同，有时甚至存在着质的差别。虽然在毒理学实验中通过用两种或两种以上的动物，并尽可能选择与人对毒物反应相似的动物等来避免这种差异导致对结果评价的影响，但要完全避免是不可能的。第二，在毒理学实验中，为了寻求毒作用的靶器官，并能在相对少量的动物上就能得到剂量 - 反应或剂量 - 效应关系，往往选用较大的染毒剂量，这一剂量通常要比人实际接触的剂量大得多。对于有些化学物质高剂量与低剂量的毒性作用规律并不一定一致，这就存在大剂量向小剂量外推的不确定性。第三，毒理学实验所用动物数量有限，那些发生率

很低的毒性反应，在少量动物中难以发现。而化学物质一旦进入市场，接触人群往往会很大。这就存在小数量实验动物到大量接触人群外推的不确定性。第四，实验动物是实验室培育的品系，一般选用健康动物，反应较单一，而接触人群分不同的人种、种族，还包括年老体弱及患病的个体，在对外源化学物质毒性反应的易感性上存在很大差异。以上这些都构成了从毒理学实验向人群安全性评价外推时的不确定因素。为了补偿这些不确定性，有效地保护人类的健康，一方面在从动物实验的未观察到有害作用剂量或有毒阈剂量外推出人的允许接触量时，使用合适的不确定系数；另一方面应尽最大可能收集受试化学物质对人群毒作用的资料。如通过对接触外源化学物质生产工人的医学监测，对接触人群的流行病学调查，急性中毒事故的调查等。人体资料对于评价外源化学物质对人体的危害是最直接、可靠的，往往是对外源化学物质安全性进行再评价的重要资料。

## 四、毒理学替代法和毒性测试新策略

### （一）3R 原则和毒理学替代法

目前全世界每年用于实验的动物数以千万计。如此巨大的实验动物用量招致动物保护组织的强烈抗议，也引起国际社会对实验动物的保护、使用、管理和福利制度问题的普遍关注。早在 1959 年英国动物学家 Russell 和微生物学家 Burch 在其著作《人道实验技术原理》（Principles of Humane Experimental Technique）中第一次全面系统地提出了 3R 的理论：在生物医学实验中减少（reduction）、替代（replacement）和优化（refinement）使用实验动物。“减少”是指在科学过程中使用较少的实验动物获得相同的信息或使用同等数量的动物获得更多的信息。“替代”是指不利用实验动物进行检测或实验，同样可以达成特定目的的实验方法。“优化”是指实验过程中任何能减少或消除动物疼痛及痛苦的方法。过去人们强调 3R 原则，主要是出于对动物福利的考虑，是缓和动物保护势力与动物科学实验之间矛盾冲突的一种需要。但近年，人们逐渐认识到 3R 原则的应用不仅仅是适应动物保护主义的一种需要，也是符合生命科学发展的要求。3R 研究不仅可以优化实验程序、降低实验费用，更重要的是随着对 3R 认识的深入，还可以进一步开拓人们的科研思路，完善研究手段，最终达到推动科学发展的目的。

毒理学替代法（toxicology alternatives）是 3R 原则的具体应用。在毒理学安全性评价领域中，替代法的范围包括用组织学、胚胎学、细胞学或物理化学方法及定量构效关系（QSAR）等计算机方法取代整体动物实验，或以低等动物取代高等级动物等。在毒理学安全性评价中，替代动物实验的体外模型研究已成为毒理学发展的重要方向。近年来，国外毒理学替代法研究发展十分迅速，体外替代实验已经涵盖一般毒性、遗传毒性、器官毒性等多种毒性终点，研究手段也从一般的细胞、组织培养延伸到基因组学、蛋白质组学与代谢组学，以及计算机模拟辅助评价系统。目前，许多毒理学替代法已通过有关权威机构的验证并已广泛应用于毒理学研究各个领域，欧盟和美国等发达国家已将毒理学替代法纳入法规管理范围。

### （二）毒性测试新策略

长期以来，毒性评价都依赖于在动物身上使用相对较高的剂量的测试结果来推断在低剂量情况对人体的毒性，实验周期长、花费大，需要实验动物量大，难以评价不同的生命周期、众多的健康损害结局，也不能满足大量有待评价化学物质的需求。随着毒理基因组学等高通量技术、生物信息学、系统生物学的发展和进步，为理解人体组织中化学物质的生物效应提供了新的视角，这些技术和方法有助于科学家更好地理解人体的细胞网络或路径如何发挥维持健康的正常功能。化学物质接触引起重要通路的明显改变就可能引起有害健康效应，但有害效应的发生需要接触化学物质达到一定的强度和时间，发生在敏感的个体或敏感的生命周期。

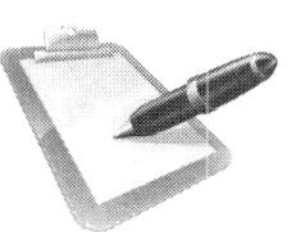

针对毒性测试与毒理学发展面临的挑战，美国 EPA 提请美国国家研究委员会（NRC）提出推进 21 世纪毒性测试的理念和策略。2007 年美国 NRC 发布了“21 世纪的毒性测试——观点和战略（TT21C）”的研究报告，提出了毒性测试和评价的新框架。提出将以整体动物实验为基础的传统毒性测试转变到主要以体外毒性实验为主，通过使用细胞、细胞株或细胞器（最好是人体来源）观察生物学过程的变化来实现。

新毒性测试观点和策略包括化学表征、毒性测试和剂量 - 反应关系及外推模型（图 14-2）。

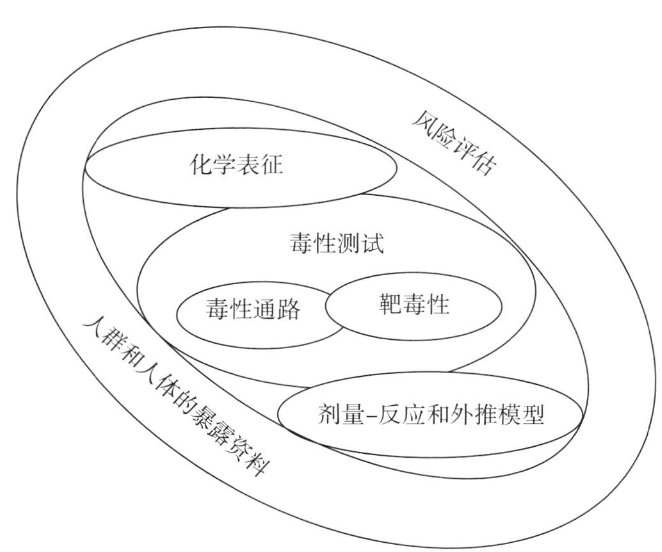


**图 14-2　NRC 毒性测试新观点和策略框架**

化学表征主要是明确化学物质在环境中的稳定性，人体暴露的可能性，可能的暴露途径、生物蓄积性、代谢路径、基于化学结构和理化特性推测的化学物质和代谢物的可能毒性等。这些特性可通过收集相关信息和资料及应用计算机方法得到。根据化学表征决定需要进一步进行的实验。

毒性测试包括毒性通路实验和靶毒性实验两部分，毒性测试系统主要基于阐明毒性通路。细胞信号、遗传、细胞应答网络的紊乱是最终可能导致疾病的化学物质暴露引起的主要变化。生物学紊乱的后果取决于紊乱的程度，与剂量、紊乱的时机和持续时间及宿主敏感性有关。毒性测试观点和策略强调发展使用细胞、细胞株（最好是人源的）的具有预测性、高通量的实验方法来评价关键毒性通路的相关紊乱。这些方法可以是测定比较简单的过程，如环境化学物质与细胞蛋白的结合及结合导致的基因表达改变，也可以是测定更为整合的反应，如细胞分裂、细胞分化。除希望的高通量方法外，其他反映细胞毒性、细胞增殖、凋亡等更为整合性细胞反应的中通量方法也可使用。所有情况下，应该减少或尽可能不用传统动物实验。

靶毒性实验用来补充毒性通路实验，满足评价的需求。靶毒性测试可根据情况用体外或体内实验。在一定期间，有些基于动物实验的靶毒性实验是必要的，因为目前我们还不能仅用细胞实验来完全阐明化学物质在体内的代谢。尽管靶毒性测试可能还要用目前的毒性测试方法，但在将来可能要用有别于传统测试的方法，如用转基因动物、新的动物模型、新的实验体系及在大的剂量范围内的组织反应的毒性基因组分析等。

剂量 - 反应关系和外推模型是为了将细胞实验结果向人体整体转化。剂量 - 反应关系模型描述实验介质中化学物质浓度与体外反应程度的关系。根据外推模型估计与引起体外毒性通路紊乱相当的人体组织浓度的环境暴露或人体摄入量，并计算宿主敏感性系数。

人群和人体的暴露资料也是该毒性测试策略的重要组成部分，这些资料可为其他部分提供重要的信息，确保整个测试策略的完整性。收集生物监测资料有助于确定人体暴露、效应和敏

感性标志物。

NRC 这份报告自提出以来，引起了学术界和相关管理部门的强烈反响，已启动了一系列相关研究，有关内容已反映在美国 EPA 化学物质毒性评价策略计划中。但也有一些有待深入研究和解决的问题，如不同靶器官细胞的毒性途径的特异性，毒性途径网络中各毒性途径对毒性结局的相对贡献，靶器官细胞间的交互作用，以及如何预测整体动物实验长期染毒观察到的最低作用剂量和未观察到有害作用剂量等。

# 第三节　风险分析

## 一、风险分析的基本概念

风险（risk）：也称为危险性或危险度，指在具体的暴露条件下，某一种因素对机体、系统或（亚）人群产生有害作用的概率。

风险分析（risk analysis）：是指对机体、系统或（亚）人群可能暴露于某一危害的控制过程。风险分析包括三部分内容，即风险评估、风险管理和风险交流（图 14-3）。

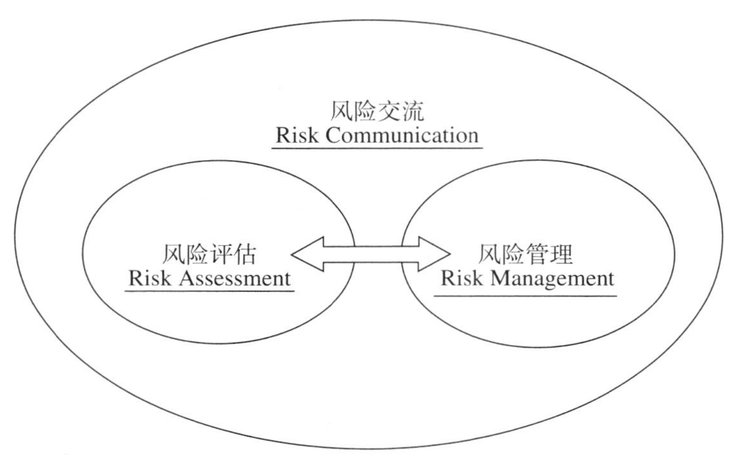


**图 14-3　风险分析框架**

人类的各种活动都会伴随有一定的风险存在，如表 14-1。风险分析的目的是预测风险和控制风险。

**表 14-1　某些日常活动和自然事件的估计风险[*]**

| 活动内容 | 风险 |
|---|---|
| 吸烟（每天 10 支） | 1/400 |
| 全部事故 | 1/2000 |
| 开车（16000 公里 / 年） | 1/5000 |
| 全部交通事故 | 1/8000 |
| 工业生产劳动 | 1/30000 |
| 自然灾害 | 1/50000 |
| 雷击 | 1/1000000 |

[*] 风险以一年内个体发生死亡的概率表示。

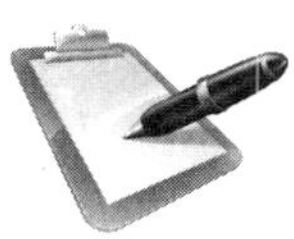

风险评估（risk assessment）：指对不良结果发生的概率进行描述和定量。包括环境风险评估（environmental risk assessment）和健康风险评估（health risk assessment）。健康风险评估基于人群流行病学资料、毒理学实验资料、环境化学物质的接触资料等科学数据的分析，确定接触外源化学物质后对公众健康危害的可能性，包括对有害作用性质、强度的定性描述，接触水平与可能出现损害的风险水平的定量评定，以及对于评价结论和评定的不确定性的分析和描述。

化学品安全性评价和健康风险评估是化学品安全性管理的基础。健康风险评估是在安全性评价的基础上发展起来的，两者有联系，也有区别。安全性评价和风险评估的危害识别阶段所用的毒性测试的实验方法基本相同。安全性评价表示为确定安全的程序，安全性评价具有预警性质，以 NOAEL/LOAEL 或从基准剂量作为外推的起始点，并考虑变异性和不确定性，制订安全限值或暴露指导值。安全性评价常用于：①暴露可能是受控制的化学物质的安全评价情形中，例如用于对食品添加剂和在食物中杀虫剂和兽药等残留物的评价。②新化学物质或新产品生产、使用的许可和管理。风险评估是风险分析决策程序的一部分。风险评估通常在较高暴露范围（即高于安全限值或实用安全剂量的暴露范围）内进行研究，将暴露水平与剂量 - 反应曲线比较，并确定实际的风险水平（损害作用的发生率）。

可接受的风险及实用安全剂量：人类的活动总会有危险相伴随，接触和使用外源化学物质也要冒一定的风险，关键在于发生风险的概率有多大。理论上，大多数化学物质存在毒作用的阈值，在低于此剂量下将不会出现有害作用。但是，由于多种因素的影响，精确地确定绝对安全的接触水平是不可能的，有时，由于经济的原因，要想使化学物质的接触水平降到对人类绝对无危害也是不现实的，对于致癌物等无阈值化学物质更是如此，于是提出了可接受风险的概念。可接受风险（acceptable risk）指公众及社会在精神及心理等方面可以承受的风险。相应于可接受风险水平的外源化学物质接触剂量称为实用安全剂量（virtually safe dose，VSD）。不同个体、不同群体对于有害环境因素的反应会有所不同。某一事件，对于一个人、一个群体是可接受的，对于另一个人、另一个群体则可能是不可接受的。另外，风险的可接受程度还受活动性质的影响。人们对于吸烟、开车或乘飞机等自愿参加的活动，尽管有较高的风险仍能接受，但对于接触污染物等非自愿活动的风险则难以接受，总是希望这些风险越小越好。对于致癌性，一般认为接触某化学物质终生所致的风险在百万分之一或以下，为可接受的风险。

## 二、健康风险评估

健康风险评估由以下 4 个步骤组成：危害识别、危害表征（剂量 - 反应关系评定）、暴露评定和风险表征（包括定量的和定性的风险和不确定性）。

### （一）危害识别

危害识别（hazard identification）是风险评估的第一阶段（定性阶段）。根据流行病学、动物实验、体外实验、结构 - 活性关系等科学数据和文献信息，确定人体暴露于某种因素后是否会对健康造成不良影响、造成不良影响的性质和特点。在收集科学数据和文献信息的基础上，要评价资料的质量，进行取舍、权衡重要性后进行分析。对不同研究的权重一般按如下顺序：人体及流行病学研究、动物毒理学研究、体外实验以及定量结构 - 活性分析。对于化学危害因素，危害识别应从危害因素的理化特性、吸收、分布、代谢、排泄、毒理学特性等方面进行描述。

### （二）危害表征

危害表征（hazard characterization）即对与危害因素相关的不良健康作用进行定量描述。

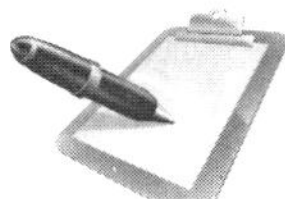

可以利用动物实验、人体及流行病学研究确定危害因素与各种不良健康作用之间的剂量 - 反应关系。

对于风险评估，人类接触的资料往往很有限，这样常要用到动物实验的资料，而风险评估最为关心的是处于低剂量接触的人群，这一接触水平往往要低于动物实验观察的范围。这样需要有从高剂量向低剂量外推及从动物毒性资料向人的风险外推的方法，用高剂量化学物质的动物实验所发现的有害作用究竟对预测人类低剂量暴露所产生的危害有多大意义是面临的主要问题。把动物实验数据外推到人体暴露水平的低剂量情形时，在量和质上皆存在不确定性。如果动物与人体的反应在本质上不一致，危害的性质或许会随剂量而改变或完全消失。人体与动物在同一剂量时，毒物动力学作用有可能有所不同，化学物质在高剂量或低剂量时，代谢特征也可能不同。

根据外源化学物质毒作用类型不同，危害表征的剂量 - 反应关系评定可分为阈值法和非阈值法。

**1．阈值法** 安全限值（如 ADI 等）都可用来描述剂量 - 反应关系。

USEPA 在对非致癌物的风险评估中提出了参考剂量（reference dose，RfD）和参考浓度（reference concentration，RfC）的概念。RfD 和 RfC 为日平均暴露剂量或浓度的估计值，人群（包括敏感亚群）终生暴露于该水平，预期发生非致癌或非致突变的有害效应的风险可以忽略。有阈毒性的化学物质的 RfD 可用下式计算：

$$\text{RfD} = \text{NOAEL 或 LOAEL/（UFs} \times \text{MF）}$$

式中：RfD、NOAEL 或 LOAEL 的单位均为 mg/kg · d，UFs 为不确定系数，MF 为修正系数。

确定有阈化学物质的参考剂量应充分收集现有的化学物质毒理学资料、流行病学资料及毒代动力学资料等，并进行资料的质量评价及取舍，选择可用于剂量－反应关系评定的动物及人群研究资料，一般以这些资料中最为敏感的有害效应（关键效应）作为参考剂量推导的基础，确定关键效应的 NOAEL 或 LOAEL 及相应的不确定系数（uncertainty factor，UF）。

在 RfD 推导中应用了关键效应的 NOAEL（或 LOAEL）作为推导的基础。NOAEL（或 LOAEL）受到实验剂量组数、实验组剂量设计及每个剂量组的实验动物数等的影响，变异较大；且它们都是化学物质毒性作用剂量 - 反应关系中的一个点值，不能反应化学物质剂量 - 反应关系的全部信息，如剂量 - 反应关系曲线的斜率对推导出的 RfD 的保守程度会有所影响。为解决这些问题，USEPA 提出了用基准剂量（benchmark dose，BMD）代替 NOAEL（或 LOAEL）来推导 RfD 的方法。BMD 是依据动物实验剂量－反应关系的结果，用一定的统计学模式求得的引起一定比例（通常定量资料为 10%，定性资料为 5%）动物出现阳性反应剂量的 95% 可信限区间的下限值。用 BMD 值计算 RfD 值较 NOAEL 有许多优点。首先它是依据关键效应的剂量－反应关系的全部数据推导出来的，增加了其可靠性和准确性。另外，BMD 值是采用引起反应剂量值的 95% 可信限下限，在计算时必须把实验组数、实验动物数及指标观察值的离散度等作为参数纳入，这样 BMD 的值可反映所用资料质量的高低。对阈值法还发展了化学特异性调节因子（chemical-specific adjustment factors）法、分类回归法（categorial regression）、概率危险性分析（probabilistic RA）、基于生理毒动学（PBTK）模型等。

推导 RfD 时，理想的数据库应包括两个不同物种的哺乳动物慢性毒性研究，一个哺乳动物多代生殖毒性的研究，两个不同物种的哺乳动物发育毒性的研究。数据库的完整性不同，所得到的 RfD 值的可信性也不同。

不确定系数（UF）与安全系数类似，但此术语比安全系数更为适当，此术语避免误解为绝对安全，并且 UF 的大小与不确定性大小成比例，而不是与安全性成比例。UF 的选择应根据可利用的科学证据，推导慢性 RfD 时不确定性系数和修正系数的描述见表 14-2。在这些 UF

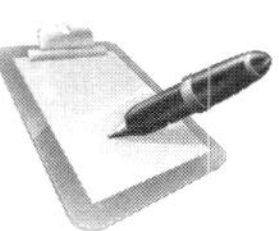

中，H 和 A 实际上就是安全性评价中的安全系数；S、L 和 D 则是为数据库的充分性和完整性设置的；而 MF 则是由专家判断的其他不确定性。

表 14-2　推导慢性 RfD 时不确定性系数和修正系数的描述

| 标准的UFs | 一般指导 |
| --- | --- |
| H（人群个体敏感性变异） | 在由人体实验或职业性暴露外推时，估计人群中个体敏感性的差异 |
| A（动物资料外推到人） | 当无人类长期暴露的资料或人类的资料不合适时，由慢性动物实验结果外推到人时，估计动物外推到人的不确定性 |
| S（亚慢性研究外推到慢性） | 估计由人或动物亚慢性暴露 NOAEL 结果推导慢性暴露的不确定性 |
| L（由 LOAEL 代替 NOAEL） | 由 LOAEL 代替 NOAEL 推导 RfD 时，说明由 LOAEL 推导 NOAEL 的不确定性 |
| D（数据库不完整） | 当数据库不完整，而需要通过部分判断来弥补时，说明用单个研究来解释全部有害结局的不确定性 |
| MF（修正系数） | 由专家判断而确定的附加的 UF，它在 0 和 10 之间，但不为 0。其大小取决于对 UF 没有考虑到的存在于研究和数据库中的其他不确定性的专业判断 |

一般把每种 UF 的默认值定为 10，如果现有数据减少或排除了对某一特殊部分的不确定性，可以选择低于 10，甚至为 1 的不确定性系数。若有关于人体的资料，则 10 倍物种间变异可能不是必需的。但是人体研究的资料往往有限，特别是关于致癌性、生殖和慢性毒性的资料。动物实验中确定 NOAEL 的资料性质和质量可影响 UF 的选择，如最初的毒性反应的类型和重要性、毒效应的可逆性、实验动物数量、剂量 - 反应关系的形状、代谢饱和导致毒性、实验动物和人代谢和毒作用机制的差异等。

总的 UF 究竟应采用多少，需要根据各个部分总的不确定性系数由专家来判断，若前 4 种不确定性同时存在时，标准的做法是 UF 选用 3000，而不是 10000。如果一个不能确定 NOAEL 的亚慢性动物研究是唯一能够得到的资料，此时，5 种不确定性均存在，总 UF 可选择 10000。如果数据库少于一个单独的哺乳动物亚慢性毒性实验，又不能确定 NOAEL，则数据库不充分，不能进行定量的风险评估。对特殊人群，如儿童可增加额外的 UF。美国 EPA 建议，在农药风险评估中如果针对儿童的资料缺失或不足，应考虑额外增加 10 倍以内的不确定系数（一般为 3 ~ 10 倍），具体值取决于其他信息以及所缺失的资料在判断危害性中的重要性。

**2．非阈值法**　对于遗传毒性致癌物及致突变物没有毒性阈值，不能用 NOAEL/ 不确定系数法来制订允许暴露量。一般采取确定一个极低的、对健康影响可忽略不计或者社会可接受的风险水平，评估化学物质接触的风险。一般选用的可接受的风险水平是百万分之一（$10^{-6}$）。

现在发展了多种有关致癌物的剂量 – 反应关系评定的数学外推模型，主要有两类，一类是概率分布模型（probability distribution models）或称统计学模型（statistical models），另一类是机制模型（mechanistic models）。用数学外推模型进行评定时，可分为两个步骤，第一，对在观察接触剂量范围内的资料选用一定的数学模型进行剂量 - 反应关系的表达；第二，对观察范围之下的情况进行外推。

概率分布模型基于每个生物体个体对受试物都有一个耐受水平，人群中不同个体的耐受水平差异很大，所以对于群体的耐受程度没有阈值，群体中的个体反应率可作为一特定概率分布函数中的变量，反应可用累积剂量 - 反应函数表达。如基于正态分布原理提出的概率单位模型，剂量 - 反应关系呈 S 形曲线，而且这一曲线经数学处理后可被直线化。虽然概率分布模型

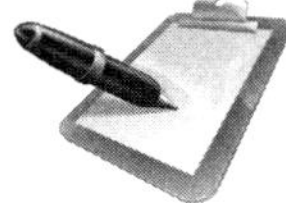

中有关个体耐受的概念已有一些生物学证据，但依据这种方法进行低剂量外推时不能得到期望的保守估计，对于许多实验资料也表明其不能很好地拟合。Logistic 模型及 Weibull 模型也属概率分布模型，分别假设效应发生的分布遵循 Logistic 及 Weibull 分布，在这类模型中可加入与肿瘤发生潜伏期及化学物质接触时间有关的曲线拟合参数，增加了对毒理学资料的拟合性。

机制模型是基于生物学效应（毒性效应）起因于一个或几个生物学事件的随机发生的认识，用可反映反应发生的生物学机制的数学模型来表达剂量 - 反应关系。如在致癌物的风险评估中有一次打击（one-hit）、多次打击（multihit）、多阶段（multistage）、线性多阶段（linearized multistage）及随机两阶段（stochastic two stage）模型等。一次打击模型相对比较简单，它假设肿瘤可由细胞在一定时间内经受一次生物学有效剂量打击而引起，该模型推断依据的是在低剂量区域的剂量 - 反应关系呈线形，低剂量线形的假设导致因此得出的 VSD 是一个非常保守的低剂量。随着致癌机制研究的深入，致癌的一次打击概念也显得过于简单。多次打击模型是比一次打击模型更符合实际机制的模型。该模型假定在细胞水平诱发癌症发生需要多次打击。其适用的实验剂量范围内的剂量 - 反应关系特征同 Weibull 模型。尽管这一模型已被许多组织推荐使用，但也有人认为，在某些情况下会导致令人误解的结论。多阶段模型假定癌症的发生是一个多阶段的过程，是不同随机发生的数学过程的结果。该模型可以拟合最常见的致癌作用剂量 - 反应关系数据，即在低剂量段呈线性，高剂量段为向上弯曲型，因而适用范围较广。但有人认为该模型有过高估计风险的可能，在某些情况下仍有可能得出错误的结果。

以上致癌物风险的机制模型有可能过度简单化了毒物在体内的转运及代谢过程，所以又发展了基于生理学毒代动力学模型（PBTK）。它考虑了化学物质染毒部位的解剖、生理特点，化学物质本身的理化特性，不同染毒途径吸收过程的差异，组织脏器的血流和药物代谢酶分布特征等，通过综合分析影响化学物质在体内转运和转化的因素，预测该化学物质在靶组织或器官的生物有效剂量（biological effective dose）。一般动物致癌实验中采用的染毒剂量远远高于人体的实际暴露量，在由高剂量向低剂量外推时，由于机体的代谢机制出现饱和而使化学物质暴露量与靶器官剂量之间出现非线性关系的问题。使用 PBTK 模型预测的生物有效剂量更能有效地反映剂量与肿瘤发生率之间的关系，降低了致癌风险评估的不确定性。种属间在代谢、生理（血流量、组织的容量、呼吸率等）等方面的差别在一定程度上决定了某一化学物质在不同种属产生同等效应时的剂量有所差异，PBTK 模型还有助于阐明种属外推和不同暴露途径外推时产生的一些不确定性。另外，还发展了基于生物学的剂量 - 反应关系模型（biologically based dose-response models，BBDR），这类模型比一般的机制模型更能明确地反映特定的生物学过程，以更好地确定靶剂量与毒效应之间的定量关系。

一般情况下，动物实验的剂量 - 反应关系资料可用多种模型较好地拟合，但选用不同的模型得出的评价结果（VSD）会有所不同，不同模型得到的 VSD 的保守顺序为：一次命中模型＞多阶段模型＞ Logistic 模型＞ Weibull 模型＞多次命中模型＞概率单位模型。如基于黄曲霉毒素 B1 致癌性的有关资料，用不同的模型进行低剂量范围的外推，得到的 VSD（$10^{-6}$ 风险时）用一次打击模型为 $3.4\times10^{-5}$ppb，多阶段模型为 $7.9\times10^{-4}$，Weibull 模型为 $4.0\times10^{-2}$，多次命中模型为 0.28，概率单位模型则为 2.5。显然，用一次打击模型及多阶段模型得到了最为保守的风险估计。图 14-4 为用不同模型估计的 2- 乙酰氨基芴低水平暴露的风险，可见在同一暴露水平，依据不同的剂量 - 反应关系外推模型得到的风险可有几个数量级的差异。在选择外推模型时，应依据致癌机制等生物学证据和统计方面的证据，而不是根据模型对实验剂量 - 反应数据的拟合程度。

### （三）暴露评定

暴露评定（exposure assessment）要确定人体通过不同的途径接触化学物质的量及接触条

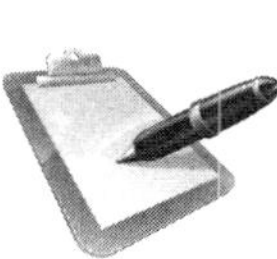

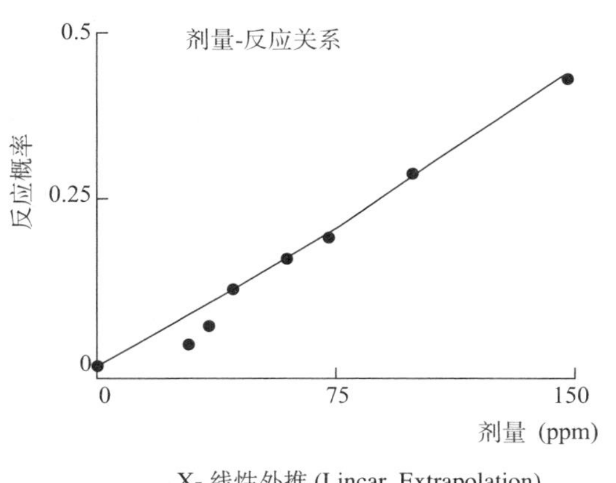


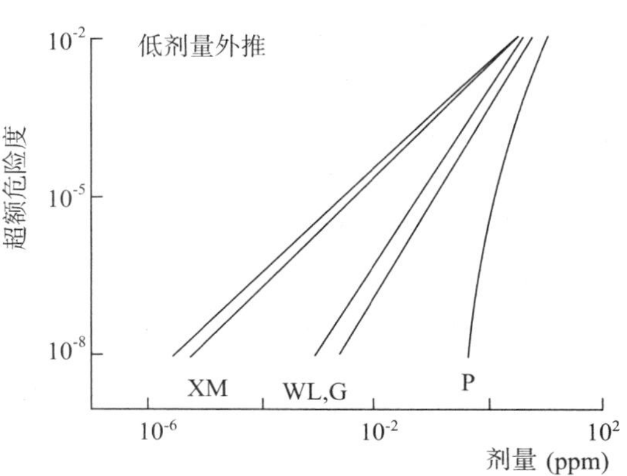


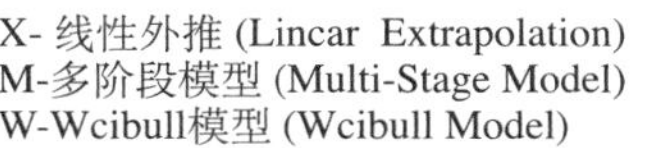


L-Logit模型 (Logit Model)
G-多次打击模型 (Gamma Multi-Hit model)
P-概率模型 (Probit Model)

**图 14-4　用不同数学模型对 2- 乙酰氨基芴致癌性的低剂量外推**

件。没有确切的接触资料，就无法对人群的可能风险作出评价。人体可通过不同的途径接触外源化学物质，如经口、经皮肤、经呼吸道等；在不同阶段，接触化学物质的种类及量也不同，且接触往往是长期的，有许多接触需要靠历史资料来评估。接触评定也是风险评估中最为不确定的部分。

接触评定首先要确定化学物质在各种环境介质中的浓度及人群的可能接触途径，然后，估算出每种途径的接触量，再得出总的接触量。如对于洗涤用品原料的暴露评估，除考虑消费者在使用洗涤用品时对产品的直接暴露外，还需考虑消费者在完成清洁活动后对残留产品的潜在暴露，如消费者通过穿着衣物暴露于衣物上沉积的待评估原料，通过饮食暴露于餐具上残留的待评估原料等。另外，对于可预见的产品的误用、产品的意外暴露以及通过环境（饮水）暴露于待评估原料等场景也需考虑在内。对于接触量的估算既要有一般人群，也要有特殊人群（高危险人群）的评价，对于不同接触情况的人群经常需要分别进行评定。如对于食品化学物质的评定，在化学物质的急性（短期）暴露评估中，食物消费量和物质含量（浓度）通常分别选用高端值（如 90% 分位，P90）或最大值；而在慢性（长期）暴露评估中，食物消费量和物质含量（浓度）可以分别选用平均值、中位数或 P90 等百分位数的不同组合。营养素的膳食暴露评估则应同时关注 P25 等低端值。

接触评定主要靠对化学物质的监测资料，在缺少足够的监测资料时，需要通过有效的数学模型进行估计。一般可通过测定环境中有害物质的水平，即外暴露量初步了解人群的暴露情况。由于对于既往环境中化学物质的水平、实际暴露情况的变异常难以了解，增加了暴露评价中的不确定。人体生物材料中化学物质及其代谢物的监测资料（接触生物学标志），可用于人群过去及现在接触情况的评定。如分析血、尿、头发或其他生物材料中的化学物质或其代谢产物，掌握有害物质实际进入或作用于人体的量。基于生理学的毒代动力学模型，可描述接触剂量与靶剂量之间的关系。

暴露评估时除尽可能按实际暴露情况评估外，有时需要模拟设计暴露场景（exposure scenario），即根据需要对暴露因素、暴露路径、环境因子的量或浓度、受暴露的机体、系统或（亚）人群（即数量、特征、习惯）等一组条件进行合理的假设。

### （四）风险表征

风险表征（risk characterization）即在危害识别、危害表征和暴露评估的基础上，对评估结果进行综合分析，描述危害因素对人群健康产生不良作用的风险及其程度以及评估过程中的

不确定性，为管理部门进行化学物质的风险管理提供依据。人群的风险表征可依评估目的和现有数据不同描述危害因素对总人群、亚人群（如将人群按地区、性别或年龄别分层）、特殊人群（如高暴露人群和潜在易感人群）或风险管理所针对的特定目标人群可能造成某种健康损害的人数或处于风险的人群比例。

1．有阈值毒性化学物质的风险表征。对于有阈值的毒性化学物质，可以参考剂量（RfD）为标准，判断人群受化学物质损害的风险，如果人群接触水平低于 RfD，则风险可忽略。可推算人群中接触量超过 RfD 的人数，还可根据人群接触剂量（EED）、RfD 及与 RfD 对应的假设的可接受的风险水平（如 $10^{-6}$）计算出接触人群的终身风险。公式为：

$$R = (EED / RfD) \times 10^{-6}$$

式中：R 为发生某种健康危害的终生风险；EED（estimated exposure dose）为人群总接触量估计值；$10^{-6}$ 为与 RfD 对应的可接受风险水平。

对于有阈值毒性化学物质，还可计算其接触边界（margin of exposure，MOE）。计算公式如下：MOE=NOAEL/EED

其中：

MOE：接触边界，无单位；

NOAEL：未观察到有害作用水平，单位：mg/kg BW/day；

EED：待评估化学物质人体暴露量，单位：mg/kg BW/day；

用 MOE 与 UFs × MF 相比较，如 MOE 大，则表明风险小，反之则大。

2．无阈值毒性化学物质的风险表征。对于致癌物，可计算终身超额风险（excess risk，R）及特定接触人群的预期超额癌症病例数（number of excess cases，EC）。

$$R = 1 - \exp\,[-(q_1^*(\text{人}) \times D)] \text{ 或 } R = 1 - \exp\,[-(Q \times D)]$$

式中：R 为因接触致癌物而生癌的终生概率（数值为 0 ～ 1）；

D 为个体日平均接触剂量，单位为 mg/（kg · d）。

当 $q_1^*$（人）× D 的值小于 0.01 时，上面公式可简化为：

$$R = -(q_1^*(\text{人}) \times D) \text{ 或 } R = Q \times D$$

$$EC = R(py) \times (AG/70) \times \sum Pn$$

式中 R（py）为人均年超额风险，人群期望寿命为 70 岁时，R（py）= R/70；AG 为标准人群平均年龄；Pn 为平均年龄为 n 的年龄组人数。

也可通过计算终生致癌风险（LCR）进行风险程度的评估。LCR 计算如下：

首先按照以下公式将动物实验获得的 $T_{25}$ 转换成人 $T_{25}$（$HT_{25}$）：

$$HT_{25} = \frac{T_{25}}{\sqrt[4]{\dfrac{BW_{\text{人}}}{BW_{\text{动物}}}}}$$

$T_{25}$：诱发 25% 实验动物出现癌症的剂量，单位：mg/（kg · d）；

$HT_{25}$：由 $T_{25}$ 转换的人 $T_{25}$，单位：mg/（kg · d）；

BW：体重，单位：kg；

根据计算得出的 $HT_{25}$ 以及人体暴露量按以下公式计算 LCR：

$$LCR = \frac{EED}{4 \times HT_{25}}$$

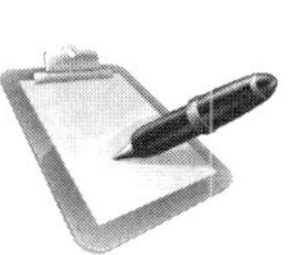

LCR：终生致癌风险；

EED：终生每日暴露平均剂量，单位：mg/（kg · d）；

$HT_{25}$：由 $T_{25}$ 转换的人 $T_{25}$，单位：mg/（kg · d）；

如果 LCR $\leqslant 10^{-6}$，则认为其引起癌症的风险性较低。

如果 LCR $> 10^{-6}$，则认为其引起癌症的风险性较高，应予以关注。

3．不确定性分析。在风险表征时，须分析风险评定过程中每一步所涉及的不确定性和变异性及其可能对评估结果的影响。包括物种间外推的不确定性，短时间暴露向长时间暴露外推的不确定性，NOAEL 精度的不确定性，暴露途径外推的不确定性，整体数据库和毒性终点的充足性，评估模型和假设情形的可信度，人群暴露数据的变异性和相关性等。

## 三、风险管理

风险管理（risk management）指管理部门根据风险评估的结果，权衡做出管理决策的过程，必要时，选择并采取适当的控制措施，控制对人体造成危害。一般来讲风险管理包括如下步骤：①提出需要控制的风险；②分析风险，主要是风险评估过程；③在充分收集各方面资料和信息的基础上，权衡利弊，选择解决方案；④作出减轻风险的决策；⑤实施风险控制措施；⑥评价管理措施的效果。

### （一）风险管理的原则

1．在风险管理决策中，保护人类健康应该是首要考虑的问题，风险评估的结果是风险管理的科学依据。要保证风险评估过程的独立性和科学完整性。风险管理决策也应该考虑风险评估结果的不确定性。

2．风险 - 效益分析。风险管理决策和控制的过程需综合技术、社会、经济、政治、文化、风俗等其他因素。在风险管理时经常需要进行风险 – 效益分析，成本 – 效益分析即是其特例。对于一些对人类危害大，且又非生产和生活必需品（如有替代品）的化学物质应禁止其使用。有一些化学物质虽然对人体可能会造成一定的危害，但它们是工业生产或人们日常生活必不可少的，在利弊分析的基础上可以容许其在严格控制和管理，尽可能引起小的危害（低于可接受的风险水平）的情况下使用。每一个减少风险的措施都会伴随费用的增加，必须考虑以增加花费或影响其他需要的活动来求得“过度安全”是否值得。在可接受风险的水平及 VSD 的确定时，在保证人类健康不受损害的前提下，也要考虑技术及经济等方面的因素。

3．风险管理决策和实施应是透明的，在风险管理的整个过程中，风险管理者、风险评估者及消费者和其他相关组织之间保持充分的信息交流。风险管理应该是一个连续的过程，应不断地参考风险管理决策的评价和审议过程中产生的新资料。

4．预警原则（precautionary principle）指即使没有科学的证据证明某些人为活动与其产生的效应之间存在联系，只要假设这些活动有可能对生命健康存在危害效应的风险，就应采取适宜的措施减缓或消除这些影响。即在有可能发生严重不可逆的损害时，预警原则可以代替风险评估作为风险管理措施的基础。20 世纪 70 年代，德国最早提出预警原则，最初这条原则用于处理重大的环境问题（如酸雨、欧洲北海污染、全球气候变化等）。后来应用于其他领域，如预警原则已成为欧盟食品安全管理的正式法律依据和食品潜在风险管理的重要措施。欧洲议会和理事会发布的食品一般原则条例（EC/178/2002）规定，在特定的情况下，经可获得的信息评估确定可能对健康具有不利影响但科学证据尚不很充分时，将采取临时的风险管理措施以保证对健康的保护，等以后取得更多的科学信息时进行更全面的风险评估。欧洲委员会（EC）提出，当认为有必要采取风险管理行动时，基于预警原则的措施应该：①与选择的保护水平相称；②在措施应用中无歧视性，即对类似情况应同等对待；③与已采取的类似措施保持一致

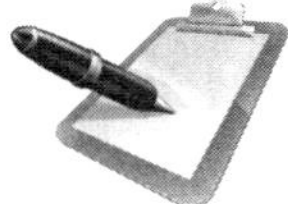

性，即所采取的措施应和在可获得科学数据的相同领域中，已采取的措施在范围和性质上具有可比性；④基于对所采取行动带来的潜在效益和成本的考核；⑤审查新的科学数据，应根据科学的发展进行定期审查，并在必要时对措施进行修订；⑥能为更全面的风险评估提供科学依据。

### （二）风险管理方法

风险管理的方法主要涉及以下几个方面。

1．零风险管理。1958 年美国在《食品、药品和化妆品法》修订案中的食品添加剂条款（Ddaney 条款）规定，如果发现某一食品添加剂对人或者对实验动物有致癌作用，就不应批准使用。实际上，这一法规是把在食物中检测不到这些致癌物称之为“安全”。随着分析技术的发展，人们认识到，未检出并不等同于不存在或无风险。另一方面，随着遗传毒理学及化学致癌研究的不断发展，鉴定出的对人或动物有致癌性的化学物质越来越多，有些难以从我们人类的生产、生活环境中消除。鉴于此，目前对食品、药品、杀虫剂、食品添加剂、工业化学物质和其他的消费品等物质的管理已经接受可忽略的风险的概念。

2．传统使用的物质。在世界各国的管理中认可了那些在人类传统中应用了很长时间的物质的固有安全性，特别是食物和普通的饮食成分，该类物质称为通常认为安全物质（generally regarded as safe，GRAS）。认可的安全性是特指传统应用而不包括其他特殊用途。

3．推荐安全限值用于有阈值毒性化学物质的管理。如制定日容许摄入量（ADI）、每日耐受摄入量（TDI）、参考剂量（RfD）、阈限值（TLV），容许暴露阈限值（PEL）、短期暴露阈限值（STEL）和时间加权平均值（TWA），最高容许浓度（MAC）等。

4．可忽略的风险。对于肿瘤，一般把终身暴露不产生大于百万分之一的超额癌症风险作为“可忽略风险”。近年来，在风险管理中提出了毒理学关注阈值（threshold of toxicological concern，TTC）的概念，即当化学物质的人体暴露剂量低于某个阈值水平时，该化学品对人体健康造成危害的可能性很低，无需进行毒理学关注。传统风险评估需要得到一套详细的毒性数据，这通常会导致进行一些不必要的、过于详细的研究，从而造成时间、动物和资源的浪费。另外，对于那些缺乏详尽毒性数据的化合物，不能使用传统的风险评估方法。TTC 方法根据化学物质致突变性警告或其基本结构特征（按照决策树）将化学物质分成几大类，然后再确定相关的安全阈值。当某化学物质缺乏相关毒性资料，且人体暴露水平很低时，可运用 TTC 方法对该化学物质进行风险评估。1995 年美国 FDA 有关食品接触化学物质（通过食品包装材料渗入）管理阈值是 TTC 的首次应用。规定如果食品包装材料的化学物质在食品中的浓度等于或低于 $5 \times 10^{-10}$ g（1.5μg/d），就可以申请管理豁免。目前 TTC 方法已应用于食品包装物、食用香料、药物、工业化学品、化妆品等领域。

5．效益 - 风险分析（benefit-risk analysis）。在实际管理中，常常需要综合各方面的得失，确定合理的可接受风险，做出切实可行的决策并实施，以达到保护人类健康的目的。

## 四、风险交流

风险交流（risk communication）是指在风险分析全过程中，风险评估者、风险管理者、消费者、产业界、学术界和其他利益相关方，对风险、风险相关因素和风险感知的信息和观点，包括对风险评估结果解释和风险管理决策依据的交流过程。

### （一）风险交流的意义

1．有利于科学理解风险信息。风险评估是专业的内容，公众有可能会产生各种误读和误解。风险交流就是用通俗的语言解释专业问题，弥合各方在风险认知上的差异。另外，管理者

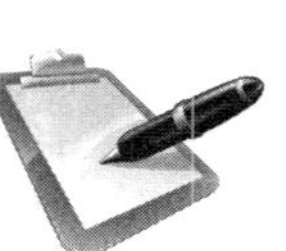

也需要准确理解风险评估的结论并做出正确决策。

2．有助于风险管理措施实施。通过有效的风险交流可使相关方对存在的风险及针对其采取的措施有进一步的理解，有时也许不能解决各方存在的所有分歧，但可有助于更好地理解分歧。公众在对风险有客观认识的基础上，对风险管理达成共识，就会配合并主动参与控制风险的措施。

3．有助于建立社会信任。政府、科学家、媒体、公众之间缺乏互信，这是风险交流最大的障碍。通过有效的风险交流，消费者会更加信任风险分析的结果，也会提高对风险管理部门的信任度。

4．在交流过程中达成相关知识的宣传。

### （二）风险交流的原则

1．互动性。风险交流不是单一的传递风险信息，也包括相关利益方对风险及相关管理措施的关切、意见及相应反应，是各方信息交换的过程。

信息交流也包括与媒体的往来，新闻媒介于公众对风险的认知，对于风险控制措施的理解起到重要的引导作用，也对风险管理者的决策和行动有重要的监督作用。

2．公开、透明性。要用清晰、易懂的术语向具体的交流对象提供有意义的、相关的和准确的信息。政府要成为最具有公信力的信息源，要科学地描述风险的性质以及风险评估的不确定性，明确制定管理措施的依据及可能受益和有效性。

3．及时性。尽早发布风险相关信息，尽量降低事件的不确定性，这是消除恐慌，及早采取控制措施的重要途径。

### （三）风险交流的目标

1．促进所有参与者认识和理解风险分析过程中的具体问题。

2．在达成和实施风险管理决定时，增强一致性和透明度。

3．为理解所提出的或实施的风险管理决定提供一个合理的依据。

4．促进风险分析过程的全面有效性和效率。

5．当有效的风险信息和教育计划成为风险管理的措施时，推动这些信息和教育计划的制订和传播。

6．培养公众对安全性的信任和自信。

7．加强所有参与者之间的工作关系和相互尊重。

8．促进所有各方适当地参与风险交流过程。

9．各方交流有关风险及其他论题的信息，包括其认识、态度、价值、行为及观念等。

## 第四节　全球化学品统一分类和标签制度介绍

联合国 2003 年公布了“全球化学品统一分类和标签制度（globally harmonized system of classification and labelling of chemicals，GHS）”，并于 2007 年和 2009 年进行了修订。GHS 定义了化学品物理危险性、健康危害性和环境危害性（表 14-3），建立了危险性分类标准，并规范了化学品标签和安全技术说明书中的标签要素的内容，对标志符号、图形及其警示含义等相关信息的提供做出了统一、全面和详细的规定，旨在对世界各国不同的危险化学品分类方法进行统一，最大限度地减少危险化学品对健康和环境造成的危害。

世界各国积极响应，研究制定本国实施 GHS 分类的相关法规。我国环境保护部于 2010 年 1 月 19 日修订颁布了《新化学物质环境管理办法》（2010 年环保部第 7 号令），更新了新化学

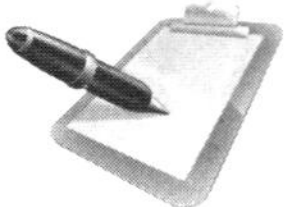

物质的申报要求及评审办法，管理措施进一步与国际接轨。为执行全球化学品统一分类和标签制度，国家质检总局于 2006 年发布了“化学品分类、警示标签和警示性说明安全规范”系列标准（GB20576—2006 至 GB20602—2006），并于 2008 年 1 月 1 日起正式实施。

表 14-3　GHS 危险性分类种类

| 物理危险性 | 健康危害性 |
|---|---|
| 爆炸性物质 | 急性毒性 |
| 易燃气体 | 皮肤腐蚀 / 刺激性 |
| 易燃气溶胶 | 严重眼损伤 / 眼刺激性 |
| 氧化性气体 | 呼吸或皮肤致敏性 |
| 高压气体 | 生殖细胞致突变性 |
| 易燃液体 | 致癌性 |
| 易燃固体 | 生殖毒性 |
| 自反应物质 | 特定靶器官毒性（单次接触） |
| 发火液体 | 特定靶器官毒性（重复接触） |
| 发火固体 | 呛吸毒性 |
| 自热物质 | |
| 遇水放出易燃气体物质 | 环境危害性 |
| 氧化性固体 | 危害水生环境物质 |
| 氧化性液体 | （1）水生急性毒性 |
| 有机过氧化物 | （2）水生慢性毒性 |
| 金属腐蚀剂 | |

GHS 分类适用于所有化学品（含农药），既适用于纯化学物质，也适用于混合物。但是，GHS 不适用于医药品、食品添加剂、食品中农药残留物或消费者使用的化妆品。

GHS 的保护对象是从事工业化学品、农用化学品（农药和化学肥料）以及日用化学品的生产、使用、运输等可能直接或间接接触化学品的职业人群、应急救援人员、消费者人群以及生态环境。

GHS 分类的结论通常可表述为 4 种：①具体的分类类别。当一种物质具有可靠、充分危害性数据，且符合分类规则时，应当根据 GHS 标准划定其具体分类和类别。②不能分类（classification not possible）。当一种物质没有可靠数据或者缺少充分的数据时，无法根据 GHS 的分类标准对物质进行分类，该物质应当确定为“不能分类”。③不适用（not applicable）。当一种物质因物理形态等原因，不符合某项分类标准时，该物质应当确定为“不适用”。如根据 GHS 的定义，该物质物理形态为固体（或液体），不符合吸入毒性（气体）的标准，故不适用。④非此类（not classified）。当有充分的证据表明一种物质“无危害”或者“危害性极低”，未达到 GHS 分类标准规定的危害性最低水平时，该物质分类结论为“非此类”。

GHS 健康危害性共有 10 个危害性种类，每个种类下有若干个危害性类别，以表示该危害性的严重程度，具体情况见表 14-4。

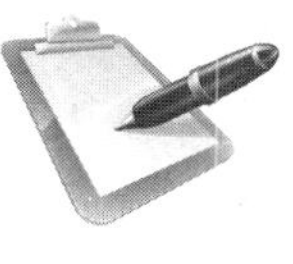

表 14-4　GHS 健康危害种类及类别

| 序号 | 健康危险性种类 | 危险性类别 |
| --- | --- | --- |
| 1 | 急性毒性 | 第 1 类、第 2 类、第 3 类、第 4 类、第 5 类 |
| 2 | 皮肤腐蚀 / 刺激性 | 第 1A 类、第 1B 类、第 1C 类、第 2 类、第 3 类 |
| 3 | 严重眼损伤 / 眼刺激性 | 第 1 类、第 2 类 |
| 4 | 呼吸或皮肤致敏性 | 第 1 类 |
| 5 | 生殖细胞致突变性 | 第 1A 类、第 1B 类、第 2 类 |
| 6 | 致癌性 | 第 1A 类、第 1B 类、第 2 类 |
| 7 | 生殖毒性 | 第 1A 类、第 1B 类、第 2 类、附加类别 |
| 8 | 特定靶器官毒性（单次接触） | 第 1 类、第 2 类、第 3 类 |
| 9 | 特定靶器官毒性（重复接触） | 第 1 类、第 2 类 |
| 10 | 呛吸毒性 | 第 1 类、第 2 类 |

（郝卫东）

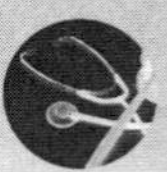

# 第十五章　毒理学实验

## 实验一　毒理学动物实验基本技术

### 一、目的

学习毒理学动物实验操作的基本技术。

### 二、试剂与器材

#### （一）试剂

0.05% 结晶紫溶液，生理盐水，滑石粉，硫化钠。

#### （二）器材

大剪刀，手术剪，镊子，1ml 注射器，灌胃针头，微量移液器，表面皿，骨钳，试管架，烧杯，酒精棉球，干棉球，玻璃毛细管，滤纸，匀浆器等。

### 三、实验动物

SD 大鼠 1 只 / 2 人，ICR 小鼠 1 只 / 人。

### 四、实习内容

#### （一）实验动物的选择

实验动物（laboratory animal）是指经人工培育，对其携带微生物实行控制，遗传背景明确，来源清楚，可用于科学研究的动物。选择合适的实验动物对于得到准确、可靠的研究结果具有重要的意义。毒理学实验常用的实验动物的选择包括物种、品系、微生物控制和个体选择。有关物种、品系和微生物控制选择的原则在理论课教学中已讲授，实验课主要学习实验动物的个体选择。

**1．年龄**　实验动物的年龄选择主要根据实验研究的目的和观察指标。一般急性毒性实验选用成年动物，亚慢性、慢性实验由于实验周期长，同时要观察动物的生长发育情况，应选用较年幼的或初断乳动物。实验动物的年龄最好是由其出生日期来确定，实际工作中，常以动物体重粗略判断动物的年龄。大鼠和小鼠周龄与体重的关系见表 15-1 和表 15-2。

在同一批实验中，各组动物的年龄、体重应尽可能保持一致（一般要求组间平均体重差异不超过 5%，组内动物个体间体重相差不超过 10%）。

表 15-1　小鼠体重与周龄的关系（单位：克）

| 周龄 | 昆明 | | BALB/c | | C57BL/6 | | 615 | | C3H | |
|---|---|---|---|---|---|---|---|---|---|---|
| | 雌性 | 雄性 | 雌性 | 雄性 | 雌性 | 雄性 | 雌性 | 雄性 | 雌性 | 雄性 |
| 0 | 1.95 | 2.10 | 1.40 | 1.46 | 1.40 | 1.44 | 1.58 | 1.58 | 1.44 | 1.44 |
| 1 | 5.54 | 5.82 | 3.35 | 3.50 | 3.42 | 3.50 | 4.64 | 4.64 | 4.40 | 4.40 |
| 2 | 7.90 | 8.35 | 5.50 | 5.60 | 5.55 | 5.60 | 7.96 | 7.96 | 7.70 | 7.70 |
| 3 | 13.55 | 14.80 | 7.32 | 7.40 | 6.40 | 6.90 | 9.83 | 9.83 | 9.70 | 9.70 |
| 4 | 21.35 | 22.60 | 11.60 | 12.45 | 12.20 | 12.57 | 15.75 | 19.00 | 12.10 | 13.30 |
| 5 | 27.90 | 33.25 | 14.75 | 16.10 | 16.90 | 18.10 | 20.75 | 22.58 | 15.20 | 17.20 |
| 6 | 32.80 | 39.25 | 15.60 | 17.40 | 18.40 | 20.50 | 21. 88 | 25.96 | 17.80 | 20.00 |
| 7 | 34.70 | 39.90 | 16.10 | 18.65 | 19. 00 | 21. 60 | 23.12 | 27.96 | 18.00 | 21.20 |
| 8 | 34.80 | 40.05 | 18. 16 | 20.25 | 20. 25 | 22.40 | 24.16 | 28.83 | 19.27 | 22.30 |

方喜业. 医学实验动物学. 北京：人民卫生出版社，1995。

表 15-2　大鼠体重与周龄的关系（单位：克）

| 周龄 | Wistar | | SD | |
|---|---|---|---|---|
| | 雌性 | 雄性 | 雌性 | 雄性 |
| 3 | 54 | 56 | 50 | 52 |
| 4 | 91 | 97 | 86 | 101 |
| 5 | 134 | 134 | 130 | 150 |
| 6 | 166 | 187 | 172 | 206 |
| 7 | 209 | 233 | 210 | 262 |
| 8 | 214 | 297 | 240 | 318 |
| 9 | 232 | 325 | 258 | 365 |
| 10 | 246 | 370 | 272 | 399 |

方喜业. 医学实验动物学. 北京：人民卫生出版社，1995。

**2．性别**　动物性别不同，对毒物反应的敏感性可能会不同。如实验对动物性别无特殊要求，一般选用雌雄各半。在实验中发现毒性反应存在性别差异时，应将不同性别动物的实验结果分别统计分析。

动物性别的鉴定方法：

（1）大、小鼠：主要根据肛门与生殖孔间的距离确定。间距大者为雄性、间距小者为雌性。此外，雌鼠腹部可见明显的乳头，而成年雄鼠可见隆起的睾丸。

（2）豚鼠：用拇指、示指分开生殖孔，雄性生殖孔为圆形，轻压可见阴茎突出；雌性生殖孔呈三角形，且下腹部有两个乳头。

（3）家兔：用拇指、示指分开生殖孔，雄性可见中间有圆锥形稍向下弯的阴茎，但幼年雄兔看不到明显的阴茎，只能看见圆孔中有突出物。雌兔生殖孔为一椭圆形间隙，间隙越往下越窄，呈尖叶形，雌兔腹部还可见 8 ～ 12 个乳头。

**3．生理状态**　动物的特殊生理状态，如妊娠、哺乳等对实验结果影响很大，毒理实验一般应选用未交配过的动物，分笼饲养。但某些特定目的的研究，如致畸实验、繁殖实验、显性致死实验等，需有计划地将雌雄动物合笼交配。

**4．健康状态** 毒理学实验应选用健康动物。健康动物表现为发育正常，活动灵活，体形丰满，被毛浓密而有光泽、紧贴体表，眼睛明亮而灵活，反应灵敏，眼、呼吸道等孔道无分泌物，饮食和排便正常，肛周毛色洁净。为确保实验动物的健康和对环境的适应，一般需在实验前观察 5 ～ 7 天。对于大动物，进行亚慢性、慢性实验前，还应进行血液学、血液生化学、心电图等检查，淘汰异常动物。狗应常规驱虫。

### （二）实验动物的抓取和固定

**1．实验动物的抓取** 进行动物实验时，必须正确抓取动物，否则易造成实验者或实验动物的创伤，有可能影响观察指标。

（1）小鼠的抓取：用右手抓住小鼠尾部，迅速将小鼠提起，放在粗糙表面（如鼠笼盖）上，向后上方轻拉，此时小鼠前肢紧抓粗糙面，用左手拇指和示指抓紧头颈部皮肤，将小鼠置于掌心中，并以小指和手掌尺侧夹住尾根部固定。另一种方法是只用左手，先用拇指和示指抓住小鼠尾部，再以小指和手掌尺侧夹住尾根部，然后用拇指和示指抓紧头颈部皮肤。后一种方法利于快速染毒操作。

（2）大鼠的抓取：大鼠性烈，为防止咬伤，在抓取时通常要戴帆布手套。抓取方法基本同小鼠。用右手提起鼠尾（注意应抓持大鼠鼠尾根部），将其放在粗糙表面上。用左手抓紧颈背部皮肤，将大鼠固定在手中。

（3）豚鼠的抓取：用手掌扣住背部，以拇指和示指固定颈部，其余指绕到动物两侧腋下，将动物抓起。较大的豚鼠需用另一只手托其臀部。

（4）家兔的抓取：用一只手抓住颈背部皮肤，轻轻将兔提起，另一只手托住臀部。不宜只提双耳。家兔比较温顺，但要防止被其抓伤。

**2．实验动物的固定** 固定动物主要依靠特制的固定器或固定架来实现。如小鼠可使用适合于其躯体大小的带塞的有机玻璃或玻璃套管。套管前端有供小鼠呼吸的圆孔，鼠尾由塞子中央的孔穿出来。其他动物可根据实验的要求使用不同形状的固定盒、固定笼、固定台架等。

### （三）实验动物的编号

为了便于在实验过程中对动物的辨认、观察和记录，必须对实验动物逐个进行编号，标号须清晰、易于辨认、耐久且简便实用。标号的方法有多种，对于兔、狗等较大的动物可用特制的号码牌固定于耳或颈部。对于大鼠、小鼠、豚鼠和白色家兔等可用染色法。常用的染料有苦味酸（黄色）、品红（红色）和甲基紫（紫色）等的乙醇饱和溶液。用棉签蘸上染料溶液，涂染于动物体表不同部位，代表不同号码。需要时可以使用两种不同颜色的溶液分别标记个位和十位数。习惯上大、小鼠染色部位及其所代表的标号见图 15-1。目前对于大、小鼠也有采取金属号固定或者内置芯片的方式进行标记。

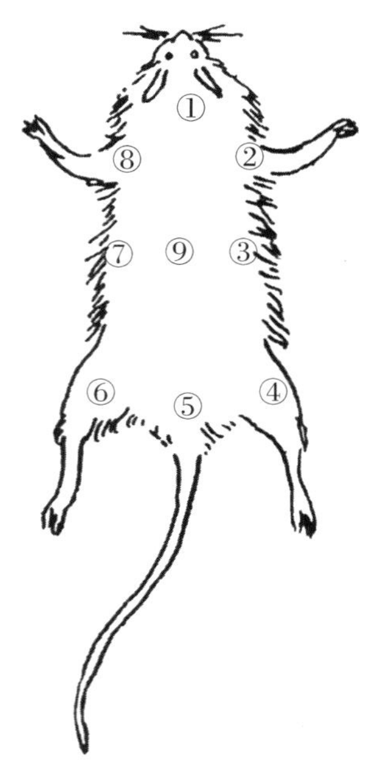

**图 15-1 动物标号**

### （四）实验动物染毒技术

毒理学实验常用的染毒方式有经消化道、经呼吸道、经皮肤、经腹腔、经静脉及经肌内注射染毒。在此，仅介绍大、小鼠经口灌胃、经皮肤染毒、腹腔注射及尾静脉注射技术。

**1．大、小鼠灌胃法** 将特制的钝头灌胃针头连接注射器，吸取受试物。左手固定动物，使动物的消化道处于自然垂直位。右手

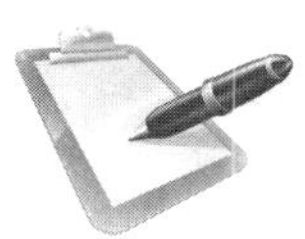

持注射器，针头由动物嘴角插入，沿咽后壁缓缓插入食管至剑突下。进针过程应没有阻力，若遇阻力，应抽出灌胃针或调整方向，不要强行进针。进针后先回抽针芯，如无气泡抽出，并有一定负压，说明位置在胃中，可灌胃。否则应重新进针。如误插入气管，推注后可引起动物立即死亡。

一般灌胃针插入深度为从口至剑突的距离。灌胃量小鼠 0.2 ～ 1.0 ml，大鼠 2.0 ～ 4.0 ml。急性毒性实验在灌胃前，实验动物一般须禁食，大鼠隔夜禁食，小鼠禁食 4 小时以上，饮水不限。灌胃后 2 小时才可进食。为便于识别，实习时用 0.05% 结晶紫溶液灌胃进行练习。

**2．大、小鼠经皮肤染毒法**　经皮肤染毒是受试化学品与动物的皮肤直接接触，常用的经皮染毒的方式有大、小鼠浸尾，皮肤涂抹，皮肤敷贴等方式。但由于动物被毛影响化学品的吸收，因此在实验开始前需要提前备皮，脱去动物的被毛。动物被毛是体温调节的重要附属器官，脱毛面积不应超过动物体表面积的 10% ～ 15%（小鼠约 $2.5 \times 2\ cm^2$，大鼠、豚鼠约 $4 \times 5\ cm^2$，家兔约 $10 \times 15\ cm^2$）。常用的脱毛方法有化学脱毛法和机械脱毛法。

①化学脱毛法：用剪刀剪短拟脱毛区域的被毛，将脱毛剂（硫化钡与滑石粉按 1∶4 或者硫化钠与淀粉按 1∶4 比例混匀，临用前用温水调成糊状；或者用市售脱毛露、脱毛膏等化妆品）敷于脱毛区，1 ～ 2 min 后，被毛变成淡黄色，用玻棒将脱毛剂和被毛轻轻刮去，并立即用温水反复清洗脱毛区的脱毛剂和被毛。

②机械脱毛法：用剪刀将动物长毛剪去，再用电动理发器仔细地将被毛剃去。

（1）大、小鼠浸尾法：该法常用于经皮吸收的定性实验。

将动物固定在固定管中，将鼠尾从固定的管底部塞子的中央小孔中插入受试化学品溶液，鼠尾浸入液体的部分占鼠尾全长的 3/4，浸尾时间依据实验要求而定，一般为 2 小时，结束时取出动物，用温水清洗鼠尾，并观察动物的反应。

对于易挥发的受试化学品，在浸尾实验中应防止出现经呼吸道吸收的交叉染毒的情况。

（2）皮肤涂抹法：在动物脱毛区域皮肤上涂抹受试物，待其吸收后，用温水清洗皮肤表面并观察动物的反应。注意应防止受试化学品的挥发或者动物舔食，否则将导致交叉染毒或者经皮染毒剂量不准。

**3．大、小鼠腹腔注射法**　左手抓住头背部皮肤固定动物，用环指及小指将鼠尾夹住，动物腹部朝上，头略向下垂。右手持注射针从右下腹部外侧朝头方向刺入腹腔，回抽针芯，若无回血及尿液即可进行注射。

注意事项：注射部位不可太靠近上腹部，也不可太深，以免损伤内脏。一次腹腔注射量，大鼠不超过 2.0 ml，小鼠不超过 1.0 ml。进针时针头与腹壁所成角度不宜太小（约 45°），以免刺入皮下。

**4．大、小鼠尾静脉注射法**　鼠尾静脉共有 3 根，左、右两侧和背侧各 1 根，两侧尾静脉比较容易固定，故常被采用。操作时，先将动物固定，露出鼠尾，将其浸入 45 ～ 50℃温水中 1 ～ 2 min，使静脉充血，此时可见三条尾静脉。选择最清楚的一条，于尾末端 1/3 处用 4 号针头，以与鼠尾呈小于 30° 的角度刺入静脉，感觉到细微的突破感后，将针头在尾静脉内平行推进少许。左手将针头和鼠尾一并固定，回抽针芯，有回血时即可慢慢注入受试物。推注过程中若遇阻力或注射部位皮肤变白，说明未刺入静脉内，应拔出重新穿刺。穿刺血管时宜从鼠尾末端开始，以便失败后可在第一次穿刺点的上方重新进行。注射量小鼠为 0.2 ～ 0.5 ml，大鼠为 1.0 ～ 2.0 ml。

### （五）实验动物麻醉

在动物实验中，适当的麻醉不仅是保证实验顺利进行的关键环节，也是保证实验动物福利的一项基本要求。由于实验内容及要求、麻醉药品的作用特点不同，动物种属或个体间差异，

因此正确选择麻醉方式、麻醉药品的种类、用药剂量及给药途径十分重要。

麻醉药物依据其作用范围和程度可分为局部麻醉用药和全身麻醉用药。

**1．常用的局部麻醉药**

（1）普鲁卡因：常用于局部浸润麻醉，用时配成0.5% ～ 1%。

（2）利多卡因：常用1% ～ 2%溶液作为大动物神经干阻滞麻醉，也可用0.25% ～ 0.5%溶液作局部浸润麻醉。

**2．常用的全身麻醉药**

（1）乙醚：乙醚气体吸入法是最常用的麻醉方法，各种动物都可应用。麻醉时将乙醚棉球置于干燥器底部，让其挥发，把待麻醉动物放入，4 ～ 6 min即可麻醉，麻醉后应立即取出，在手术过程中，需要继续给予吸入乙醚，以维持麻醉状态（备一小烧杯，内有乙醚棉球，在动物麻醉变浅时给套在鼻上使其补吸麻药）。适于大、小鼠的短期操作性实验的麻醉，也可用于较大的动物。但由于乙醚燃点低，遇火易燃爆，使用时注意安全。乙醚曾是广泛使用的麻醉剂和动物安乐死药物，由于其对实验动物造成有害作用（呼吸道刺激，增加呼吸道分泌物；麻醉过深，可抑制呼吸中枢导致动物死亡）及可能造成的人员操作危险等原因，目前已不推荐动物手术使用。

（2）异氟烷：目前广泛使用的吸入麻醉药，无色透明、化学性质稳定的液体，不易燃烧。麻醉动物时，采用专用小型动物麻醉机，通过控制麻醉机的空气泵来调节氧气流量（麻醉混合气流量：大鼠为500 ～ 700 ml/min，小鼠为300 ～ 500 ml/min），调节麻醉机蒸发器来控制异氟烷的浓度（蒸发器刻度分为5档，分别对应异氟烷浓度为1% ～ 5%）。一般情况下，诱导麻醉浓度为3% ～ 4%，维持麻醉浓度：大鼠为2% ～ 2.5%，小鼠为1% ～ 1.5%。

（3）戊巴比妥钠：一次给药的有效时间可延续3 ～ 5 h，适合一般使用要求。静脉或腹腔注射后很快进入麻醉期，给药后对动物循环和呼吸系统无显著抑制作用。用时配成1% ～ 3 %生理盐水溶液，必要时可加温溶解，配好的药液在常温下可放置1 ～ 2个月。剂量和方法：大鼠、小鼠和豚鼠腹腔注射40 ～ 50 mg/kg体重（浓度为2%）。狗、猫、兔静脉注射30 ～ 35 mg/kg体重（浓度为3%）；腹腔注射40 ～ 50 mg/kg体重（浓度为3%）。

（4）硫喷妥钠：水溶液不稳定，须临用现配，常用浓度为1% ～ 5%。此药作静脉注射时，药物进入脑组织迅速，诱导快，很快被麻醉。动物苏醒快，麻醉时效维持0.5 ～ 1 h。对呼吸有一定抑制作用，抑制交感神经较副交感神经为强，常有喉头痉挛。剂量和方法：大鼠腹腔注射40 mg/kg体重（浓度为1%）、小鼠腹腔注射15 ～ 20 mg/kg体重（浓度为1%）。狗和兔静脉注射15 ～ 20 mg/kg体重（浓度为2%）。

（5）氨基甲酸乙酯（乌拉坦）：适合于小动物。一般用作基础麻醉，麻醉全程注意动物保温。使用时常配成20% ～ 25%水溶液，大、小鼠腹腔注射1.5 ～ 2 g/kg体重。狗、兔静脉、腹腔注射0.75 ～ 1 g/kg体重。静脉注射时须溶于生理盐水中（浓度为5%或10%），以及每公斤体重注射10 ～ 20 ml。

麻醉药种类较多，依据实验的目的，麻醉剂和麻醉方式的选择有所不同。如动物安乐死常用的麻醉剂为乙醚；动物采集生物样本即安乐死，则可采用异氟烷吸入麻醉以及一些复合麻醉剂；急性动物实验对大鼠、狗和猫常用戊巴比妥钠麻醉；慢性实验的动物常用乙醚吸入麻醉（用吗啡和阿托品作基础麻醉）；家兔和青蛙、蟾蜍常用氨基甲酸乙酯；大鼠和小鼠常用硫喷妥钠或氨基甲酸乙酯麻醉。

### （六）大、小鼠常用采血技术

依实验目的及需血量的不同，有不同的采血方法。需要血量较少时可取毛细血管血，用血量较多时可取静脉血；特殊需要时，如测定血气指标、血液pH，$K^+$、$Na^+$、$Cl^-$浓度等，采取

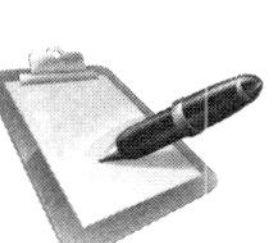

动脉血。实验动物每次采血量不宜过多，常用动物安全采血量见表 15-3。

表 15-3　实验动物安全采血量

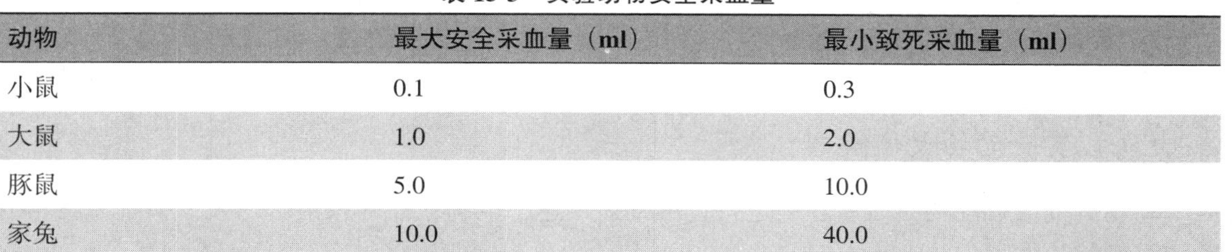

| 动物 | 最大安全采血量（ml） | 最小致死采血量（ml） |
|---|---|---|
| 小鼠 | 0.1 | 0.3 |
| 大鼠 | 1.0 | 2.0 |
| 豚鼠 | 5.0 | 10.0 |
| 家兔 | 10.0 | 40.0 |

顾菊康．工业毒理学实验方法．上海：上海科技出版社．1977。

**1．鼠尾采血**　适用于需血量较少时。固定动物，将鼠尾浸入 45 ~ 50℃温水中使尾静脉充血，擦干鼠尾，用酒精棉球擦拭消毒扩血管。剪去尾尖（0.1 ~ 0.2 cm），用手从尾根向尾尖按摩，擦去第一滴血。用血色素吸管定量吸取尾血或直接将血滴入容器。最后用干棉球压迫止血。每只鼠一般可取血十余次，小鼠每次可取 0.1 ml，大鼠 0.3 ~ 0.5 ml，亦可不剪尾，用 7 ~ 8 号注射针头直接刺破尾静脉采血。

**2．球后静脉丛采血**　适用于需血量稍多时。操作者以左手拇指、示指紧紧固定动物头部，并轻轻压迫动物颈部两侧（用力要恰当，以免动物窒息），使球后静脉丛充血（可见眼球突出）。右手持玻璃毛细管与鼠面呈 30°，从眼内眦部位向眼底方向刺入，捻转前进，如无阻力，可继续刺入。遇阻力时应停止刺入，抽出并调整方向后再刺入，直至出血为止。刺入深度小鼠为 2 ~ 3 mm，大鼠为 4 ~ 5 mm。血液经毛细管流入容器中。取血后，拔出毛细管，用干棉球压迫止血。本法可在短期内重复采血，小鼠每次可采血 0.2 ~ 0.3 ml，大鼠每次可采血 0.5 ~ 1.0 ml。

**3．腹主动脉采血**　为一次性采血方法。将动物麻醉后，剪开腹部，剥离暴露腹主动脉，用注射针直接刺入采血。

**4．心脏采血**　将动物麻醉，仰卧固定，剪去心区部位被毛并消毒。在左胸侧第三、四肋间，于手触心搏最明显处，右手持注射针穿刺入右心室采血。采血后用干棉球压迫止血。如为一次性采血，也可开胸采集血液。先将动物深度麻醉，打开胸腔，暴露心脏，用注射针刺入右心室，直接抽取血液。小鼠可取血 0.5 ~ 0.6 ml，大鼠 0.8 ~ 1.2 ml。

### （七）实验动物尿液的采集

**1．留尿法**　一般用代谢笼留取尿液。代谢笼由三部分组成：备有动物饮水、喂食装置的笼体，粪尿分离器和支架。代谢笼制作材料应选用不影响实验检测指标的物质。

**2．导尿法**　适用于较大动物。将动物麻醉仰卧固定于手术台上，尿道口周围常规消毒。在导尿管尖部涂一层液体石蜡或凡士林。将导尿管顺尿道往里送入膀胱，此时即有尿液流出。如无尿液流出，可将导尿管上下左右转动，直至尿液流出为止。为达到一定的尿量，可在收集尿液前灌胃适量的水或喂些蔬菜。收集尿液要防止粪便污染，必要时需在尿样中加入防腐剂。

### （八）实验动物处死方法

毒理学实验中，根据实验目的常于实验进行的不同时期或实验结束时处死存活的动物，以取血或组织器官进行病理、生化等指标的检查。处死动物总的要求是尽量减少因处死方法不当而造成的对病理、生理生化指标检查的影响，同时应尽可能减少动物的痛苦。具体处死方法要依实验要求及动物种属而定。常用的方法有：

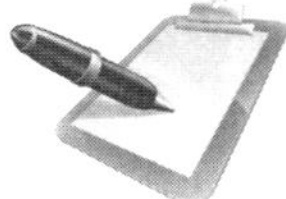

**1．断髓法** 常用于大、小鼠。一手按住动物头颈部，另一手拉鼠尾使颈椎脱臼，造成急性延髓损伤而死亡。该方法简单易行，动物死亡快，对内脏损伤小。但可引起颈部气管或肺内出血，不能留取血液。

**2．放血法** 适用于各种动物，选择合适的麻醉剂先对动物麻醉，然后再行股动脉放血处死。该方法动物无挣扎，对内脏影响较小，适宜于需要采取动物脏器组织用于组织病理学检查。

### （九）实验动物大体解剖

动物解剖应在动物处死后立即进行，解剖要迅速、准确、仔细观察。以大、小鼠为例介绍动物解剖的步骤和方法。

1．用断髓法或放血法处死动物，先进行体表外形检查，包括毛色、皮肤出血情况，外生殖器病变、肢体残缺等。对自然死亡动物还应注意有无尸僵、腐败等现象。

2．将动物固定于解剖台（盘）上，以水浸湿被毛，沿腹中线剪开皮肤，向两侧分离皮肤。

3．沿肋骨下缘腹正中线切开腹壁肌肉至耻骨联合。从肋骨下端向脊柱方向将两侧腹壁剪开。暴露腹腔，识别并检查脏器位置，完整摘取肝、肾、脾、肾上腺、胃、肠、睾丸、卵巢、子宫、胰等脏器。

4．以骨钳或大剪刀剪断两侧肋骨，打开胸腔至颌下处。识别并检查脏器位置。在胸腔入口处切断气管、食管，钝性剥离心、肺，并将两者一同取出。

5．内脏观察、称重：在动物解剖过程中同时进行内脏的观察和称重。脏器称重前应将脏器周围结缔组织、脂肪组织剔除干净，以滤纸除去脏器表面血迹、体液及心腔中的血液。内脏观察内容包括：外形、体积、颜色、表面被膜情况、质地、边界、切面情况，有无出血、淤血、肿物等。在肉眼观察的基础上，选择各器官、组织有代表性的部分放到固定液中固定，以便进行组织病理学检查。

6．脑的取出和剖验：用小骨钳小心剥离颅骨，待脑组织大部分暴露后，切开硬脑膜，用解剖刀切断嗅叶，用刀背轻轻将脑从颅底分出，将脑组织向下颅底向上，使脑组织借重力自然从颅内脱出，切断延髓和脊髓交界处，脑即脱落出来。用小刀从蝶鞍处取出垂体。

### （十）组织匀浆制备

制备组织匀浆即用器械（匀浆器）在一定的溶液中将组织、细胞磨碎。为研究毒物在组织脏器中的代谢、分布情况，了解毒物对组织脏器中各种成分及酶活力的影响，以及对一些脏器细胞膜、亚细胞结构（如线粒体、微粒体、溶酶体等）和某些生物大分子（如蛋白质、核酸）的影响，均需制备组织匀浆。

**1．匀浆器** 主要由电动的研杵和研磨管组成。研磨管多用聚四氟乙烯或硬质玻璃制成，也可使用高速组织捣碎机及超声波细胞粉碎机，但要注意对大分子物质的可能破坏作用（如超声粉碎对DNA分子的剪切作用）。

**2．溶液的选择** 依据实验目的选合适的溶液做介质。如测定化合物或其代谢产物可用去离子水，研究酶活性需用适当的缓冲液。

**3．匀浆制备**

（1）剖杀动物。动物的处死方法依制备脏器不同而异，如制备肝、肾匀浆可断头处死，制备肺匀浆可麻醉后放血处死。

（2）立即取出所需脏器，在冰浴上轻轻除去表面的凝血、血管及结缔组织等。以冷生理盐水洗涤数次，剥去被膜，用滤纸吸去水份后称重。必要时可在取出脏器前或后，用生理盐水灌流，以尽量排出脏器中贮留的血液。

（3）定位称取一定重量的组织，在容器内剪碎，移入一定量溶液的匀浆管中，在冰浴中

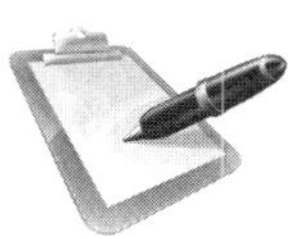

于一定转速下研磨一定时间。如果是研究毒物的分布、代谢和转化，可在常温下进行以上操作。

（4）匀浆制备好后，依实验需要用普通离心机除去沉淀，或者进行高速或超速离心、梯度离心等，以取得所需的匀浆制品。

（蒋建军　魏雪涛）

# 实验二　经口急性毒性实验

## 一、原理与目的

### （一）实验原理

将受试化合物以不同剂量经口给予实验动物，以实验动物死亡作为观察终点，依据受试化合物引起实验动物死亡的剂量 - 反应关系，经过统计学方法处理求得受试化合物的致死剂量，并计算出引起实验动物群体半数动物死亡的剂量，即 $LD_{50}$。

### （二）实验目的

1．通过实验获得受试化合物经口急性毒性的 $LD_{50}$，并进行毒性分级，初步评估受试化合物对人体产生急性毒作用的危险性。

2．为开展针对该受试化合物的其他毒性研究提供剂量设计的依据。

## 二、试剂与器材

### （一）试剂

受试化合物（例如 40% 工业品久效磷或 50% 对硫磷乳剂），相应溶剂，苦味酸乙醇饱和溶液。

### （二）器材

一次性注射器（1.0 ml），吸量管（0.2 ml、2.0 ml、5.0 ml），容量瓶（25 ml、50 ml），烧杯（10 ml、50 ml），移液器（200 μl、1 ml、5 ml）、移液器吸头（200 μl、1 ml、5 ml），滴管，小鼠灌胃针，电子天平，动物秤，洗耳球，滤纸，外科剪刀，镊子，防护手套。

## 三、实验动物

健康成年小鼠，6 ~ 8 周龄（体重 18 ~ 22 g），雌雄各半。实验动物总数和每组实验动物数根据不同的实验方法而定。

## 四、实验设计

查阅文献资料，了解受试化合物的理化性质，同时查阅与该化合物结构类似的化合物的毒性资料，作为实验设计的依据。

### （一）霍恩氏（Horn’s）法

**1．剂量设计**　霍恩氏法推荐使用 4 个剂量组，每组动物数量相等，一般为每组 4 只

或 5 只。剂量按等比设计，组距为 2.15 倍或 3.16 倍。例如，可以选择 2.15、4.64、10.00 和 21.5 mg/kg 体重作为 40% 工业品久效磷的受试剂量。霍恩氏法使用动物数较少，可以直接通过查表求出受试化合物的 $LD_{50}$ 及其 95% 可信区间，简单易行。但通过该方法得到受试化合物 $LD_{50}$ 的 95% 可信区间范围较大，精确度有限。

**2．受试化合物的浓度设计** 按照单位体重给予受试化合物体积相同的原则，需要将受试化合物稀释成各剂量组对应的浓度，通常采用等比稀释。每个剂量组所需的浓度（C，mg/ml）取决于该组的剂量（D，mg/kg）和单位体重给予受试化合物的体积（V，ml/kg），即 C=D/V。小鼠通常以 10 ml/kg 体重进行灌胃。

### （二）改进寇氏法

**1．预实验** 以少量实验动物进行预实验，找出受试化合物的粗略致死剂量范围，即 $LD_0$ ～ $LD_{100}$（本次实验可以参考霍恩氏法的实验结果）。

**2．剂量设计** 改进寇氏法常设 5 ～ 7 个剂量组，要求每组实验动物数相等，一般为每组 6 ～ 10 只，雌雄各半。剂量按等比设计，最低剂量组死亡率小于 20%，最高剂量组死亡率大于 80%。

**3．组距的确定** 根据受试化合物的 $LD_0$、$LD_{100}$ 值以及拟分的剂量组数，利用以下公式计算各剂量组之间组距的对数值 i。

$i=(\lg LD_{100}-\lg LD_0)/(n-1)$，公式中 n 为拟分的剂量组数。

## 五、实验步骤

### （一）实验动物称重和编号

将雌雄小鼠分别称重、编号。

### （二）实验动物随机分组

采用配伍组设计法，即将实验动物按性别、体重及其他非处理因素分为若干个区组，同一区组中实验动物的体质条件（如体重等）均相似。再将每个区组内的实验动物随机分配到各个实验组中，这样可使各组实验动物数相等，平均体重相近，以减少各实验组之间的抽样误差。一般在一次实验中，组内个体间体重差异应小于 10%，组间平均体重差异应小于 5%。

举例：现有雄性小鼠 20 只，拟分成 4 组。先将小鼠称重、编号，然后将小鼠按照体重大小（可以从大到小，亦可以从小到大）排序。根据体重排序，将 20 只小鼠编成 5 个配伍组，即体重排序号为 1 ～ 4 为第一配伍组，5 ～ 8 为第二配伍组，以此类推。由随机数字表（见统计学教材），随机选定连续的 5 行，如 4 ～ 8 行，每行只取随机数字 1 ～ 4，其余舍去，依次标记于各配伍组的小鼠编号下。每只小鼠编号下面的随机数字即为该小鼠应分入的实验组，如第一配伍组中 23 号分入 A 组，17 号分入 D 组，19 号分入 C 组，16 号分入 B 组（表 15-4，表 15-5）。

**表 15-4　20 只小鼠随机分组**

| 体重排序号 | 1 | 2 | 3 | 4 | 5 | 6 | 7 | 8 | 9 | 10 | 11 | 12 | 13 | 14 | 15 | 16 | 17 | 18 | 19 | 20 |
|---|---|---|---|---|---|---|---|---|---|---|---|---|---|---|---|---|---|---|---|---|
| 小鼠编号 | 23 | 17 | 19 | 16 | 18 | 9 | 6 | 2 | 1 | 8 | 15 | 14 | 7 | 3 | 24 | 10 | 5 | 12 | 4 | 13 |
| 随机数字 | 1 | 4 | 3 | 2 | 1 | 2 | 4 | 3 | 2 | 1 | 4 | 3 | 3 | 2 | 4 | 1 | 3 | 2 | 1 | 4 |
| 分配组别 | A | D | C | B | A | B | D | C | B | A | D | C | C | B | D | A | C | B | A | D |

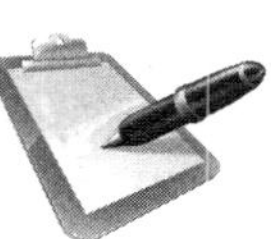

表 15-5　整理后的 20 只小鼠根据体重随机分组的结果

| 组别 | 动物编号 | | | | |
|---|---|---|---|---|---|
| A | 23 | 18 | 8 | 10 | 4 |
| B | 16 | 9 | 1 | 3 | 12 |
| C | 19 | 2 | 14 | 7 | 5 |
| D | 17 | 6 | 15 | 24 | 13 |

### （三）禁食和灌胃

在染毒前 4 小时禁食，灌胃后 2 小时可进食，整个实验过程中不限饮水。

### （四）观察

灌胃染毒后应详细记录实验动物的各种中毒反应，包括反应出现的时间、强度、动物的死亡过程、死亡时间以及死亡数量。对死亡的动物和观察期结束后处死的动物进行尸体解剖，观察主要脏器有无异常改变，对有异常改变的组织或脏器行病理学检查。最后将实验结果整理为记录表格。

急性毒性实验的观察期限一般为 2 周，但由于实验课时间限制，仅限课堂观察。

## 六、结果分析与评价

### （一）霍恩氏法

可根据实验结果查阅相应表格求得受试化合物的 $LD_{50}$ 及其 95% 可信区间。

### （二）改进寇氏法

$LD_{50}$ 及其 95% 可信区间的计算：

$$lgLD_{50} = X_m - i\,(\Sigma p - 0.5)$$

$$SlgLD_{50} = i\sqrt{\Sigma \frac{pq}{n}}$$

$LD_{50}$ 的 95% 可信区间：$lg^{-1}(lgLD_{50} \pm 1.96SlgLD_{50})$

上述公式中，$X_m$ 为最大剂量的对数值，i 为组距的对数值，p 为死亡率，Σp 为各剂量组实验动物死亡率总和，q 为存活率（q = 1 – p），n 为每组实验动物数。

### （三）评价

1．根据实验动物的中毒反应及死亡时间，推测受试化合物可能的作用部位及经口毒性特点。

2．参照化学物质急性毒性分级标准对受试化合物经口急性毒性做出评价。

3．比较霍恩氏法与改进寇氏法的实验结果。

（赵　鹏）

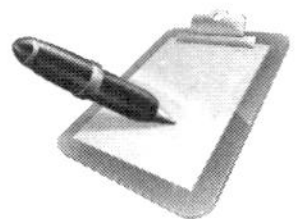

# 实验三　长期毒性实验

## 一、原理与目的

### （一）原理

外源性物质对机体产生的效应包括非损害作用和损害作用，而损害作用又可分为功能紊乱、损伤、疾病及死亡。通过对长期暴露于特定化学物质的实验动物一般状况、功能学检查、血液、尿液的相应指标分析，动物脏器的组织病理学检查等指标的观测，通过与对照组相应指标进行统计学检验和生物学意义的综合分析，来确定该物质在暴露剂量下是否会引起机体的损害；不同指标的变化及组合指标分析可以推断化学物质可能引起损伤的靶器官；暴露相应的时长后，实验动物停止暴露一段时间，然后进一步对相应的指标进行检测，如果前期暴露所引起改变的指标在停止暴露后基本恢复正常，那么该损伤效应就是可逆性的。

### （二）目的

确定实验动物长期经口重复给予受试物引起的慢性毒性效应，了解受试物剂量 - 反应关系和毒性作用靶器官，确定引起损伤的可逆性，确定未观察到有害作用水平（NOAEL）和观察到有害作用的最低水平（LOAEL），为预测人群接触该受试物的慢性毒性作用及确定健康指导值提供依据。

本实验时间长，内容多，在实验课中可以案例分析（加部分实验操作）的方式进行。

## 二、试剂与器材

### （一）试剂

橄榄油或玉米油等、羧甲基纤维素 / 淀粉、甲醛、二甲苯、乙醇、苏木素、伊红、石蜡、血液学检查试剂、血液生化检查试剂、尿分析试剂等。

### （二）器材

实验室常用解剖器械、动物天平、电子天平、生物显微镜、生化分析仪、血细胞分析仪、尿液分析仪、离心机、切片机等。

## 三、实验动物

啮齿类动物首选大鼠，非啮齿类动物首选犬。健康初离乳大鼠，50 ~ 70 g；健康 4 ~ 6 月龄幼犬。

## 四、实验设计

### （一）受试物

受试物应使用原始样品，若不能使用原始样品，应按照受试物处理原则对受试物进行适当处理。将受试物掺入饲料、饮用水或灌胃给予。

### （二）动物要求

初离乳大鼠，实验开始时每个性别动物体重差异不应超过平均体重的 ±20%。每组动物

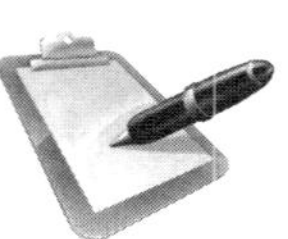

数至少 40 只，雌雄各半。若计划实验中期剖检或实验结束做恢复期的观察（卫星组），应增加动物数（中期剖检每组至少 20 只，雌雄各半；卫星组通常仅增加对照组和高剂量组，每组至少 20 只，雌雄各半）。犬通常选用 4 ～ 6 月龄幼犬，一般不超过 9 月龄。实验开始时每个性别动物体重差异不应超过平均体重的 ±20%，每组动物数至少 8 只，雌雄各半。若计划实验中期剖检或实验结束做恢复期的观察，应增加动物数（对照组和高剂量组各增加 4 只，雌雄各半）。对照组动物性别和数量应与受试物组相同。

### （三）剂量设计

实验至少设 3 个受试物组，1 个阴性（溶剂）对照组，对照组除不给予受试物外，其余处理均同受试物组。必要时增设未处理对照组。高剂量应根据 90 天经口毒性试验确定，原则上应使动物出现比较明显的毒性反应，但不引起过高死亡率；低剂量不引起任何毒性作用；中剂量应介于高剂量与低剂量之间，可引起轻度的毒性作用。一般剂量的组间距以 2 ～ 4 倍为宜。

### （四）实验期限

一般实验期限至少 12 个月（工业毒物至少 6 个月）。卫星组监测由受试物引起的任何毒性改变的可逆性、持续性或延迟性作用，停止给受试物后观察期限不少于 28 天，一般不多于实验期限的 1/3。

## 五、操作步骤

### （一）动物准备

实验前动物在实验动物房至少应进行 3 ～ 5 天（犬 7 ～ 14 天）的环境适应和检疫观察。

### （二）受试物染毒

根据受试物的特性和实验目的，选择受试物掺入饲料、饮水方式给予。若受试物影响动物适口性，应采用灌胃给予。

**1．受试物灌胃给予**　将受试物溶解或悬浮于合适的溶剂中，首选溶剂为水，不溶于水的受试物可使用植物油（如橄榄油、玉米油等），不溶于水或油的受试物可使用羧甲基纤维素、淀粉等配成混悬液或糊状物等。受试物应现用现配，有资料表明其溶液或混悬液储存稳定者除外。为保证受试物在动物体内浓度的稳定性，应每日同一时段灌胃 1 次（每周灌胃 6 天），啮齿类动物灌胃体积一般不超过 10 ml/kg 体重，犬 15 ml/kg 体重；如为油性液体，灌胃体积应不超过 4 ml/kg 体重。各组灌胃体积一致。

**2．受试物掺入饲料或饮水给予**　要将受试物与饲料（或饮水）充分混匀并保证受试物配制的稳定性和均一性，以不影响动物摄食、营养平衡和饮水量为原则。受试物掺入饲料的比例一般小于质量分数 5%。受试物剂量单位是每千克体重所摄入受试物的毫克（或克），即 mg/kg 体重（或 g/kg 体重），当受试物掺入饲料，其剂量单位亦可表示为 mg/kg（或 g/kg）饲料，掺入饮水则表示为 mg/ml 水。受试物掺入饲料时，需将受试物剂量 mg /kg 体重按动物每 100 g 体重的摄食量折算为受试物在饲料中的浓度（mg/kg 饲料）。

### （三）动物饲养

实验期间动物自由饮水和摄食，可按组分性别分笼群饲或单笼饲养（如食品毒理研究时），每笼动物数应满足实验动物最低需要的空间，以不影响动物自由活动和观察动物的体征为宜。实验期间每组动物非实验因素死亡率应小于 10%，濒死动物应尽可能进行血液生化指标检测、大体解剖以及组织病理学检查，每组生物标本损失率应小于 10%。

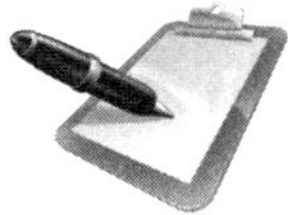

### （四）一般观察

实验期间至少每天观察1次动物，并记录动物出现中毒的体征、体征的严重程度和持续时间及死亡情况。观察内容包括被毛、皮肤、眼、角膜、分泌物、排泄物、呼吸系统、神经系统、自主活动（如流泪、竖毛反应、瞳孔大小、异常呼吸）及行为表现（如步态、姿势、对处理的反应、有无强直性或阵发性活动、刻板反应、反常行为等）。如有肿瘤发生，记录肿瘤发生时间、发生部位、大小、形状和发展等情况。对濒死和死亡动物应及时解剖，并尽量准确记录死亡时间。

### （五）体重、摄食量及饮水量测量

实验期间前13周每周记录动物体重、摄食量和饮水量（当受试物经饮水给予时），之后每4周1次；选择犬进行实验时应每周记录体重、摄食量和饮水量（当受试物经饮水给予时）。实验结束时，计算动物体重增长量、总摄食量、食物利用率（前3个月，啮齿类动物）、总食物利用率（非啮齿类动物）、受试物总摄入量。

### （六）眼部检查

实验前，对动物进行眼部检查（角膜、球结膜、虹膜）。实验结束时，对高剂量组和对照组动物进行眼部检查，若发现高剂量组动物有眼部变化，则应对其他组动物进行检查。

### （七）血液学检查

实验第3、6和12个月及实验结束时（实验期限为12个月以上时），每组至少检查雌雄各10只动物，每次检查应尽可能使用同一动物；选择犬进行实验时，增加实验第9个月这个时间点。

检查指标：白细胞计数及分类（至少三分类）、红细胞计数、血小板计数、血红蛋白浓度、红细胞压积、红细胞平均容积（MCV）、凝血酶原时间（PT）等。如果对造血系统有影响，应加测网织红细胞计数和骨髓涂片细胞学检查。

### （八）血生化检查

按前述规定的时间和动物数进行。采血前宜将动物禁食过夜。

检查指标包括电解质平衡、糖、脂和蛋白质代谢、肝（细胞、胆管）肾功能等指标。至少包含丙氨酸氨基转移酶（ALT）、门冬氨酸氨基转移酶（AST）、碱性磷酸酶（ALP）、谷氨酸转肽酶（GGT）、尿素（Urea）、肌酐（Cr）、血糖（Glu）、总蛋白（TP）、白蛋白（Alb）、总胆固醇（TC）、三酰甘油（TG）、钙、氯、钾、钠、总胆红素等。

### （九）尿液检查

实验第3、6和第12个月及实验结束时（实验期限为12个月以上时）对所有动物进行尿液检查；选择犬进行实验时，增加实验第9个月这个时间点。

检查项目包括外观、尿蛋白、相对密度、pH、葡萄糖和潜血等，若预期有毒性反应指征，应增加尿液检查的有关项目，如尿沉渣镜检、细胞分析等。

### （十）体温、心电图检查

犬实验前、实验第3、6和第12个月及实验结束时应进行体温、心电图检查。

### （十一）病理检查

**1．大体解剖**　所有实验动物，包括实验过程中死亡或濒死而处死的动物及实验期满处死的动物，应进行解剖和全面系统的肉眼观察，包括体表、颅、胸、腹腔及其脏器，并称量脑、心脏、肝、肾、脾、子宫、卵巢、睾丸、附睾、胸腺、肾上腺的绝对重量，计算相对重量［脏/体比值和或脏/脑比值］，必要时还应选择其他脏器，如甲状腺（包括甲状旁腺）、前列腺等。

**2．组织病理学检查**

（1）组织病理学检查的原则：可以先对高剂量组和对照组动物所有固定保存的器官和组织进行组织病理学检查；发现高剂量组病变后，再对较低剂量组的相应器官和组织进行组织病理学检查；实验过程中死亡或濒死而处死的动物，应对全部保存的组织和器官进行组织病理学检查。

（2）组织病理学检查的器官和组织：唾液腺、食管、胃、十二指肠、空场、回肠、盲肠、结肠、直肠、肝、胰、胆囊（非啮齿类动物）、脑（包括大脑、小脑和脑干）、垂体、坐骨神经、脊髓（颈、胸和腰段）、眼（眼部检查发现异常时，非啮齿类动物）、视神经（非啮齿类动物）、肾上腺、甲状旁腺甲状腺、胸腺、气管、肺、主动脉、心脏、骨髓、淋巴结、脾、肾、膀胱、前列腺、睾丸、附睾、子宫、卵巢、乳腺等。必要时可加测精囊腺和凝固腺、副泪腺（啮齿类动物）、任氏腺（啮齿类动物）、鼻甲、子宫颈、输卵管、阴道、骨、肌肉、皮肤和眼（啮齿类动物）等组织器官。应有组织病理学检查报告，病变组织给出组织病理学照片。

### （十二）其他

必要时，根据受试物的性质及所观察的毒性反应，增加其他指标（如神经毒性、免疫毒性、内分泌毒性指标）。

## 六、结果分析与评价

### （一）数据处理

**1．结果的汇总**　应将所有的数据和结果以表格形式进行总结，列出各组实验开始前动物数、实验期间动物数及死亡时间、出现毒性反应的动物数，描述所见毒性反应，包括出现毒效应的时间、持续时间及程度。

**2．统计分析**　对动物体重、摄食量、饮水量（受试物经饮水给予）、食物利用率、血液学指标、生化指标、尿液检查指标、脏器重量、脏/体比值和（或）脏/脑比值、大体和组织病理学检查等结果进行统计学分析。一般情况，计量资料采用方差分析，进行受试物各剂量组与对照组之间均数比较；分类资料采用 Fisher 精确分布检验、卡方检验、秩和检验；等级资料采用 Ridit 分析、秩和检验等。

### （二）结果评价

结果评价应包括受试物慢性毒性的表现、剂量 - 反应关系、靶器官、可逆性，得出慢性毒性相应的 NOAEL 和 LOAEL。

（姚碧云）

# 实验四　鼠伤寒沙门菌回复突变实验

## 一、原理与目的

### （一）原理

鼠伤寒沙门菌回复突变实验是利用鼠伤寒沙门菌（salmonella typhimurium）的突变型即

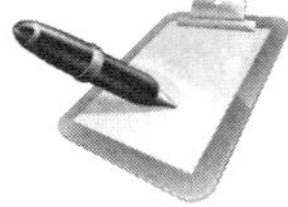

组氨酸营养缺陷型（$his^-$），作为指示生物。这些菌株只在有组氨酸的培养基上才能正常生长。致突变物可使沙门菌突变型回复突变为野生型（$his^+$）恢复了合成组氨酸能力，因而在无组氨酸培养基上也能生长为可见的菌落。所以可以根据在无组氨酸培养基上菌落生成数量，检查受试物是否为致突变物。对于间接致突变物的检测，可用 S9 混合液作为代谢活化体系。

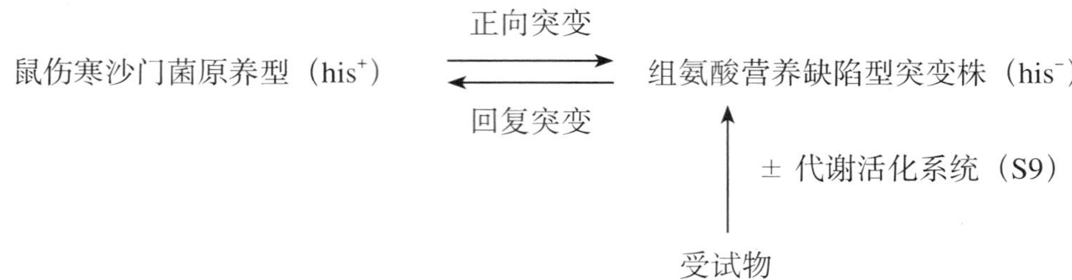


（二）目的

鼠伤寒沙门菌回复突变实验是检测原核生物（细菌）回复突变的遗传毒理学体外实验，遗传学终点是基因突变，用于检测受试物能否引起鼠伤寒沙门菌基因组碱基置换或移码突变。本实验是美国加州大学 Ames 教授发展的，故称 Ames 实验。

## 二、试剂与器材

（一）试剂

**1．营养肉汤培养液** OXOID 2 号培养基 25 g 溶于 1000 ml 蒸馏水，加热溶解后 121℃高压灭菌 15 min 备用。

**2．磷酸盐储备液（Vogel-Bonner minimal medium E，25 倍）**

| | |
|---|---|
| 磷酸氢钠铵（$NaNH4HPO_4 \cdot 4H_2O$） | 87.5 g |
| 柠檬酸（$C_6H_8O_7 \cdot H_2O$） | 50.0 g |
| 磷酸氢二钾（$K_2HPO_4$） | 250.0 g |
| 硫酸镁（$MgSO_4 \cdot 7H_2O$） | 5.0 g |

前三种溶于 800 ml 蒸馏水中，加热搅拌溶解，待完全溶解后再加入硫酸镁，全部溶解后定容至 1000 ml，121℃高压灭菌 20 min。

**3．组氨酸 - 生物素溶液（0.5 mmol/L）**

| | |
|---|---|
| D- 生物素（分子量 244） | 30.5 mg |
| L- 组氨酸（分子量 155） | 19.4 mg |

加蒸馏水至 250 ml，121℃高压灭菌 20 min。

**4．营养肉汤琼脂培养基（根据营养琼脂标注配制）** 营养琼脂 33 g，加 1000 ml 蒸馏水，加热溶解后 121℃高压灭菌 20 min 备用。

**5．底层培养基**

| | |
|---|---|
| 琼脂粉 | 15 g |
| 葡萄糖 | 20 g |

加入蒸馏水 960 ml 混匀，121℃高压灭菌 20 min。冷却至 80℃左右，加入磷酸盐储备液 40 ml，混匀后按每皿 25 ml 左右制备平板，凝固后倒置备用。

**6．顶层培养基（临用现配）**

| | |
|---|---|
| 琼脂粉 | 3.0 g |
| 氯化钠 | 2.5 g |

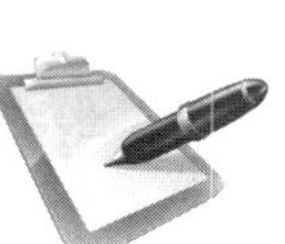

加蒸馏水至 500 ml，121℃高压灭菌 20 min，按每 100 ml 顶层加 10 ml 组氨酸 - 生物素溶液（0.5 mmol/L），混匀，置 45℃恒温水浴，分装小试管，每管 2 ml。

**7．0.8% 氨苄青霉素溶液（无菌配制）鉴定用**　氨苄青霉素 40 mg 用氢氧化钠溶液（0.02 mol/L）稀释至 5 ml，4ºC 冰箱保存。

**8．0.8% 四环素溶液（无菌配制）鉴定用**　四环素 40 mg 用盐酸缓冲液（0.02 mol/L）稀释至 5 ml，4ºC 冰箱保存。

**9．0.1% 结晶紫溶液（鉴定用）**　结晶紫 10 mg，溶于 10 ml 无菌蒸馏水中。

**10．L- 组氨酸溶液（0.1 mol/L）D- 生物素溶液（0.5 mmol/L）（鉴定用）**　L- 组氨酸 0.4043 g 和 D- 生物素 12.2 mg 分别溶液蒸馏水至 100 ml，121℃灭菌 20 min，4℃冰箱保存。

### （二）器材

37℃培养箱、恒温水浴箱、生物安全柜、洁净工作台、接种环、红外接种环灭菌器、灭菌试管、记号笔、锡箔纸、微量移液器、灭菌枪头、试管架。

## 三、实验对象

实验菌株：组氨酸营养缺陷型的鼠伤寒沙门菌 TA97、TA98、TA100、TA102、TA1535（表 15-6）。

**表 15-6　实验菌株的突变基因和检测类型**

| 菌株 | 突变部位 | 突变类型 | 检测类型 |
|---|---|---|---|
| TA97 | hisD6610 | CCC 区域 +4 | 移码突变 |
| TA98 | HisD3052 | CG 区域 -1 | 移码突变 |
| TA100 | HisG46 | AT-GC | 碱基置换，部分移码突变 |
| TA102 | HisG428 | GC-AT | 碱基置换，部分移码突变 |
| TA1535 | HisG46 | AT-GC | 碱基置换，部分移码突变 |

## 四、实验设计

### （一）溶剂

常用的受试物溶剂为蒸馏水，受试物不溶于水时一般选用二甲基亚砜（DMSO），选用其他溶剂应遵循不与受试物发生反应，对菌株和 S9 没有毒性，本身没有诱变性等原则。

### （二）剂量设计

受试物一般设五个剂量（加和不加 S9 两种情况，S9 制备见附录），每皿最高剂量 5 mg，最低剂量不低于 0.2 μg。按等比组距的原则设定计量间隔。对于溶解度差的受试物，最高剂量采用最大溶解度或采用悬浊液，但溶液的浑浊程度不能影响菌落计数。如果每皿最高剂量 5 mg 对鼠伤寒沙门菌有明显抑菌，则上限为出现抑菌反应的剂量。受试物配制后应除菌处理。

### （三）对照组的设置

实验应同时设阳性对照组、溶剂对照组和自发回变三个对照组，包括加和不加 S9 两种情况。阳性对照物的选择可参考表 15-7 和表 15-8。

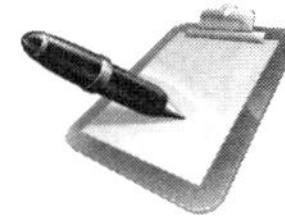

表 15-7 适用于需代谢活化实验阳性对照物

| 化学物质 | CAS号 |
|---|---|
| 9，10- 二甲基蒽 | 781-43-1 |
| 7，12- 二甲基苯并蒽 | 57-97-6 |
| 刚果红（用于还原性代谢活化法） | 573-58-0 |
| 苯并（a）芘 | 50-32-8 |
| 环磷酰胺（单水） | 50-18-0（6055-19-2） |
| 2- 氨基蒽 | 613-13-8 |

表 15-8 无代谢活化系统情况下菌株特异性阳性对照物

| 化学物质 | CAS号 | 菌株 |
|---|---|---|
| 叠氮钠 | 26628-22-8 | TA1535 和 TA100 |
| 2- 硝基蒽 | 607-57-8 | TA98 |
| 9- 氨基吖啶或 ICR191 | 90-45-9，17070-45-0 | TA1537，TA97 和 TA97a |
| 枯烯氢过氧化物 | 80-15-9 | TA102 |
| 丝裂霉素 C | 50-07-7 | WP2uvrA 和 TA102 |
| N- 乙基 -N- 硝基 -N- 亚硝基胍<br>或 4- 硝基喹啉 1- 氧化物 | 70-25-7<br>56-57-5 | WP2，WP2uvrA 和 WP2uvrA（pKM101） |
| 呋喃糠酰胺（AF-2） | 3688-53-7 | 含质粒菌株 |

## 五、操作步骤

### （一）菌株的鉴定

本实验室采用下列菌株组合：鼠伤寒沙门菌 TA97；TA98；TA100；TA102；TA1535。

**1．增菌** 在接种了菌株的营养琼脂平板上用接种环挑取所选菌落，接种在 5 ml 营养肉汤培养基带塞试管中，37℃ 振荡（100 次 / 分）培养 10 小时或静置培养 16 小时。活菌数不少于 $1 \times 10^9$/ml。

**2．菌株的基因型鉴定**

（1）组氨酸缺陷型（his）的鉴定：在最低葡萄糖平板上用移液器吸取 5 ~ 10 μl 平行接种 5 种菌株（或每个平皿平行接种 2 ~ 3 种菌株），待菌液干后用移液器吸取 5 ~ 10 μl L- 组氨酸溶液（0.1 mol/L）D- 生物素溶液（0.5 mmol/L）垂直于接种的五种菌株（或 2 ~ 3 个 / 皿）滴加形成条带。37℃ 培养 48 小时。

结果判定：组氨酸经过的菌液条带有菌膜生长并随着离组氨酸条带越远菌落生长越少，说明菌株为组氨酸缺陷型。

（2）R 因子，四环素抗性，脂多糖屏障缺陷（rfa）的鉴定：在营养琼脂平板上用接种环平行接种 5 个菌株（或每个平皿平行接种 2 ~ 3 个菌株），用移液器分别吸取 5 ~ 10 μl 0.8% 氨苄青霉素溶液、0.8% 四环素溶液和 0.1% 结晶紫溶液，垂直于接种的五个菌株（或 2 ~ 3 个）滴加形成条带。37℃ 培养 24 小时。

结果判定：氨苄青霉素溶液流经接种菌落的条带，如菌株生长不受影响，说明有抗氨苄青霉素效应，证明带有 R 因子。四环素溶液流经接种菌落的条带，如菌株生长不受影响，说明对四环素有抗性。0.1% 结晶紫溶液流经接种菌落的条带，如出现无菌落生长的抑制带，说明

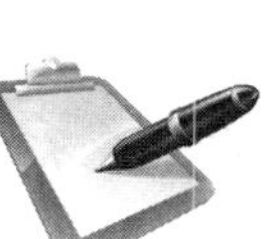

存在 rfa 突变。

（3）uvrB 修复缺陷型的鉴定：在营养琼脂平板上用接种环平行接种 5 个菌株，一半用黑（锡箔）纸覆盖，用 15W 灭菌紫外灯在距离 33 cm 处照射 8 秒后，37℃ 培养 24 小时。

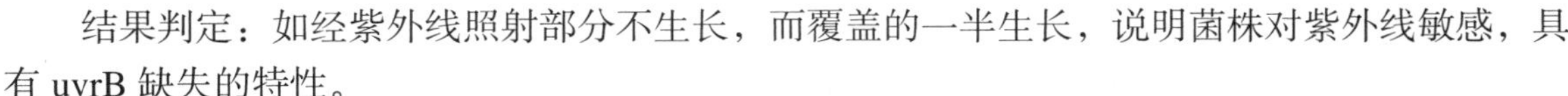

结果判定：如经紫外线照射部分不生长，而覆盖的一半生长，说明菌株对紫外线敏感，具有 uvrB 缺失的特性。

菌株的基因型鉴定的结果判定见表 15-9。

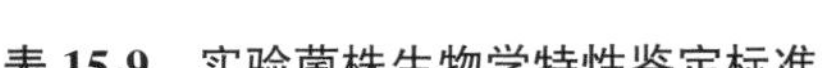

**表 15-9 实验菌株生物学特性鉴定标准**

| 菌株 | 色氨酸缺陷 | 组氨酸缺陷（his） | 脂多糖屏障缺陷（his） | R因子（抗氨苄青霉素） | 抗四环素 | uvrB修复缺陷 |
|---|---|---|---|---|---|---|
| TA97 | | + | + | + | - | + |
| TA98 | | + | + | + | - | + |
| TA100 | | + | + | + | - | + |
| TA102 | | + | + | + | + | - |
| TA1535 | | + | + | - | - | + |

注：+ 表示阳性；– 表示阴性；空格表示不需要进行此项鉴定

**3．自发回变数的鉴定** 准备 15 个底层培养基平板，顶层培养基 15 管，每管 2 ml，45℃ 水浴中保温。每管顶层培养基中分别加入待鉴定菌株的菌液 0.1 ml，一式三份，5 个待测菌株的菌液，共 15 管。加入 0.1 ml 菌液后，混匀，迅速将此管中的含菌培养基倒入准备好的底层培养基中，转动平板，使顶层培养基均匀分布，平放固化。37℃ 培养 48 小时，计数菌落数。

结果判定：每种菌株的自发回变数应根据购买菌种时提供的原始资料，并参考表中所列的范围（表 15-10）。

**表 15-10 实验菌株自发回变菌落数**

| 菌株 | Ames实验室 | Bridges实验室 | Errol&Zeiger实验室 | |
|---|---|---|---|---|
| | 不加S9 | 不加S9 | 不加S9 | 加S9 |
| TA97 | 90 ～ 180 | — | 100 ～ 200 | 75 ～ 200 |
| TA98 | 30 ～ 50 | — | 20 ～ 50 | 20 ～ 50 |
| TA100 | 120 ～ 200 | — | 75 ～ 200 | 75 ～ 200 |
| TA102 | 240 ～ 320 | — | 100 ～ 300 | 100 ～ 300 |
| TA1535 | 10 ～ 35 | — | 5 ～ 20 | 5 ～ 20 |

**4．阳性致突变物敏感性的鉴定** 实验菌株对不同致突变物的反应不同，应在有和没有代谢活化的条件下，鉴定各种实验菌株对致突变物的反应。可按下述的点实验或平皿掺入实验的方法进行。各实验菌株对鉴别性致突变物的反应见表 15-7、15-8。

以上实验结果均符合鉴定要求，菌株可用于实验。

### （二）实验—平皿掺入法

1．从主平板的合格菌株中挑取单个菌落接种在营养肉汤培养基（2 号培养基）内，37℃ 振荡（100 次 / 分）培养 10 小时或静置培养 16 小时，活菌数不少于 $1 \times 10^9$/ml。

2．制备底层培养基平板，每种菌株，每个剂量加 S9 和不加 S9 均做三个平板。

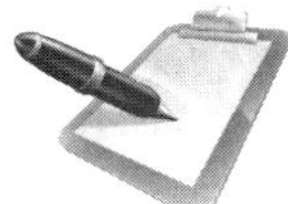

3．准备好的顶层分装入45℃水浴中的无菌小试管中，每管2 ml，按菌种和组别，分别加入100 μl受试物（需代谢活化的加0.5 ml S9混合液）、100 μl菌液；溶剂对照组加同体积溶剂；阳性对照组加同体积阳性物；自发回变组只加菌液。混匀后迅速倒入底层培养基平板上，转动平板使顶层培养基均匀平铺在底层培养基上，平放固化。

4．固化好的平板翻转，使平板盖子在下，放入恒温培养箱中37℃培养48小时，观察结果，计数菌落数。

#### （三）实验—点试法

1．准备好的顶层分装入45℃水浴中的无菌小试管中，每管2 ml，按菌种分别加入100 μl菌液（需代谢活化的加0.5 ml S9混合液），混匀后迅速倒入底层培养基平板上，转动平板使顶层培养基均匀平铺在底层培养基上，平放固化。

2．取无菌滤纸片（直径6 mm左右），放在已固化的顶层培养基的适当位置上，用移液器取适量（5 ~ 10 μl）受试物滴加在滤纸片上，阳性对照组滴加同体积阳性物，溶剂对照组滴加同体积溶剂，自发回变组不加任何物质，37℃培养48小时，观察结果。

### 六、结果与评价

#### （一）平皿掺入法

计数培养基上的回变菌落数，计算各菌株各剂量组回变菌落数的均数和标准差。

在背景良好的条件下，与自发回变组相比具有以下两种情况之一的可判定为阳性结果：①有剂量 - 反应关系；②某一测试点的回变菌落数等于或大于自发回变组的回变菌落数两倍或两倍以上并具有可重复性。

#### （二）点试法

凡在点样纸片周围长出一圈密集的回变菌落，与未处理对照组相比有明显区别者，可初步判定该受试物诱变实验阳性；如在平板上出现散发的回变菌落，则可判定为阴性；如在点样纸片周围出现无菌生长的抑菌圈，说明受试物具有鼠伤寒沙门菌毒性（抑菌）。但以上几种情况都应该用掺入实验进行验证。

### 七、实验的解释

1．本实验的结果不能直接外推到哺乳动物。

2．本实验通常用于遗传毒性的初步筛选，并特别适用于诱发点突变的筛选。

3．本实验不适用于某些类别的化学物质，如强杀菌剂和特异性干扰哺乳动物细胞复制系统的化学品，以及含组氨酸（色氨酸）的受试物。

4．对于各菌株的自发回变范围，各实验室在参考其他实验室数据的基础上应建立自己的历史对照数据库，形成适合本实验室条件的实用范围。

## 附　录

### 一、S9的制备

**1．S9的制备**

（1）诱导：选雄性成年大鼠（200 g左右），第一天按30 mg/kg体重无菌操作腹腔注射苯

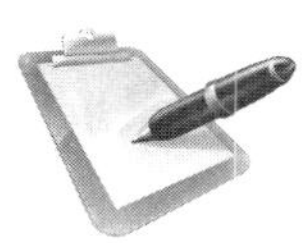

巴比妥（溶剂为生理盐水，配制成 3 mg/ml 的注射液），第二天按 60 mg/kg 体重无菌操作腹腔注射苯巴比妥（溶剂为生理盐水，配制成 6 mg/ml 的注射液）；第三天、第四天则每天腹腔注射苯巴比妥（60 mg/kg 体重；溶剂为生理盐水，配制成 6 mg/ml 的注射液）和 β- 萘黄酮（80 mg/kg 体重；溶剂为植物油，配制成 8 mg/ml 的注射液）。注射后第五天处死大鼠，处死前 12 小时禁食，不禁水。

（2）制备肝匀浆：处死大鼠后在无菌环境下取出肝，用冷氯化钾溶液（0.15 mol/L）反复冲洗肝，除去血液后称重，按每克肝加 3 ml 冷氯化钾溶液（0.15 mol/L）剪碎后用匀浆器匀浆。以上操作在冰浴中进行。

（3）制备 S9 组分：肝匀浆经 9000 g 离心 10 min（4℃）后取上清液（S9 组分）分装于无菌冻存管中，每管 2 ml，置液氮罐内速冻，保存备用。

**2．S9 混合液的配制**

（1）镁钾溶液：氯化镁 1.9 g 和氯化钾 6.15 g 加蒸馏水溶解至 100 ml，过滤除菌。

（2）磷酸盐缓冲液（0.2 mol/L，pH 7.4）

| | |
|---|---|
| 磷酸氢二钠（$Na_2HPO_4$，28.4 g/L） | 440 ml |
| 磷酸二氢钠（$NaH_2PO_4 \cdot H_2O$，27.6 g/L） | 60 ml |

调 pH 至 7.4，121 ℃ 灭菌 20 min 或滤菌。

（3）辅酶Ⅱ（氧化型）NADP 溶液：用无菌蒸馏水溶解配制成 0.025 mol/L 的溶液，临用现配。

（4）葡萄糖 -6- 磷酸钠盐溶液：用无菌蒸馏水溶解配制成 0.05 mol/L 的溶液，临用现配。

（5）10%S9 混合液的制备（临用现配）：每 10 ml 由以下成分组成（无菌）

| | |
|---|---|
| 磷酸盐缓冲液 | 6.0 ml |
| 镁钾溶液 | 0.4 ml |
| 葡萄糖 -6- 磷酸钠盐溶液 | 1.0 ml |
| 辅酶Ⅱ溶液 | 1.6 ml |
| S9 组分 | 1.0 ml |

混匀，置冰浴中待用。

## 二、鼠伤寒沙门菌回复突变实验的实习内容

实习内容包括五种实验菌株的鉴定；五种实验菌株的自发回变测定；TA100 对鉴别性致突变物叠氮钠的反应；点实验的操作。

1．基因型鉴定：组氨酸需求实验、结晶紫敏感实验、氨苄青霉素抗性实验（R 因子）、四环素抗性实验（Paq1 质粒）和紫外线敏感实验（uvrB 修复）。

2．五种实验菌株自发回变测定。

3．TA100 对鉴别性致突变物叠氮钠的反应：五个浓度 0 μg/ml、10 μg/ml、20 μg/ml、40 μg/ml、80 μg/ml 灭菌的叠氮钠溶液，用平皿掺入法，每个浓度做三个平行样。

4．点实验：用 10 mg/ml 的叠氮钠做 TA100 的点实验，2 ml 顶层培养基加 100 μl TA100 菌液，混匀后倒入底层培养基中，平铺静置，固化后在平皿中间位置放入灭菌滤纸片，并加 10 μl 10 mg/ml 的叠氮钠，37℃培养箱内培养 48 小时，观察结果。

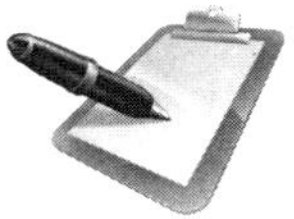

## 鼠伤寒沙门菌回复突变实习报告

________班级________组　姓名________

### 一、实验菌株的鉴定

| | TA97 | TA98 | TA100 | TA102 | TA1535 |
|---|---|---|---|---|---|
| 基因型鉴定： | | | | | |
| 组氨酸需求实验 | | | | | |
| 结晶紫敏感实验 | | | | | |
| 氨苄青霉素抗性实验 | | | | | |
| 四环素抗性实验 | | | | | |
| 紫外线敏感实验 | | | | | |
| 自发回变菌落数 | 0 | 1 | 2 | 4 | 8 |
| 1 | | | | | |
| 2 | | | | | |
| 3 | | | | | |
| 均数 ± 标准差 | | | | | |
| TA100 对物叠氮钠的反应剂量（μg，皿） | | | | | |
| 1 | | | | | |
| 2 | | | | | |
| 3 | | | | | |
| 均数 ± 标准差 | | | | | |

### 二、结论

（杨晓华　蒋建军）

## 实验五　体外哺乳动物细胞（CHL）染色体畸变实验

### 一、原理与目的

#### （一）原理

外源性的有害因素作用于细胞，引起染色体的结构损伤，经过适当剂量的秋水仙碱处理，使分裂细胞阻止在中期，得到结构形态最为典型、完整、适于分析的染色体，通过低渗处理，使染色体分散开来，经过固定、滴片制备完整的细胞核型。通过对核型的分析，来评价外源性有害因素的遗传毒性。结构畸变可以分为染色体型和染色单体型。大多数化学致突变物诱导染

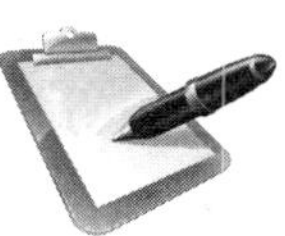

色单体型突变，但染色体型突变也可发生。非整倍体及多倍体增加表明受试物可导致染色体数目畸变。染色体突变和相关事件可以引起很多人类遗传性疾病，并且有证据表明，引起体细胞癌基因和抑癌基因改变的染色体突变以及相关事件，与人类和实验动物的肿瘤发生有关。体外染色体畸变实验可应用于已建立的细胞系、细胞株或原代细胞培养。根据培养生长能力、核型的稳定性、染色体数目、染色体差异以及染色体畸变的自发频率选择合适的细胞。

### （二）目的

该实验检测化学物质引起哺乳动物细胞染色体损伤的能力。

## 二、试剂与器材

### （一）试剂

DMEM 培养液、小牛血清、谷氨酰胺、青霉素、链霉素 、胰酶、无钙镁 PBS、甲醇 、冰醋酸、S9 代谢活化体系、丝裂霉素 C（MMC）、环磷酰胺（CP）、秋水仙碱。

### （二）器材

**1．细胞**　中国仓鼠肺成纤维细胞（CHL）。
**2．仪器**　超净台、$CO_2$ 培养箱、显微镜。
**3．器材**　培养瓶、吸管、刻度离心管、载玻片。

## 三、实验设计

### （一）染毒浓度

至少应设三个剂量组。在受试物有细胞毒性时，高剂量组应是 $IC_{50}$，低剂量组为几乎无细胞毒性浓度，组间距为（$2 \sim \sqrt{10}$）倍；对于相对无细胞毒性的化学物质，最高浓度应该为 5 mg/ml、10 mmol/L 或 5 μl/ml；无细胞毒性且溶解度较小时，最高剂量组应保证在染毒期末的培养液中有可见的沉淀物（应在染毒开始和结束时评估其溶解性）。

### （二）溶剂

溶剂不应与受试物发生化学反应，并对细胞活性以及 S9 活性无影响。

### （三）对照

在有和无代谢活化条件下均需要空白对照（未处理对照）、阴性对照（溶剂对照）和阳性对照（在有代谢活化条件下，阳性对照为间接致突变物）。

### （四）染毒及采样时间

在有和无代谢活化系统条件下染毒 3 ～ 6 h（每个剂量组设两个平行样），并在开始染毒后 1.5 倍正常细胞周期采样制备细胞核型。如果实验结果均为阴性，应再进行一次无代谢活化的实验，并适当延长染毒时间。

## 四、实验步骤

### （一）受试物对 CHL 细胞的毒性（$IC_{50}$）的测定

1．将 CHL 传代良好的细胞以一定的细胞数接种于若干培养瓶，在 37℃的 5%$CO_2$ 培养 18

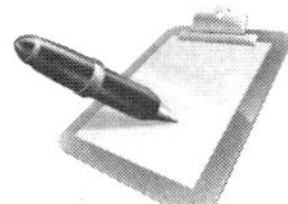

小时（细胞接种密度以收获细胞时细胞生长至 80 ~ 85%）。

2．将受试物配制成若干浓度（最高浓度不高于 5 mg/ml）分别加入不同细胞培养瓶中（加入 S9 时，处理 3 ~ 6 小时），同时设空白对照和溶剂对照，每一浓度应设 3 瓶，然后再培养 24 小时左右。

3．培养结束后，倾去培养液，用 PBS 洗涤细胞 1 ~ 2 遍，滴入 0.25% 的胰酶于 37℃消化细胞，在显微镜下见细胞变成圆形，加入 2 ml DMEM 细胞培养液，轻轻地将细胞从培养瓶的壁上吹打下来，制成均匀的细胞悬液。

4．将细胞悬液与 0.4% 台盘兰以 9 : 1 的比例混匀后，2 ~ 3 分钟后计数细胞，显微镜观察：着色的细胞为不健康的或者死亡的细胞，活细胞不着色。计算四角大格内的活细胞数，每一样品计数两次，取两次结果的均值。然后按照下面的公式计算：

细胞数 · $ml^{-1}$=4 大格细胞总数 ×10000× 稀释倍数 /4

5．分别计算每一浓度的活细胞数（平均数）后，得到受试物的半数抑制浓度（$IC_{50}$）。如果受试物有时间或者在外加代谢活化（S9）条件下（见染色体畸变部分）对细胞的毒性有较大的影响，则应分别做出各自的 $IC_{50}$，并以该测定值作为最高剂量。

### （二）受试物的染色体畸变实验

**1．受试物体外直接致 CHL 细胞染色体畸变实验**

（1）将处于对数分裂期，贴壁良好的 CHL 细胞，消化后制成细胞悬液（调整细胞数 3 万 ~ 5 万个 / 毫升）。然后每瓶（规格 25 ml）接种 1 ml 细胞悬液，再加完全培养液 4 ml，置 37℃ $CO_2$ 箱培养培养 24 小时。

（2）倾去培养液，加入新培养液 4.9 ml 再加入预先配制的不同浓度的受试物和阳性对照（MMC）各 0.1 ml，混匀后继续培养 3 ~ 6 小时，丝裂霉素 C 的终浓度为 1.0 μg/ml。换新鲜的完全培养液继续培养 21 小时。加入 10 μl 秋水仙碱（0.5 μg/ml）培养 4 小时，然后收获细胞制备染色体核型。

**2．受试物体外代谢活化后的致 CHL 细胞染色体畸变实验**

（1）细胞的培养准备同上。

（2）将培养 24 小时的细胞倾去培养液，依次加入 4.4 ml 新培养液，不同浓度受试物和阳性对照（CP）各 0.1 ml 和 S9 混合液 0.5 ml，混匀。阳性对照（CP）的终浓度为 10.0 μg/ml。

**S9 混合液的配制（G-6-P 和 NADP 需临用现配）**

| | | |
|---|---|---|
| 20 mmol · $L^{-1}$ | HEPES 缓冲液 | 2 ml |
| 50 mmol · $L^{-1}$ | $MgCl_2$ | 1 ml |
| 330 mmol · $L^{-1}$ | KCl | 1 ml |
| 50 mmol · $L^{-1}$ | G-6-P | 1 ml（14.1 mg） |
| 40 mmol · $L^{-1}$ | 辅酶Ⅱ（NADP） | 1 ml（31.5 mg） |
| | 蒸馏水 | 1 ml |
| | S9 | 3 ml |
| | 总体积 | 10 ml |

（3）细胞继续培养 6 小时后，倒掉液体，用磷酸缓冲液洗涤细胞 3 ~ 5 次，再加入全培养液 5 ml，继续培养 21 小时收获细胞。在收获细胞前 4 小时加入 10 μl 秋水仙碱（0.5 μg/ml），然后收集细胞制作染色体核型。

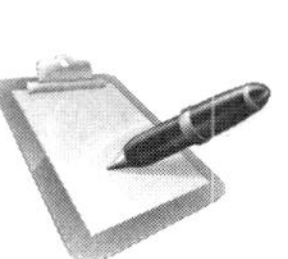

**3．细胞收获与染色体标本的制备**

（1）消化细胞：培养结束后，用 0.25% 的胰酶将细胞消化下来，收集细胞至离心管中。

（2）离心细胞，以 800 rpm 速度离心 8 ～ 10 min，保留细胞沉淀。

（3）低渗，在离心管中加入 37℃预温的 0.075 mol· $L^{-1}$ KCl 低渗液 5 ml，用细长滴管吹打细胞团，使细胞分散成悬浮状态，将离心管放入 37℃温箱中，3 ～ 5 min 后加入 0.5 ml 甲醇和冰醋酸（3∶1）固定液混匀，800 rpm 离心 10 min，弃上清液。

（4）固定：再次将细胞混悬，加入固定液 5 ml，混匀后离心，弃上清。重复此操作一次。

（5）最后一次离心后，将大部分上清液弃去，仅剩下 0.2 ～ 0.3 ml 上清液（根据细胞的量做适当的调整）。

（6）滴片：用滴管反复吹打细胞沉淀物，使其混匀，用吸管吸取约 0.3 ml 悬液，滴在冰水浸泡的载玻片上（将载玻片浸泡在去离子水中，将其冷冻至水表面结上薄冰）。自然干燥。

（7）染色：姬姆萨染色 15 min，缓冲液的 pH 为 6.4。室温干燥。

**4．染色体畸变的观察**　在油镜下观察分析细胞核型，每个剂量组至少计数 200 个分散良好的中期相细胞（最好每个平行样计数 100 个核型），分析指标为如下：

（1）染色体数目畸变：非整倍体（正常 n=25±2）：多倍体；内复制。

（2）染色体结构异常：裂隙（出现无染色质的区域小于染色单体宽度，所分割的两段染色体仍保持线性）、断裂（出现无染色质的区域大于染色单体宽度，所分割的两段染色体不再保持线性）、断片（无着丝点的单个染色体片段）、缺失（两条姐妹染色单体长度不一致）、微小体、着丝点环（带有着丝点部分，两端形成环状结构并伴有一对无着丝点短片）、无着丝点环（成环状结构，但无着丝点）、双微小体（成对的染色质小体）、非特定性型变化（粉碎化、着丝点细长化等）、染色单体互换（三射体、四射体或多辐射体）等。

## 五、细胞畸变率的计算及结果判定

### （一）细胞畸变率的计算

染色体畸变率（%）= 染色体畸变数 / 分析的染色体数 ×100%

细胞的畸变率（%）= 细胞畸变数 / 分析细胞总数 ×100%

### （二）实验结果的判定

统计学方法分析更有助于结果的评价，但统计数学结果不是确定阳性结果的唯一标准。染色体畸变细胞数有浓度相关性增加或者在一个或多个浓度有可重复的增加，应考虑结果的生物学意义。

可参照如下标准判断染色体损伤作用：

| | | |
|---|---|---|
| 细胞畸变率 | ＜ 5% | 阴性（-） |
| 细胞畸变率 | ＞ 5% | 可疑（±） |
| 细胞畸变率 | ＞ 10% | 阳性（+） |
| 细胞畸变率 | ＞ 20% | 阳性（++） |
| 细胞畸变率 | ＞ 50% | 阳性（+++） |

（蒋建军）

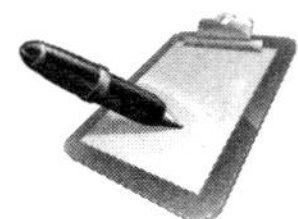

# 实验六　小鼠骨髓细胞微核实验

## 一、原理与目的

### （一）实验原理

微核（micronucleus）是在细胞有丝分裂的后期，染色体有规律的进入子细胞形成细胞核时，仍然留在细胞质中的整条染色体或损伤的染色体断片形成的圆形或椭圆形的核性物质。微核实验是细胞遗传损伤的指标之一，凡能使染色体断裂和纺锤体损伤的化学物质，都可用微核实验检测。

当骨髓成红细胞发展为红细胞时，主核排出，成为嗜多染红细胞（polychromatic erythrocyte，PCE），这些细胞保持其嗜碱性约 24 小时，随后成为正染红细胞（normochromatic erythrocyte，NCE），并进入外周血中。在主核排出时，已形成的微核可留在胞浆中一段时间，在这些细胞中没有主核，便于观察微核。本实验的检测终点为染色体损伤。

### （二）实验目的

判断受试物是否具有可导致细胞染色体断裂损伤或者纺锤丝损伤，具有引起遗传毒性的效应。

## 二、试剂与器材

### （一）试剂

1．受试物：依据实验设计，配成相应浓度。

2．阳性对照物：可使用环磷酰胺（40 ~ 80 mg/kg）或丝裂霉素 C（10 mg/kg）。

3．小牛血清：小牛血清滤菌后放入 56℃恒温水浴保温 1 h 进行灭活。可分装储存于 -20℃冰箱。

4．甲醇（分析纯）。

5．丙三醇（分析纯）。

6．1/15 mol/L 磷酸缓冲液（pH 6.4）

A 液：取磷酸二氢钾（$KH_2PO_4$）9.07 g，溶解于 1000 ml 蒸馏水中，得 1/15 mol/L 溶液。

B 液：取磷酸氢二钠（$Na_2HPO_4$）9.47 g，溶解于 1000 ml 蒸馏水中，得 1/15 mol/L 溶液。

使用时，A 液：B 液以约 1：4 混合。

7．Giemsa 染液：称 Giemsa 粉末 1.5 g，量取丙三醇 75 ml，甲醇 75 ml。于 Giemsa 粉末中加入少量丙三醇研磨，待完全溶解后，将剩余丙三醇全部加入，转移至烧杯中，于 60℃水浴中放置 2 小时，时时搅拌。待其冷却后，加入 75 ml 甲醇。过滤后，倒入贮存瓶中保存备用。

临用前，将 1 份 Giemsa 原液与 9 份 1/15 mol/L 磷酸缓冲液（pH6.4）混合，配成应用液。

### （二）器材

天平、灌胃针头、手术刀、手术剪、无齿镊、0.25 ml 注射器及针头、干净纱布、载玻片、吸管、玻璃染色缸、染色架、恒温水浴锅、生物显微镜、计时器、细胞计数器。

## 三、实验动物

健康成年动物，ICR 小鼠，体重 18 ~ 22 g，每组 10 只，雌雄各半，随机分组。

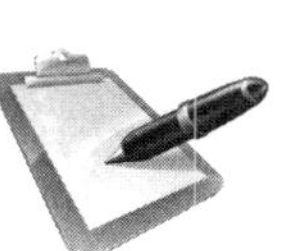

## 四、实验设计

### （一）对照组选择

1．阴性对照为溶剂对照。

2．阳性对照组应预期可检测到超过本底值的有微核的红细胞频率增加，以确证实验系统的敏感性及正常。一般可选取环磷酰胺（80 mg/kg）或丝裂霉素 C（10 mg/kg）为阳性对照物。

### （二）剂量选择

受试物应设置至少三个剂量组，最高剂量一般取动物的最大耐受剂量或化合物 $LD_{50}$ 的 1/2，低剂量组应不表现出毒性效应。可分别取 1/4 和 1/8 $LD_{50}$ 作为中、低剂量，还需要考虑不能引起明显的骨髓抑制（多染红细胞在总红细胞比例不低于对照组的 20%）及实际的可能给药量。本实习受试物由学生在教师指导下自主选择。

### （三）染毒方式

根据研究目的及受试物性质选用经口、经呼吸道、经皮或腹腔、静脉注射等途径染毒。本次实习采用经口灌胃染毒途径。

### （四）染毒次数及骨髓采样时间

染毒次数应结合研究目的及受试物的代谢动力学选择。常用的有一次染毒、两次染毒（间隔 24 个小时）或多次染毒（一般连续五天，每天一次）。应于最大敏感期取样，不同诱变物诱发微核的高峰时间各异，故应通过预实验确定取样的最适时间或设不同的采样时间检测。诱变物诱发微核的高峰期多在 24 ～ 72 小时。本次实习采用一次染毒，24 小时后取样测定。

## 五、操作步骤

### （一）动物染毒

先进行实验设计的讨论，由学生确定最终受试物及相应浓度，于操作前 24 小时对实验动物进行一次性染毒。

### （二）取材

于染毒后预定时间用颈椎脱臼或麻醉的方法将其处死，仔细剥离并立即取一侧后肢股骨（或胸骨）。用干净纱布擦净血污，剔去肌肉。剪去股骨（或胸骨）两端，用 0.25 ml 注射器吸取少量小牛血清（0.02 ml）冲洗骨髓腔数次，将冲洗物滴在干净的载玻片上。

### （三）制片

蘸取骨髓液推片，制成细胞悬液涂片，自然干燥涂片后将其放入染色缸中，用甲醇固定 5 ～ 10 分钟，取出后晾干。

### （四）染色

使用 1：9 的 Giemsa- 磷酸缓冲液（pH6.4）染色 10 ～ 15 分钟（具体时间根据实验时温度而定），然后用蒸馏水冲洗掉载玻片上的染色液，置于晾片架晾干。

染色液的 pH 对于区分多染红细胞和正染红细胞至关重要，配制磷酸缓冲液的 pH 以 6.4

为佳，并且血清也应调 pH 为 6.4。染色时，可以先用一两张骨髓片确定染色条件。

### （五）阅片

先在低倍镜下选择染色较好、细胞分布均匀的区域，再以高倍油镜进行观察计数。

多染红细胞，胞内包含核糖体，染色后呈灰蓝色，胞质呈颗粒状。正染红细胞，染色后呈淡橘红色，胞质呈均质状。微核呈圆形或椭圆形，边缘光滑，染色与有核细胞一致为紫红色或蓝紫色，大小为红细胞的 1/20 ~ 1/5。一个细胞内可呈现一个或多个微核。

每例样本计数 1000 个嗜多染红细胞，记录有微核细胞数。微核率以千分率表示。当一个细胞中存在多个微核时，仍以一个有微核细胞计数。

观察嗜多染红细胞与红细胞总数（嗜多染红细胞 + 正染红细胞），可作为细胞毒性（骨髓抑制）指标之一。至少计数 200 个红细胞，并计算 PCE 与 PCE+NCE 的比值。

为降低阅片偏差，阅片时每张涂片应固定阅读范围及读片顺序。仔细分辨 PCE 和 NCE，注意微核与杂质颗粒及细胞内其他颗粒的区别。

## 六、结果分析与评价

正常的 PCE/NCE 的比值约为 1（正常范围为 0.6 ~ 1.2）。如 PCE/NCE $< 0.1$，则表示 PCE 形成受到严重抑制。一般多染红细胞在总红细胞的比例应不低于对照值组的 20%。

微核细胞率的差别，可用卡方检验、泊松分布等方法进行统计检验。实验组微核细胞率比对照组有显著增加，并有剂量 - 反应关系，可认为是阳性结果。阴性对照组小鼠的微核率一般不超过 3‰。

若微核发生在雌雄间有明显差异时，需按性别分别进行统计分析。

（肖倩倩　魏雪涛）

# 实验七　单细胞凝胶电泳实验

## 一、原理与目的

### （一）原理

二十世纪七十年代，Cook 等人建立了一种用非离子去污剂使细胞溶解来研究核结构的方法。这种处理除去胞膜、胞质和核质，并使核小体破裂（几乎所有的组蛋白均被浓盐提取），剩下的就是由核基质或 RNA、蛋白质组成的支架以及 DNA 所构成的类核，其 DNA 的双螺旋以核小体的组蛋白为核心形成负超螺旋结构。超螺旋的存在使 DNA 不能自由旋转，当加入嵌入剂溴乙锭时，负超螺旋松散，环状结构从类核核心伸展开来，形成一个晕圈。同样，用电离辐射来破坏环状结构时可发现相似的效应，单链断裂就足以使超螺旋松散。

彗星实验最早由 Ostling 和 Johanson 阐述，他们参考 Cook 等的类核模型，用松散的超螺旋的 DNA 对彗星尾巴加以描述，事实上，彗星尾巴可被简单地看作被电场拉向一边的晕圈。

彗星实验最常用的检测方式是细胞被包埋于琼脂糖中后，用去污剂和浓盐溶解，这样 DNA 就被固定，用于继后的电泳。在细胞核中，DNA 是环状附着在核基质上，细胞裂解过程中，核基质被溶解、抽提，DNA 的结构则未发生变化。如果 DNA 链上存在缺口，则使 DNA 超螺旋变的松弛，DNA 环向外展，同时由于暴露了阴电荷，在电场力的作用下，松动的 DNA 环向阳极迁移，但是由于这种松动的 DNA 环一端仍附着于核 DNA，其迁移距离受到限制，

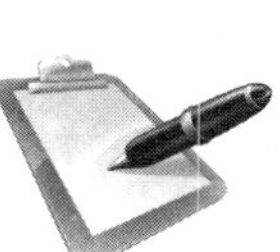

因此尾长并不总是真实反映链缺口的多少。实际应当依靠尾长与尾部的荧光强度同时来进行分析。

### （二）目的

近年来，彗星实验或单细胞凝胶电泳（SCGE）实验已成为一个评定DNA损伤的标准方法，且因其简单、灵敏、多功能、快速、经济实用，广泛应用于遗传毒性评价、人类生物学监测和分子流行病学、生态毒理学以及DNA损伤修复的基础研究。它不仅能检测细胞内存在的损伤的类型，还能指示损伤的程度。尽管彗星实验是检测DNA断裂的基本方法，但由于对特异性核酸内切酶的引入使其也可以检测紫外线诱导的嘧啶二聚体、氧化碱基和烷基化损伤。

## 二、试剂与器材

### （一）试剂

1．无钙、镁磷酸盐缓冲液

| | |
|---|---|
| NaCl | 4.0 g |
| $KH_2PO_4$ | 0.1 g |
| KCl | 0.1 g |
| $Na_2HPO_4$ | 0.58 g |
| $Na_2HPO_4 \cdot 12H_2O$ | 1.45 g |

溶入500ml双蒸水中。

2．0.5%、1%低熔点琼脂糖及0.5%正常熔点琼脂糖用上述无钙、镁磷酸盐缓冲液配制。

3．细胞裂解液

| | | |
|---|---|---|
| NaCl | 2.5 M | 73.05 g |
| $Na_2EDTA \cdot 2H_2O$ | 100 mM | 18.6 g |
| Tris | 10 mM | 0.61 g |
| 肌氨酸钠 | 1% | 5 g |

双蒸水400 ml，先加入一些NaOH在磁力搅拌器上加热溶解。用NaOH，调整pH至10.0。加水定容至500 ml。

临用前加入Triton X-100至终浓度为1%。

4．电泳缓冲液

| | | |
|---|---|---|
| $Na_2EDTA \cdot 2H_2O$ | 1 mM | 0.372 g |
| NaOH | 300 mM | 12 g |

双蒸水1000 ml，临用时配制

5．中和液（0.4M Tris-HCl）

| | |
|---|---|
| Tris | 24.22 g |
| 双蒸水 | 300 ml |
| 浓HCl | pH至7.5 |

加双蒸水至500 ml。

6．碘化丙啶（PI）5 μg/ml，先配成储备液，然后稀释，用蒸馏水配制，4℃保存。

### （二）器材

电泳仪、电泳槽、荧光显微镜、恒温水浴锅。

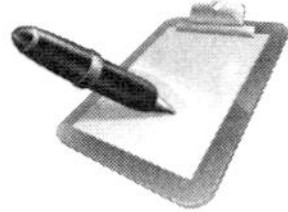

## 三、实验对象

1．动物脏器细胞：常规科研使用的实验动物均可用于研究。

2．传代细胞株。

## 四、实验设计（本次实习采用整体动物实验）

### （一）实验动物

一般选择小鼠，6 ~ 8 周龄，每组 10 只，雌雄各半，随机分组。本次实习采用 ICR 小鼠，由于工作量的要求，只选择 5 只小鼠，单一性别。分别为各剂量组 1 只动物（阴性对照、阳性对照、低剂量、中剂量和高剂量）。

### （二）对照组设定

1．阴性对照为溶剂对照。

2．阳性对照组选择能明确引起细胞出现 DNA 链断裂损伤的物质，本次实验选择重铬酸钾（储备液 20 mmol/L）。

### （三）剂量选择

受试物应设置至少三个剂量组，最高剂量一般可取动物的最大耐受剂量或化学物质 $LD_{50}$ 的 1/2，低剂量组应不表现出毒性效应。如果没有任何参考信息，可分别取 1/2、1/4 和 1/8 $LD_{50}$ 作为高、中、低剂量开展实验。本实习受试物由学生自主选择。

### （四）染毒方式

根据研究目的及受试物性质选用经口、经呼吸道、经皮或腹腔、静脉注射等途径染毒。本次实习采用经口灌胃染毒途径。

### （五）染毒次数及采样时间

染毒次数应结合研究目的及受试物的代谢动力学选择。常用的有一次染毒或多次染毒。应于最大敏感期取样，不同化学物质引起体内细胞出现 DNA 链断裂损伤的高峰与化学物质在体内的动力学过程有关，应通过预实验确定取样的最适时间或设不同的采样时间检测。细胞对于 DNA 链断裂损伤有自我修复能力，因此不能在处理后过长时间进行检测，因这时可能已进入恢复期。一般 DNA 链断裂损伤取样时间在 1 ~ 6 小时。本次实习采用 1 次染毒，1 小时后取样测定。

## 五、操作步骤

### （一）分离制备单细胞悬液

1．处死动物，取出脏器，置于盛有 Hanks’液的小平皿中，在筛网中通过研磨，制备成单个细胞悬液，细胞悬液密度每毫升约 $2 \times 10^5$ 个。

2．阳性细胞处理：将未处理动物的脏器制备成细胞悬液后，加入 20 mmol/L 的重铬酸钾，使其终浓度为 2 mmol/L，混匀后将细胞悬液放置于 37℃水浴 10 分钟。

### （二）胶板制备

1．取 35 μl 于 56℃水浴中保温的 0.5% 普通熔点琼脂糖，铺于磨沙载玻片上，形成底胶。

2．取 150 μl 0.5% 普通熔点琼脂糖加在底胶上，再于其上加盖玻片，4℃冷凝 10 分钟。

3．取下盖片，取 50 μl 于 37℃水浴中保温的 1.0% 的低熔点琼脂糖与 50 μl 细胞悬液（$2\times10^5$ 个细胞 / 毫升）混匀，立即铺片，加上盖玻片，4℃冷凝 10 分钟。

4．去掉盖玻片，取 70 μl 于 37℃水浴中保温的 0.5% 的低熔点琼脂糖铺片，加盖玻片，4℃冷凝。

### （三）细胞裂解与电泳

1．将制备好的胶板去掉盖玻片后，浸于 4℃预冷的细胞裂解液中，4℃裂解 1 小时。

2．取出胶板，放入电泳槽中，浸泡在电泳液中解旋 20 分钟（解旋时间根据具体的细胞类型可能不同）。

3．4℃电泳 20 分钟（25 V，300 mA）。

### （四）中和与染色

1．电泳结束，将胶板浸泡于中和液中，每次 15 分钟，共中和两次，注意更换中和液。

2．取出胶板，置于染色架上，滴加 5 μg/ml 的 PI（或者用其他类似的核酸染料），暗处染色 20 分钟。

3．蒸馏水脱色 15 分钟。

### （五）镜检

绿光激发吸收滤片 590 nm，在荧光显微镜下观察，并照相记录。

## 六、结果分析与评价

1．记数观察的细胞，记录彗星细胞出现的频率，用目镜测微尺测头长与全长，计算核 DNA 迁移距离。然后将彗星细胞频率以及平均尾长进行统计学分析，利用方差分析和卡方检验评价实验组与对照组之间是否存在具有统计学意义的差异。

2．也可采用相应的软件进行分析，利用合适的统计学分析方法评价实验组与对照组之间是否存在差异。

（魏雪涛）

# 实验八　致畸实验

## 一、原理与目的

### （一）原理

母体在孕期受到可通过胎盘屏障的有害物质作用，引起胚胎发育的障碍，形成胎仔畸形。在胚胎器官形成期给予受试物，可检出对胎仔的致畸作用。

### （二）目的

通过本实验确认受试物是否具有引起哺乳动物胚胎发育畸形的作用。

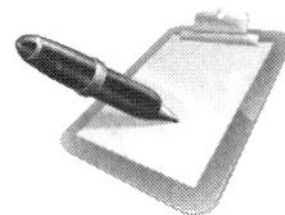

## 二、试剂与器材

### （一）主要试剂及配制方法

1．90% 乙醇固定液：用蒸馏水将乙醇稀释为 90% 乙醇溶液。

2．1% 氢氧化钾溶液：称取氢氧化钾，用蒸馏水配制为 1% 氢氧化钾溶液。

3．茜素红染液：冰乙酸 5 ml、甘油 10 ml、1% 水合氯醛 60 ml 混合后，加入茜素红粉剂直至饱和，作为贮备液。应用时以 1% 氢氧化钾溶液将贮备液 3 ~ 5 ml 稀释至 1000 ml，存于棕色瓶中。

4．透明液 A：甘油 200 ml、氢氧化钾 10 g，加蒸馏水混合至 1000 ml。

5．透明液 B：甘油与蒸馏水等体积混合。

6．Bouins 固定液：2,4,6- 三硝基酚（苦味酸饱和液）75 份、40% 甲醛 20 份、冰乙酸 5 份混合。

### （二）主要仪器与器材

动物解剖器械、生物显微镜、体视显微镜、游标卡尺、分析天平、标本固定瓶等。

## 三、实验动物

### （一）动物选择

啮齿类首选大鼠，非啮齿类首选家兔。应注意大鼠对致畸作用有较大耐受性，家兔自发畸形率较高，孕期长且变化大，消化代谢功能与人差异较大。若选用其他物种应给出理由。选用健康、性成熟的雄性动物和未经交配的雌性动物，实验开始时动物体重差异不应超过平均体重的 ±20%。

### （二）动物数量

性成熟雄性和雌性大鼠通常按 1∶2 比例合笼交配，如 5 天内未交配，应更换雄鼠。大鼠每个剂量组怀孕动物数不少于 16 只，家兔每个剂量组怀孕动物数不少于 12 只。

### （三）动物饲养

实验前动物应在实验动物房进行 3 ~ 5 天环境适应。实验动物饲养条件、饮用水、饲料应符合有关规定。实验期间动物自由饮水和摄食，妊娠动物单笼饲养。

## 四、实验设计

实验应设立溶剂对照组与阳性对照组。溶剂对照组除不给受试物外，其余处理同剂量组。常用经口给予的阳性对照物及参考剂量为五氯酚钠（30 mg/kg 体重）、阿司匹林（250 ~ 300 mg/kg 体重）或维生素 A（7500 ~ 13000 μg/kg 体重视黄醇当量）等。

实验应至少设 3 个剂量组。最高剂量应使部分动物出现某些发育毒性和（或）母体毒性，如体重轻度减轻等，但不至引起母体大量流产或胎仔死亡，母体死亡率不应超过母体动物数量的 10%。最低剂量不应引起任何可观察到的母体毒性或发育毒性。建议递减剂量的组间距为 2 ~ 4 倍。当组间距较大时（如超过 10 倍）加设一个剂量组。

实验剂量的设计是实验成败的关键之一，必要时可通过预实验确定剂量。剂量设计应参考急性毒性实验剂量、28 天经口毒性实验、90 天经口毒性实验剂量和人体实际摄入量等进行。

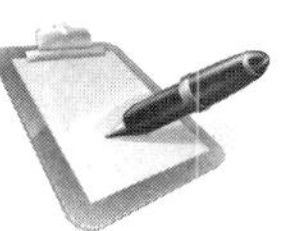

对于能求出半数致死剂量（median lethal dose，$LD_{50}$）的受试物，根据 $LD_{50}$ 值和剂量 - 反应关系曲线斜率设计高剂量组的剂量。对于求不出 $LD_{50}$ 的受试物，如 28 天或 90 天经口毒性实验未观察到有害作用，以未观察到有害作用剂量（no observed adverse effect level，NOEAL）作为高剂量；如观察到有害作用，以观察到有害作用的最低剂量（lowest observed adverse effect level，LOAEL）作为高剂量，以下再设 2 个剂量组。

## 五、实验步骤

### （一）交配及“受孕”检查

对于大鼠，雌、雄性动物通常按 1∶2 比例合笼交配后，每日早晨检查雌鼠阴栓或阴道涂片检查精子，查见当日作为“受孕”0 天。对于家兔，阴道涂片检查精子，查见当日作为“受孕”0 天。将“受孕动物”随机分配到各组，并称重和编号。

### （二）染毒

通常采用经口灌胃方式给予受试物，若选用其他途径应进行说明。通常在器官形成期（大鼠孕期第 6 ～ 15 天，家兔孕期第 6 ～ 18 天）给予受试物。受试物应溶解或悬浮于合适的溶媒中，首选为水；不溶于水的受试物可使用植物油（如玉米油等）；不溶于水或油的受试物可使用羧甲基纤维素、淀粉等配成混悬液或糊状物等。每日应在同一时间灌胃 1 次，并根据母体体重调整灌胃体积。灌胃体积一般不超过 10 ml/kg 体重，水溶液最大灌胃体积为 20 ml/kg 体重；油性液体最大灌胃体积为 4 ml/kg 体重。各组灌胃体积保持一致。

### （三）母体观察

每日对动物进行临床观察，包括皮肤、被毛、眼睛、黏膜、呼吸、神经行为、四肢活动等情况，并记录各种中毒体征，包括发生时间、表现程度和持续时间，发现虚弱或濒死的动物应进行隔离或处死，母体有流产或早产征兆时应及时剖检。

在受孕第 0 天、染毒第 1 天、染毒期间每 3 天及处死当日称母体体重。如通过饮水途径给予受试物，还应记录饮水量。

### （四）受孕母体处死

在分娩前 1 天（一般为大鼠孕期第 20 天、家兔孕期第 28 天）处死母体。大鼠可颈椎脱臼处死，家兔可用麻醉法或空气栓塞法处死。

处死时对所有妊娠动物进行尸体解剖和肉眼检查，保存肉眼发现有改变的脏器及足够对照组的相应脏器，以供组织学检查与比较。

### （五）解剖检查

**1．一般检查**　从腹中线剖开动物，暴露子宫角及卵巢，从左侧子宫角上方开始直至子宫角右侧顶端，仔细辨认并记录早死胎数、晚死胎数、活胎数及着床数。迅速取出子宫，称子宫连胎重，计算妊娠动物的净增重。用体视显微镜观察并记录卵巢表面黄体数。

**2．胎仔外观检查**　逐一取出胎仔，剪去脐带及胎盘，用滤纸吸去羊水和血液，记录胎仔性别、体重、身长、尾长。检查胎仔外观有无畸形及畸形的类型、部位和程度。外观检查至少包括表 15-11 的项目。

表 15-11 致畸实验胎仔外观检查项目

| 部位 | 检查项目 |
| --- | --- |
| 头面部 | 无脑、脑膨出、顶骨裂、脑积水、小头症、颜面裂、小眼症、眼球突出、无耳症、小耳症、耳低位、无颚症、小颚症、下颚裂、口唇裂 |
| 躯干部 | 胸骨裂、胸部裂、脊椎裂、腹裂、脊椎侧弯、脊椎后弯、脐疝、尿道下裂、无肛门、短尾、卷尾、无尾 |
| 四肢 | 多肢、无肢、短肢、半肢、多趾、无趾、并趾、短趾、缺趾 |

**3．胎仔骨骼标本制作和检查**

（1）骨骼标本制作方法：将每窝 1/2 的活胎剥除内脏，放入 90% 乙醇中固定 48 小时，取出胎仔流水冲洗数分钟后放入 1% 氢氧化钾溶液中（至少 5 倍于胎仔体积）至肌肉完全透明。取出胎仔放入茜素红染液中染色 2 ～ 3 天，当天需轻摇 2 ～ 3 次，直至骨骼染成桃红色。用滤纸吸干染液后，将胎仔换入透明液 A 中 1 ～ 2 天，再换入透明液 B 中 2 ～ 3 天，待软组织的紫红色基本褪去，可换置于加有几滴氯仿的甘油中保存。

（2）胎仔骨骼检查：将骨骼标本放入小平皿中，用透射光源在体视显微镜下检查骨骼。依次检查头顶间骨及后头骨、胸骨、肋骨、脊柱及椎体、四肢骨异常或缺损情况。胎仔骨骼检查项目见表 15-12。

表 15-12 致畸实验胎仔骨骼检查项目

| 部位 | 检查项目 |
| --- | --- |
| 枕骨 | 骨化中心缺失 |
| 胸骨 | 数目、融合、骨化中心缺失（胸骨骨化中心为 5 个，剑突 1 块；骨化不全时常首先缺第 5 胸骨、次为第 2 胸骨） |
| 肋骨 | 数目、形态异常、融合、分叉、缺损（肋骨通常为 12 ～ 13 对；常见畸形有融合肋、分叉肋、波状肋、短肋、多肋（常见 14 肋）、缺肋、肋骨中断） |
| 脊柱骨 | 数目、形态异常、融合、纵裂、部分裂开、骨化中心缺失、缩窄、脱离（颈椎 7 个，胸椎 12 ～ 13 个，腰椎 5 ～ 6 个，骶椎 4 个，尾椎 3 ～ 5 个） |
| 骨盆 | 骨化中心缺失、形态异常、融合、裂开、缩窄、脱离 |
| 四肢骨 | 数目、形态异常 |
| 腕骨 | 骨化中心缺失 |
| 掌骨 | 形态异常 |
| 趾骨 | 形态异常 |

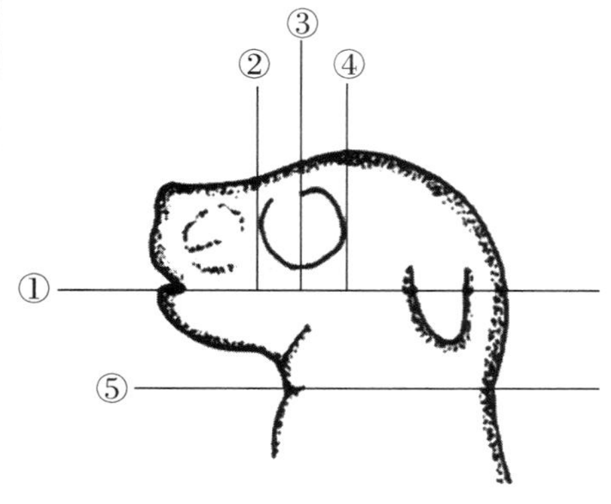


图 15-2 胎鼠头部切片手法示意图

**4．胎仔内脏检查** 将每窝另 1/2 的活胎放入 Bouins 固定液中固定 2 周，流水冲洗后仰放于石蜡板上，用徒手切片法按不同部位的横断面对内脏进行检查。对于大鼠，头部切片手法见表 15-13 与图 15-2。

头部切片后，自腹中线剪开胸腔、腹腔，依次检查心、肺、横膈膜、肝、胃、肠等脏器大小、位置，查毕将其摘除，再检查肾、输尿管、膀胱、子宫或睾丸位置及发育情况。然后将肾切开，观察有无肾盂积水与扩大。必要时需对心脏内部结构进行检查。胎仔内脏检查

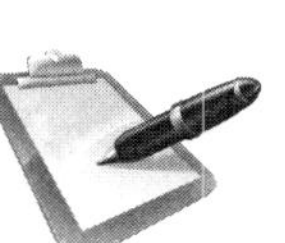

至少包括表 15-14 中的项目。

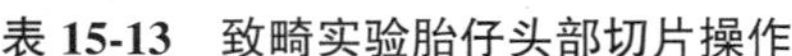

**表 15-13　致畸实验胎仔头部切片操作**

| 切面 | 切片手法 | 观察部位 |
|---|---|---|
| 切面① | 经口从舌上与两口角向耳后枕部横切 | 大脑、间脑、小脑、舌及腭裂 |
| 切面② | 沿眼球前沿作垂直纵切 | 鼻部 |
| 切面③ | 沿眼球正中作垂直纵切 | 眼部 |
| 切面④ | 沿眼球后沿作垂直纵切 | 脑室部 |
| 切面⑤ | 沿下颚水平通过颈部中部作横切 | 气管、食管和延脑或脊髓 |

**表 15-14　致畸实验胎仔内脏检查项目**

| 部位 | 检查项目 |
|---|---|
| 头部（脊髓） | 嗅球发育不全、侧脑室扩张、第三脑室扩张、无脑症、无眼球症、小眼球症、角膜缺损、单眼球 |
| 胸部 | 右位心、房中隔缺损、室间隔缺损、主动脉弓、食管闭锁、气管狭窄、无肺症、多肺症、肺叶融合、膈疝、气管食管瘘、内脏异位 |
| 腹部 | 肝分叶异常、肾上腺缺失、多囊肾、马蹄肾、肾积水、肾缺失、膀胱缺失、睾丸缺失、卵巢缺失、卵巢异位、子宫缺失、子宫发育不全、输卵管积水 |

对于非啮齿类动物，应对所有胎仔进行骨骼和内脏的检查，检查程序参照大鼠进行。以上各项检查项目均需按每个胎仔详细记录。

## 六、结果分析与评价

整理每只动物的资料，并按照分类项目汇总成表。母体的实验结果包括实验开始时动物体重、各实验组动物数及子代动物数、实验过程中死亡或人为处死的动物数、受孕动物数、临床中毒表现和出现中毒体征的动物数。胎仔的观察结果包括畸形类型及其他相关信息。

用合理的统计方法对以下指标进行统计分析：母体体重、体重增重（处死时母体体重－孕 6 天体重）、子宫连胎重、体重净增重（处死时母体体重－子宫连胎重－孕 6 天体重）、着床数、黄体数、吸收胎数、活胎数、死胎数及百分率、胎仔体重及体长、畸形胎仔数及百分率、畸形胎仔窝数及百分率，并计算总畸胎率和单项畸胎率。对胎仔的相关指标统计应以窝为单位。

结果评价是根据观察到的效应和产生效应的剂量水平，评价受试物是否具有致畸性及畸形的类型。实验结论应给出致畸作用、其他发育毒性重点及母体毒性的 LOAEL 和 NOAEL。

## 七、注意事项

致畸实验结果应该结合亚慢性、繁殖毒性、毒物动力学及其他实验结果综合解释。实验结果外推至人时，应充分考虑致畸作用的物种差异。

当实验组出现罕见畸形时，在结果评价时应给予特别考虑。

（孟庆贺　吴　双）

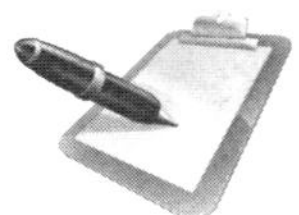

# 实验九　毒物代谢动力学参数测定

## 一、实验原理

毒物代谢动力学（毒代动力学）是化学品安全性评价及药物非临床安全性实验的重要研究内容之一，通过研究受试物在动物体内的吸收、分布、代谢、排泄特点，计算相应的毒物代谢动力学参数，获知全身暴露程度及持续时间，进而可建立“剂量 - 反应”关系，为受试物安全性评价提供量化的安全性信息，预测受试物在人体暴露时的潜在风险。

毒物代谢动力学实验常选用大鼠、犬、兔等实验动物作为研究对象，静脉或灌胃染毒后，采集染毒前（作为 0 时点）与染毒后不同时间点的静脉血样，测定其中毒物的浓度，绘制血浆浓度 - 时间曲线（图 15-3），并据此计算相应的毒物代谢动力学参数。

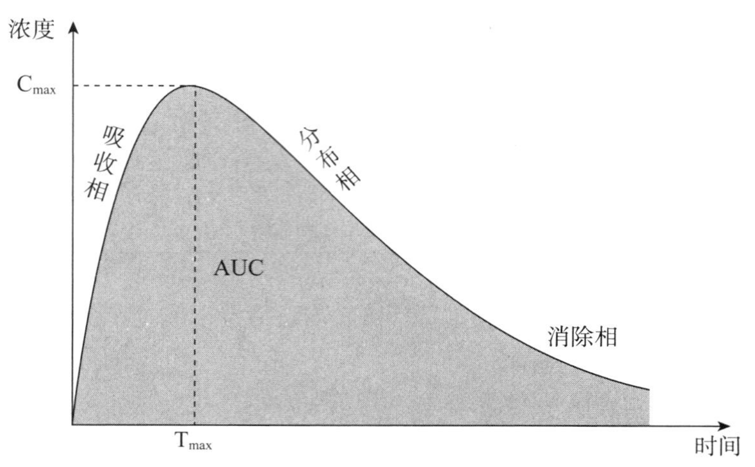


**图 15-3　血浆浓度 - 时间曲线**

本实验通过测定大鼠口服苯嗪草酮后不同时间点的血浆浓度，使学生熟悉血浆浓度的测定方法，掌握毒物代谢动力学参数的计算方法，了解毒物代谢动力学实验在毒理学研究中的作用及意义。

## 二、试剂与器材

### （一）试剂

乙醚、苯嗪草酮标准品、花生油、甲醇（色谱纯）、乙腈（色谱纯）、超纯水、肝素。

### （二）器材

电子天平、涡旋振荡器、高速离心机、HPLC 仪、超滤瓶、真空泵、EP 管（1.5 ml）、移液枪、毛细管。

## 三、实验动物

成年 SD 大鼠雌、雄各 6 只（体重 300 g 左右；每 4 人一组，每组雌、雄 SD 大鼠各一只，20 人共 10 只；另备 2 只作实验采血演示用，采集的血样用于标准曲线制作）。

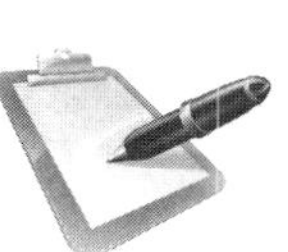

## 四、实验设计

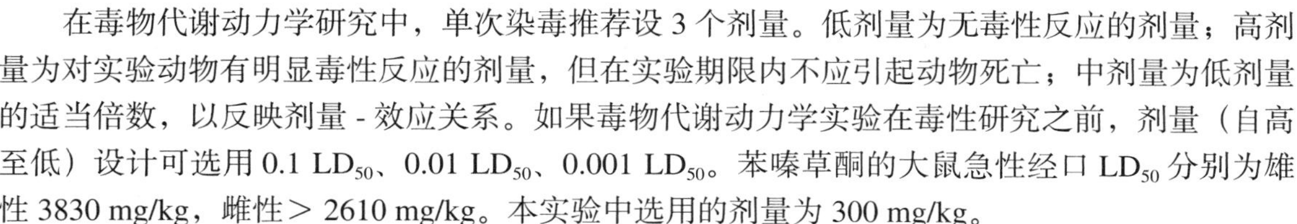

### （一）剂量选择

在毒物代谢动力学研究中，单次染毒推荐设 3 个剂量。低剂量为无毒性反应的剂量；高剂量为对实验动物有明显毒性反应的剂量，但在实验期限内不应引起动物死亡；中剂量为低剂量的适当倍数，以反映剂量 - 效应关系。如果毒物代谢动力学实验在毒性研究之前，剂量（自高至低）设计可选用 0.1 $LD_{50}$、0.01 $LD_{50}$、0.001 $LD_{50}$。苯嗪草酮的大鼠急性经口 $LD_{50}$ 分别为雄性 3830 mg/kg，雌性＞ 2610 mg/kg。本实验中选用的剂量为 300 mg/kg。

### （二）采样时间点

一般在吸收相和分布相至少有 2 ～ 3 个采样点，在消除相 4 ～ 6 个采样点。静脉染毒途径，通常 8 ～ 12 个时间点采样；非静脉染毒途径，通常 9 ～ 12 个时间点采样。在已知毒物消除半衰期的情况下，采样时间最好持续到 3 ～ 5 个消除半衰期。如果毒物的消除半衰期未知，采样须持续到血浆浓度为峰值的 1/10 ～ 1/20。

### （三）测定方法

选用的测定方法应特异、准确、灵敏、稳定、简便，本实验用高效液相色谱（HPLC）法测定苯嗪草酮在血浆中的浓度。

## 五、实验步骤

### （一）肝素化 EP 管（此操作可提前一天完成）

配制 0.2% 肝素生理盐水溶液，取 100 μl 加入 1.5 ml EP 管内，润湿内壁，加热 80℃烘干，每管能使 1 ～ 2 ml 血液不凝固。或者用生理盐水稀释肝素钠注射液，稀释 5 倍后，润洗 EP 管内壁，晾干 / 烘干。

### （二）标准溶液（此操作可提前一天完成）

精密称取苯嗪草酮，甲醇溶解，配置 0.02 ～ 20 mg/L 的标准系列溶液，于冰箱（4℃）内保存备用。

### （三）染毒方案与血浆样品采集

每组雌、雄 SD 大鼠各一只，实验前禁食 12 h，自由饮水。灌胃染毒 300 mg/kg 苯嗪草酮，分别于染毒前（0 min）和染毒后 5、15、30 min，1、2、4、8、12、24 h，大鼠麻醉后内眦静脉采血 0.4 ml 于肝素化 EP 管中，4000 rpm 离心 8 min，分离血浆于 –20℃保存待测。

### （四）样品处理

取血浆 0.1 ml，加入 0.3 ml 乙腈涡旋 3 min，4000 rpm 离心 5 min，取上清，在 40℃ 通 $N_2$ 吹干，再用 0.1 ml 流动相复溶，涡旋 3 min，12000 rpm 离心 5 min，取 20 μl 上清进样 HPLC 分析。

### （五）色谱条件

C18 色谱柱（4.6 × 150 mm，5 μm），流动相为甲醇：水 = 65：35（v/v），流速 1 ml/min，柱温为 25℃，检测波长 254 nm，进样量 20 μl。

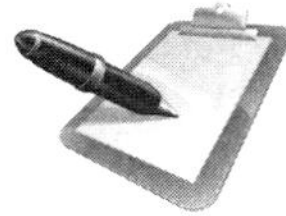

（六）标准曲线制作

取空白血浆 0.1 ml，加入不同浓度的苯嗪草酮标准溶液，按“样品处理”中方法操作，记录不同浓度苯嗪草酮血浆样品的色谱峰面积，绘制标准曲线。

## 六、实验结果

### （一）标准曲线回归方程求解

标准曲线记录表

| 浓度 C（mg/L） |
|---|
| 峰面积 A |

以浓度 C 为横坐标，峰面积 A 为纵坐标，线性回归得标准曲线方程。

### （二）血药浓度计算

根据标准曲线，将大鼠染毒后测得样品的峰面积 A 代入回归方程，计算苯嗪草酮染毒后不同时间点在大鼠血浆中的浓度（表 15-15，表 15-16）。

表 15-15　大鼠苯嗪草酮灌胃染毒后血浆测定峰面积 A（n = 5）

| 大鼠编号 | | 采样时间 / 小时 | | | | | | | | | |
|---|---|---|---|---|---|---|---|---|---|---|---|
| | | 0 | 0.083 | 0.25 | 0.5 | 1 | 2 | 4 | 8 | 12 | 24 |
| ♂ | 1 | | | | | | | | | | |
| | 2 | | | | | | | | | | |
| | 3 | | | | | | | | | | |
| | 4 | | | | | | | | | | |
| | 5 | | | | | | | | | | |
| ♀ | 1 | | | | | | | | | | |
| | 2 | | | | | | | | | | |
| | 4 | | | | | | | | | | |
| | 3 | | | | | | | | | | |
| | 5 | | | | | | | | | | |

表 15-16　大鼠苯嗪草酮灌胃染毒后的血浆浓度 C（n = 5）

| 大鼠编号 | | 采样时间 / 小时 | | | | | | | | | |
|---|---|---|---|---|---|---|---|---|---|---|---|
| | | 0 | 0.083 | 0.25 | 0.5 | 1 | 2 | 4 | 8 | 12 | 24 |
| ♂ | 1 | | | | | | | | | | |
| | 2 | | | | | | | | | | |
| | 3 | | | | | | | | | | |
| | 4 | | | | | | | | | | |
| | 5 | | | | | | | | | | |

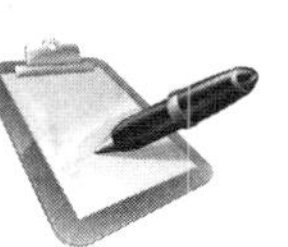

续表

| 大鼠编号 | | 采样时间 / 小时 | | | | | | | | | |
|---|---|---|---|---|---|---|---|---|---|---|---|
| | | 0 | 0.083 | 0.25 | 0.5 | 1 | 2 | 4 | 8 | 12 | 24 |
| ♀ | 1 | | | | | | | | | | |
| | 2 | | | | | | | | | | |
| | 3 | | | | | | | | | | |
| | 4 | | | | | | | | | | |
| | 5 | | | | | | | | | | |

（三）毒动学参数计算

测得数据用软件 PKSolver 计算不同房室模型的毒动学参数，选择最优房室模型（$R^2$ 最大），记录毒代动力学参数，并求平均值 $x$ 及标准差 $s$（表 15-17）。

**表 15-17 大鼠苯嗪草酮灌胃染毒毒代动力学参数（n = 5）**

模型：______房室模型 $R^2$ =________

| 大鼠编号 | | $C_{max}$ | $T_{max}$ | $T_{1/2}$ | $AUC_{0-t}$ | $AUC_{0-\infty}$ |
|---|---|---|---|---|---|---|
| | | (mg/L) | (h) | (h) | (mg × h/L) | (mg × h/L) |
| ♂ | 1 | | | | | |
| | 2 | | | | | |
| | 3 | | | | | |
| | 4 | | | | | |
| | 5 | | | | | |
| | $\bar{x}$ | | | | | |
| | $s$ | | | | | |
| ♀ | 1 | | | | | |
| | 2 | | | | | |
| | 3 | | | | | |
| | 4 | | | | | |
| | 5 | | | | | |
| | $\bar{x}$ | | | | | |
| | $s$ | | | | | |

## 七、结果分析与评价

1．根据计算得到的毒代动力学参数讨论苯嗪草酮在大鼠体内的 ADME 过程，并比较性别差异，分析可能产生性别差异的原因。

2．讨论本实验中分析方法可能会对实验测定产生的影响（内标法 vs 外标法）。

3．动物实验中的毒物代谢动力学性别差异是否在人体中也会存在？

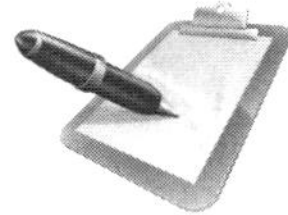

## 八、注意事项

1．苯嗪草酮难溶于水，可用食用油作溶剂，制成混悬液灌胃。

2．采血后需注意及时止血，并灌胃生理盐水进行补液。

3．由于课时限制，本实验未对测定方法进行方法学验证，包括方法专属性、回收率、精密度、稳定性等。

本实验中所用的PKSolver软件及参考指南文件可通过以下链接获取：https：//pan.baidu.com/s/1AJet2hLJRywXVBXP-CX5wg 提取码：ubyw

（王　旗）

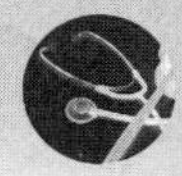

# 附 录 毒理学相关信息资源

从事毒理学研究、教学、相关科学技术工作，需要进行有关信息的检索。主要的科技信息源有科技图书、科技期刊、科技报告、科技会议文献、专利文献、标准文献、政府出版物、学位论文、产品样本、科技档案等10余种。随着计算机、网络、通讯与存储技术的发展，发展了多种数据库，如书目（题录文摘）型数据库、全文型数据库、数值型数据库和事实型数据库等，电子信息资源在整个信息资源中所占的比重越来越大。

以下介绍毒理学领域的主要国内外学术期刊和主要的毒理学相关网络资源。

## 一、毒理学相关学术期刊

### （一）中文主要毒理学学术期刊

1．毒理学杂志，中华预防医学会系列杂志，北京市预防医学研究中心、北京大学公共卫生学院主办。

2．中国药理学和毒理学杂志，中国药理学会、中国毒理学会和军事医学科学院毒物药物研究所主办。

3．癌变.畸变.突变，中国环境诱变剂学会主办，汕头大学医学院承办。

4．生态毒理学报，中国科学院生态环境研究中心主办。

### （二）主要毒理学领域SCI学术刊物

| Journal Title | ISSN | Journal Title | ISSN | Journal Title | ISSN |
|---|---|---|---|---|---|
| ALCOHOL | 0741-8329 | ENVIRONMENTAL TOXICOLOGY AND CHEMISTRY | 0730-7268 | MOLECULAR AND CELLULAR TOXICOLOGY | 1738-642X |
| ANNALS OF OCCUPATIONAL HYGIENE | 0003-4878 | ENVIRONMENTAL TOXICOLOGY AND PHARMACOLOGY | 1382-6689 | MUTAGENESIS | 0267-8357 |
| ANNUAL REVIEW OF PHARMACOLOGY AND TOXICOLOGY | 0362-1642 | EXPERIMENTAL AND TOXICOLOGIC PATHOLOGY | 0940-2993 | MUTATION RESEARCH-FUNDAMENTAL AND MOLECULAR MECHANISMS OF MUTAGENESIS | 0027-5107 |

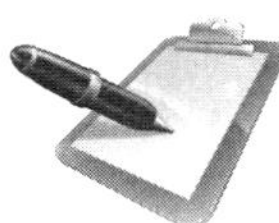

续表

| Journal Title | ISSN | Journal Title | ISSN | Journal Title | ISSN |
|---|---|---|---|---|---|
| AQUATIC TOXICOLOGY | 0166-445X | EXPERT OPINION ON DRUG METABOLISM AND TOXICOLOGY | 1742-5255 | MUTATION RESEARCH-GENETIC TOXICOLOGY AND ENVIRONMENTAL MUTAGENESIS | 1383-5718 |
| ARCHIVES OF ENVIRONMENTAL CONTAMINATION AND TOXICOLOGY | 0090-4341 | FLUORIDE | 0015-4725 | MUTATION RESEARCH-REVIEWS IN MUTATION RESEARCH | 1383-5742 |
| ARCHIVES OF TOXICOLOGY | 0340-5761 | FOOD ADDITIVES AND CONTAMINANTS PART A-CHEMISTRY ANALYSIS CONTROL EXPOSURE AND RISK ASSESSMENT | 1939-3210 | MYCOTOXIN RESEARCH | 0178-7888 |
| Arhiv za Higijenu Rada iToksikologiju-ARCHIVES OF INDUSTRIAL HYGIENE AND TOXICOLOGY | 0004-1254 | FOOD ADDITIVES AND CONTAMINANTS PART B-SURVEILLANCE | 1944-0049 | NANOTOXICOLOGY | 1743-5390 |
| BASIC & CLINICAL PHARMACOLOGY & TOXICOLOGY | 1742-7835 | FOOD AND AGRICULTURAL IMMUNOLOGY | 0954-0105 | NEUROTOXICOLOGY | 0161-813X |
| BIOMARKERS | 1354-750X | FOOD AND CHEMICAL TOXICOLOGY | 0278-6915 | NEUROTOXICOLOGY AND TERATOLOGY | 0892-0362 |
| BIRTH DEFECTS RESEARCH | 2472-1727 | FORENSIC TOXICOLOGY | 1860-8965 | PARTICLE AND FIBRE TOXICOLOGY | 1743-8977 |
| BIRTH DEFECTS RESEARCH PART A-CLINICAL AND MOLECULAR TERATOLOGY | 1542-9768 | HUMAN & EXPERIMENTAL TOXICOLOGY | 0960-3271 | REGULATORY TOXICOLOGY AND PHARMACOLOGY | 0273-2300 |
| BIRTH DEFECTS RESEARCH PART B-DEVELOPMENTAL AND REPRODUCTIVE TOXICOLOGY | 1542-9733 | IMMUNOPHARMACOLOGY AND IMMUNOTOXICOLOGY | 0892-3973 | REPRODUCTIVE TOXICOLOGY | 0890-6238 |
| BMC PHARMACOLOGY AND TOXICOLOGY | 1471-2210 | INDUSTRIAL HEALTH | 0019-8366 | REVIEWS OF ENVIRONMENTAL CONTAMINATION AND TOXICOLOGYR | 0179-5953 |
| BULLETIN OF ENVIRONMENTAL CONTAMINATION AND TOXICOLOGY | 0007-4861 | INFLAMMOPHARMACOLOGY | 0925-4692 | SAR AND QSAR IN ENVIRONMENTAL RESEARCH | 1062-936X |

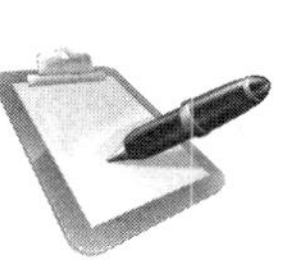

续表

| Journal Title | ISSN | Journal Title | ISSN | Journal Title | ISSN |
|---|---|---|---|---|---|
| CARDIOVASCULAR TOXICOLOGY | 1530-7905 | INHALATION TOXICOLOGY | 0895-8378 | THERAPEUTIC DRUG MONITORING | 0163-4356 |
| CELL BIOLOGY AND TOXICOLOGY | 0742-2091 | INTEGRATE ENVIRONMENTAL ASSESSMENT AND MANAGEMENT | 1551-3777 | TOXICOLOGIC PATHOLOGY | 0192-6233 |
| CHEMICAL RESEARCH IN TOXICOLOGY | 0893-228X | INTERNATIONAL JOURNAL OF TOXICOLOGY | 1091-5818 | TOXICOLOGICAL AND ENVIRONMENTAL CHEMISTRY | 0277-2248 |
| CHEMICAL SPECIATION AND BIOAVAILABILITY | 0954-2299 | JOURNAL OF ANALYTICAL TOXICOLOGY | 0146-4760 | TOXICOLOGICAL SCIENCES | 1096-6080 |
| CHEMICO-BIOLOGICAL INTERACTIONS | 0009-2797 | JOURNAL OF APPLIED TOXICOLOGY | 0260-437X | TOXICOLOGY | 0300-483X |
| CLINICAL TOXICOLOGY | 1556-3650 | JOURNAL OF BIOCHEMICAL AND MOLECULAR TOXICOLOGY | 1095-6670 | TOXICOLOGY AND APPLIED PHARMACOLOGY | 0041-008X |
| COMPARATIVE BIOCHEMISTRY AND PHYSIOLOGY C-TOXICOLOGY & PHARMACOLOGY | 1532-0456 | JOURNAL OF ENVIRONMENTAL PATHOLOGY TOXICOLOGY AND ONCOLOGY | 0731-8898 | TOXICOLOGY AND INDUSTRIAL HEALTH | 0748-2337 |
| CRITICAL REVIEWS IN TOXICOLOGY | 1040-8444 | JOURNAL OF ENVIRONMENTAL SCIENCE AND HEALTH PART C-ENVIRONMENTAL CARCINOGENESIS &ECOTOXICOLOGY REVIEWS | 1059-0501 | TOXICOLOGY IN VITRO | 0887-2333 |
| CUTANEOUS AND OCULAR TOXICOLOGY | 1556-9527 | JOURNAL OF EXPOSURE SCIENCE AND ENVIRONMENTAL EPIDEMIOLOGY | 1559-0631 | TOXICOLOGY LETTERS | 0378-4274 |
| DNA REPAIR | 1568-7864 | JOURNAL OF FOOD SAFETY AND FOOD QUALITYJ -Archiv fur Lebensmittelhygiene | 0003-925X | TOXICOLOGY MECHANISMS AND METHODS | 1537-6524 |
| DRUG AND CHEMICAL TOXICOLOGY | 0148-0545 | JOURNAL OF IMMUNOTOXICOLOGY | 1547-691X | TOXICOLOGY RESEARCH | 0192-6233 |
| DRUG SAFETY | 0114-5916 | JOURNAL OF PHARMACOLOGICAL AND TOXICOLOGICAL METHODS | 1056-8719 | TOXICON | 0041-0101 |
| DRUGS | 0012-6667 | JOURNAL OF TOXICOLOGIC PATHOLOGY | 0914-9198 | TOXIN REVIEWS | 1556-9543 |
| ECOTOXICOLOGY | 0963-9292 | JOURNAL OF TOXICOLOGICAL SCIENCES | 0388-1350 | TOXINS | 0731-3837 |

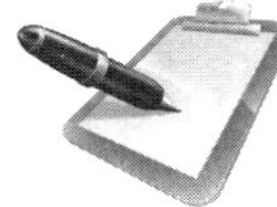

续表

| Journal Title | ISSN | Journal Title | ISSN | Journal Title | ISSN |
|---|---|---|---|---|---|
| ECOTOXICOLOGY AND ENVIRONMENTAL SAFETY | 0147-6513 | JOURNAL OF TOXICOLOGY AND ENVIRONMENTAL HEALTH-PART A-CURRENT ISSUES | 1528-7394 | WORLD MYCOTOXIN JOURNAL | 2072-6651 |
| ENVIRONMENTAL AND MOLECULAR MUTAGENESIS | 0893-6692 | JOURNAL OF TOXICOLOGY AND ENVIRONMENTAL HEALTH-PART B-CRITICAL REVIEWS | 1093-7404 | XENOBIOTICA | 0049-8254 |
| ENVIRONMENTAL HEALTH PERSPECTIVES | 0091-6765 | JOURNAL OF VENOMOUS ANIMALS AND TOXINS INCLUDING TROPICAL DISEASES | 1678-9199 | | |
| ENVIRONMENTAL TOXICOLOGY | 1520-4081 | MARINE ENVIRONMENTAL RESEARCH | 0141-1136 | | |

## 二、化学物质相关毒性数据库

### （一）TOXNET

Toxnet（TOXicology data NETwork）是美国国家医学图书馆（the National Library of Medicine，NLM）建立的涉及毒理学、有害化学物质、环境健康和相关领域的系列数据库。是一个收录毒理学内容广、检索途径多、交互性好的大型毒理学网站。其网址为：http：//toxnet.nlm.nih.gov/

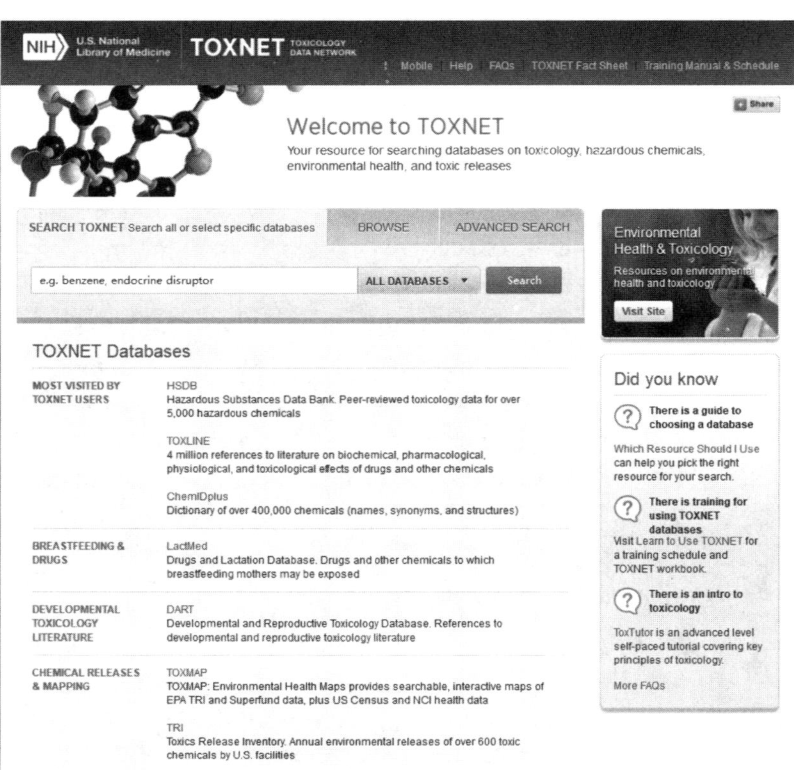

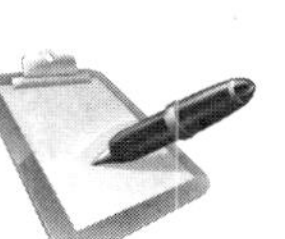

TOXNET 提供如下数据库的免费链接和便利检索：

**1．毒理学数据库（toxicology databases）**

（1）有害物质数据库（hazardous substances data bank，HSDB®）：是有关超过 5000 种潜在有害化学物质的毒理学的事实型数据库。除了毒性数据外，HSDB 还提供了应急处置程序、职业卫生、环境转归、人体暴露、清除方法和管理需要等领域的信息。数据都注明了资料来源，并经过由有经验的科学家组成的科学审查小组审查。

（2）综合风险信息系统（integrated risk information system，IRIS）：是由美国环境保护局（EPA）建立的数据库，含有超过 500 种化学物质的致癌性和非致癌性的健康风险信息。IRIS 的风险评估资料经 EPA 科学家审查，代表 EPA 的观点。

（3）国际毒性风险预测（international toxicity estimates for risk，ITER）：含有支持人类健康风险评估的资料，由毒理学风险评估公司（Toxicology Excellence for Risk Assessment，TERA）编辑，包含 650 多种化学物质的记录。ITER 提供了国际风险评估信息的比较，解释了来自不同组织的风险值的差异。侧重在危害鉴定和剂量 - 反应关系评估的 ITER 数据，来源于各评估机构，含有源文件的链接。

（4）化学致癌作用研究信息系统（chemical carcinogenesis research information system，CCRIS）：是由美国国家癌症研究所（National Cancer Institute，NCI）建立和维护的经科学评价和详细标注文献出处的数据库。内容包括 9000 多种化学物质的致癌性、致突变性、促癌与抑瘤方面的实验结果。数据来源于原始期刊引用的研究、NCI 报告及其他相关资料。实验结果都经过了致癌、致突变专家的审定。

（5）遗传毒理学（genetic toxicology，GENE-TOX）：是由美国环境保护局创建的毒理学数据库，含有 3200 多种化学物质的遗传毒理学实验数据。所选择的文献预先对于实验系统评价都经科学专家审查，GENE-TOX 描述其结果。

（6）Tox Town®：Tox Town 是一个对于日常接触的毒性化学物质、健康和环境的交互式的指导。它用颜色、图表、声音和动画连接化学物质、环境和公众健康联系，提供了日常的毒性化学物质的概况、环境如何影响人类健康的信息、化学物质非技术性的描述、互联网上权威化学物质信息和环境健康话题的链接。与作为专门用于毒理学家和健康专业人员的 TOXNET 系列数据库广泛信息不同，Tox Town 的受众是小学以上的学生、教育工作者和一般大众。

（7）Household Products Database：家用产品数据库提供了 10，000 种以上在室内外日常使用的家用产品的潜在健康效应的信息。每一产品都包括材料安全数据单（material safety data sheet，MSDS）报告的成分和其他信息，如处理和处置方法、健康效应。

（8）Haz-Map®：HAZ-MAP 是一个主要为健康和安全专业人员，同时也为欲了解在工作环境接触化学物质和生物制品的健康效应信息的消费者而专门设计的职业毒理学数据库。它将职业和有害工作与职业病及其症状联系。数据库中 4，556 种化学物质和生物因子与工业过程和其他活动（如嗜好）相关联，指出了接触这些因子的可能性。叙述了 225 种职业病及其症状与有害作业的关系。

（9）TOXMAP®：TOXMAP 是 NLM 的一个网址，它利用美国地图来显示释放到环境中的有毒化学物质的量和地点。数据来源于 EPA 的有毒物质排放报表（toxics release inventory，TRI），该报表作为全美国工业机构的年报，提供了有毒化学物质排放入环境的信息。

（10）LactMed（drugs and lactation）：这是一个有关药物和其他哺乳期可能接触的化学物质的数据库，包括了有关这些物质在乳液和婴儿血液中的水平及对婴儿可能的有害作用信息。所有资料来源于科学文献，并详细列出了出处。

（11）致癌性数据库（carcinogenic potency database，CPDB）：由加州大学伯克利分校和劳伦斯伯克利实验室开发，提供了自 1950 年以来进行的，在公开文献发表和 NCI 及国家毒理学

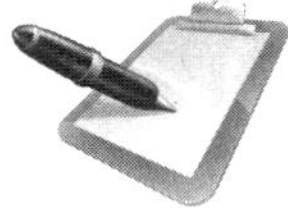

规划（national toxicology program）报告的6540种慢性、长期动物致癌实验的结果分析。

（12）比较毒理基因组学数据库（comparative toxicogenomics database，CTD）：包含有关物种间化学物质－基因/蛋白交互作用和化学物质－基因－疾病关系数据。

**2．毒理学文献（toxicology literature）**

（1）TOXLINE®（toxicology information online）：TOXLINE是一个广泛涵盖从1965年到现在的有关药物和其他化学物质的生物化学、药理学、生理学、毒理学作用的文献数据库。TOXLINE含有300多万条引文，几乎都有摘要和/或检索条及CA登录号。

（2）发育与生殖毒理学/环境致畸信息中心（development and reproductive toxicology/environmental teratology information center，DART®/ETIC）：该中心数据库是一个涵盖自1965年以来发表的生殖与发育毒理学文献的文献数据库。DART由NLM管理，受EPA、国立环境卫生科学研究所（NIEHS）和NLM资助。

（3）毒性化学药品的排放报表（toxics release inventory，TRI）：是一个基于全美国工业机构向EPA提交的资料，在1987—2009报告年份，描述每年毒性化学物质向环境排放的系列数据库。包括了化学物质的名称，工业机构的地址，排向大气、水或土壤中的，或转送到废物点的特定毒性化学物质的量。有650多个化学物质和化学物质类别的信息。也有每个机构对每个化学物质的污染预防的数据。

**3．化学物质信息（chemical information）**

ChemIDplus是一个提供接入到结构和术语权威数据库，用于NLM引用的化学物质鉴定的数据库。ChemIDplus含有超过390，000种化学物质的记录，其中299，000种包括化学结构。

通过TOXNET还可链接到PubMed®及NLM的世界生物医学文献和其他毒理学信息资源的免费网址界面。

## （二）其他可开放获取的化学物质相关毒性数据库

| 序号 | 中文名 | 英文名 | 缩写 | 网址 | 单位 | 涉及的毒性类别 |
|---|---|---|---|---|---|---|
| 1 | OECD现存化学品筛选信息数据集 | OECD existing chemicals screening information data sets | SIDS | http：//oecdsids.jrc.ec.europa.eu/i5browser/Welcome.do | 经济合作与发展组织（OECD） | 急性毒性、刺激腐蚀性、致敏性、重复剂量毒性、遗传毒性、致癌性、生殖毒性 |
| 2 | 国际化学品评价简明文件 | concise international chemical assessment documents | CICADs | http：//www.inchem.org/pages/cicads.html | 国际化学品安全规划署（IPCS） | 单次暴露、刺激与致敏性、短期和长期暴露、遗传毒性、生殖发育毒性、致癌性 |
| 3 | 环境健康标准专著 | environmental health criteria | EHC | | 国际化学品安全规划署（IPCS） | 单次暴露、短期和长期暴露、生殖、胚胎毒性和致畸性、致突变性和致癌性 |
| 4 | 毒物信息专著 | poisons information monographs | PIMs | http：//www.inchem.org/pages/pims.html | 国际化学品安全规划署（IPCS） | 对动物/人类毒性数据，致癌致畸致突变性 |
| 5 | 卫生与安全指南 | health and safety guides | HSGs | http：//www.inchem.org/pages/hsg.html | 国际化学品安全规划署（IPCS） | 对动物/人类毒性数据，致癌致畸致突变性 |

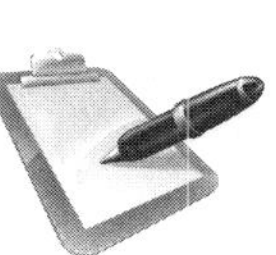

续表

| 序号 | 中文名 | 英文名 | 缩写 | 网址 | 单位 | 涉及的毒性类别 |
|---|---|---|---|---|---|---|
| 6 | 美国环境保护局综合风险信息系统 | integrated risk information system | EPA-IRIS | http：//cfpub.epa.gov/ncea/iris/ | 美国环保局（US EPA） | 急性毒性、亚慢性、慢性毒性和致癌性、发育毒性、致畸性 |
| 7 | 澳大利亚国家工业化学品申报与评价机构现有优先化学品评估报告 | national industrial chemicals notification and assessment scheme：priority existing chemical assessment reports | NICNAS-PECAR | https：//www.nicnas.gov.au/chemical-information/pec-assessments | 澳大利亚国家工业化学品申报与评价机构（NICNAS） | 急性毒性、短期重复剂量毒性、遗传毒性 |
| 8 | 初步风险评估 | initial risk assessment | IRA | http：//www.safe.nite.go.jp/english/risk/initial_risk.html | 日本国家技术和评估研究机构（NITE） | 重复剂量毒性、生殖发育毒性、致癌性、遗传毒性 |
| 9 | 新西兰危险性物质和新生物化学品分类信息数据库 | HSNO chemical classification and information database | HSNO-CCID | http：//www.epa.govt.nz/search-databases/Pages/HSNO-CCID.aspx | 新西兰环境保护局 | 急性毒性、腐蚀刺激性、致癌性、生殖发育毒性、特定靶器官毒性（均为数据摘要） |
| 10 | 优先物质评估项目评估报告 | existing substances evaluation：priority substances assessment program | PSAP | https：//www.ec.gc.ca/ese-ees/default.asp?lang=En&n=3E5A065C-1 | 加拿大环境省和健康省 | 急性毒性、刺激性和致敏性、短期和亚慢性毒性、慢性毒性和致癌性、遗传毒性、生殖和发育毒性 |
| 11 | 美国毒物和疾病登记局毒性物质档案 | agency for toxic substances & disease registry | ATSDR | http：//www.atsdr.cdc.gov/ | 美国毒物和疾病登记局（ATSDR） | 不同途径暴露危害、遗传毒性、毒代动力学 |
| 12 | 农药：重新登记 | pesticides：reregistration | — | http：//www.epa.gov/pesticides/reregistration/status.htm | 美国环保局（US EPA） | 急性毒性、慢性毒性、发育毒性、致癌致畸性 |
| 13 | 国际癌症研究机构的总结与评价 | international agency for research on cancer（IARC）-summaries & evaluations | — | http：//www.inchem.org/pages/iarc.html | 国际癌症研究机构（IARC） | 致癌性 |
| 14 | 美国国家毒理学计划致癌物评估报告 | NTP report on carcinogens | — | https：//ntp.niehs.nih.gov/pubhealth/roc/ | 美国毒理学计划（NTP） | 致癌性 |

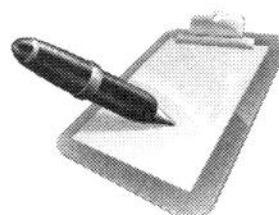

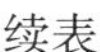
续表

| 序号 | 中文名 | 英文名 | 缩写 | 网址 | 单位 | 涉及的毒性类别 |
|---|---|---|---|---|---|---|
| 15 | 国际癌症研究机构对人类致癌的风险数据库 | IARC monographs database on carcinogenic risks to human | — | http：//publications.iarc.fr/book-and-report-series/iarc-monographs-on-the-evaluation-of-carcinogenic-risks-to-humans | 国际癌症研究机构（IARC） | 致癌性 |
| 16 | 欧盟已注册物质数据库 | ECHA CHEM on registered substances | ECHA CHEM | http：//echa.europa.eu/web/guest/information-on-chemicals/registered-substances | 欧洲化学品管理局（ECHA） | 急性毒性、皮肤腐蚀刺激性、致敏性、重复毒性、遗传毒性、致癌性、生殖毒性 |
| 17 | 危险物质数据库 | hazardous substances data bank | HSDB | http：//www.toxnet.nlm.nih.gov/cgi-bin/sis/htmlgen?HSDB | 美国国立医学图书馆（NLM） | 急性毒性、慢性毒性、生殖毒性、致癌性 |
| 18 | 食品添加剂联合专家委员会专著与评价 | JECFA - monographs & evaluations | JECFA | http：//www.inchem.org/pages/jecfa.html | 世界卫生组织（WHO）/联合国粮食及农业组织（FAO） | 急性毒性、短期和长期毒性 |
| 19 | 农药残留-专著与评价 | JMPR - monographs & evaluations | JMPR | http：//www.inchem.org/pages/jmpr.html | 世界卫生组织（WHO）/联合国粮食及农业组织（FAO） | 急性毒性、短期和长期毒性 |
| 20 | 化学品初步风险评估概要 | profiles of the initial environmental risk assessment of chemicals | PIERAC | http：//www.env.go.jp/en/chemi/chemicals/profile_erac/index.html | 日本环境省（MOE） | 健康评估数据概述 |
| 21 | 化学致癌研究信息系统 | chemical carcinogenesis research information system | CCRIS | http：//toxnet.nlm.nih.gov/cgi-bin/sis/htmlgen?CCRIS | 国立癌症研究院（NCI） | 致癌性 |
| 22 | 遗传毒理学数据库 | genetic toxicology data bank | GENE-TOX | http：//toxnet.nlm.nih.gov/cgi-bin/sis/htmlgen?GENETOX | 美国食品药品监督管理局 | 遗传毒性 |
| 23 | 日本化学品评估调查协会危险性评估报告 | chemicals evaluation and research institute CERI，Japan | CERI | http：//www.cerij.or.jp/ceri_en/hazard_assessment_report/yugai_indx_en.htm | 日本化学品评估和研究机构（CERI） | 急性毒性、刺激和腐蚀性、致敏性、重复剂量毒性、生殖和发育毒性、遗传毒性、致癌性 |

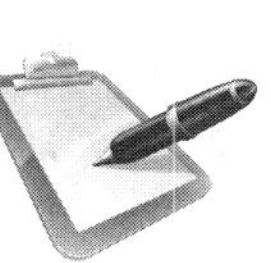

续表

| 序号 | 中文名 | 英文名 | 缩写 | 网址 | 单位 | 涉及的毒性类别 |
|---|---|---|---|---|---|---|
| 24 | 美国环境保护局计算毒理学资源 | U.S. EPA aggregated computational toxicology resource | ACTOR | https：//actor.epa.gov/actor/home.xhtml | 美国环境保护局（EPA） | 急性毒性、亚慢性毒性、慢性毒性、致癌性、遗传毒性、发育毒性、生殖毒性、神经毒性、免疫毒性、皮肤毒性、生态毒性 |
| 25 | 危险物质GESTIS数据库 | GESTIS-database on hazardous substances | GESTIS | http：//gestis-en.itrust.de/nxt/gateway.dll?f=templates&fn=default.htm&vid=gestiseng：sdbeng | 德国社会意外保险职业安全与健康研究所（IFA） | 毒理学/生态毒理学：较简略，包括 $LD_{50}$、$LC_{50}$、$EC_{50}$ 等数据 |
| 26 | 致癌效应数据库 | carcinogenic potency database | CPDB | http：//potency.berkeley.edu/ | 美国国家医学图书馆（NLM） | 致癌性 |
| 27 | 工作场所安全和健康问题 | workplace safety & health topics | — | http：//www.cdc.gov/niosh/topics/chemical.html | 美国国家职业安全与健康研究所（NIOSH） | |
| 28 | 化学品风险信息平台 | chemical risk information platform | CHRIP | http：//www.safe.nite.go.jp/english/db.html | NITE 化学品管理中心（CMC） | |
| 29 | 化学品危害袖珍手册 | （NIOSH）pocket guide to chemical hazards | — | http：//www.cdc.gov/niosh/npg/default.html | 美国国家职业安全与健康研究所（NIOSH） | |
| 30 | 国际化学品安全卡 | international chemical safety cards | ICSC | 英文网址：http：//www.inchem.org/pages/icsc.html<br>中文网址：http：//icsc.brici.ac.cn/ | 联合国国际化学品安全规划机构和欧盟委员会 | |

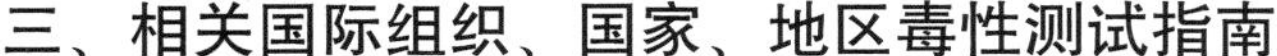

## 三、相关国际组织、国家、地区毒性测试指南

| 指南 | 网址 |
|---|---|
| OECD test guidelines for the chemicals 经济合作和发展组织化学品测试指南 | www.oecd.org/env/ehs/testing/oecdguidelinesforthetestingofchemicals.htm |
| ICH guidance documents 新药注册国际协调会议指南 | www.ich.org/products/guidelines/safety/article/safety-guidelines.html |
| EPA testing guidelines 美国 EPA 测试指南 | www.epa.gov/opptsfrs/home/guidelin.htm |
| FDA guidance documents 美国 FDA 指南文件 | www. fda. gov / cder / guidance / index. htm |
| EU testing guidelines for medicinal products 欧盟医学产品测试指导原则 | dg3.eudra.org/eudralex/index.htm |
| ECVAM alternative methods for toxicity testing 欧洲替代方法验证中心毒性测试替代方法 | ec.europa.eu/jrc/en/eurl/ecvam/alternative-methods-toxicity-testing |

（郝卫东）

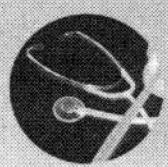

# 中英文专业词汇索引

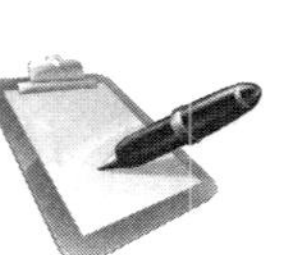

## H



## J



## K



## L



## M

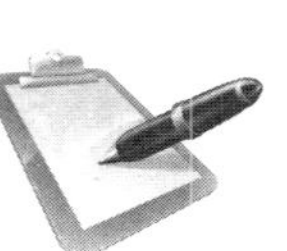



## N



## O



## P



## Q



## R



## S



## T

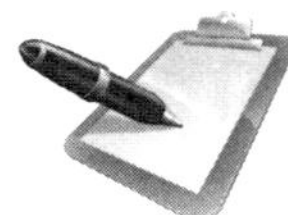



**W**



**X**



**Y**

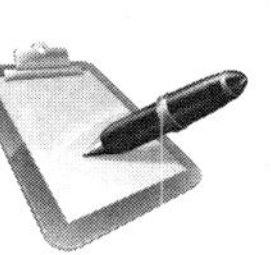



## Z

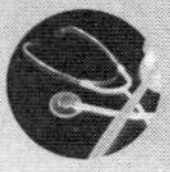

# 主要参考文献


1．周宗灿．毒理学基础．2 版．北京：北京医科大学出版社，2000．

2．周宗灿．毒理学教程．3 版．北京：北京大学医学出版社，2006．

3．孙志伟．毒理学基础．7 版．北京：人民卫生出版社，2017．

4．庄志雄，曹佳，张文昌．现代毒理学，北京：人民卫生出版社，2018．

5．彭双清，郝卫东．药物安全性评价关键技术．北京：军事医学科学出版社，2013．

6．Klasssen CD，Casarett &Doull's. Toxicology．7th ed. New York：McGraw-Hill，2008．

7．经济合作和发展组织．OECD Test Guidelines for the Chemicals．http：//www.oecd.org/env/ehs/testing/oecdguidelinesforthetestingofchemicals.htm．

8．新药注册国际协调会议组织．ICH Guidance Documents．https：//www.ich.org/products/guidelines/safety/article/safety-guidelines.html．

9．United Nation. Globally Harmonized System of Classification and Labelling of Chemicals（GHS）．$6^{th}$ ed. New York and Geneva，2015．